Kundalini Tantra
꾼달리니 딴뜨라

With kind regards, ॐ *and prem*
항상 축복과 사랑이 가득하시길

Swami Niranjan

Kundalini Tantra
꾼달리니 딴뜨라

Swami Satyananda Saraswati
스와미 싸띠아난다 사라스와띠

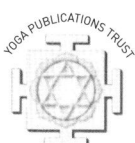

Yoga Publications Trust, Munger, Bihar, India

ⓒ 비하르 요가학교 1984
ⓒ 한국어 출판 2008

이 책의 저작권은 요가출판위원회(Yoga Publication Trust)에 있습니다. 요가출판위원회의 서면상 허락 없이 그 어떤 형태나 수단으로든 이 책의 내용을 복제하거나 수정하여 보급할 수 없습니다.

발행   비하르 요가학교(Bihar School of Yoga)
     초판 1984   **재인쇄** 1992, 1996
요가출판위원회(Yoga Publications Trust)
     재인쇄 2000, 2001, 2003, 2004, 2020, 2025

인도 ISBN 81-85787-15-8
한국 ISBN 978-89-960355-2-7
정가 31,000 원

발행자 및 보급자   요가출판위원회(인도, 비하르, 뭉게르, 강가다르샨)
한국어 번역 및 출판   한국 싸띠아난다 요가 아쉬람 출판위원(한국요가출판사)
초판 2008

주소 (59303) 전남 장흥군 장평면 우산연동길 79 | **전화** 061-862-4563 | **홈페이지** www.satyananda.co.kr

인쇄 불교서원

스와미 시바난다 사라스와띠 Swami Sivananda Saraswati

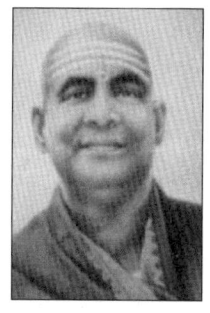

스와미 시바난다는 인도 따밀 나두 주의 빳따마다이에서 1887년에 태어났다. 말라야에서 의사로 일했던 그는 의사 일을 포기하고 리쉬께쉬로 갔으며, 1924년에 스와미 비쉬와난다 사라스와띠에 의해 다쉬나미 산야사(Dashnami sannyasa)로 입문되었다. 그는 인도 곳곳을 널리 순회하면서, 요가를 수행하고 신성한 삶을 영위하도록 사람들을 고취시켰다. 1936년에는 리쉬께쉬에 신성한 삶 협회(Divine Life Society)를 설립했으며, 1945년에 시바난다 아유르베다 약국(Sivananda Ayurvedic Pharmacy), 1948년에 요가 베단따 포리스트 아카데미(Yoga Vedanta Forest Academy), 그리고 1957년에 시바난다 안과병원(Sivananda Eye Hospital)을 창립했다. 그는 일생동안 전 세계의 수많은 제자들과 수행자들을 인도했으며 200권 이상의 책을 저술했다.

스와미 싸띠아난다 사라스와띠 Swami Satyananda Saraswati

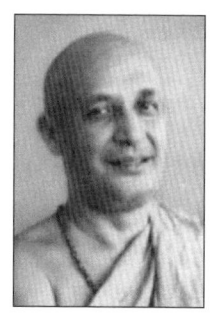

스와미 싸띠아난다는 1923년에 인도 웃따르 쁘라데쉬 주 알모라에서 태어났다. 1943년에 그는 리쉬께쉬에서 스와미 시바난다를 만나 다쉬나미 산야사 생활방식을 택했다. 1955년에는 구루의 아쉬람을 떠나 방랑하는 탁발 수행자로 살다가 1963년에 국제요가동호운동(International Yoga Fellowship Movement), 그리고 1964년에 비하르 요가학교(Bihar School of Yoga)를 설립했다. 그 후 20년에 걸쳐 그는 전 세계를 순회했으며 80권 이상의 책을 저술했다. 1987년에는 시골 낙후지역 개발을 위한 자선 기관인 시바난다 마트(Sivananda Math)와 요가연구재단(Yoga Research Foundation)을 창립했다. 그는 1988년 직무를 내놓고 끄쉐뜨라 산야사(kshetra sannyasa)를 택하여 지금은 빠라마함사 산야신(paramahamsa sannyasin)으로 살고 있다.

스와미 니란자나난다 사라스와띠 Swami Niranjanananda Saraswati

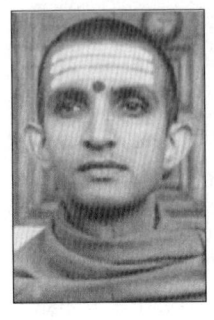

스와미 니란자나난다는 1960년에 인도 마디아 쁘라데쉬 주 라즈난드가온에서 태어났다. 네 살 때 그는 비하르 요가학교에 입학하여 열 살에 다쉬나미 산야사로 입문되었다. 1971년부터 11년 동안 그는 많은 나라를 순회했다. 1983년에는 인도로 부름 받아 비하르 요가학교 총장에 임명되었으며, 이후 11년 동안 강가 다르샨(Ganga Darshan), 시바난다 마트, 요가연구재단의 발전을 이끌었다. 1990년에는 빠라마함사로 입문되었으며 1993년에는 스와미 싸띠아난다의 후계자로 임명되었다. 비하르 요가 바라띠(Bihar Yoga Bharati)는 그의 지시 아래 1994년에 설립되었다. 그는 20권 이상의 책을 저술했으며 국내외의 요가 프로그램을 지도하고 있다.

스와미 싸띠아상가난다 사라스와띠 Swami Satyasangananda Saraswati

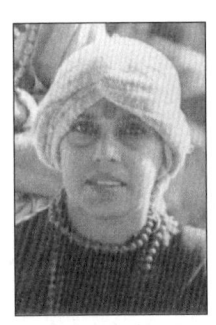

스와미 싸띠아상가난다는 1953년 3월 24일, 인도 서벵갈 찬도레나고레에서 태어났다. 스물두 살 때부터 그녀는 일련의 내면의 각성을 경험했으며 그로 인해 자신의 구루 스와미 싸띠아난다에게 이끌리게 되었다. 1981년부터는 구루와 함께 인도와 해외를 끊임없이 여행하였으며, 현대 과학과 철학뿐만 아니라 요가와 딴뜨라 전통에도 깊은 통찰력을 가진 학자로 성장했다. 그녀는 구루의 가르침 전파를 위한 효율적인 통로이다. 리키아(Rikhia)의 시바난다 마트 설립은 그녀의 창조물이자 사명이며, 그녀는 그곳의 모든 활동을 지도하면서 낙후된 지역들을 향상시키기 위해 지칠 줄 모르는 열정으로 일하고 있다. 그녀는 분명한 이유를 가지고 자비를 구현하고 있으며, 구루의 선견을 성취하기 위한 토대가 되고 있다.

차례

꾼달리니와 딴뜨라 개론 9

꾼달리니

1. 그대 사람이여, 꾼달리니를 길들이라 17
2. 꾼달리니란 무엇인가? 21
3. 꾼달리니 생리학 29
4. 꾼달리니와 뇌 38
5. 각성 방법들 44
6. 각성 준비 55
7. 꾼달리니 각성을 위한 식이요법 65
8. 위험과 예방책 69
9. 꾼달리니와 광기 77
10. 각성의 네 가지 형태 81
11. 꾼달리니의 하강 86
12. 각성의 경험 90
13. 끄리야 요가의 길 97
14. 바마 마르가와 꾼달리니 각성 105

차끄라

15. 차끄라 개론 115
16. 차끄라를 통한 진화 121
17. 아갸 차끄라 128
18. 물라다라 차끄라 137
19. 스와디스타나 차끄라 145
20. 마니뿌라 차끄라 154
21. 아나하따 차끄라 159
22. 비슏디 차끄라 169
23. 빈두 비사르가 175
24. 사하스라라와 사마디 183

꾼달리니 요가 행법

25. 규칙과 준비 ·· 189
26. 자세 ··· 193
27. 차끄라 수행 과정 ··· 200
28. 아갸 차끄라를 위한 행법들 ··························· 202
29. 물라다라 차끄라를 위한 행법들 ···················· 210
30. 스와디스타나 차끄라를 위한 행법들 ············· 217
31. 마니뿌라 차끄라를 위한 행법들 ···················· 220
32. 아나하따 차끄라를 위한 행법들 ···················· 229
33. 비슛디 차끄라를 위한 행법들 ······················· 236
34. 빈두 비사르가를 위한 행법들 ······················· 242
35. 통합된 차끄라 각성을 위한 행법들 ··············· 250
36. 수행 프로그램 ··· 268
37. 끄리야 요가의 꾼달리니 끄리야들 ················ 271
38. 끄리야 요가 행법들 ······································· 276

꾼달리니 연구

39. 서론 ··· 309
40. 꾼달리니, 허구가 아닌 사실 ·························· 314
41. 나디 정의하기 ··· 320
42. 나디와 뇌 제어하기 ······································ 328
43. 나디 존재의 증거 ·· 340
44. 차끄라의 신경생리학 ···································· 347
45. 차끄라 존재의 증거 ······································ 358
46. 우주적 자극 ··· 367
47. 비교문화의 증거 ·· 381
48. 정신생리학적인 관점에서의 차끄라 분석 ······ 387

부록

용어해설 ·· 419
참고문헌 ·· 430
행법 찾아보기 ··· 434
스와미 싸띠아난다 사라스와띠의 삶 ················· 437

꾼달리니와 딴뜨라 개론

요가의 메시지를 전하기 위해 지난 30년 동안 세계를 여행하면서, 나는 요가가 인간의 사고 과정에 엄청난 영향을 주었다는 것을 발견하고 있다. 많은 사람들이 요가를 일종의 종교나 마법 또는 신비주의로 생각하기 때문에 처음에는 물론 그것에 대해 얼마간의 의심이 있었다. 이 의심이 일어난 것은 특히, 사람들이 자연 진화에 있어서의 궁극점이 물질이라고 믿기 때문이었다. 물질주의적인 세상은 얼마 동안 요가를 이해하지 못했지만, 물질의 신비 속으로 깊이 잠수하면서 과학자들은 물질이 자연 진화에 있어서의 궁극이 아니라는 것을 이해하고 깨닫게 되었다.

만일 그것이 한 가지 형태의 물질에 있어 사실이라면, 그것은 모든 형태의 물질에 적용된다. 우리가 감각을 통해 갖는 이 외적인 경험과 인식은 물질의 산물이다. 우리의 생각, 느낌, 감정, 인지작용조차도 물질의 산물이다. 그러므로 그것들은 절대적이며 궁극적인 것일 리가 없다. 이는 틀림없이 또 다른 경험 영역이 있다는 것을 뜻하며, 만일 또 다른 경험 영역이 있다면 마음의 현재 한계들을 초월하는 것이 가능해야 한다.

마음 또한 물질이다. 그것은 분명코 영(靈)이 아닌 것이다. 그러므로 마음은 또한 변형되어 진화될 수도 있다. 많은 사람들이 지난 몇십 년 동안 이 사실을 깨닫고 경험하기 시작했다. 내가 보기에 이는 한 시대의 종말과 또 다른 시대의 시작을 보여준다. 과학, 그리고 물질의 성질에 대한 지식을 가지고 있는 사람들에게는, 내적인 경험이 무엇인지 정확히 이해하는 것이 어렵지 않다.

내적인 경험은 보다 깊은 수준의 자아의 현현이다. 꿈은 물론 경험이다. 꿈은 정신분열증적인 것일 수도 있지만, 우리 자신의 자아의 표현이다. 생각 또한 우리 자신의 자아에 대한 개념 또는 표현이다. 하나의 음악작품은, 우리가 그것을 작곡하든 그냥 찬탄하기만 하든 우리 자아의 표현이다. 그림이나 조각 역시 우리가 그것을 창조하든 그냥 찬탄하기만 하든 우리 자아의 개념이다. 그것은 외부세계가 우리 내적인 경험의 현현이라는 것을 뜻하며, 우리는 이 경험을 어느 정도로든 향상시킬 수 있다. 우리는 또한 이 경험을 악화시킬 수도 있다. 외부의 모든 것이 절망적일 때 그것은 우리 자신에 대한 우리의 경험이며, 외부의 모든 것이 아름답다면 그것 또한 우리 자신에 대한 우리의 경험이다.

지난 몇십 년 동안 요가는 수많은 사람들이 자아개념을 향상시키도록 도와왔다. 요가는 사람이 마음뿐만 아니라 몸이기도 하다는 것을 깨닫고 있다. 우리는 마음을 통해서만 행복을 경험하지 않는다. 몸 또한 실재이며 우리 인격체의 일부다. 그렇지만 몸의 조건을 향상시키는 것만으로 반드시 마음 또한 행복을 경험하게 해주지는 못할 것이다. 이는 사람이 몸과 마음일 뿐만 아니라 감정과 욕망이기도 하기 때문이다. 그것은 마음 또는 정신 너머의 어떤 것이다. 그러므로 요가는, 가능한 모든 방향에서 인격체의 진화절차를 완성시킬 수 있는 방식으로 고안되어 왔다. 그것이 바로 요가에 그렇게도 많은 분파—하타 요가(hatha yoga), 까르마 요가(karma yoga), 박띠 요가(bhakti yoga), 라자 요가(raja yoga), 갸나 요가(jnana yoga), 꾼달리니 요가(kundalini yoga) 등—가 있는 까닭이다.

이런 다양한 것들이 결합된 통합 요가를 삶에서 수련하면 분명코 자신의 안팎으로 더 나은 질적 경험이 보장된다. 다양한 요가의 길들은 머리와 가슴, 그리고 손의 질을 향상시키기 위한 것이라는 점을 요가의 길에 있는 모든 구도자와 수행자는 기억해야 한다. 그렇지만 요가는 인격체의 계발로 끝나지 않는다. 인격체의 한 수준은 이 마음과 이 몸, 그리고 이 감정들에 달려 있지만, 또 다른 종류의 마음과 감정을 가지고 계발해야 하는 또 다른 부분의 더 깊은 인격체가 있다. 그 계발은 특별한 절차를 요구하며, 그 절차를 꾼달리니 요가라고 한다.

객관적인 경험은 궁극이 아니다

꾼달리니 요가는 딴뜨라(tantra) 전통의 일부이다. 이미 요가를 시작했다 할지라도, 딴뜨라에 대한 것을 알 필요가 있다. 마음은 확장될 수 있으며 경험이 반드시 대상에 의존하지는 않는다는 것을 고대 이래 현자들은 깨달아왔다. 이는 누군가 음악을 연주하고 있다면 나는 그것을 들을 수 있고, 누군가 그림을 그렸다면 나는 그것을 볼 수 있지만, 그림이 없다 할지라도 나는 볼 수 있으며 음악이 없다 할지라도 들을 수 있다는 것을 뜻한다. 이는 또한 지난 150~200년 동안 무시되어온 인격체의 특질이기도 하다.

정신적인 경험의 범위는 확대될 수 있다고 딴뜨라는 말한다. 감각의 도움으로 마음은 대상에 근거한 경험을 가질 수 있다. 시간, 공간, 대상의 구조 안에서 경험이 있을 수 있지만 시간, 공간, 대상의 구조를 넘어선 경험도 있을 수 있다. 이 형태의 경험은 현재의 마음이 주어진 한계와 경계 너머로 확장될 때 일어날 수 있으며, 이 경험이 일어나면 에너지가 우리 자신으로부터 방출된다.

수백 년 동안 사람들은 제대로 이해하지 않고 니르바나(nirvana), 목샤(moksha), 해방, 자아각성, 구원, 해탈이라 불리는 경험에 대해 이야기해오고 있다. 요기(yogi: 요가 수행자)들은 이 경험을 사마디(samadhi)라고 한다. 사마디 또는 니르바나에서는 모든 것이 완전히 끝장난다고 많은 사람들이 생각함에도 불구하고, 그것은 분명코 세계를 끝내는 절차가 아니다. 그 무엇도 끝나지 않는다. 오직 한 가지 경험 수준만이 끝날 뿐, 그다음에는 또 다른 것이 시작된다.

창조가 시작된 이래, 딴뜨릭(tantric: 딴뜨라 수행자)들과 요기들은 이 육체에 잠재적인 세력이 있다는 것을 깨달아왔다. 그것은 심리적인 것도 철학적인 것도 초월적인 것도 아니다. 그것은 물질적인 육체에 있는 동적인 잠재력이며, 바로 그것을 꾼달리니라고 하는 것이다. 이 꾼달리니는 딴뜨라와 요가의 가장 위대한 발견이다. 과학자들은 이것을 조사하기 시작했으며, 가장 최근의 과학적 실험 가운데 몇 가지를 요약한 것이 이 책에 수록되어 있다. 하지만 과학은 실제로 이 분야에서 새로운 것을 발견할 수 없다는 점을 우리는 이 연구로부터 알 수 있다. 그것은 요기들이 수천 년 전에 발견한 것을 재발견해서 실증하는 것일 뿐이다.

보편적인 사건

꾼달리니의 자리는 척수(등골) 기부(基部)에 있는 작은 샘(腺)이다. 사람 안에 있는 자연적인 세력들의 진화로 이 샘은 이제 사람이 폭발시킬 수 있는 시점에 왔다. 이 초자연적인 세력을 각성시킨 사람들은 시간과 전통 그리고 문화에 따라 리쉬(rishi), 예언자, 요기, 싯다(siddha: 요가 수련으로 얻어지는 기적적인 힘을 가지고 있는 사람), 그리고 그 밖의 여러 이름으로 불려왔다. 한때 인도에서는 모든 문화적 편제가 이 폭발을 촉진시키기 위해 조직되기도 했지만, 물질주의는 매우 강력한 세력이며 당장은 그것이 인도인의 마음을 마취시키기까지 했기 때문에 오늘날에는 상황이 조금 다르다.

꾼달리니 각성을 위해서는 요가 수련만 필요한 것이 아니다. 이 각성이 보편적 사건이 되어야 한다면, 전체 사회구조가 재조직되어야 하며 전 세계 수많은 사람들이 존재의 목적에 대해 들어야 한다. 태아 때부터 몸을 떠나는 순간까지의 삶 전체, 각각의 모든 것이 다시 방향을 잡아야 한다. 남녀 간의 본능적·감정적인 상호작용조차도, 우리를 이 궁극적인 각성으로부터 멀어지게 하지 않고 그것을 향해 이끌어줄 수 있도록 어떻게 수정되고 정제되어야 하는지를 이 책에서 알게 될 것이다. 이 재교육은 마음을 확장시키고 새로운 경험의 문들을 열기 위한 목적으로 이루어져야 한다.

오늘날 우리는 모든 사람이 다소 만족하는 세상에 살고 있다. 우리는 모든 안락을 누리고 있으며 필요한 것이든 불필요한 것이든 다 가지고 있다. 그렇지만 이 안락을 던져버릴 준비를 해야 할 시간이 올 것이다. 사치와 안락은 의지를 약화시키고 우리를 끊임없는 최면상태에 둔다. 술과 마약조차 사치와 안락에 완전히 노예화되는 것만큼 위험하지는 않다. 사람은 그것들로부터 스스로를 끌어내지 못한다. 부모와 사회가 줄 수 있는 것보다 더 많은 것을 자각하지 않으면 그것은 불가능하다.

이전에는 구도자들이 적었지만 지금은 세상의 수많은 사람들이 더 높은 경험을 위해 분투하고 있다. 이 더 높은 경험을 지식이라고 한다. 요가와 딴뜨라를 통해 꾼달리니 각성이 일어나면 자연의 영역과 영의 영역에서 변형 절차가 발생한다. 육체와 정신적인 몸 두 가지 모든 것의 요소들 또한 변한다.

오늘날의 사람들이 모든 개념을 이해하는 것은 어려울지도 모르지만, 인류는 곧 그것을 모두 이해할 것이다. 물질은 불필요하고 무의미해질 것이다. 물질과 마음 뒤에는 에너지가 있으며 그 에너지에 대한 경험이 있다.

천천히, 분별 있게, 그리고 체계적으로 나아가라

하지만 이런 것들을 갑작스레 깨닫고 경험하려고 해서는 안 된다. 꾼달리니 각성을 위한 마음과 몸의 점차적인 준비에 관한 상세한 지침, 그리고 불필요한 위험과 장애를 피하기 위해 준수해야 할 기본적인 예방책에 관한 충고를 여기서 찾게 될 것이다. 마음에 직접 영향을 주려고 하지 말라. 왜냐하면 마음은 몸 복합체의 연장 외에 아무것도 아니기 때문이다. 이 책에 요약된 계획에 따라 몸, 쁘라나(prana), 나디(nadi), 차끄라(chakra)를 통해 체계적으로 시작하라. 그다음에 얼마나 진보하는지 보라.

많은 사람들이 일종의 성급한 철학에 고무되어 마약과 화학약품, 그리고 신속한 대체물로 여겨지는 그 밖의 것들을 취한다. 그들은 내가 보기에 아주 진지한 사람들이지만 실질적이고 체계적이지는 않은데, 왜냐하면 진화의 영역에서 몸의 역할을 초월할 수 있다고 생각하기 때문이다. 마음과 물질 그리고 사람의 최종 진화에서는 몸이나 마음을 무시할 수 없다. 심지어 코나 위 또는 소화체계도 무시할 수 없다. 그것이 바로 이 초월적인 철학이, 여기서 논의된 식이요법과 요가 생리학에 대한 기본적인 고려로 시작하는 까닭이다.

위대한 에너지의 발견은 물질로 시작되었다. 핵에너지가 하늘에서 내려왔는가? 아니, 그것은 조야한 물질로부터 진화했다. 경험은 어디서 발생하는가? 하늘에서? 성전에서? 아니, 이 몸과 이 신경체계로부터이다. 그것이 바로, 어떻게 실질적이고 분별 있어야 하는가이다.

이 책은 꾼달리니 각성을 위한 체계적이고 실용적인 접근방식을 제시한다. 그것은 서로 다른 인격체와 조건들에 적합한 서로 다른 각성 방법들의 철저한 조사를 통해 움직이는 몸과 신경체계의 참된 역할과 잠재력에 대한 확장된 이해로 시작된다. 수행이 성숙해지면서 만날 수 있는 가능한 경험들에 대한 상세한 설명과 더불어, 이 목표를 향해 수련해야 하는 실제적인 요가·딴뜨라 기법들에 관한 명쾌하고 직접적인 지침들을 발견하게 될 것이며, 그리하여 이 위대한 각성을 유지하고 그것을 더 의식적이고 창조적인 생활방식으로 통합시킬 수 있을 것이다.

의식에서의 이 위대한 모험을 위해 모든 면으로 준비시키기 위해서, 실용적이면서 초월적인 철학의 맥락 안에서 체계적인 수련 스케줄이 여기에 수록되어 있다.

꾼달리니

1
그대 사람이여, 꾼달리니를 길들이라

여섯 살 때 나는, 꽤 오랫동안 몸을 전혀 자각하지 않게 되는 자생적인 영적 경험을 가졌다. 다시 열 살 때 같은 현상이 일어났는데, 이번에는 생각하고 합리적으로 대처하기에 충분한 나이였으므로 그것에 대해 아버지에게 말했다. 처음에 그는 무엇이 일어났는지 이해하지 못해 나를 의사에게 데려가고 싶어 했다. 다행히 당시 우리 동네에는 의사가 없었다. 그렇지 않았다면 아마 정신병원에 갇히는 신세가 되었겠지만, 만사란 정해진 대로 되기 마련이어서 나는 치료를 받지 않고 그냥 넘어가게 되었다.

아버지는 베다(veda)와 자신의 구루(guru)에 대한 커다란 존경심을 가지고 있었다. 하루는 이 구루가 우리 고장을 방문하게 되었는데, 나를 그에게 데려간 아버지가 나에 대한 조언을 청했다. 그 현자는 내가 영적인 경험을 가진 적이 있으므로 영적인 삶을 영위하도록 지도받아야 한다고 아버지에게 말했다. 아버지는 구루의 말에 복종하여 그에 따라 내가 훈련을 받을 수 있도록 준비했다. 그리하여 이른 나이에 나는 영적인 탐구의 길을 걷게 되었다.

우리 가족은 힌두교도였는데, 힌두교에는 두 가지 전통이 있다. 하나는 우상숭배를, 그리고 다른 하나는 신이 무형이라는 것을 신봉하는 것이다. 내 가족은 후자에 속했지만, 그럼에도 나는 종종 서로 다른 여러 신들의 그림을 보면서 경탄하곤 했다. 두르가(Durga)는 사자를 타고 있었고, 사라스와띠(Saraswati)는 백조를 타고 있었으며, 비쉬누(Vishnu)는 거대한 코브라 위에 누워 자고 있었다. 깔리(Kali)는 완전히 벌거벗은 채 쉬바(Shiva)를 밟고 서 있었고, 따라(Tara)도 벌거벗었으며 쉬바는 그녀 가슴에서 나오는 젖을 마시고 있었다. 나는 그 모든 것이 무엇을 의미하는지 이해할 수 없었다. 왜 쉬바는 황소를 타고 그렇게 많은 뱀들에 둘러싸여 있을까? 어떻게 갠지스가 그의 머리털에서부터 흐를 수 있을까? 왜 가네샤(Ganesha)는 거대한 코끼리 머리와 올챙이배를 하고 작은 쥐를 타고 있을까? 이 모든 것 뒤에 어떤 상징적 의미가 있음에 틀림없다고 생각한 나는, 아직 학교에 다니던 열다섯 살에 수련하기 시작한 꾼달리니 요가를 통해 비로소 그것을 이해하기 시작했다.

이 무렵 나는 또 다른 경험을 가졌다. 조용히 앉아 있었는데 갑자기 아무 노력 없이 마음이 안으로 향했다. 대양들, 대륙들, 산들, 도시들이 있는 지구 전체가 갈라져 산산조각나는 것이 바로 보였다. 제2차 세계대전이 발발한 며칠 뒤에야 나는 이 광경을 이해하게 되었다. 이 일로 해서 나는 정말로 궁금해지기 시작했다. 멀리 떨어진 지역에 살고 있으면서 어떻게 명상에서 이 미래의 사건을 상징적으로 볼 수 있었을까? 이전에 나는 그것에 대해 듣지도 읽지도 못했으며 그것이 닥쳐오고 있다는 것을 알 수 있는 어떤 방법도 가지고 있지 않았다.

새로운 삶이 시작되다

열일곱 살까지 나는 그 누구도 대답할 수 없는 질문들을 하고 있었다. 나는 인식과 경험의 차이 같은 것들이 궁금했다. 외삼촌, 누이동생과 그런 문제들에 대해 많은 이야기를 나누었지만 갈증은 해소되지 않았다. 밖으로 나가 그 대답을 스스로 발견해야 한다는 것을 알았다. 집 떠나기를 미루던 어느 날, 마침내 아버지가 호주머니에 90루피(rupee: 인도의 화폐단위로 대개 1루피는 25~30원)를 넣어주면서 나를 밀어냈다. 그리하여 떠돌이삶이 시작되었다.

여행 중에 아주 늙은 스와미를 만났는데, 그는 나를 초대해 자기 아쉬람(ashram: 은둔자의 암자)에 머물게 했다. 그는 딴뜨라에 대한 놀라운 지식을 가지고 있었으며 많은 것들을 가르쳐주었다. 나는 결코 그를 잊지 않으리라는 것을 알았지만, 그는 내 구루가 아니었으므로 아홉 달 뒤에 그의 아쉬람을 떠나 계속 방황했다. 얼마 되지 않아 리쉬께쉬(Rishikesh: 요가의 메카로 불리는 인도 웃따르 쁘라데쉬 주의 도시)에 도착했는데, 거기서 스와미 시바난다에 대해 듣게 되었다. 나는 그에게 가서 최고의 의식을 경험할 수 있는 법을 물었다. 그는 자기 아쉬람에 머물라고 했으며, 나를 지도해주곤 했다. 나는 수도원 생활을 따랐지만, 여전히 오랫동안 내 존재의 목적에 대해서는 오리무중이었다. 사람은 구도자라고 느꼈지만 나는 내가 무엇을 찾고 있는지 진정으로 알지 못하여, 사람이 죽음에 관해 스스로에게 묻는 무서운 의문에 종종 휩싸이곤 했다.

꾼달리니 각성

얼마 뒤, 갠지스 둑에 앉아 있다가 나는 또 다른 경험을 했다. 세속적인 것에 대해 생각하고 있었는데 마음이 저절로 안으로 또 안으로 들어가기 시작했다. 갑자기 마치 땅이 내 아래로부터 사라지고 있으며 하늘이 확장되어 멀어지고 있는 것처럼 느껴졌다. 한순간 뒤에 나는, 핵폭발처럼 몸 기부에서부터 솟아나고 있는 끔찍한 세력을 경험했다. 나는 내가 아주 빨리 진동하고 있다는 것, 빛의 흐름이 대단하다는 것을 느꼈다. 한 사람의 욕망의 절정 같은 최고의 지복을 경험했으며 그것은 오랫동안 계속되었다. 쾌락의 느낌을 전혀 견딜 수 없게 되어 몸에 대한 자각을 완전히 잃을 때까지 내 온몸은 오그라들고 있었다. 그것이 발생한 세번째였다.

　의식으로 되돌아온 뒤에 나는 여러 날 동안 멍했다. 먹지도 자지도 움직이지도 못했으며 심지어 화장실에도 갈 수 없었다. 보이는 그 무엇도 마음을 끌지 못했다. 그 지복은 내 안에 살아 있는 것이었으며, 나는 움직이면 그 놀라운 느낌이 끝나리라는 것을 알았다. 그 강렬함이 모두 사라질 것이었다. 내면에서 종소리가 울리고 있는데 어떻게 움직일 수 있겠는가? 이는 내 꾼달리니의 각성이었다.

　일주일쯤 뒤에 나는 정상으로 돌아와 딴뜨라와 요가를 아주 진지하게 공부하기 시작했다. 처음에는 여전히 좀 약하고 아팠으므로 모든 체계를 정화시키기 위해 하타 요가를 수련했으며, 그다음에는 꾼달리니 요가라는 환상적인 과학을 탐사하기 시작했다. 물라다라 차끄라(Muladara Chakra)에서 깨어나는 이 힘이 무엇인가? 흥미가 일어나 나는 이 경이로운 세력을 이해하고자 많은 노력을 쏟았다.

꾼달리니가 각성되면 더 큰 지성이 잠에서 깨어나 우리는 새로운 창조성의 세계를 탄생시킬 수 있다. 꾼달리니가 깨어나면 내면의 광경들과 심령적인 경험들로 은총을 받을 뿐만 아니라 예언자, 성자, 영감에 찬 화가나 음악가, 훌륭한 작가나 시인, 투시자나 메시아가 될 수도 있다. 아니면 저명한 지도자, 수상, 통치자, 대통령이 될 수도 있다. 꾼달리니 각성은 인간의 마음과 행동의 모든 영역에 영향을 준다.

꾼달리니는 신화나 환상이 아니다. 그것은 가설이나 최면암시가 아니다. 꾼달리니는 몸이라는 구조물 안에 존재하는 생물학적인 실체이다. 그 각성은 온몸 구석구석에 전기 충격파를 발생시키며, 이 충격전파는 현대의 과학 도구와 기계로 탐지할 수 있다. 그러므로 우리 각각은 꾼달리니 각성의 중요성과 이득을 고려해야 하며 이 위대한 샥띠(Shakti)를 각성시키기 위한 결의를 해야 한다.

2
꾼달리니란 무엇인가?

꾼달리니는 인류의 다가오는 의식을 나타내기 때문에 모든 사람은 그것에 대한 것을 알아야 한다. 꾼달리니는 인간의 유기체에서 잠자고 있는 잠복적인 잠재력의 이름으로, 척주(脊柱) 뿌리에 자리하고 있다. 남성의 몸에서 그것은 배뇨기관과 배설기관 사이에 있는 회음에 있으며, 여성의 몸에서는 자궁의 뿌리, 자궁경부에 있다. 이 중추는 물라다라 차끄라로 알려져 있으며 실제로 육체적인 구조물이다. 그것은 꺼내어 누를 수도 있는 작은 샘(腺)이다. 그렇지만 꾼달리니는 잠복적인 에너지이므로 설사 누른다 해도 폭탄처럼 폭발하지는 않을 것이다.

꾼달리니를 각성시키기 위해서는 요가 기법들을 통해 준비해야 한다. 아사나(asana), 쁘라나야마(pranayama), 끄리야 요가(kriya yoga), 명상을 수련해야 한다. 그다음 쁘라나를 꾼달리니의 자리로 유도할 수 있을 때, 그 에너지가 깨어나 중추신경관에 있는 수슘나 나디(sushumna nadi)를 통해 뇌로 나아간다. 꾼달리니가 하강할 때는, 뇌의 여러 휴면 지역들과 상호 연결되어 있는 차끄라들 각각을 통과한다. 꾼달리니가 각성되면, 잠복적이거나 잠자고 있는 지역들이 꽃처럼 피기 시작하기 때문에 뇌에서 폭발이 일어난다. 그러므로 꾼달리니는 뇌의 휴면 지역들의 각성과 같다고 할 수 있다.

꾼달리니는 물라다라 차끄라에 거주한다고 할 수 있지만, 우리는 모두 서로 다른 진화 단계에 있으므로 우리들 중 어떤 사람들의 경우에는 꾼달리니가 이미 스와디스타나(swadisthana)나 마니뿌라(manipura), 또는 아나하따(anahata)

차끄라에 도달했을 수도 있다. 만일 그렇다면 지금 어떤 수행을 하고 있든, 그것이 아나하따나 다른 차끄라에서 각성을 시작할 수도 있다. 그렇지만 물라다라 차끄라에서의 꾼달리니 각성과 최고의 뇌 중추인 사하스라라(sahasrara)에서의 각성은 또 다른 것이다. 일단 사하스라라의 다엽(多葉) 연꽃이 피기만 하면 새로운 의식이 시작된다. 마음이 감각에 의해 공급되는 정보에 의존하기 때문에 우리의 현재 의식은 자주적이지 않다. 눈이 없으면 우리는 결코 보지 못한다. 귀가 먹으면 우리는 결코 듣지 못할 것이다. 그렇지만 초의식이 출현하면 경험은 완전히 자주적이 되며 지식 또한 완전히 독립적이 된다.

꾼달리니는 어떻게 발견되는가?

창조의 시작부터 사람은 많은 초월적인 일들을 목격했다. 때때로 그는 남들의 생각을 읽을 수도 있었으며, 다른 사람의 예언이 실현되는 것을 목격하기도 했고, 그 자신의 꿈이 현실로 나타나는 것을 보았을지도 모른다. 어떤 사람들은 영감적인 시를 쓰거나 아름다운 음악을 작곡하는 반면에 다른 사람들은 그렇게 하지 못하고, 어떤 사람은 전장에서 여러 날 동안 싸울 수 있는데 또 다른 사람은 침대에서 벗어나지도 못한다는 사실을 그는 곰곰이 생각했다. 그래서 그는, 왜 모든 사람이 다르게 보이는지 알아내고 싶었다.

    조사 과정 중에 사람은, 모든 개인 안에는 특별한 형태의 에너지가 있다는 것을 이해하게 되었다. 어떤 사람들에게는 이 에너지가 잠복되어 있었고, 다른 사람들에게서는 그것이 신화하고 있었으며, 아주 소수의 사람들에게서는 그것이 실제로 각성되어 있는 것을 그는 보았다. 본래 사람은 신들, 여신들, 천사들, 신성들의 이름을 따 이 에너지에 이름을 붙였다. 그다음에 그는 쁘라나를 발견하여 그것을 쁘라나 샥띠(prana shakti)라고 불렀다. 딴뜨라에서는 그것을 꾼달리니라 했다.

꾼달리니의 다양한 이름이 의미하는 것

산스끄리뜨어로 **꾼달**(kundal)은 '사리 또는 소용돌이'를 뜻하므로, 꾼달리니는 '사리를 튼 것'으로 묘사되어 왔다. 이는 전통적인 믿음이지만 부정확하게 이해되어온 것이다. 꾼달리니라는 말은, 사실은 보다 깊은 장소나 구덩이 또는 동굴을 뜻하는 **꾼다**(kunda)라는 말에서 파생된다. 입문 의식에서 이용되는 불은 꾼다라고 하는 구덩이에서 붙여진다. 마찬가지로, 시체가 화장되는 곳도 꾼다이다. 도랑이나 구멍을 팔 경우, 그것도 꾼다라고 한다. 꾼다는 똬리를 틀고 자는 뱀과 비슷한 모양을 하고 있는 뇌가 깃들여 있는 옴폭한 공동을 가리킨다(해부된 인간의 뇌를 살펴볼 기회가 있다면, 그것이 소용돌이나 똬리를 틀어올라간 뱀 모양을 하고 있다는 것을 알게 될 것이다). 이것이 꾼달리니의 참된 의미이다. 꾼달리니라는 말은 잠복적인 잠재상태로 있을 때의 샥띠를 가리키지만, 그것이 현현하고 있을 때는 그것을 데비(devi), 깔리, 두르가, 사라스와띠, 락쉬미(Lakshmi), 또는 그것이 우리 앞에 보여주고 있는 현현에 따라 그 밖의 어떤 이름으로든 부를 수 있다.

기독교 전통에서 성경에 사용된 '입문자들의 길(the Path of the Initiates)'과 '천국으로 가는 계단(the Stairway to Heaven)'이란 용어들은 수슘나 나디를 통한 꾼달리니의 상승을 가리킨다. 꾼달리니의 상승, 그리고 궁극적으로 영적인 은총의 하강은 십자가로 상징된다. 이것이 바로 기독교인들이 아갸(ajna)·아나하따·비슛디 차끄라에서 십자가를 긋는 까닭인데, 아갸는 상승하고 있는 의식을 초월하는 중추이며, 아나하따는 하강하고 있는 은총이 세상으로 현현되는 곳이기 때문이다.

영적인 삶에서 무엇이 일어나든 그것은 꾼달리니의 각성과 관련된다. 그리고 모든 형태의 영적인 삶의 목표는, 그것을 사마디, 니르바나, 목샤, 합일, 까이발야(Kaivalya), 해탈 또는 그 무엇으로 부르든 사실은 꾼달리니의 각성이다.

꾼달리니, 깔리, 두르가

꾼달리니가 막 깨어나 우리가 처리할 수 없을 때, 그것을 깔리라고 한다. 그것을 처리하여 이로운 목적을 위해 이용할 수 있으며, 우리가 그것 때문에 강력해질 때 그것을 두르가라고 한다.

깔리는 검거나 뿌연 빛깔을 하고 있는 벌거벗은 여신으로, 서로 다른 탄생의 기억들을 나타내는 108개의 인간 두개골로 된 염주를 착용하고 있다. 축 늘어져 있는 깔리의 핏빛 혀는, 그 순환운동으로 모든 창조적 활동에 추진력을 주는 라조 구나(rajo guna)를 의미한다. 이 특정한 제스처로 그녀는 수행자들에게 라조 구나를 제어하도록 간곡히 권하고 있다. 희생의 검과 왼손에 들려져 있는 잘린 머리는 사멸의 상징들이다. 어둠과 죽음은 결코 단순한 빛과 생명의 부재를 의미하지 않는다. 오히려 그것들은 빛과 생명의 기원이다. 수행자는 여성의 형태로 된 우주의 힘을 예배하는데, 그녀는 동적인 면을 나타내며 남성은 그녀의 힘을 통해서만 활성화되는 정적인 면이기 때문이다.

힌두교 신화에서 깔리의 각성은 매우 상세하게 묘사되어 왔다. 깔리가 핏발선 분노로 일어서면 모든 신들과 악마들은 간담이 서늘해져 침묵을 지킨다. 그들은 그녀가 무엇을 할지 모른다. 그들은 주 쉬바에게 그녀를 달래달라고 청하지만, 깔리는 사납게 포효하면서 그를 내던지고, 살과 피에 굶주린 입을 크게 벌린 채 그의 가슴을 밟고 선다. 데바(deva)들이 깔리를 진정시키기 위해 기도회를 열면 그녀는 평온하고 고요해진다.

그다음에는 더 세련되고 관대한, 보다 높은 무의식의 상징들인 두르가가 출현한다. 두르가는 호랑이를 타고 있는 아름다운 여신이다. 그녀는 여덟 가지 원소를 나타내는 여덟 개의 손을 가지고 있다. 두르가는 그 지혜와 힘을 상징하는, 인간의 머리로 된 염주를 착용하고 있다. 이 머리는 대개 52개로, 샵다 브라흐마(Shabda Brahma: 소리 형태로 된 브라흐마)의 외적인 현현인 52개의 산스끄리뜨어 알파벳 문자들을 나타낸다. 두르가는 인생의 모든 악한 과보의 제거자이며 불라다라에서 방출되는 힘과 평화의 수여자이다.

요가철학에 따르면, 무의식적인 꾼달리니의 첫 현현인 깔리는 끔찍한 힘이다. 그것은 개별적인 영혼을 철저히 진압하는 것이다(이는 그녀가 주 쉬바를 밟고 서 있는 것으로 드러난다). 정신적인 불안정 때문에 어떤 사람들은 자신들의 무의식적인 몸과 접촉하게 되어 불길하고 사나운 요소들—유령, 괴물 등—을 보는 일이 때때로 일어나기도 한다. 사람의 무의식적인 힘인 깔리는 각성되면, 그 이상의 현현(영광과 아름다움을 선사하는 초의식인 두르가)을 만나기 위해 올라간다.

꾼달리니의 상징적 표현

딴뜨라 문헌에서 꾼달리니는 으뜸가는 힘 또는 에너지로 생각된다. 현대 심리학의 표현으로 그것은 사람 안에 있는 무의식이라고 할 수 있다. 막 이야기한 것처럼, 힌두교 신화에서 꾼달리니는 깔리의 개념에 해당한다. 샤이비즘(Shaivism: 힌두교 3신 중 하나인 쉬바 신을 숭배하는 철학) 철학에서 꾼달리니 개념은, 달걀 모양의 돌이나 둘레에 뱀이 똬리를 틀고 있는 기둥인 쉬바링감(shivalingam)으로 나타난다.

그렇지만 가장 흔하게 꾼달리니는, 세 번 반 똬리를 튼 잠자는 뱀으로 그려진다. 물론 물라다라나 사하스라라 또는 그 밖의 어떤 차끄라에도 뱀이 거주하고 있지는 않지만, 뱀은 언제나 효율적인 의식을 위한 상징이 되어 왔다. 세상의 모든 오래된 신비주의 비밀교에서는 뱀을 볼 수 있다. 주 쉬바 상의 그림을 본 적이 있다면, 뱀들이 그의 허리와 목 그리고 팔을 둘러싸고 있는 것을 알아차렸을 것이다. 깔리 또한 뱀들로 장식되며, 주 비쉬누는 똬리 튼 큰 뱀 위에서 영원히 휴식한다. 이 뱀의 힘은 사람 안에 있는 무의식을 상징한다.

스칸디나비아, 유럽, 라틴 아메리카, 중동 국가들과 세계의 다른 많은 문명에서는 뱀의 힘의 개념이 비석과 고대 문화유물에 나타나 있다. 이는 꾼달리니가 과거에 세계 모든 지역 사람들에게 알려져 있었다는 것을 뜻한다. 그렇지만 실제로 쁘라나는 형태나 차원이 없으며 무한하기 때문에 우리는 좋아하는 어떤 식으로든 꾼달리니를 상상할 수 있다.

꾼달리니 각성에 대한 전통적인 묘사에서는 꾼달리니가 물라다라에서 똬리 튼 뱀의 모습으로 거주하며, 그 뱀은 깨어나면 똬리를 풀고 수슘나(sushumna: 척수 중앙에 있는 심령적 통로)를 통해 치솟아 올라가면서 다른 차끄라들을 연다고 한다(존 우드로프(John Woodroffe)의 《뱀의 힘 The Serpent Power》 참고). 브라흐마차리 스와미 비아스데브(Brahmachari Swami Vyasdev)는 《영혼의 과학 Science of the Soul》에서 꾼달리니의 각성을 다음과 같이 묘사하고 있다. "수행자들은, 빛나는 막대기나 기둥 또는 황금빛 노란 뱀의 형태로 되어 있거나 때로는, 연기 나는 석탄 같은 핏빛 눈에, 혀 앞부분이 진동하고, 번개처럼 빛나며, 척주를 오르고 있는, 25센티미터 정도 길이의 빛나는 검은 뱀으로서의 수슘나를 보아왔다."

뱀의 세 따리의 의미는 다음과 같다. 세 따리는 과거 · 현재 · 미래, 세 구나(따마스, 라자스, 삿뜨와), 세 가지 의식 상태(깨어 있는 상태, 잠자는 상태, 꿈꾸는 상태), 세 가지 유형의 경험(주관적 경험, 관능적 경험, 경험의 부재)을 가리키는 옴(Om)의 세 가지 마뜨라(matra)를 나타낸다. 반 따리는 깨어 있음, 잠, 꿈이 없는 초월의 상태를 나타낸다. 그러므로 세 번 반의 따리는 전체적인 우주 경험과 초월의 경험을 의미한다.

누가 꾼달리니를 각성시킬 수 있는가?

꾼달리니를 각성시킨 많은 사람들이 있다. 성자들과 사두(sadhu)들뿐만 아니라 시인들, 화가들, 전사들, 작가들, 그 누구도 꾼달리니를 각성시킬 수 있다. 꾼달리니가 각성되면 신의 광경이 나타날 뿐만 아니라 창조적인 지성이 싹트고 초정신적인 능력이 깨어난다. 꾼달리니를 활성화시킴으로써 우리는 삶에서 무엇이든 될 수 있다.

꾼달리니 에너지는 하나의 에너지이지만, 그것은 개별적인 심령적 중추들 또는 차끄라들을 통해—먼저 거친 본능적 방식으로, 그다음에 점점 더 미묘한 방식으로—스스로를 다르게 표현한다. 보다 높고 보다 미묘한 바이브레이션 수준에서 이 에너지 표현을 정제시키는 것은 인간의 의식을 최고의 가능성으로 상승시키는 것을 나타낸다.

꾼달리니는 창조적 에너지이다. 그것은 자기표현의 에너지인 것이다. 마치 생식 속에서 새로운 생명이 창조되는 것처럼, 아인슈타인 같은 사람은 똑같은 그 에너지를 더 미묘한 다른 영역에서 이용하여 상대성이론 같은 결과를 창조했다. 그것은 어떤 사람이 아름다운 음악을 작곡하거나 연주할 때 표현되는 것과 같은 에너지이다. 그것은 사업을 키워가고 있든 집안의무를 이행하고 있든 또는 열망하는 목표에 도달하고 있든, 삶의 모든 부분에서 표현되는 것과 같은 에너지이다. 이런 것들은 모두 같은 창조적 에너지의 표현이다.

모든 사람은 재가자이든 출가자이든, 꾼달리니 각성이 인간 환생의 으뜸가는 목표라는 것을 기억해야 한다. 우리가 지금 즐기고 있는 관능적인 삶의 모든 쾌락은 인생의 어려운 상황 속에서 꾼달리니의 각성을 증진시키기 위한 것일 뿐이다.

변형 절차

꾼달리니가 각성되면 삶에서 변형이 일어난다. 그것은 도덕적·종교적·윤리적인 삶과는 관계가 없다. 그것은 우리의 경험·인식의 질과 더 관계가 있다. 꾼달리니가 깨어나면 우리 마음이 변하며 우리의 우선사항과 집착대상 또한 변한다. 우리의 모든 까르마는 통합의 절차를 겪는다. 그것은 이해가 아주 간단한 일이다. 어렸을 때는 장난감을 좋아했는데 왜 지금은 좋아하지 않는가? 왜냐하면 마음이 변했으며, 그 결과 집착대상도 변했기 때문이다. 그래서 꾼달리니가 각성되면 변형이 일어난다. 모든 육체가 개조될 가능성도 있다.

꾼달리니가 각성되면 육체는 실제로 많은 변화를 겪는다. 일반적으로 그것은 긍정적인 것이지만, 구루가 신중하지 않을 경우에는 부정적일 수도 있다. 샥띠가 깨어나면 몸의 세포들이 완전히 충전되어 회춘 절차도 시작된다. 목소리가 변하고, 몸 냄새가 변하며, 호르몬 분비도 변한다. 사실 몸과 뇌에 있는 세포들의 변형은 정상보다 훨씬 더 빠른 속도로 일어난다. 이런 것들은 몇 가지 관찰일 뿐이다. 그렇지만 과학 연구가들은 아직도 이 분야에서 걸음마를 하고 있다.

왜 꾼달리니를 각성시키는가?

꾼달리니 요가 수련에 착수하고 싶다면, 가장 중요한 것은 이유나 목표를 가지는 것이다. 심령적인 힘을 위해 꾼달리니를 각성시키고 싶다면 계속 팔자대로 살기 바란다. 그러나 쉬바와 샥띠의 친교, 자신 안에 있는 두 가지 위대한 세력의 실제적인 친교를 누리기 위해 꾼달리니를 각성시키고 싶다면, 사마디에 들어가 우주의 절대성을 경험하고 싶다면, 외양 뒤의 진실을 이해하고 싶다면, 순례의 목적이 아주 훌륭하다면, 앞에 장애물로 올 수 있는 것은 아무것도 없다.

꾼달리니 각성으로 우리는 자연의 법칙들을 상쇄하고 육체적·정신적·영적인 진화의 페이스를 가속화하고 있다. 일단 위대한 샥띠가 깨어나기만 하면 사람은 더 이상, 보다 낮은 마음과 저전압 쁘라나로 움직이고 있는 거친 육체가 아니다. 대신 몸의 모든 세포는 꾼달리니의 고전압 쁘라나로 충전된다. 그리고 전체적인 각성이 일어나면 사람은 주니어 신, 신성의 구현이 된다.

3
꾼달리니 생리학

꾼달리니 또는 뱀의 힘은 육체와 관련 있지만 그에 속하지는 않는다. 그것은 정신적인 몸이나 심지어 아스트랄체(astral body)에서도 발견할 수 없다. 그 거처는 실제로 원인적인 몸에 있는데, 그곳에서는 시간·공간·대상의 개념들이 완전히 상실된다.

어떻게 그리고 어디서 꾼달리니의 개념이 지고한 의식에 관련되는가? 뱀의 힘은 물라다라에서의 무의식적인 상태로부터 일어나는 것으로 여겨진다. 이 무의식적인 자각은 그다음에 다른 국면들을 지나 최고의 존재 영역에서 우주적인 자각과 하나가 된다. 지고한 쉬바의 자각은 정수리에 있는 초의식적 또는 초월적인 몸인 사하스라라에 자리하고 있는 것으로 여겨진다. 딴뜨라뿐만 아니라 베다에서도 이 지고한 자리는 **히란야가르바**(hiranyagarbha: 의식의 자궁)로 불린다. 그것은 뇌 안에 자리한 뇌하수체에 해당한다.

이 지고한 의식의 중추 바로 아래에 또 다른 심령적 중추—송과선에 해당하는 제3의 눈 또는 아갸 차끄라—가 있다. 이것은 직관적인 지식의 자리이다. 이 중추는 미간인 **브루마디아**(bhrumadhya) 수준에 있는 척주 꼭대기에 있다. 아갸 차끄라는 중요한데, 왜냐하면 척주 안에 있는 심령적 통로인 수슘나를 통해 사하스라라에 있는 지고한 의식의 자리, 그리고 척추 기부에 있는 무의식의 자리인 물라다라와 동시에 연결되어 있기 때문이다. 그러므로 그것은 개인 안에 있는 가장 낮은 무의식적인 힘의 자리와 가장 높은 각성의 중추 사이의 연결고리이다.

꾼달리니 요가는 추상적이지 않다. 그것은 바로 이 육체를 기본으로 여긴다. 꾼달리니 요기에게 지고한 의식은, 이 몸에 있는 물리적인 물질이 가능한 최고로 현현된 것을 나타낸다. 이 육체라는 물질은 점진적인 진화 절차에서 느낌, 사고, 추론, 기억, 가정, 의심 같은 미묘한 세력들로 변형되고 있다. 이 심령적이거나 초감각적 또는 초월적인 힘이 인간 진화의 궁극점이다.

차끄라들

차끄라라는 말의 문자적 의미는 '바퀴' 또는 '원' 이지만, 요가의 맥락에서 이 산스끄리뜨어의 더 좋은 번역은 '소용돌이' 이다. 차끄라는 심령적 에너지의 소용돌이이며 특정한 진동률에서 에너지의 순환운동으로 시각화·경험될 수 있다.

각각의 사람에게는 무수한 차끄라가 있지만, 딴뜨라와 요가 수련에서는 불과 몇 개의 주된 것들만 활용된다. 이 차끄라들은 거친 것으로부터 미묘한 것에 이르는 사람 존재의 모든 범위에 미친다.

차끄라들은 그 구조가 전통적인 묘사와 다소 일치하는 생리학적이며 심령적인 중추들과 관련이 있다. 이 신경중추들은 척수 자체 안에 자리하고 있는 것이 아니라 척주 내벽에 교차점처럼 놓여 있다. 서로 다른 높이에서 척수를 횡으로 자른다면, 가로지른 부분의 회백질이 연꽃 모양과 비슷하며 신경섬유의 상승관과 하강관이 나디에 해당한다는 것을 알 수 있다. 소통하고 있는 이 신경섬유들은 봄의 그 부분의 서로 다른 생리적 작용들을 제어한다. 차끄라가 힘의 저수지라고 많은 책들이 말하고 있지만 이는 사실이 아니다.

차끄라는 전선이 서로 다른 인근 장소들, 주택들, 가로등들로 이어지는 중심 전봇대와 같다. 이 배열은 각각의 차끄라에서 똑같다. 각 차끄라로부터 출현하는 나디들은 쁘라나를 양쪽으로 나른다. 나디에서는 쁘라나가 전후방으로 움직이는데, 이는 전선에서의 교류 흐름과 유사하다. 나가는 통신과 들어오는 반작용은 해당 나디들에서 이 쁘라나 흐름의 형태로 차끄라를 드나든다.

인체에는 각성되지 않은 보다 높은 뇌 중추들과 직접 연결된 여섯 가지 차끄라가 있다. 첫번째 차끄라는 물라다라이다. 그것은 골반바닥에 자리하고 있

차끄라의 위치

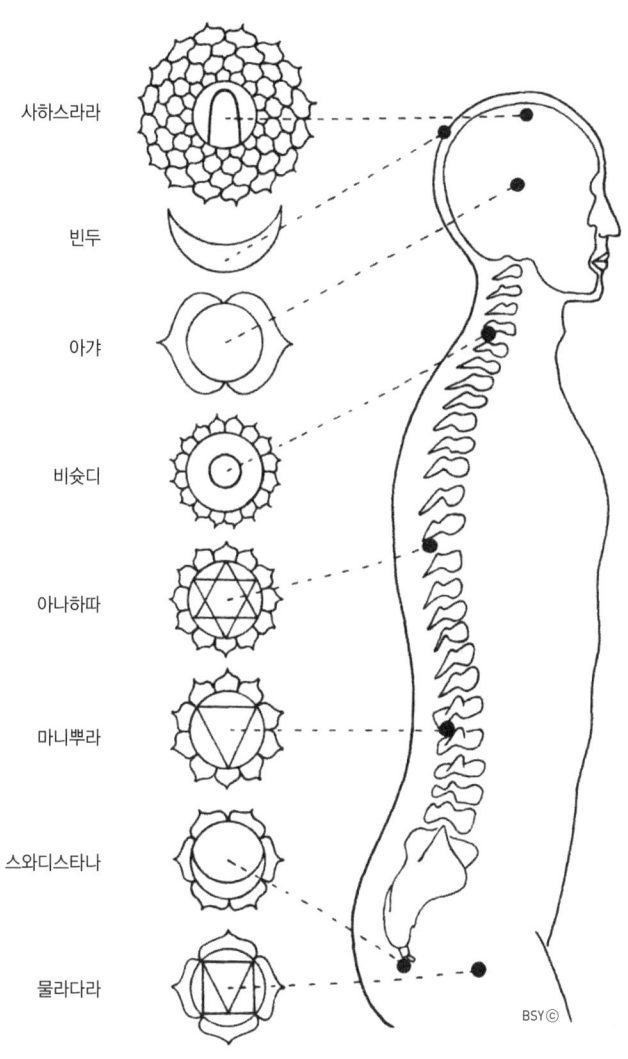

으며 미저골(꼬리뼈) 신경총에 해당한다. 남성의 몸에서 그것은 회음부라 칭해지는 잠복된 작은 샘의 형태로 배뇨기관과 배설기관 사이에 있으며, 여성의 몸에서는 자궁경부 뒤쪽 표면에 자리하고 있다.

물라다라는 영적 진화에 있어서 첫번째 차끄라로, 여기서 동물 의식을 넘어 진정한 인간이 되기 시작한다. 그것은 또한 동물 진화의 완성에서 마지막 차끄라이기도 하다. 물라다라 차끄라에서부터 바로 뒤꿈치 아래까지에는 동물과 인간의 본능·지능의 특질 계발을 책임지는 더 낮은 다른 차끄라들이 있다. 물라다라 차끄라에서부터 위로는, 더 높은 사람(초인)의 각성과 진화에 관계되는 차끄라들이 있다. 물라다라 차끄라는 인간의 배설작용과 성적 작용의 전체 범위를 다스린다.

두번째 차끄라는 **스와디스타나**로, 척수의 가장 낮은 지점 또는 말단에 위치하고 있다. 그것은 천골 신경총에 해당하며 무의식을 제어한다.

세번째 차끄라는 **마니뿌라**로, 정확히 배꼽 수준에 있는 척주에 자리하고 있다. 그것은 태양 신경총에 해당하며 몸에서 소화, 동화, 온도조절의 모든 절차를 제어한다.

네번째 차끄라는 **아나하따**로, 흉골의 하강부분 수준에서 심장의 기부 뒤에 있는 척주에 있다. 그것은 심장 신경총에 해당하며 심장, 허파, 횡격막, 그리고 몸의 이 영역에 있는 그 밖의 기관들의 작용을 제어한다.

다섯번째 차끄라는 **비슛디**로, 목의 움푹 들어간 곳의 수준에서 척주에 있다. 이 차끄라는 목 신경총에 해당하며 갑상선 복합체, 그리고 몇몇 관절제계, 상구개, 후두개도 제어한다.

가장 중요한 여섯번째 차끄라인 **아갸**는 송과선에 해당하며, 척주 바로 위에 있는 뇌의 중간선에 있다. 이 차끄라는 근육, 그리고 성적 활동의 시작을 제어한다. 명령 중추인 아갸 차끄라는 제자의 삶의 모든 작용을 철저히 제어한다고 딴뜨라와 요가는 주장한다.

이 여섯 가지 차끄라는 뇌의 서로 다른 부분들을 켜기 위한 스위치로 봉사한다. 차끄라에서 일어나는 각성은 나디들을 통해 뇌의 더 높은 중추들로 유도된다.

뇌에는 흔히 꾼달리니 요가에서 빈두(bindu)와 사하스라라로 언급되는 더 높은 두 가지 중추들도 있다. **빈두**는 힌두교 브라흐민(brahmin)들이 한 술의 머리털을 남겨두는 머리 뒤 꼭대기에 위치하고 있다. 이곳은 단일성이 처음에 스스로를 여럿으로 나누는 지점이다. 빈두는 모든 시각체계를 유지하며 넥타 또는 암릿(amrit)의 자리이기도 하다.

사하스라라는 최고이다. 그것은 꾼달리니 샥띠의 마지막 절정이다. 그것은 보다 높은 자각의 자리이다. 사하스라라는 머리 꼭대기에 자리하고 있으며, 각각의 모든 샘〔腺〕과 체계를 제어하는 뇌하수체와 육체적으로 상호 관련되어 있다.

나디

나디는 신경이 아니라 의식의 흐름을 위한 통로이다. **나디**의 문자적 의미는 '흐름'이다. 마치 전기의 양과 음 세력이 복잡한 회로를 통해 흐르듯이, **쁘라나 샥띠**(생명 유지에 필요한 세력)와 **마나스 샥띠**(manas shakti: 정신적인 힘)는 이 나디들을 통해 몸의 모든 부분으로 흐른다. 딴뜨라에 따르면, 자극이 전류처럼 한 지점에서 또 다른 지점으로 흐르는 7만2000여 개의 그러한 통로 또는 연락망이 있다. 이 7만2000개 나디는 온몸을 망라하고 있으며 그것들을 통해 몸의 서로 다른 기관들에서 고유한 활동리듬이 유지된다. 이 나디 망 안에는 열 개의 주된 통로들이 있으며 그중에 세 가지가 가장 중요한데, 그것들은 몸의 다른 모든 나디 안에 있는 쁘라나와 의식의 흐름을 제어하기 때문이다. 이 세 가지 나디를 이다(ida)와 삥갈라(pingala), 그리고 수슘나(sushumna)라고 한다. **이다 나디**가 모든 정신적 절차를 제어하는 한편, **삥갈라 나디**는 생명 유지에 필요한 모든 절차를 제어한다. 이다는 달, 삥갈라는 해로 알려져 있다. 세번째 나디인 **수슘나**는 영적인 의식의 각성을 위한 통로이다. 이 세 가지 나디를 쁘라나 세력, 정신적 세력, 영적 세력으로 여겨도 된다.

수슘나가 척수의 중심 통로 안에서 흐를 때 이다와 삥갈라는 여전히 골질의 척주 안에 있는 척수의 바깥 표면에서 동시에 흐른다. 이다와 삥갈라 그리고 수슘나 나디는 골반 바닥에 있는 물라다라에서 시작된다. 거기서부터 수슘

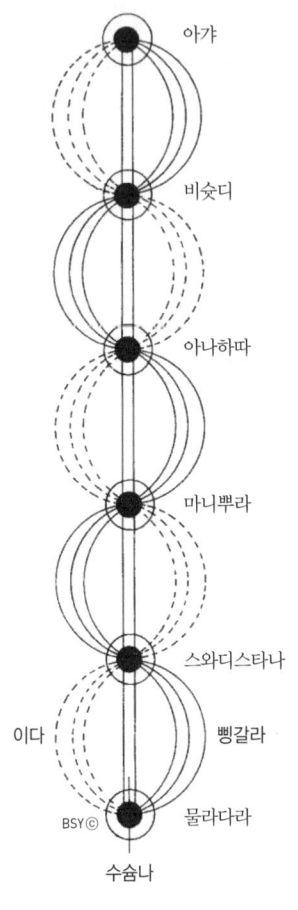

나는 중심 통로 안에서 바로 위쪽으로 흐르는 한편, 이다는 왼쪽으로, 삥갈라는 오른쪽으로 지난다. 스와디스타나 차끄라(천골 신경총)에서 세 나디는 다시 모이며 이다와 삥갈라는 서로 교차한다. 이다는 오른쪽, 삥갈라는 왼쪽으로 올라가며 수슘나는 중심 통로에서 계속 바로 위쪽으로 흐른다. 세 나디는 다시 마니뿌라 차끄라(태양 신경총) 등에서 모인다. 마지막으로 이다와 삥갈라, 그리고 수슘나는 아갸 차끄라에서 만난다.

이다와 삥갈라는 몸에서 동시가 아니라 교대로 작용한다. 콧구멍을 관찰해보면, 대개 하나는 자유롭게 흐르고 다른 하나는 막혀있음을 알게 될 것이다. 왼쪽 콧구멍이 열려 있으면, 흐르고 있는 것은 바로 달 에너지 또는 이다 나디이다. 오른쪽 콧구멍이 자유로우면, 태양 에너지 또는 삥갈라 나디가 흐르고 있다.

오른쪽 콧구멍이 흐르고 있을 때는 뇌의 좌반구가 활성화되어 있다는 것이 연구 결과 드러났다. 왼쪽 콧구멍이 흐르고 있을 때는 우반구가 활성화된다. 이것이 바로 나디 또는 에너지 통로가 뇌, 그리고 생명과 의식의 사건들을 제어하는 방식이다.

이제 이 두 에너지—쁘라나와 칫따(chitta), 삥갈라와 이다, 생명과 의식—가 동시에 작용하게 할 수 있다면, 뇌의 두 반구 모두 동시에 작용하여 함께 사고·삶·직관·조절 절차에 참여하게 할 수 있다.

생명력과 의식의 동시적 각성·작용은 중심 통로인 수슘나가 에너지 원천인 꾼달리니와 연결되어 있을 때만 일어날 수 있기 때문에 평범한 삶에서는 이것이 발생하지 않는다. 수슘나가 육체에서 연결될 수 있다면, 그것은 뇌세포를 재활성화시켜 새로운 육체 구조를 창조할 수 있다.

수슘나 각성의 중요성

수슘나 나디는 속이 빈 하나의 관으로 여겨진다. 그 안에는 또 다른 더 미묘한 관이 있으며, 그 관 안에는 다시 더 미묘한 관이 있고, 이 관 안에는 또 더더욱 미묘한 관이 있다. 그 관 또는 나디들은 다음과 같다. **수슘나**-따마스(tamas)를 의미, **바즈리니**(vajrini)-라자스(rajas)를 의미, **치뜨리니**(chitrini)-삿뜨와(sattwa)를 의미, **브라흐마**(brahma)-의식을 의미. 꾼달리니에 의해 창조되는 보다 높은 의식은 브라흐마 나디를 통해 흐른다.

꾼달리니 샥띠는 각성되면 수슘나 나디를 통해 흐른다. 물라다라 차끄라에서 각성이 일어나는 순간, 에너지는 수슘나를 통해 아갸 차끄라까지 나아간다.

물라다라 차끄라는 강력한 발전기와 꼭 같다. 이 발전기의 시동을 걸기 위해서는 어떤 종류의 쁘라나 에너지가 필요하다. 이 쁘라나 에너지는 쁘라나야마를 통해 발생된다. 쁘라나야마를 수련하면 에너지가 발생되며, 이 에너지는 물라다라 차끄라의 발전기 시동을 거는 양압력(positive pressure)에 의해 밀려 내려간다. 그다음, 발생된 이 에너지는 음압력에 의해 밀려 올라가 아갸 차끄라까지 간다.

그러므로 수슘나 각성은 꾼달리니 각성만큼 중요하다. 발전기의 시동을 걸었지만 전선을 연결하지 않는다면, 그 발전기는 계속 돌아가되 배전은 되지 않을 것이다. 플러그를 발전기에 연결해야만 발생된 에너지가 전선을 통해 집의 여러 곳으로 흐를 수 있다.

이다와 삥갈라만 활동하고 수슘나는 하지 않는다면, 그것은 전선에 양의 선과 음의 선은 있는데 접지선이 없는 것과 같다. 마음이 세 가지 에너지 흐름을 받으면 모든 불이 작동하기 시작하지만, 접지선을 없앤다면 불이 나갈 것이다. 에너지는 이다와 삥갈라를 통해 내내 흐르지만 그 광휘는 아주 낮다. 이다와 삥갈라, 그리고 수슘나에서 흐름이 있을 때 깨달음이 일어난다. 이것이 바로 꾼달리니 각성과 수슘나 각성, 그리고 아갸 차끄라에서의 그 셋의 합일을 이해해야 하는 방식이다.

　꾼달리니 요가의 모든 과학은 수슘나 각성에 관계한다. 일단 수슘나가 소생하기만 하면 보다 높은 의식 차원과 보다 낮은 의식 차원의 소통 수단이 확립되어 꾼달리니 각성이 일어나기 때문이다. 샥띠는 그때 수슘나 나디를 통해 올라가 사하스라라 차끄라에서 쉬바와 하나가 된다.

　꾼달리니 각성은 분명코 허구적인 것도 상징적인 것도 아니다. 그것은 전기생리학적인 것이다! 많은 현대 과학자들이 이에 종사하고 있으며, 일본의 모토야마 히로시(本山博) 박사는 꾼달리니 각성을 수반하는 에너지의 파동과 흐름을 기록·측정할 수 있는 장치를 개발했다.

　뿌리에 적당히 물을 주면 식물은 자라 아름답게 꽃을 피워낸다. 마찬가지로, 꾼달리니 각성이 수슘나에서 일어나면 각성은 삶의 모든 단계에서 일어난다. 그러나 만일 각성이 이다나 삥갈라에서만 일어나거나 다른 중추들 중 하나에서만 일어난다면 그것은 결코 완전하지 않다. 꾼달리니 샥띠가 깨어나 수슘나 통로를 통해 사하스라라로 올라갈 때만, 사람 안에 저장되어 있는 보다 높은 모든 에너지가 해방된다.

신비한 나무

《바가바드기따Bhagavad Gita》 15장에는 꼭대기에 뿌리가 있고 아래에 줄기와 가지가 있는, 거꾸로 자라는 불멸의 나무에 대한 묘사가 있다. 이 나무를 알고 있는 사람은 진리를 안다. 이 나무는 인간의 몸과 신경체계의 구조와 작용에 존재한다. 진리에 도달하기 위해서는 이 역설적인 나무를 알고 그 나무에 올라가야 한다. 그것은 다음과 같이 이해할 수 있다. 생각과 감정, 그리고 주의분산 등은 뿌리가 뇌 자체이며 줄기가 척주인 이 나무의 잎일 뿐이다. 뿌리를 자르고 싶다면 꼭대기에서 바닥으로 이 나무에 올라가야 한다.

　이 나무는 완전히 거꾸로 된 것처럼 보이지만, 모든 신비로운 진리와 은밀한 지식의 정수를 담고 있다. 그것은 지적으로가 아니고 점차적인 영적 각성을 통해서만 이해할 수 있는데, 참된 영적 이해는 언제나 지능의 능력에 역설적이고 불합리한 방식으로 시작되기 때문이다. 같은 이 나무가 까발라(Kabbalah)에서는 '생명의 나무'로, 성경에서는 '지식의 나무'로 알려져 있다. 그 이해는 기독교와 유대교의 종교적 전통의 기초를 구성하지만, 불운하게도 그것은 아주 오랫동안 전혀 잘못 이해되어 왔다.

그래서 물라다라에서 사라스라라로 움직이기 위해 애쓰고 있는 모든 사람은 매번 뿌리로 올라가고 있는 것이며 그 뿌리는 뇌, 사하스라라에 있다. 물라다라는 결코 뿌리 중추가 아니다. 그래서 만일 스와디스타나로부터 사하스라라로, 또는 마니뿌라로부터 사하스라라로 움직이고 있다면, 사하스라라 꼭대기에 있는 뿌리로 올라가고 있는 것이다.

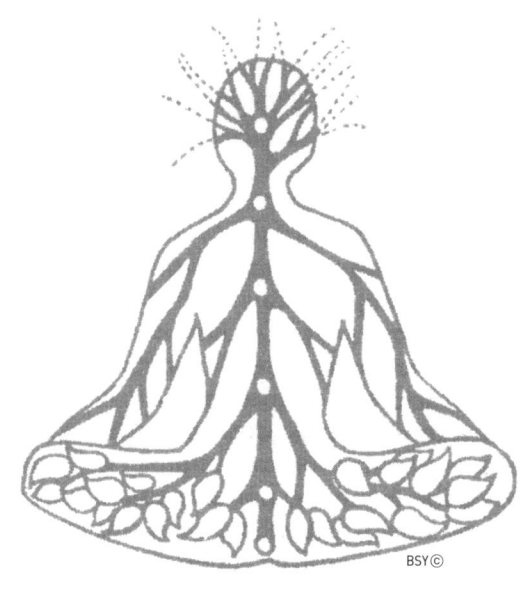

신비한 나무

4
꾼달리니와 뇌

꾼달리니의 각성과 쉬바의 합일은 뇌 전체와 바로, 그리고 밀접하게 연관되어 있다. 그것을 간단히 설명하자면, 뇌에는 열 개의 구역이 있는데, 이 중에 아홉은 잠자고 있고 하나는 활동하고 있다. 우리가 알고 있는 모든 것, 우리가 생각하거나 행하는 모든 것은 뇌의 10분의 1에서 오고 있다. 뇌의 앞부분에 있는 다른 10분의 9는, 활동하지 않거나 잠자는 뇌로 알려져 있다.

이 구역들은 왜 활동하지 않고 있는가? 왜냐하면 에너지가 없기 때문이다. 뇌의 동적인 부분은 이다와 삥갈라의 에너지로 작용하지만 다른 10분의 9는 삥갈라만 가지고 있다. 삥갈라는 생명이며 이다는 의식이다. 만일 어떤 사람이 살아 있지만 생각하지 못한다면, 그에게는 쁘라나 샥띠가 있지만 마나스 샥띠는 없다고 할 수 있다. 마찬가지로, 뇌의 고요한 부분은 쁘라나는 가지고 있되 의식은 없는 것이다.

그러므로 뇌의 잠자고 있는 구역들을 깨우는 방법이 무엇인가라는 아주 어려운 물음이 생긴다. 우리는 두려움, 근심과 열정, 기본적인 본능을 깨우는 법은 알고 있지만, 대부분 뇌의 이 잠자는 지역들을 깨우는 법은 모른다. 뇌의 고요한 지역들을 일깨우기 위해서는 전뇌(前腦)를 충분한 쁘라나로, 충분한 생명 에너지와 의식으로 충전해야 하며 수슘나 나디를 각성시켜야 한다. 이 두 가지 목적 모두를 위해서는 쁘라나야마를 오랜 기간 동안 규칙적이고 일관되게 수련해야 한다.

뇌를 밝히기

꾼달리니 요가에서는, 뇌의 서로 다른 부분들이 차끄라와 연결되어 있다는 것이 발견되었다. 어떤 지역들은 물라다라 차끄라와 연결되어 있으며 또 어떤 지역들은 스와디스타나, 마니뿌라 등과 연결되어 있다. 전등을 켜고 싶을 때는 전등 자체를 건드릴 필요가 없이 벽에 있는 스위치로 하면 된다. 마찬가지로, 뇌를 깨우고 싶을 때는 그것을 직접 다룰 필요가 없다. 차끄라에 자리한 스위치를 살짝 치면 되는 것이다.

현대 과학은 뇌의 잠자는 지역을 열 부분으로 나누는 반면, 꾼달리니 요가에서는 그것을 여섯으로 나눈다. 뇌의 특질 또는 현현도 여섯 가지인데, 예컨대 심령적인 힘들이 그렇다. 이는 뇌의 해당 지역에서의 각성 정도에 따라 서로 다른 개인들에게서 현현된다. 모든 사람이 투시자나 텔레파시 능력자는 아니다. 또 그 가운데 어떤 사람들은 재능 있는 음악가들이기도 하다. 누구든지 노래를 부를 수 있지만 뇌에는 초월적인 음악이 나타나는 중추가 있다.

전체적인 각성과 부분적인 각성

천재는 뇌의 잠자는 지역들 중 하나 그 이상을 깨운 사람이다. 천재의 섬광을 가지고 있는 사람들은 뇌의 일정한 회로들에서 일시적인 각성이 있었던 사람들이다. 그것은 전체적인 각성이 아니다. 뇌 전체가 깨어나면 주니어 신, 신성의 화신 또는 구현이 된다. 신동, 영감에 찬 시인, 음악가, 발명가, 예언자 같은 다양한 천재들이 있는데, 이들에게서는 부분적인 각성이 일어난 것이다.

사하스라라는 꾼달리니의 실제 자리이다

고전적인 묘사들에서는 물라다라 차끄라에서의 꾼달리니 각성을 크게 강조하지만, 꾼달리니가 거기에서 각성되어 모든 차끄라를 차례로 지나 그것들을 각성시켜야 한다는 만연된 오해가 있다. 사실 꾼달리니의 자리는 실제로 사하스라라이다. 물라다라는 다른 차끄라들처럼 조종 중추 또는 스위치일 뿐이지만, 대부분의 사람들에게는 이 스위치를 작동하는 것이 더 쉬울 수 있다.

차끄라들 각각은 독립적이다. 그것들은 서로 연결되어 있지 않다. 이는 만일 물라다라에서 각성될 경우 꾼달리니 샥띠는 바로 사하스라라로, 뇌의 특정한 중추로 간다는 것을 뜻한다. 마찬가지로 스와디스타나로부터 샥띠는 바로 사하스라라로 가며, 마니뿌라로부터 곧바로 사하스라라로 간다. 꾼달리니는 개별적인 차끄라에서 각성될 수도 있고 전체 차끄라 망 곳곳에서 집단적으로 깨어날 수도 있다. 각성 충격은 각 차끄라로부터 사하스라라 꼭대기로 올라간다. 그렇지만 각성은 유지되지 않으며 뇌의 그 중추들은 잠복성으로 돌아간다. 이것이 바로 꾼달리니가 물라다라로 돌아간다는 것이 의미하는 바이다.

꾼달리니가 개별적인 차끄라에서 깨어날 경우에는, 그 차끄라에 특징적인 경험들이 의식 속으로 오게 될 것이다. 이는 또한 개별적인 차끄라를 위한 수련을 할 때도 일어날 수 있다. 예를 들어, 스와디스타나 수련은 기쁨을 일으킬 것이며, 마니뿌라 수련은 자기주장을 증가시킬 것이고, 아나하따 자극은 사랑을 확대시킬 것이며, 비슛디 수련은 식별력과 지혜를 일깨우고, 아갸 수련은 직관의 흐름과 지식, 그리고 아마 초감각적인 능력 등도 증가시킬 것이다.

신경체계가 높이 각성된다면, 뇌의 전반적인 각성 때문에 다른 능력들이 생길 수도 있다. 이는 필시 **망상조직**이라 불리는 것으로 뇌의 아래쪽 끝에 있는 지역의 자극에서 생길 것이다. 이 지역의 작용은, 뇌 전체를 깨우거나 수면에서처럼 이완시키는 것이다.

망상조직과 그 관련 지역들은, 수면/깨어 있음 사이클을 책임지는 고유한 리듬을 가지고 있지만, 그것은 또한 대개는 외부에서 오는 감각들—빛, 소리, 촉감 등—과 자율신경계를 통해 내부에서 오는 감각들에 의해 활성화된다. 꾼달리니 수련과 꿈바까(kumbhaka, 止息) 같은 그 밖의 강력한 요가 행법들에 의해 일어나는 더 전반적인 각성을 책임지는 것처럼 보이는 것은 바로 후자이다.

꾼달리니-에너지 또는 신경 메시지?

꾼달리니가 정말로 무엇인지에 대해 생각하는 많은 학파들이 있다. 꾼달리니는 척추골과 연관된 비교(秘敎)적인 통로(수슘나)를 따라 흐르는 쁘라나 에너지의 흐름이라고 많은 요기들이 말한다. 그들은 그것이 쁘라나 몸의 망 안에 있는 쁘라나 흐름의 부분이며 해부학적인 대응물은 없다고 생각한다. 또 다른

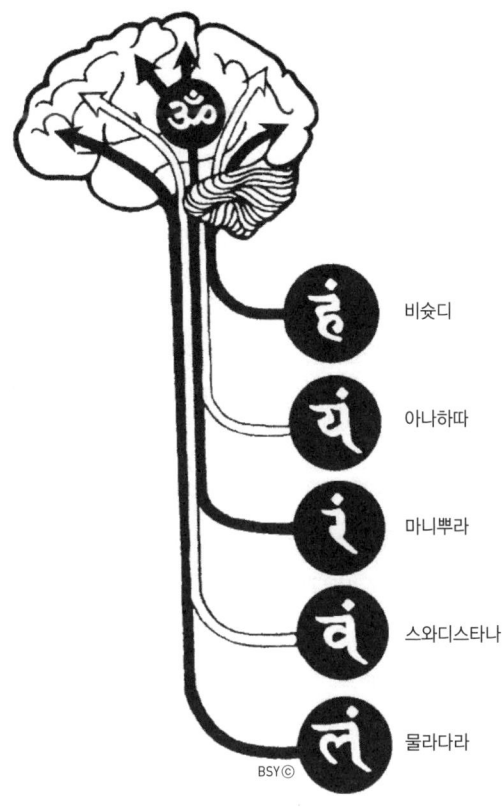

서로 다른 뇌 중추들의 각성

요기들은 꾼달리니에 대한 인식을 신경섬유를 따라 흐르는 메시지의 흐름으로 관련시켜 설명한다. 이런 것들은 해부학적인 총(叢)의 연결망에서 생겨 척수의 관들을 따라, 뇌에 있는 분명한 해부학적 중추들로 상승한다.

    이런 사상학파들은 서로 다른 묘사를 이용해 꾼달리니의 경험을 전하지만, 꾼달리니의 경험이 척수를 중심으로 하는 전체적인 정신생리학적 사건이라는 것에는 모두 동의한다. 척수 안에는 아주 중요한 액체인 뇌척수액이 있다. 쁘라나야마 같은 행법들을 통해 물라다라 차끄라에서 각성이 일어나면 이 액체가 흥분된다. 과학자들조차 정확히 확신하지 않기 때문에 그것에 무엇이 일어나는지 정말로 말할 수는 없지만, 꾼달리니 각성의 경험을 연구함으로써 한 가지는 명백해진다. 척주를 통해 움직일 때 뇌척수액은 의식의 국면들을 변화시키며, 진화에 관한 한 이는 매우 중요한 절차이다.

사람에게서 진화를 겪는 것은 바로 칫따(의식)이다. 칫따는 몸에 소재지가 없다. 그것은 사실상 심리학적인 것이지만, **인드리야**(indriya, 감각)에 의해 공급되는 정보의 지배를 받는다. 칫따가 계속적으로 정보를 공급받는 동안에는 그 진화가 차단되지만, 인드리야에서 오는 정보의 통로를 막는다면 칫따는 아주 빨리 진화할 것이다. 즉 눈, 코, 귀, 피부, 혀를 통해 중계되고 있는 정보로부터 고립시키면 칫따는 독립을 경험할 수밖에 없다. 뇌척수액이 쁘라나야마 중에 영향을 받으면 감각이 둔해져 그 메시지들은 칫따에 아주 천천히 중계된다. 때때로 뇌척수액이 크게 자극받으면 모든 감각 자극이 정지되고 칫따 안에서 경험이 일어나기도 한다. 가끔씩 이런 경험들은 환상적이기도 하다. 빛이 보이거나, 지구 전체가 전율하는 것이 느껴지거나, 몸이 마치 솜털처럼 가벼운 것을 경험할 수도 있다. 이런 것들과 그 밖의 것들은 뇌척수액의 반응 결과로서의 칫따의 경험이다.

세계적으로 유명한 과학자인 이차크 벤토프(Itzhak Bentov)는 꾼달리니가 명상하는 동안 신경자극이 뇌의 피질 주위를 순환함으로써 일어나는 결과라는 이론을 내놓았다. 이는 심장박동과 호흡, 그리고 두개골 내부 액체의 상호작용으로부터 생기는 리드미컬한 압력파동에 의해 야기되며 그로써 뇌를 상하로 진동시키는데, 이것이 뇌의 특정한 신경흐름을 자극한다고 그는 생각했다.

우주 의식의 창고열기

꾼달리니에 대한 다양한 견해들이 있음에도 불구하고, 한 가지는 틀림없다. 한 사람이 자신의 가장 이로운 특질들을 계발하고, 훨씬 더 밀접한 자연과의 관계 속으로 들어가며, 우주 전체와 단일성을 자각할 수 있는 방식으로 인간의 의식을 활성화시킬 수 있는 능력을 꾼달리니는 가지고 있는 것이다.

멀고 가까운 과거의 모든 대단한 기적들과 다가올 기적들은 우주 의식의 창고, 황금계란, 황금벌레, 또는 인간의 뇌라는 구조물 안에 숨겨진 히란야가르바로 알려져 있는 것으로부터 생겨났다. 우리 안에 있는 이 특별한 중추는 잠자고 있거나 비활동적인 것이 아니라 무의식적인 것인데, 단지 우리가 그것을 의식하지 않고 있기 때문이다. 고대 리쉬들, 뉴턴과 아인슈타인, 그리고 그 밖의 많은 위대한 선지자들에게 계시로 온 것은 우리 안에도 존재하지만, 그것은 그들의 의식 수준에는 온 한편 우리의 의식수준에는 오지 않는다. 이것이 영감을 받은 예술가와 보통 사람의 유일한 차이다.

꾼달리니 요가의 목표는 사실 사람의 힘을 일깨우는 것이 아니라 그 힘을 땅으로 가지고 내려오는 것, 또는 무의식적이거나 더 높은 의식의 힘을 정상적인 의식으로 가져오는 것이다. 우리는 의식을 깨울 필요가 없는데, 그것은 늘 깨어 있기 때문이다. 우리는 더 높은 의식적인 세력에 대한 완전한 통제력을 얻기만 하면 된다. 꾼달리니 요가로 우리는, 더 높은 지식이 점점 우리에게 드러나도록 물라다라로부터 아갸까지의 중추들을 작동시키려 할 뿐이다.

오늘날 사람은 물질적인 차원, 쁘라끄리띠(prakriti) 에너지를 장악하여 자연의 신비들을 발견했다. 이제 꾼달리니 절차를 통해 사람은 영적인 차원의 주인이 되어야 한다.

5
각성 방법들

딴뜨라에 따르면 꾼달리니는 개별적으로나 조합하여 수련할 수 있는 다양한 방법들에 의해 각성될 수 있다. 그렇지만 첫번째 방법은 수련할 수 없는데, 그것은 태어날 때부터 각성되어 있기 때문이다. 물론 대부분의 우리는 이 특별한 방법을 이용하기에 너무 늦었다. 그러나 우리들 중 어떤 사람들에게는 꾼달리니를 각성시킨 자식을 낳는 데 도구가 될 수는 있다.

타고난 각성

유리한 탄생에 의해, 즉 부모가 대단히 진보되어 있다면 각성된 꾼달리니를 가질 수 있다. 각성된 수슘나 이다 또는 삥갈라 나디를 가지고 태어나는 것도 가능하다. 이는 탄생할 때부터 보다 높은 능력들이 부분적으로나 충분히 작용하고 있을 것이라는 의미이다. 만일 어떤 아이가 부분적인 각성을 가지고 온다면 성자로 불리며, 충분한 각성을 가지고 온다면 화신이나 아바따라(avatara) 또는 신의 아들로 알려진다.

만일 누군가 각성된 꾼달리니를 가지고 태어난다면, 그의 경험은 아주 많이 제어되어 있다. 그것은 처음부터 자연스러운 방식으로 그에게 일어나므로, 그는 비범한 것이 자신에게 일어나고 있다는 것을 전혀 느끼지 않는다. 각성된 꾼달리니를 가지고 있는 어린아이는, 명료한 선견과 높은 질의 사고, 그리고 최고의 철학을 가지고 있다. 완전한 무집착을 가지고 있기 때문에 삶에 대한 그의 태도는 다소 예사롭지 않다. 그에게 부모는 창조의 수단일 뿐이었으므로,

그는 그들과의 정상적인 사회적 관계를 받아들이지 못한다. 그들과 함께 살더라도 그는 마치 자신이 그저 손님인 것처럼 느낀다. 그러한 아이는 아주 성숙한 행동을 보이며 삶에서 그 무엇에도 감정적으로 반응하지 않는다. 자라면서 그는 삶에서의 자신의 사명과 목적을 자각하게 된다.

우리 가운데 많은 사람이 요기나 깨달은 아이를 낳고 싶어 할 수도 있지만 그것은 그렇게 단순한 문제가 아니다. 파트너들의 모든 결혼이나 결합이 요기를 생산하지는 못한다. 설사 부부가 아침저녁으로 요가를 수련한다 할지라도 말이다. 보다 높은 존재가 태어나는 것은 일정한 상황 아래서만 가능하다. 대단히 진보된 영혼을 이 세상으로 안내하기 위해서는, 먼저 거친 욕망을 영적인 열망으로 변형시켜야 한다.

아이가 깨달은 상태로 태어날 수 있다는 것을 서양 사람들에게 납득시키는 일은 매우 어려운데, 그들은 마음과 신앙에 깊이 스며든 특정 종교의 도덕적인 태도를 가지고 있기 때문이다. 그들에게는 남녀 간의 결합이 죄악이다. 성적 결합의 결과 요기가 태어날 수 있다는 것을 그들에게 설명하면, 그들은 "아니오! 어떻게 죄악에서 요기가 태어날 수 있습니까?"라고 말한다.

하지만 이런 식으로 새로운 초인 세대가 생산되는 것은 가능하다. 요가 수련을 통해 우리는 유전자의 질을 변형시킬 수 있다. 유전자가 예술가, 과학자, 발명가, 지적인 천재들을 생산할 수 있다면, 각성된 꾼달리니는 왜 안 되는가? 먼저 의식 전체를 변형시킴으로써 정자나 난자의 질을 바꿔야 한다. 약물이나 식이요법은 유전자를 변형시키지 못하지만, 의식을 바꾸면 몸의 요소들에 영향을 주어 궁극적으로 정자나 난자의 질을 변화시킬 수 있다. 그러면 각성된 꾼달리니를 가진 자녀를 가질 수 있을 것이다. 그들은 바로 우리를 위해 모든 것을 맞춰놓은 집의 요기나 영적 스승들이 될 것이다. 그들은 말할 것이다. "엄마, 엄마는 육체가 아니야.""아빠, 술은 좋지 않아."

결혼생활을 하기로 한 사람들은, 그 목적이 그저 쾌락이나 자손생산이 아니라 천재를 창조하는 것이라는 점을 마음에 새겨야 한다. 전 세계에서, 자손을 위해 결혼하는 사람들은 더 높은 자질의 자녀를 위해 노력해야 한다.

만뜨라

꾼달리니 각성의 두번째 방법은, 규칙적인 만뜨라 수행을 꾸준히 하는 것이다. 이는 매우 강력하고 순탄하며 위험이 없는 방법이지만, 물론 시간과 많은 인내를 요구하는 수행이다. 먼저 요가와 딴뜨라를 알고 있으며 수행을 통해 안내해 줄 수 있는 구루에게서 적합한 만뜨라(mantra)를 얻을 필요가 있다. 끊임없이 수행하면 만뜨라는 보다 높은 힘을 가진 통찰력을 계발시켜 삶의 관능성 속에서 무심히 살 수 있게 해준다.

자갈을 고요한 호수 속으로 던지면 그것은 둥근 잔물결을 일으킨다. 마찬가지로 만뜨라를 거듭거듭 암송하면, 그 소리 세력이 힘을 모아 마음의 대양에 바이브레이션을 창조한다. 만뜨라를 수천만 번 암송하면, 그것은 뇌의 모든 부분에 스며들어 육체적 · 정신적 · 감정적인 몸 전체를 정화시킨다.

만뜨라는 정신적인 수준과 심령적인 수준에서 크고 부드럽게 읊조려야 한다. 이 네 가지 수준에서 그것을 수행함으로써 꾼달리니는 질서정연하고 체계적으로 각성된다. 호흡에 맞춰 속으로 암송함으로써 만뜨라를 이용할 수도 있고 끼르딴(kirtan) 형태로 크게 노래할 수도 있다. 이는 물라다라에서 커다란 잠재력을 창조하여 각성을 일으킨다.

만뜨라 요가는 소리나 음악을 통한 각성—나다 요가(nada yoga)—과 밀접하게 관련되어 있다. 여기서 소리는 비자 만뜨라(beeja mantra)이며, 음악은 특정한 차끄라에 해당하는 특정한 멜로디로 이루어진다. 이는 가장 부드럽고 몰입적인 각성방식이다.

따빠시아

세번째 각성 방법은 **따빠시아**(tapasya)인데, 이는 금욕 수행을 뜻한다. 따빠시아는 정화의 수단, 육체가 아니라 정신적인 몸과 감정적인 몸에서 제거 절차가 일어나도록 태우는 것 또는 불을 놓는 것이다. 이 절차를 통해 마음과 감정, 그리고 인격체 전체에서 모든 더러움과 콤플렉스, 그리고 아픔과 고통을 야기하는 행동 패턴들이 청소된다. 따빠시아는 정화 행위이다. 그것을, 차가운 물 속에서 벌거벗고 서 있는 것이나 어리석고 무의미한 금욕을 수행하는 것과 관련시켜 오해해서는 안 된다.

　나쁜 습관을 없애고 싶을 때, 더 많이 노력할수록 그것은 더 강해진다. 깨어 있는 상태에서 포기하면 그것은 꿈에서 나타나며, 그런 꿈을 멈추면 행동에서 나타나거나 병으로 발현된다. 이 특정한 습관은 의식적인 수준에서뿐만 아니라 심령적인 뿌리에서도 파괴해야 한다. 삼스까라(samskara)와 바사나(vasana)는 어떤 형태의 따빠시아로 없애야 한다.

　따빠시아는 연약하게 하고 의지력의 각성을 방해하는 습관을 근절시킬 변형 절차를 수행자가 가동하기 위해 노력하는 심리적이거나 심리-감정적인 절차이다. "나는 이것을 해야 하는데 할 수가 없어." 수행자의 마음속에 결심과 실행 사이의 이 차이가 왜 일어나는가? 그것은 왜 그렇게도 큰가? 그것은 의지의 결여에 기인하며, 저 연약함, 결심과 실행 사이의 저 거리 또는 장벽은, 규칙적이고 반복적인 따빠시아 수행을 통해 없앨 수 있다. 그때는 의지력이 한 번 결정하고 나면 문제는 끝이다. 이 의지의 강인함은 따빠시아의 열매이다.

　금욕의 심리학은 사람의 잠재력을 각성시키는 데 아주 중요한 역할을 한다. 그것은 프로이트와 그 제자들이 제기한 것처럼, 불운하게도 사람이 쾌락의 원리를 위해 산다는 것을 받아들인 현대인에 의해 잘 이해되지 않았다. 금욕의 심리학은 아주 건전하며 결코 비정상적인 것이 아니다. 감각이 객관적인 쾌락에 의해, 안락과 호사에 의해 만족되면, 뇌와 신경체계가 약해지고 의식과 에너지는 퇴화절차를 겪는다. 금욕의 방법이 가장 강력하며 때로는 폭발적이기도 한 각성 방법들 중 하나가 되는 것은 바로 이 상황에서이다.

　여기서는 현현이 엄청나 수행자는 처음에 보다 낮은 본능들에 맞서야 한다. 그는 많은 유혹과 악마적이며 따마식(tamasic)한 세력들의 습격에 직면한다. 수많은 전생의 악하거나 부정적인 모든 삼스까라나 까르마가 표면으로 올라온다. 때로는 두려움이 아주 강력하게 나타나거나 세상에 대한 집착이 커다란 세력을 가지고 오기도 한다. 어떤 사람들의 경우에는 성적인 공상이 여러 날 동안 마음에서 떠나지 않는가 하면, 또 어떤 사람들은 마르거나 심지어 아프기도 한다. 이때에는 싯디(siddhi)가 나타날 수 있다. 초감각적 인식이 계발되거나, 남들의 마음을 읽고 생각으로 남들을 누를 수 있거나, 생각이 실현되기도 한다. 처음에는 검은 세력이 현현하므로 이 모든 싯디는 부정적이거나 질이 낮은 것이다. 따빠시아는 모든 사람이 해나갈 수는 없는 아주 강력한 각성 방법이다.

허브를 통한 각성

네번째 각성 방법은 특정한 허브를 이용하는 것이다. 산스끄리뜨어로 이를 **아우샤디**(aushadhi)라고 하는데, 그것을 마리화나 LSD 같은 마약을 의미하는 것으로 해석해서는 안 된다. 아우샤디는 가장 강력하고 신속한 각성 방법이다. 하지만 모든 사람을 위한 것은 아니며, 아주 적은 사람들만이 그것에 대해 알고 있다. 몸과 그 요소들의 성질을 변화시켜 부분적이거나 충분한 각성을 일으킬 수 있는 허브들이 있는데, 구루나 자격 있는 안내자 없이 그것들을 이용해서는 안 된다. 어떤 허브들은 이다나 삥갈라를 선택적으로 각성시키고 또 어떤 것들은 이 두 나디를 억눌러 쉽게 정신 이상을 일으킬 수 있기 때문이다. 그러므로 아우샤디는 아주 위험하고 신뢰할 수 없는 각성 방법이다.

인도의 고대 베다 문헌에는 소마(soma)라고 하는 물질에 대한 언급이 있다. 소마는 어두운 태음일들(14일) 중 특별한 날들에 캔 한 덩굴식물에서 추출된 주스였다. 그것을 흙주전자에 넣고 보름이 될 때까지 땅 속에 묻은 다음 꺼내서 달여 복용하면, 내면의 광경과 경험 그리고 보다 높은 의식의 각성이 일어났다.

페르시아인들은 호마(homa)라고 하는 또 다른 음료를 알고 있었는데, 이것이 소마와 같은 것일지도 모른다. 브라질과 일부 아프리카 나라들에서는 사람들이 환각을 일으키는 버섯을 이용했으며, 히말라야 지역에서는 영적인 각성을 일으키는 지름길을 제공해줄지 모른다는 생각으로 마리화나 하쉬쉬(hashish: 인도 대마초로 만든 마취제)를 복용했다. 때로는 세상의 여러 지역들에서 다른 것들이 발견되어 이용되기도 했는데, 어떤 것들은 효과가 아주 순했고 또 어떤 것들은 아주 강하기도 했다.

정확한 허브의 도움으로 정화된 수행자들은 신성한 존재들, 거룩한 강들, 산들, 성스런 곳들, 거룩한 사람들 등을 시각화할 수 있었다. 허브의 효과가 더욱 강할 때는 자아를 몸에서 분리시켜 아스트랄체로 여행할 수 있었다. 물론 그것은 종종 환영이기도 했지만 때로는 진짜 경험이기도 했다. 사람들은 사마디 상태에 들어가 꾼달리니를 각성시킬 수 있었다. 이 특별한 각성 분야에서는 성적인 본능이 철저히 제거되었다. 그러므로 많은 수행자들이 이 방법을 선호했으며 여러 세기 동안 적합한 허브를 발견하기 위해 노력해 오고 있다.

아우샤디 각성으로 몸은 고요하고 잠잠해지며, 신진대사는 느려지고 체온은 떨어진다. 그 결과 신경반사 능력이 다르게 작용한다. 대부분의 경우 아우샤디 각성 방법은 더 이상 수행되지 않는데, 왜냐하면 준비되지 않거나 자격이 없는 보통 사람들에 의해 오용되었기 때문이다. 따라서 허브에 대한 지식은 회수되었고, 오늘날 그것은 엄중히 경계되는 비밀이다.

모든 사람이 꾼달리니 각성을 갈망하고 있지만, 뇌와 조직의 손상을 피하기 위해 요구되는 훈련과 정신·감정·육체·신경상의 준비를 하는 사람은 거의 없다. 그래서 그 누구도 오늘날에는 아우샤디 각성 방법을 가르치고 있지 않음에도 불구하고, 그 지식은 구루-제자 전통을 통해 세대에서 세대로 전해져 왔다. 아마도 언젠가 사람의 성질이 변하여 더 좋은 지적·육체적·정신적인 반응을 찾게 될 때, 이 과학은 다시 드러날지도 모른다.

라자 요가

각성을 유도하는 다섯번째 방법은, 라자 요가와 균형 잡힌 마음의 계발이다. 이는 개인의식을 초의식으로 완전히 융합시키는 것이다. 그것은 일련의 집중·명상·친교 절차, 즉 절대 또는 지고와의 합일의 경험으로 일어난다.

하타 요가에 의해 선행되는 라자 요가의 모든 행법은 아주 부드럽고 지속적인 경험을 일으키지만, 아무것도 하고 싶은 생각이 들지 않는 완전한 우울증 상태로 이끌 수도 있다. 라자 요가 방법은 시간, 인내, 훈련, 끈기를 요구하기 때문에 대다수 사람들에게는 매우 어렵다. 마음의 집중은 오늘날의 사람들이 성취하기 가장 어려운 것 가운데 하나다. 그것은 까르마 요가와 박띠 요가 수련을 통해 마음이 안정되고 까르마가 활동력을 잃으며, 감정이 정화되기 전에는 착수할 수 없다. 내내 움직이는 것이 마음의 성질이므로 이는 우리 시대 사람들에게는 매우 현실적인 위험을 만들어내는데, 마음을 집중하려고 할 때 우리는 분열을 일으키기 때문이다. 그러므로 우리 대다수는 일정한 지점까지만 집중을 수행해야 한다.

라자 요가를 통한 각성을 따르면 수행자에게 변화가 일어난다. 욕구와 모든 중독 또는 습관을 초월할 수 있다. 삶의 관능성은 더 이상 마음을 끌지 않으며, 욕구와 성적 충동이 줄어들고, 무집착이 저절로 계발된다. 라자 요가는 의식의 느린 변형을 일으킨다.

쁘라나야마

꾼달리니를 각성시키는 여섯번째 방법은 쁘라나야마이다. 충분히 준비된 수행자가 목숨을 유지하기에 충분한 만큼만 음식을 먹으면서, 평온하고 시원하며 조용한 환경, 되도록 고도가 높은 곳에서 강렬한 쁘라나야마를 수행하면 꾼달리니 각성이 폭발처럼 일어난다. 사실 각성은 아주 신속해서 꾼달리니는 사하스라라로 즉시 상승한다.

쁘라나야마는 호흡 수련이나 몸의 쁘라나를 증가시키기 위한 수단만은 아니다. 그것은 꾼달리니를 가열하여 각성시키기 위한 요가의 불을 창조하는 강력한 방법이다. 그렇지만 충분한 준비 없이 수행할 경우에는 이것이 일어나지 않을 것인데, 왜냐하면 발생된 열이 올바른 중추들로 유도되지 않을 것이기 때문이다. 그러므로 쁘라나를 가두어 전뇌로 밀어올리기 위해 잘란다라 반다(jalandhara bandha)와 웃디야나 빈디(uddiyana bandha), 그리고 물라 반다(moola bandha)를 수행한다.

쁘라나야마를 올바로 수행하면 마음은 저절로 정복된다. 그렇지만 쁘라나야마의 효과는 관리하기가 그렇게 단순하지 않다. 그것은 몸에 여분의 열을 일으키며, 뇌의 중추들 중 일부를 각성시키고, 정액과 테스토스테론(남성 호르몬의 일종)의 생산을 방해할 수 있다. 쁘라나야마는 또한 내적인 몸의 온도를 내리고 심지어 호흡속도까지 낮춰 뇌파를 변화시킬 수도 있다. 먼저 샤뜨까르마(shatkarmas)를 수련하여 몸을 어느 정도 정화하지 않으면, 이런 변화들이 일어날 때 대처하지 못할 수도 있다.

꾼달리니를 각성시키는 두 가지 중요한 방식이 있는데, 직접적인 방법과 간접적인 방법이 그것이다. 쁘라나야마는 직접적인 방법이다. 그것이 일으키는 경험은 폭발적이며 결과는 매우 빨리 달성된다. 확장은 신속하며 마음은 빠른 변화를 달성한다. 그렇지만 이 형태의 꾼달리니 각성은 언제나 일정한 경험이 수반되므로, 정신적·철학적·육체적·감정적으로 충분히 준비되지 않은 사람에게는 이런 경험들이 무서울 수 있다. 결국 쁘라나야마의 길은 신속한 방법이기는 하지만 급진적이므로, 모든 사람이 해내지는 못하는 아주 어려운 것으로 여겨진다.

끄리야 요가

각성을 유도하는 일곱번째 방법은 끄리야 요가이다. 그것은 마음과의 직면을 요구하지 않기 때문에 현시대의 개인에게는 가장 단순하고 실질적인 방식이다. 삿뜨윅(sattwic)한 사람들은 라자 요가를 통해 꾼달리니를 각성시킬 수 있을지 모르지만, 거칠고 소란스러운 라자식(rajasic)한 마음을 가진 사람들은 이런 식으로는 성공하지 못할 것이다. 그들은 더 많은 긴장과 죄의식, 그리고 콤플렉스를 키우기만 할 것이며 심지어 정신분열증 환자가 될 수도 있다. 그러한 사람들에게 끄리야 요가는 단연 가장 좋고 가장 효과적인 체계이다.

끄리야 요가를 수행하면 꾼달리니가 힘으로 깨어나지도 않고 위성처럼, 또는 광경이나 경험으로 각성되지도 않는다. 그것은 고귀한 여왕처럼 깨어난다. 일어나기 전에 그녀는 눈을 뜨고 나서 다시 잠시 눈을 감을 것이다. 그다음엔 다시 눈을 떠 여기저기를 보고 좌우로 움직이고 나서 시트를 머리 위로 당겨올리고 겉잠을 잘 것이다. 얼마 뒤 그녀는 다시 기지개를 켜고 눈을 뜨고 나서 잠시 겉잠에 들 것이다. 기지개를 켜고 주위를 둘러볼 때마다 그녀는 "흠" 하고 말한다. 이것이 바로 끄리야 요가 각성에서 일어나는 것이다.

때로는 아주 유쾌하기도 하고 때로는 기분이 그다지 좋지 않기도 하다. 가끔은 삶에서 일어나는 것들에 너무 많은 주의가 가기도 하고, 또 어떤 때는 모든 것이 소용없다고 생각되기도 한다. 때로는 엄청나게 먹기도 하고 또 때로는 여러 날 동안 전혀 먹지 않기도 한다. 불면의 밤들을 보낼 때도 있으며 자고 또자는 것 외에 아무것도 하지 않기도 한다. 각성과 역전 또 각성과 역전의 이 모든 증상은 이따금씩 계속 찾아온다. 끄리야 요가는 폭발적인 각성을 일으키지 않는다. 그렇지만 그것은 내면의 광경들과 그 밖의 아주 온화하고 제어 가능한 경험들을 가져올 수 있다.

딴뜨라 입문

딴뜨라 입문을 통한 이 여덟번째 꾼달리니 각성 방법은 매우 비밀스러운 주제다. 열정을 초월한 사람들, 자연의 두 가지 원리인 쉬바와 샥띠를 이해하는 사람들만 이 입문을 받을 자격이 있다. 그것은 자신 안으로 숨으려는 충동을 가지고 있는 사람들이나 육체적인 접촉에 대한 욕구를 가지고 있는 사람들을 위한 것이 아니다. 구루의 안내가 있으면 이것은 꾼달리니를 각성시킬 수 있는 가장 빠른 길이다.

비범한 경험이나 느낌은 없으며 노이로제도 없다. 모든 것이 매우 평범하게 보이지만, 동시에 모르는 결에 각성이 일어나고 있는 것이다. 변형이 일어나고 자각이 확장되지만 그것을 모른다. 이 특정한 체계에서는 각성과 사하스라라 도달이 같은 사건이다. 그것은 3초밖에 걸리지 않는다. 그렇지만 누가 이 길을 갈 자격이 있는가? 성적 충동을 완전히 초월하고 열정을 극복한 사람이 이 세상에는 거의 없다.

샥띠빠뜨

아홉번째 각성 방법은 구루에 의해 행해진다. 그것을 샥띠빠뜨(shaktipat)라고 한다. 각성은 즉각적이지만 영원한 사건이 아니라 한순간일 뿐이다. 구루가 이 각성을 일으켜주면 사마디를 경험할 수 있다. 배우거나 준비하지 않고 모든 형태의 쁘라나야마와 모든 아사나, 무드라(mudra), 반다(bandha)를 할 수 있다. 모든 만뜨라가 드러나며 내면으로부터 경전을 안다. 한순간에 육체의 변화가 일어난다. 피부가 아주 부드러워지고, 눈빛이 형형해지며, 몸은 유쾌하지도 불쾌하지도 않은 특별한 향기를 발산한다.

이 샥띠빠뜨는 육체적으로 함께 있는 곳에서나 먼 곳에서도 행해질 수 있다. 그것은 구루가 섭렵한 체계에 따라 접촉이나 손수건, 염주, 꽃, 과일 또는 먹을 수 있는 것에 의해서도 전송될 수 있다. 그것은 심지어 편지나 전보 또는 전화로도 전송될 수 있다.

누가 이 각성을 받을 자격이 있는가는 말하기가 매우 어렵다. 은둔자의 삶을 50년 동안 살고도 여전히 그것을 얻지 못할 수 있다. 모든 종류의 쓰레기 같은 음식을 먹으면서 비영적인 삶을 살고 있는 보통사람일지라도 구루는 그에게 샥띠빠뜨를 줄 수 있다. 샥띠빠뜨를 위한 자격은 사회적이거나 당면한 품행에 달려 있는 것이 아니라 도달한 진화점에 달려 있다. 샥띠빠뜨가 효과적이 되는 저 너머의 진화 지점이 있지만, 이 진화는 지적이거나 감정적이거나 사회적이거나 종교적인 것이 아니다. 그것은 우리가 살거나 먹거나 행동하거나 생각하는 방식과 아무런 관계가 없는 영적인 진화인데, 일반적으로 우리는 우리의 진화 때문이 아니라 우리가 자라고 교육받은 방식에 따라 이런 것들을 하기 때문이다.

자기포기
우리는 확립된 아홉 가지 꾼달리니 각성 방법을 논의했지만, 열번째 길이 있다. 그것은 '각성을 열망하지 마라'이다. 그것이 일어나면 일어나게 놔둬라. "각성은 내가 일으키지 않는다. 자연이 모든 것을 성취하고 있다. 나는 나에게 오는 것을 받아들인다."인 것이다. 자기포기의 길로 알려진 이 길에서는, 꾼달리니가 정말로 각성될 것이라는 충분히 강한 믿음을 가지고 있다면, 2만 년이 눈 깜짝할 사이에 지날 수 있으며 꾼달리니가 즉시 각성될 것이다.

서로 다른 각성 방법들의 효과
꾼달리니 각성이 일어날 때는 과학적인 관찰이 서로 다른 효과들을 드러냈다. 태어날 때부터 꾼달리니를 각성시킨 사람들은 그 어떤 감정적인 변화도 나타내지 않는다. 그들은 나무토막과 같다. 쁘라나야마를 통해 꾼달리니를 각성시킨 사람들은 척주와 몸 곳곳에 많은 양의 전하를 가지고 있으므로 순간적으로 정신분열증을 나타낼 수 있다.

까르마 요가와 박띠 요가는 비교적 안전하고 온화한 각성 방법으로 여겨지지만, 딴뜨라 방법들은 다른 방법들보다 더 과학적이다. 딴뜨라에는 에너지의 억압이나 분산을 위한 여지가 없기 때문이다. 다른 방법들에는 반동이 있다. 마음의 일부는 그것을 원하고 같은 마음의 또 다른 부분은 아니라고 말하고 있는 것이다. 우리는 생각을 억누르고 즐기고 싶지만, 동시에 "아니, 그건 나빠."라고 생각한다.

나는 다른 방법들을 비난하고 있는 것이 아니다. 그것들은 어떤 문제도 일으키지 않는 온화한 방법들이다. 그것들은 맥주와 꼭 같다. 조금 마시면 그 무엇도 일어나지 않는다. 넉 잔이나 열 잔을 마신다 해도 큰 일이 일어나지 않을 것이다. 그러나 딴뜨라 방법들은 LSD와 같다. 조금 취하면 그것은 뭔가를 일으킨다. 뭔가 이상 있으면 잘못이다. 아무 문제없으면 괜찮은 것이다.

6
각성 준비

구루가 없이도 어떤 형태의 요가든 수행할 수 있지만 꾼달리니는 그렇지 않다. 이것은 대단히 강력한 체계이다. 꾼달리니 요가는 갑작스럽게 시작되지 않는다. 생활방식에서 그 어떤 실질적인 변화도 만들 필요가 없이 수련을 시작해야 한다.

고급 행법들로 시작하지 마라. 얼마 동안 육체를 훈련시켜 준비한 후 마음으로 가면서 더 깊은 수준을 점차적으로 탐사해야 하는 것이다. 실제적인 꾼달리니 각성을 일으키는 수련을 시작하기 전에 육체적 · 정신적 · 감정적 수준에서 차곡차곡 준비해야 한다. 인내를 가지고 올바로 준비한다면 꾼달리니 각성은 분명코 일어날 것이다.

적절한 준비는, 내면에 있는 강력한 잠재적 세력의 충분한 각성의 충격을 견딜 수 있는 힘을 가지고 있다는 것을 확신하기 위해 필요하다. 대부분의 우리는 육체적인 현현과 행동에 대한 통제력도 가지고 있지 않다. 만일 잠을 유도하는 주사를 맞는다면, 원하든 원하지 않든 졸리게 될 것이다. 왜냐하면 뇌의 진행과정과 행위에 대한 통제력이 없어 잠을 제어하는 법을 모르기 때문이다. 마찬가지로, 만일 두통이 있다면 그것에 대한 통제력을 발휘할 수 없다. 잠과 통증 같은 육체적 현현이 우리의 통제를 받고 있지 않다면, 그 밖의 현현들이 뇌에서 발생하기 시작할 경우에는 무엇이 일어나겠는가? 그것들을 통제하지 못할 것이다. 그러므로 꾼달리니가 각성하기 전에 마음을 다룰 수 있는 것이 중요하다.

정신적 · 감정적인 갈등들을 만났을 때 균형 잡힌 마음을 유지할 수 있고, 분노나 걱정, 사랑과 열정, 실망, 질투, 증오, 과거의 기억, 고통과 슬픔을 견딜 수 있다면 각성을 위한 준비가 된 것이다. 운명이 무겁게 억누른다 해도 여전히 기쁨을 느낄 수 있다면 꾼달리니 요가를 위한 수행자라 할 수 있다. 5메가와트 발전기를 이용하려면 에너지를 활용하기 위해 공장을 준비해야 한다. 마찬가지로, 꾼달리니 샥띠를 각성시키기 전에는 보다 높은 영과 융합할 수 있어야 하며 꾼달리니의 창조적인 에너지를 활용하는 법을 알아야 한다.

그래서 꾼달리니 요가의 길을 따르고 싶다면 친근하게 느껴지는 구루를 가지는 것이 절대 필수적이다. 구루는 내면에 있다고 많은 사람들이 말하지만, 그들이 소통하고 이해하며 복잡한 지도를 따를 수 있는가? 만일 그렇다면 이 내적인 안내와 함께 나아가는 것이 가능하지만, 내면의 구루와 그러한 관계를 가지고 있는 사람은 거의 없다. 그들은 자신들을 내면의 구루와 연결시켜줄 외적인 구루가 먼저 필요하다. 구루가 있다면 꾼달리니 각성을 준비하도록 그가 도와줄 것이다. 그는 조언이 필요할 경우에 거기 있을 것이며 각성의 위기 속에서 인도해줄 것이다.

보통 우리는 종교적인 마음을 가진 사람들이기 때문에 구루와의 관계는 일종의 격식에 근거하고 있다. 우리에게 그는 존귀하고 존경스러우며 우월하고 지고하지만, 각성의 시간에는 구루에 대한 이 모든 태도를 무시해야 한다. 이 시간에는, 마치 관계가 단지 헌신과 예배만이 아니라 사랑에 바탕을 두고 있는 것처럼 더 친근한 태도를 발전시켜야 한다. 우리는 어머니를 사랑의 태도로 섬기지 존경과 경외로만 섬기지는 않는다. 이와 같은 태도로 구루를 섬겨야 하며, 그러면 그의 직접적인 영향력이 온다. 그때 어떤 차끄라에서든 흥분이 일어날 경우, 구루와의 관계가 그것을 균형 잡아줄 것이다.

구루와 제자의 관계는 가장 친근한 관계이다. 그것은 종교적인 관계도 법적인 관계도 아니다. 구루와 제자는 하나의 물체와 그 그림자처럼 산다. 구루는 영적인 삶에서 최선의 것이므로 구루가 있다면 아주 행운이다. 그렇지만 구루를 찾는 것이 그렇게 쉽지만은 않다. 구루가 없다면, 정신적으로 그의 모습을 그려나가고 그의 안내를 느끼려 하면서 충실하게 계속 수행할 수 있다. 그러면 틀림없이 성공할 것이다.

시간요소

준비는 한 생의 일이 아니다. 사람은 생을 이어가며 영적으로 분투한다. 사실 이 몸은 그 목적을 위해서만 주어진 것이다. 먹고 자고 성행위를 하기 위해서만 인간의 몸이 필요한 것이 아니다. 더 낮은 진화 단계에서 우리는 동물의 몸을 가지고 있었다. 그렇지만 이 인간의 몸으로도 우리는 여전히 안에 동물성을 가지고 있어 이런 자연스러운 충동들이 따른다. 그건 그렇다 하더라도, 이 몸이 그것들의 충족만을 위한 것이 아니라는 것을 기억하라. 이 인간의 몸에서는 의식이 가장 중요한 점이다. 사람은 자신의 자각을 자각하므로, 생각할 뿐만 아니라 자신이 생각한다는 것을 알고 있다. 자각의 진화는 생에서 생으로 계속되어 오고 있다. 그리고 마지막 5~10년 동안 영적인 삶을 위해 수행해 오고 있는 것은 이미 한 것에 덧붙여진다.

자녀가 초등학교에서 공부하고 있는데 다른 도시로 이사한다고 해보자. 새 도시에서 자녀들은 어디서부터 공부를 시작할까? 처음부터? 아니, 공부를 그만둔 곳에서부터이다. 같은 일이 환생에서도 일어난다. 그것이 바로, 설사 우리에게 같은 부모에게서 태어난 형제자매가 있다 할지라도 그들이 우리와 다른 까닭이다. 이전 생에서 우리가 선호했던 것들은 그들과 달랐다. 아마 몇 생 뒤에 그들은 우리가 지금 있는 지점에 올지 모른다. 그래서 준비가 얼마나 걸리는지는 말할 수 없는데, 왜냐하면 이 생은 저 이정표들 중 하나이며 우리는 많고 많은 이정표를 남겼기 때문이다.

그렇지만 꾼달리니와 차끄라를 각성시키기를 갈망한다 해도 서둘러서는 안 된다. 이 목적을 위해 인생의 12년을 남겨두라. 이는 각성이 1~2년이나 3년 안에 일어날 수 없다는 것을 말하는 것이 아니다. 그것은 될 수 있다. 한 달 안에 완전한 각성이 일어날 수도 있고 구루가 하루 만에 각성을 줄 수도 있지만, 그 각성을 유지하지는 못할 것이다. 작은 즐거움이나 흥분에 들뜨거나 배우자의 죽음이나 사랑하는 사람과의 이별을 참지 못한다면, 각성된 꾼달리니의 엄청난 세력을 어떻게 견딜 수 있겠는가? 그러므로 12년은 실제 각성을 위한 것이 아니라 각성을 견딜 수 있는 준비를 위한 것일 뿐이다.

어디에서 시작하는가?

꾼달리니 요가의 행법들은 자각을 일으키기 위한 것이지 반드시 꾼달리니를 각성시키기 위한 것은 아니다. 무엇보다도 꾼달리니가 이미 각성되어 있는지 결정해야 한다. 그것은 이미 진행되고 있는지도 모른다. 차고 문을 열었는데 차가 없다면 그것은 이미 고속도로를 달리고 있는 것이다. 삿상(satsang)에 가거나, 끼르딴을 하거나, 요가의 생활스타일을 영위하면, 경험을 갖기 시작하며 자신에게 무언가 일어나고 있다는 것을 깨닫는다. 그래서 꾼달리니와 차끄라에 대해 구루와 이야기하면 이해되기 시작한다.

우리가 하는 수행은 우리의 자각을 계발하고 과거 진화와의 연관성을 기억하도록 우리를 도와준다. 그것은 이 현생을 이전 생과 분리시키는 장막을 없애준다. 아주 거친 예를 하나 들어주겠다.

매우 부유한 사람의 외아들인 한 소년이 있었다. 그 소년이 미쳐 정신병원으로 보내졌다. 그는 병원을 달아나 이집저집 돌며 구걸해 먹고 살았다. 부모가 죽었으며 자신이 넓은 토지와 차, 가게 그리고 정기예금으로 된 많은 돈을 상속받았다는 것을 그는 몰랐다. 어느 날 그의 삼촌이 그를 찾아 제대로 치료를 해주었다. 소년은 정신병에서 회복되었고, 유산에 대한 모든 것을 기억했다. 이와 마찬가지로 기억의 절차가 있으며, 그것이 일어나면 우리가 정확히 어디에 있는지를 안다.

수행은 두 생을 분리시키는 의식 앞에 있는 장막을 없애기 위해 필요하다. 꾼달리니가 이미 변화 과정에 있다는 것을 알기만 하면 수행은 실제로 쓸모가 없다. 수행을 하고 있다면 그것은 하도록 강요되고 있기 때문이며, 수행을 하고 있지 않다면 그것은 하지 않도록 강요되고 있기 때문이다. 꾼달리니의 변화 기간 동안에는 수행이 쓸모없지 않지만, 그것을 하고자 하는 노력은 쓸모가 없다. 그렇지만 각성이 없다면, 꾼달리니가 물라다라나 스와디스타나에, 또는 그 둘 사이에 있다면, 그때는 책에서 권하는 수행을 할 시간이다.

꾼달리니 전에 수슘나 나디를 각성시키는 것은 아주 중요하다. 이 필수적인 점은 어떤 책에서도 명쾌하게 강조되지 않았지만, 스와미 시바난다께서는 저서에서 그것을 암시하셨다. 수슘나가 열리지 않았다면 샥띠는 어디로 갈 것인가? 그것은 이다나 삥갈라를 통해 지나갈 것이므로 복잡한 문제가 일어날 것이다.

땃뜨와(tattwa, 원소)들의 정화와 차끄라, 나디들의 정화도 겪어야 한다. 그렇지 않으면, 꾼달리니가 각성할 때 교통체증이 있을 것이다. 아사나와 쁘라나야마, 그리고 하타 요가 샤뜨까르마는 가장 좋은 정화 수단을 제공해준다. 수리아 나마스까라(surya namaskara)와 수리아 베다 쁘라나야마(surya bheda pranayama)는 삥갈라 나디를 정화하며, 샤뜨까르마와 쁘라나야마는 수슘나를 정화·각성시킬 것이다. 나디들을 정화하고 차끄라들에서 온화한 각성을 유도하기 위한 아주 중요하고 특정한 아사나들이 있다. 그러므로 하타 요가 정화기법들에 의한 땃뜨와의 정화로 시작하라. 다음에 아사나, 그리고 그다음에 쁘라나야마에 착수하라. 나중에 무드라와 반다를 수련하고 그다음에 끄리야 요가를 시작할 수 있다.

준비 이전의 각성

제대로 준비되기 전에 경험이 시작된다면, 바로 준비를 시작해야 한다. 첫번째 해야 할 일은 단식을 시작하거나 가벼운 식이요법으로 바꾸는 것이다. 또한 조용히 살면서 사회적인 교류, 그리고 책과 잡지 읽는 것을 피해야 한다. 물론 이 기간 동안에는 약을 복용하지 말아야 하며 몸 안으로 화학물질이 유입되지 않도록 경계해야 한다.

바깥세상과의 교류를 최소화한다면, 경험이 5, 6일 뒤에 가라앉아 정상적인 삶을 계속할 수 있다. 그때는 그 이상의 안내를 줄 수 있는 사람을 찾기 시작해야 한다.

아쉬람으로 가라

꾼달리니가 각성되고 있다는 것을 알게 되었을 때는 할 수 있는 한 빨리 적합한 곳으로 들어가야 한다. 내가 아는 한 적합한 유일한 곳은 아쉬람인데, 거기서는 구루, 그리고 비슷한 마음을 가지고 있는 사람들과 있을 수 있기 때문이다. 아쉬람은 동거인들이 많은 일을 하고, 집착이 없으며, 미움이나 편견이 없고, 단순한 삶을 살며, 적게 먹고, 안락이나 사치가 없이 꼭 필요한 것만 갖추고 있는 공동체이다. 아쉬람에는 사회적인 기대와 압력, 유행, 과시, 쓸모없는 대화, 참견과 잡담이 없다.

아쉬람에서 살면 꾼달리니 각성이 능률적으로 될 수 있으며, 정신적인 위기가 일어날 경우 일어나는 모든 것을 자유롭게 경험할 수 있다. 먹고 싶지 않다 해도 오케이다. 잘 수 없어 앉아 있고 싶다 해도 좋다. 감정적인 문제가 있거나 전혀 감정이 없다 해도 사람들은 이해하고 혼자 있게 해줄 것이다.

위기의 기간 동안 가족과 함께 있다면, 그들은 우리를 정신병원에 보내버릴지도 모른다. 먹고 싶은 생각이 없을 경우에 그들은, "오늘은 안 먹어?"라고 말할 것이다. 며칠 동안 먹지 않는 것을 본다면 그들은, "저 애한테 문제가 있어."라고 말하면서 의사나 정신과 의사에게 진찰받도록 할 것이다. 또는 우리가 결혼했을 경우, 행동이 조금 이상하게 보인다면 배우자가 이혼하려 할 수도 있다. 그래서 그러한 곳에서 벗어나는 것이 훨씬 더 좋다. 그것이 바로 오늘날 전 세계에 그렇게도 많은 수도원과 아쉬람이 있는 까닭이다.

아쉬람에서 무엇을 수행해야 하는가?

아쉬람에서는 샤뜨까르마를 통해 육체의 정화를 수련해서 몸의 산(酸)과 바람(wind), 그리고 섬액의 균형을 삽아야 한다. 순수하고 소박한 아쉬람 음식물 때문에 육체적·정신적인 정화도 일어날 것이다. 육체는 아주 가볍게 유지되고 삿뜨윅하여 전혀 독소가 없게 해야 한다.

기질상 박따(bhakta)라면 시간을 기도나 끼르딴 또는 바잔(bhajan)으로 보내라. 당신이 지적이라면 책을 읽고 최소한도로 이야기하며, 하타 요가를 수련하고 이따금씩 단식하라. 매우 활동적인 사람이라면 열심히 일하면서 까르마 요가에 전념하라.

앉기 자세를 완성시키는 것도 필요한데, 세 가지 자세—싯다아사나(siddhasana)/싯다 요니 아사나(siddha yoni asana), 빠드마아사나(padmasana), 바즈라아사나(vajrasana)—중 하나로 편안히 앉을 수 있어야 하기 때문이다. 이 자세들 중 가장 좋고 강력한 자세는 싯다아사나/싯다 요니 아사나이다.

꾼달리니가 상승하고 있을 때는 많은 명상이나 쁘라나야마를 수련해서 그 것이 곧바로 수슘나로 가도록 해야 한다고 어떤 사람들은 생각하기도 한다. 그 렇지만 명상이 더 이상 필요하다고는 생각되지 않는데, 왜냐하면 꾼달리니가 변화 과정에 있을 때는 마음으로 아무것도 할 수 없기 때문이다. 마음이 동요 되어 있으면, 그것이 꾼달리니 각성의 효과이기 때문에 아무것도 할 수 없다. 그것은 수행의 효과가 아니다.

꾼달리니 변화 중 의식의 움직임은, 그것이 우울증이든, 몽환의 상태이든, 경험이나 광경이든, 몸에서의 느낌이나 감각이든, 그중 무엇도 변화시킬 수 없다. 그것들은 우리에게 강제적이기 때문에 계속될 것이다. 우리가 그 단계 를 지나고 있기 때문에 그것들은 우리 안에서 진화하고 있다. 그러나 동요가 없는 아쉬람 환경에서 살면서 아쉬람 음식을 먹고 까르마 요가를 함께 한다면, 경험에 동요가 없을 것이다.

쁘라나야마나 끄리야에 관해서는, 경험이 계속 진행되고 쁘라나야마가 스 스로 일어날 경우에는 무엇을 해야 할지에 대해 생각할 필요가 없다. 때로는 께발라 꿈바까(kevala kumbhaka)이 일어나거나 저절로 바스뜨리까(bhastrika) 나 웃자이(ujjayi)가 시작되기도 한다. 물라 반다나 바즈롤리 무드라(vajroli mudra)가 혼자 일어나거나 저절로 아사나가 시작되기도 한다. 그래서 걱정할 필요없이 그냥 경험의 흐름을 따르면서 환경과 음식을 조심하고 그 누구도 방 해하지 못하게 하면 된다.

까르마 요가의 역할

까르마 요가는 영적 생활의 아주 중요한 부분이다. 설사 금욕이나 만뜨라를 수 행하거나, 허브를 이용하거나, 쁘라나야마를 수련하거나, 딴뜨라 입문을 하거 나, 샥띠빠뜨를 얻거나, 각성된 꾼달리니를 가지고 태어난다 할지라도, 까르마 요가의 길을 따르지 않는다면 진보가 어떤 지점에서 분명코 지체될 것이다.

튼튼하고 믿을 만한 좋은 차를 가지고 있지만 길이 울퉁불퉁하고 바위와 자갈 그리고 늪으로 덮여 있을 경우, 속도를 높이면 무슨 일이 일어나겠는가? 마음이 준비되고 인격체가 준비되는 것이 아주 중요하다. 긍정적인 것이든 부정적인 것이든 삼스까라가 다 없어져야 하며, 자각이 모든 수준으로 확대되어야 하고, 헌신이 완성되어야 하며, 집착·환영·심취를 부수고 유심히 바라보며 분석해야 한다. 까르마 요가를 하지 않으면 그 모든 것이 가능하지 않다.

까르마 요가는 직접 꾼달리니 각성을 책임지지는 않지만, 그 수행이 없이 꾼달리니는 1센티미터도 움직이지 못한다. 그러므로 까르마 요가가 제자의 삶에서 얼마나 중요한지 이해할 수 있다. 바가바드기따에서 까르마 요가에 대해 많이 볼 수 있는데, 아마도 그것이 까르마 요가에 대한, 철학적이고 요가적인 유일한 설명이기 때문일 것이다.

훈련의 필요성

꾼달리니를 각성시킨 어떤 사람들은 매우 비정상적으로 보이며 특이하게 행동하기도 한다. 그들은 아주 무질서하고 비체계적이며 온통 혼란스러워, 무엇을 하고 있는지 이해할 수가 없다. 그러므로 꾼달리니가 깨어날 때 절제되어 있을 수 있도록 요가에서는 바로 처음부터 자신을 훈련시키라고 충고한다. 그렇지 않으면 길거리로 나가 아무 데서나 드러누울지도 모른다.

때때로 나는 이처럼 하고 싶은 생각이 들곤 했다. 리쉬께쉬에서 내 구루와 살고 있을 때, 나는 매일 갠지스를 방문하여 차가운 얼음물을 헤엄쳐 다섯 번 건너기로 작정했다. 어느 날, 스와미 시바난다께서 나를 불러 말씀하셨다. "수영을 계속할 텐가, 아니면 이 아쉬람에서 나갈 텐가?" 이 말씀에 나는 제정신이 들었다.

꾼달리니가 각성될 때는 혼란스럽지 않은 상태를 유지할 수 있도록 삶이 절제되어야 한다. 책임을 이행해야 한다. 우체국, 은행, 가게에 가고 차도 몰아야 한다. 모든 사람이 스와미가 되거나 아쉬람에 머물 수는 없는 것이다.

특정한 권장사항들

탄생이나 쁘라나야마, 딴뜨라 입문 또는 샥띠빠뜨를 통해 꾼달리니 각성이 일어나면, 그 무엇도 알 필요가 없다. 이런 상황에서는 모든 것이 통제 너머에 있다. 만사가 제대로 되든 잘못되든, 우리는 무력한 것이다. 그러나 다른 방법들을 통해 꾼달리니가 각성되면 취할 수 있는 일정한 조치들이 있다.

딴뜨라 입문에서가 아니면, 성적 의무는 견제해야 한다. 음식은 최소한도로 먹어야 하며 가볍고 순수해야 한다. 구루가 있어 그의 안내를 구해야 한다. 사람들로부터의 격리 또한 아주 중요하다.

종종 꾼달리니가 각성되면 어떤 힘이 계발되기도 한다. 어떤 수행자들은 물질을 만들어내거나, 투시 능력이 생기거나, 먼 곳의 소리를 듣거나, 남들의 마음을 읽기도 한다. 많은 사람들 속에 있으면 이런 힘들을 발휘하고 싶은 유혹이 생긴다. 이는 위험할 수 있다. 어떤 사람들은 자기 마음이 읽힌다 해도 신경 쓰지 않을 수 있지만, 또 어떤 사람들은 그것이 사생활에 큰 충격이 된다고 느껴 우리에게 총을 쏘고 싶어 할 수도 있다. 사람들은 싯디의 과시에 무서워지므로, 심령적인 현현에 직면하고 있다면 그것을 억지로 통제해야 할 것이다.

티베트의 위대한 요기 밀라레빠(Milarepa)는 어떤 마술을 배웠는데, 힘이 커졌을 때 삼촌과 친척들에게 복수를 했다. 그는 우박을 동반한 폭풍을 일으켜 농작물과 오두막 그리고 목숨까지도 파괴했다. 왜냐하면 그는 그때 사랑과 증오, 친구와 적이 있는 보통 사람이었기 때문이다. 좋고 싫음이 있는 한, 어떤 심령적인 힘을 가지고 있는지 알아서는 안 된다. 밀라레빠는 자신의 비행 때문에 고행을 하고 구루의 손에 의해 많은 것을 겪어야 했다.

만뜨라에 의한 각성과 격리의 필요성

각성이 만뜨라에 의해 일어나면, 영구적으로가 아니라 잠시 음식물을 조절하고 성행위를 그만두어야 할 것이다. 가끔은 완전히 격리된 곳으로 들어가는 것도 이롭다. 일 년에 두 번이면 충분하다. 처음에는 하루 종일로 시작하고 나서 3일로 늘리고, 그것에 익숙해지면 최대 9일로 연장하라. 너무 덥지도 춥지도 않을 때 격리를 한다면 바람직하다.

격리 첫날 동안에는 침묵을 지키고 아주 가벼운 음식을 아주 조금 먹는다. 명상하거나 집중하려고 하지 마라. 아침부터 저녁까지 여기저기서 몇 번 휴식하면서 염주를 가지고 만뜨라만 수행하라. 노력이나 긴장으로 하지 말고, 안으로 향하게 되면 멈춰라. 외부적인 경험으로 정신적인 개념을 유지하라. 내향적인 명상 상태를 열망하지 말아야 하는 것이다. 내향이 강해지면 눈을 떠라. 이것을 12시간 동안 하되 한 번에는 하지 마라. 마지막 시간에는 앉아 명상을 해야 한다.

다음번 격리 때에는 3~9일 동안 그렇게 하라. 이 기간 중에는 가능한 한 많은 시간을 만뜨라 암송과 결심 그리고 성찰에 바쳐라. 마지막 날, 과정이 끝날 때에는 조용히 앉아 한 시간 동안 명상하라.

격리는 꾼달리니 각성을 겪고 있는 모든 사람에게 실제로 권장된다. 그 때는 적어도 45일 동안 활동적인 삶과 가족 환경에서 물러나는 것이 가장 좋다. 각성이 일어날 때 세상으로부터 반격리 상태로 있지 않으면, 이상한 경험과 환각이 있을 뿐만 아니라 특이한 의심, 두려움, 분노, 강한 열정을 가질 수도 있다.

사두들은 언제나 격리되어 사는데, 왜냐하면 사람들과 교류하면 아주 많은 생각의 흐름이 마음속으로 들어오기 때문이다. 사람들과 섞여 이야기하고 잡담하면 사랑, 증오, 심취, 좋음과 싫음, 불안, 걱정과 근심, 욕망과 열정의 역류가 일어난다. 그러므로 많은 수행을 하고 있거나 꾼달리니 각성에 직면하고 있다면 사람들과 아주 많은 교류를 하지 마라. 그러면 많은 정신적 혼란이 덜어질 것이다.

7
꾼달리니 각성을 위한 식이요법

꾼달리니 각성이 일어날 때는 올바른 식이요법을 하는 것이 중요한데, 음식물이 마음과 성질에 영향을 주기 때문이다. 각성 때에는 몸, 특히 소화체계에서 생리적 변화가 일어나므로 소화절차가 빈번히 동요되거나 배고픔이 완전히 사라진다. 그러므로 꾼달리니 수행자는 식이요법에 대해 매우 조심스러워야 한다.

꾼달리니 각성은 일반적으로 신경쇠약 상태를 수반한다는 것이 과학적인 관찰에 의해 조사되었다. 안쪽 체온이 불규칙적으로 바뀌고 너무 많이 떨어져 바깥 체온보다 훨씬 더 낮아진다. 신진대사가 느려지고 때로는 완전히 멈추기도 하며, 산소 소모량도 떨어진다. 그러므로 꾼달리니 각성을 경험하고 있을 때는 음식물을 아주 가볍고 소화시키기 쉽게 해야 한다.

꾼달리니 요기를 위한 최상의 음식물은 끓인 것이다. 으깬 밀, 보리, 편두(扁豆), 달(dal: 동인도산의 누른 콩)은, 특히 액체 형태로 되어 있다면 탁월한 음식이다. 지방과 기름진 음식은 피해야 하며 단백질은 최소한으로 유지해야 한다. 이는 간의 긴장을 없애줄 것인데, 왜냐하면 마음이 위기를 겪을 때는 간에 무리가 가기 때문이다.

음식물 가운데 탄수화물, 예컨대 쌀, 밀, 옥수수, 보리, 감자 등을 늘리는 것이 바람직한데, 탄수화물은 안쪽 체온을 유지하도록 도와주고 많은 소화열을 요구하지 않기 때문이다. 계란과 닭고기, 그리고 그 밖의 무거운 음식은 자체로 많은 열을 생산하지는 않지만 소화를 위한 열을 요구한다.

요가의 식이요법은 건강에 좋고 간단하며, 소박하고 비교적 순하다. 때로는 열매와 뿌리도 먹을 수 있지만 필수적인 것은 아니다.

잘못된 식이 개념

지난 2, 30년 동안 커다란 오해가 있었는데, 요기는 우유와 과일 그리고 날 채소만 먹어야 한다는 것이었다. 개인적인 관찰과 시행착오를 근거로 볼 때, 나는 이것이 옳다는 것을 받아들일 수 없다. 결코 인간의 몸을 위한 것이라고 할 수 없는 일정한 음식들이 있다.

예를 들어 소화액과 타액, 그리고 소화관 점막의 내구력을 분석해본다면, 그것들이 정말로 고기와 익히지 않은 음식을 소화시키게 되어 있지 않다는 것을 알게 될 것이다. 육식동물은 발효가 일어나기 전에 음식을 빨리 내보낼 수 있도록 짧은 대장을 가지고 있는 반면, 우리는 아주 긴 대장(약 11미터)을 가지고 있으므로 우리 음식은 몸을 통과하는 데 18시간이 걸린다. 잘 익힌 채식은 발효가 덜 쉽게 되며 우리는 그것을 대장에 18시간 내내 두고 있을 수 있기 때문에, 그것이 인간의 소화관에는 가장 좋다.

그렇다고 채식을 하지 않는 사람들이 꾼달리니를 각성시킬 수 없다고 말하는 것은 아니다. 역사는 그렇지 않은 경우도 보여주고 있다. 육식을 했음에도 꾼달리니를 각성시킨 많은 기독교·티베트·수피 성자들이 있었으며 그리스도, 모세, 모하메드, 붓다가 무엇을 먹었는지 우리는 알 수 없다. 그렇지만 꾼달리니 각성의 사건에서 이루어진 과학적인 관찰로 비추어볼 때, 우리 몸에 무엇이 일어나기 쉬운지 우리는 알고 있다. 어떤 기간에는 날 음식을 소화시키지 못할 수도 있으며, 몸이 물조차 받아들이지 못하는 날들도 있을 수 있다. 그러므로 꾼달리니 각성 기간 중에는 쉽게 소화 흡수될 수 있는 음식물을 먹고, 존재를 위해 필요한 최소한만 먹기 바란다. 먹기 위해 살지 말고 살기 위해 먹어라.

음식의 정수

우리가 먹는 음식이 단지 미각을 만족시키기 위한 것만은 아니다. 모든 음식물에는 그 안에 정수가 있으며 요가에서는 이를 삿뜨와라고 한다. 삿뜨와는 음식의 궁극적인 정수를 뜻하지만, 이것을 비타민이나 미네랄로 오인하지 말기 바란다. 삿뜨와는 보다 미묘한 형태의 음식이다. 삿뜨와를 추출하는 대신 맛이나 향락을 위해 먹으면 거친 것들만을 얻는다. 이것이 바로 모든 전통의 요기들과 성자들이 수행 기간 중에는 언제나 가능한 한 최소한의 음식만으로 산 까닭이다.

과식하면 소화체계에 부담을 일으키며, 그렇게 되면 음식으로부터 삿뜨와를 추출하지 못한다. 삿뜨와는 생각과 신경체계에 영양을 주는 물질이다. 생각이 삿뜨와를 공급받으면 더 정제되고 순수해져 보다 높은 의식 속에서 살 수 있다. 그러므로 이따금씩 단식을 하는 것이 수행자에게는 이롭다. 가볍고 순수하게 유지되면 몸은 음식으로부터 삿뜨와를 훨씬 더 잘 추출할 수 있다.

조미료의 이용

꾼달리니 수행자들을 위한 식이요법에서 양념은 아주 중요한 역할을 한다. 고수풀(열매를 양념, 소화제로 쓰는 미나리과), 커민(미나리과 식물) 씨앗, 심황(울금), 아니스 열매, 후춧가루, 피망, 고춧가루, 정향, 겨자씨, 카다몸(생강과의 다년생 식물), 계피 같은 조미료들은 소화를 도와주기 때문에 소화제로 불리기도 한다. 이런 것들은 맛을 위한 향료가 아니다. 그것들은 몸 안의 효소와 같은 특성들을 가지고 있는 조미료들이며, 소화를 위해 음식을 부수도록 도와줌으로써 생명유지에 필요한 에너지를 보존하고 몸의 내부 온도를 유지하도록 도와주는 것이다.

음식물에 대해 이야기할 때는 청교도적인 면에서 하지 말자. 이 경우에는 오직 한 가지 점만을 기억해야 하는데, 그것은 몸이 모든 음식을 소화할 수 있는가이다. 자연식을 철저히 연구하여 스스로 시험해보고서 나는, 자연식품과 장수식품의 조합이 최상이라는 결론에 도달했다. 음식을 위에서 익히는 대신 냄비에서 제대로 익히는 것이 가장 좋다는 것도 발견했다. 소화를 보강해주는 효소와 화학성분들을 작용시키기 위해서는, 요리하는 동안 대여섯 가지 조미료를 첨가해야 한다. 열과 조미료, 그리고 효소의 조합은 음식을 더 작고 더 기본적인 성분으로 부숴 더 쉽게 소화되도록 만들어준다.

요가와 식이요법은 독자적인 과학들이다

식이요법은 독자적인 과학이지만 모든 요가체계와 분명코 관련되어 있다. 물론 이상적인 식이요법은 요가마다 다양하다. 샹카쁘락샬라나(shankhaprakshalana)를 수행해오고 있는 하타 요기는 많은 고춧가루나 후춧가루를 먹지 못할 것이다. 많이 먹는다면 그는 죽을 것이다. 까르마 요기, 박따 요기, 라자 요기, 하타 요기, 끄리야 요기를 위한 식이 섭생법은 같지 않을 것이다.

박따 요기는 모든 유형의 스위트와 과자류 그리고 치즈, 버터, 우유 등을 먹을 수 있으며, 신진대사가 매우 빠르기 때문에 먹고 또 먹을 수 있다. 마찬가지로 까르마 요기는 치즈, 커피, 날 음식이나 익힌 음식, 심지어 약간의 샴페인까지 마실 수 있는데, 왜냐하면 그는 육체적으로 열심히 일하고 신진대사 또한 아주 빠르기 때문이다. 그러나 라자 요가와 꾼달리니 각성에서는 신진대사가 느려지므로 음식물과 얼마나 많이 먹느냐에 대해 매우 조심스러워야 한다.

돈과 노동, 그리고 동거인들의 영적 복지와 관련된 모든 일을 관리해야 하는 아쉬람들을 운영하기 때문에 여러 해에 걸쳐 나는 음식에 관한 많은 일을 해왔다. 다양한 요가 수행자들에게 서로 다른 유형의 음식물을 제공하는 것이 불가능하기 때문에 나는 모든 사람에게 맞는 두 가지 훌륭한 음식을 개발했다. 하나는 쌀을 좋아하는 사람들을 위한 것이며, 다른 하나는 밀을 선호하는 사람들을 위한 것이다. 우리는 쌀을 달과 채소 그리고 몇 가지 조미료와 함께 익히거나, 밀을 빻아 그것에 같은 모든 원료를 더해서 잘 익힌다. 나는 이것을 '종합 키차리(khichari: 찌개요리를 가리키는 인도어)' 라고 부른다. 그것에 무엇이든 첨가해도 좋은데, 이는 세계 모든 곳에서 먹어본 모든 음식 중에 가장 싸고 가장 영양이 있다. 아무 두려움 없이 원하는 만큼 많은 양을 먹을 수도 있다. 키차리는 아주 부드럽게 소화되기 때문에 이 음식은 모든 요가 수련자에게 적합하며, 영적인 삶에서 높이 도달하고 있어 궁극적인 상태로 막 융합하려는 사람들에게 이상적이다.

삶에서 요가 수행과 영적인 열망에 진지한 사람에게 음식물은 요가만큼 중요하지만, 음식물에 대해서만 걱정하고 요가는 수행하지 않는다면 광신자라고 할 수 있다.

8
위험과 예방책

꾼달리니 각성은 한 사람의 삶에서 아주 중요하고 유쾌하며 역사적인 경험이다. 일반적으로 감각을 통해 보고 경험할 수 있는 것보다 더 많은 것을 보고 경험할 수 있다면 실로 행운이다. 그렇지만 적절한 준비 없이 그러한 경험을 가질 경우에는 놀랍고 무서우며 혼란스러울 수 있다. 그러므로 실제 꾼달리니 각성이 일어나기 전에, 먼저 차끄라들에서 몇몇 온화한 각성들을 경험하는 것이 더 좋다.

오늘날은 자동차를 타고 아주 빠른 속도로 여행한다 해도 별다른 것을 실질적으로 느끼지 못하지만, 만일 스피드에 적응되지 않은 100년 전에 그렇게 했다면 아찔함을 느꼈을 것이다. 마찬가지로, 갑작스러운 각성이 일어나는데 그 경험에 익숙하지 않다면 어리둥절해질 수도 있다. 인식에서의 급속한 변화나 의식 속으로 솟아오르고 있는 무의식적인 마음의 내용에 대처하지 못할 것이다. 그러나 하타 요가와 명상을 수행해오고 있으며 이전에 사소한 각성을 경험한 적이 있다면 그것에 더 잘 대처할 수 있을 것이다.

샤뜨까르마와 하타 요가 행법으로 몸이 전체적으로 정화될 때, 마음이 만뜨라에 의해 정화될 때, 쁘라나야마 행법들을 통해 쁘라나가 제어되며 음식물이 순수하고 요가적일 때, 그때는 꾼달리니 각성이 아무런 위험이나 사고 없이 일어난다. 그러나 성급하게 꾼달리니를 각성시키는 사람들, 예비단계를 거치지 않고 되는 대로 아무 수행에나 의지하는 사람들, 음식물을 돌보지 않는 사람들의 경우에는 문제가 있을 것이다. 그들은 자신들이 풀어주고 있는 환상적인 에너지를 제어·활용하는 법을 모르기 때문이다.

위험의 문제

각성의 위험에 대한 아주 많은 소문, 그리고 사람들이 미치게 되거나 불온한 힘을 키우게 된다는 어두운 암시들이 있지만, 인생의 모든 것은 위험하며, 평범한 일상의 삶에는 꾼달리니의 길에서 부닥칠 것보다 훨씬 더 많은 위험들이 있다. 길을 건너거나 자동차나 비행기로 여행할 때마다 우리는 위험을 무릅쓴다. 욕망, 열정, 야망을 추구하면서 사람들은 한 번 더 생각하지 않고 날마다 커다란 위험을 무릅쓴다. 하지만 그들은 상대적으로 사소한 꾼달리니의 위험이 보다 높은 의식이라는 지고한 목적을 추구하지 못하도록 자신들을 제지하게 놔둔다.

자신이 임신했다는 것을 알게 될 때 여성은 아이를 가지는 것이 위험할지 모른다고 생각하는가? 그녀는 죽을 수도 있다! 제왕절개수술을 받아야 할지도 모른다! 평생 몸매를 잃을지도 모른다! 심하게 아플 수도 있다. 여성이 이렇게 생각하면서 아이를 원하지 않는다고 결정하는가? 아니다. 그렇다면 왜 꾼달리니에 대해서는 이처럼 생각하는가?

꾼달리니 각성은 그리스도, 끄리슈나(Krishna), 붓다, 모하메드의 탄생이다. 마치 어떤 결과에도 엄마에게는 아기를 가지는 것이 인생에서 가장 중요하고 행복한 사건 가운데 하나인 것처럼, 꾼달리니 각성은 인생에서 가장 커다란 사건 중 하나다. 마찬가지로 그것은 요기의 삶에서 가장 커다란 사건 가운데 하나다. 그것은 인류의 운명이다. 그러니 왜 그것과 함께 나아가지 않는가?

위험을 무릅쓰지 않으면 인생에서 그 어떤 훌륭한 것도 성취하지 못한다. 모든 위대한 요기, 과학자, 탐험가, 모험가들은 위험에 직면했으며, 이런 식으로 발명하거나 발견하거나 진보했다. 위험에 대해 생각하고 이야기하는 사람들은 겁쟁이들이므로 요가를 수련해서도 안 된다. 먹고 마시고 즐기다가 깨닫지 못한 채 죽는 게 더 낫다.

꾼달리니 행법들은 사람들이 스릴을 위해 몰두하는 많은 활동이나 스포츠 또는 변형된 의식 상태들보다 틀림없이 더 위험하지 않다. 그 위험은 많은 사람들이 날마다 이용하는 LSD, 하쉬쉬, 마리화나, 술과 연관된 것들만큼 크지 않다. 꾼달리니 요가를 수련하는 사람들은, 환각제 이용을 통해 얻을 수 있는 것보다 더 안전하고 더 순탄하며 더 납득 가능하고 더 오래 지속되는 팽창된 의식 상태 달성을 보장받는다.

꾼달리니 요가의 과학은 그 자신의 붙박이 안전 메커니즘들을 가지고 있다. 아사나 쁘라나야마를 부정확하게 한다면, 자연은 즉시 경고를 보내 수련을 그만두게 할 것이다. 마찬가지로 꾼달리니 각성이 일어나는데 그에 직면할 준비가 되지 않았다면, 자연은 장애물을 둘 것이다. 행여 겁을 내고 꾼달리니 각성 절차를 멈추고 싶을 경우 해야 하는 모든 것은, 거친 생활스타일로 복귀하는 것이다. 그냥 모든 열정과 꿈 그리고 세속적인 야망을 답습하라.

극도로 내향적인 사람이 아니라면 두려움 없이 꾼달리니 요가의 길을 따라 나아갈 수 있다. 과민하고, 남들과 소통하는 데 어려움을 가지며, 일종의 공상 세계 안에 사는 사람이라면, 꾼달리니 요가가 소란스러우며 위험하다는 것을 알게 될 것이다. 그러한 사람들은 바깥세상을 통해 두려움 없고 자신 있게 부딪칠 수 있는 능력을 키울 때까지, 꾼달리니 요가나 내면의 세계를 탐사하기 위한 그 어떤 기법도 수련해서는 안 된다. 이는 소심하고 의존적인 사람들에게도 적용된다. 이런 모든 개인들에게는 까르마 요가가 길이다. 그들은 세상에서 비이기적인 봉사의 삶을 영위하면서 무집착과 최대한의 자각을 계발해야 한다.

실수에 대한 두려움

어떤 사람들은 잘못된 나디를 통한 꾼달리니 상승을 걱정하기도 하지만, 꾼달리니가 다른 나디로 들어갈 경우에는 회로 전체가 녹을 것이기 때문에 여기에는 위험이 없다. 꾼달리니가 각성되었지만 차끄라, 예컨대 스와디스타나가 차단되었을 경우에는, 꾼달리니는 물라다라에서만 배회할 것이며 그 차끄라의 모든 본능이 계발될 것이다. 우리는 잠시 고급 동물이 될 것이며 싯디들이 개발될지 모른다. 만일 그 너머 차끄라들에 장애가 있다면, 에너지가 오랫동안 차단되어 심리적인 체질에 영향을 줄 것이다. 꾼달리니가 쁘라나 나디인 삥갈나로 들어간다면 뇌 전체를 혼란에 빠뜨릴 수 있다. 그렇지만 이것은 보통 일어나지 않는다. 자연이 개입하므로, 수슘나가 깨끗하지 않으면 차끄라가 열리지 않아 에너지는 더 이상 움직이지 못할 것이다.

실수는 일어나지만, 평범한 사람들은 어딘가에서 잘못된 것이 일어나는 것을 무서워하기 때문에 그들에게는 일어나지 않는다. 수행하고 있는데 갑자기 자신이 미쳐가고 있다고 느끼면 그들은 수행을 즉시 그만둘 것이다. 그래서 모든 개인은 일종의 두려움을 가지고 있다. 전체적으로 잘못된 것이 일어나기 전에 사람은 자신을 돌본다. 그렇지만 무슨 일이 일어나든 앞뒤 재지 않고 밀어붙이는 꽉 막힌 얼간이들도 있다. 그들은 결과에 대해 신경 쓰지 않는데, 이들이 대개 곤란에 처하게 되는 사람들이다.

꾼달리니 각성과 병

모든 요구사항을 돌본다면 병은 오지 않을 것이다. 그렇지만 많은 사람들이 아주 성급하고 참을성이 없다. 돈을 벌고자 할 때 그들은 하룻밤 사이에 재빨리 벌고 싶어 하며, 같은 심리가 영적인 삶에도 옮겨진다. 빠른 돈과 빠른 깨달음…… 이런 조바심이 있으면 때로는 필요한 전제조건을 지나쳐버리기도 할 것이다.

어떤 사람들은 하타 요가를 통해 몸을 훈련시키지 않았기 때문에 하지의 결함이 생기기도 한다. 또 어떤 사람들은 음식과 체온의 관계를 이해하지 못했기 때문에 소화이상을 일으키기도 한다. 그러므로 선제조건을 준수해야 하는 것이다. 고통을 겪는 사람들은 꾼달리니 각성 때문이 아니라 신경체계를 조화롭게 하지 않았기 때문에 그런 것이다.

하타 요가를 통해 육체 안의 두 세력인 쁘라나 세력과 정신적 세력 사이의 균형을 창조해야 한다. 교감신경계와 부교감신경계의 균형은 보다 높은 두뇌 능력을 계발하기 위해 절대적으로 필수적인 것이라고 현대에도 말한다. 이 두 세력 간에 불균형이 있다면, 즉 하나가 지배적이고 다른 하나가 추종적일 경우에는, 하나의 에너지는 과도하게 공급하고 있으며 다른 에너지는 부족한 것이다. 이는 불가피하게 병으로 이어진다.

무의식 공표하기

수행 과정에는 아갸 차끄라에서 고립된 각성이 있을 수 있는데, 거기서는 자각이 무의식적인 마음의 영역으로 들어가, 인물과 상징들 그리고 괴물이나 자애로운 존재들도 보인다. 설명할 수 없는 많은 것들이 들리거나 경험될 수도 있지만, 그것들은 모두 그저 무의식적인 마음의 산물이므로 더 이상의 것으로 여겨서는 안 된다. 심령적인 의식이 각성되면 자신의 인격체에 속하는 상징들이 나온다. 이것이 일어날 때는 그것을 이해하는 데 문제가 있을 수도 있지만, 이런 종류의 표현들은 다만 저장되어온 존재의 부분일 뿐이며 '공표되기 위해 나와야' 한다는 것만 기억하라.

꾼달리니 각성을 두려워하지 말고, 일어날지 모르는 사건들에 대비해야 한다. 그렇지 않으면, 즉 나약한 마음을 가지고 두려움에 직면할 경우에는 정신 착란으로 이어질 수 있다. 그러므로 꾼달리니 각성을 시도하기 전에 생각 정화 절차를 거쳐 자신의 사고방식에 대한 이해를 계발해야 한다.

꾼달리니 각성을 위한 전제조건들을 제대로 따르면 심리적·심리감정적인 증상들이 일어나지 않는다. 사실 이 모든 것들은 실제 꾼달리니 각성의 사건 이전에 일어난다. 각성이 일어날 때, 요구되는 올바른 규율을 지키지 않고 있는 수행자는 심리적인 혼란을 겪을 수밖에 없다.

꾼달리니 각성을 강박관념이나 노이로제와 같은 것으로 생각해서는 결코 안 된다. 폭발이 일어나면, 그것은 안에 있는 것은 무엇이든 끄집어낸다. 강박관념과 정신적인 장애로 가득 찬 인격을 가지고 있다면 그것은 폭발할 것이다. 그러므로 꾼달리니 각성을 시도하기 전에 의식의 순수 또는 마음의 명료 지점인 칫따 숫디(chitta shuddhi)에 도달해야 한다.

의식의 순수는 종교적인 용어가 아니다. 마음속에 순수한 생각을 가지고 있을 수 있지만 전혀 순수하지 않을 수도 있다. 순수, 정숙, 자비, 자선, 관대함에 대해 생각하고 있을 수 있지만, 인격의 지하 수준에는 갈등이나 그 밖의 해결되지 않은 정신적인 문제들이 있을 수 있다. 마음이 명상이나 사마디로 들어가면 이 지하 수준이 표면으로 올라온다. 그때 모든 부스러기가 보이기 시작하며 그것이 느껴지고 규정된다. 이는 꿈꾸고 있을 때, 미친 상태로 있을 때,

꾼달리니가 깨어나고 있을 때 등 언제든 일어날 수 있다.

그것이 바로 이 프로젝트를 다루려 하기 전에, 혼란을 주는 모든 원형(元型: 인간의 정신 내부에 존재하는 흔적) 또는 삼스까라로부터 마음을 해방시키기 위해 불굴의 노력을 해야 하는 까닭이다. 하타 요가, 갸나 요가와 조화롭게 통합된 까르마 · 박띠 · 라자 요가를 먼저 채택해야 한다.

순수와 불순

칫따 숫디를 권장함에도 불구하고 나는, 많은 사람들이 순수와 불순에 대한 강박관념을 가지고 있다는 것을 알고 있다. 자신들이 불순하므로 꾼달리니를 각성하려 해서는 안 된다고 그들은 계속 생각한다. 그러나 해가 뜨면 어둠에 무엇이 일어나는가? 순수와 불순은 사회와 종교에 의해 창조된 윤리적 · 도덕적 개념이다. 꾼달리니 각성은 인류 안에 있는 위대한 빛의 각성이다. 그것은 태양처럼 오르며, 그것이 지평선에 보이면 어둠과 아픔, 고통과 실망, 불순이 없어질 것이다.

싯디와 에고 요소

꾼달리니 요가를 몇 년 동안 수행해오다가 갑자기 아름다운 경험을 갖기 시작하는 사람들은, 스스로를 다른 모든 사람보다 우월하다고 생각하는 경향이 있으며 심지어 자신을 신성하다고 여길 수도 있다. 이로부터 자신을 보호하기 위해서는 스스로를 첼라(chela, 제지)의 직경 안에 두어야 한다. 제자는 제자로 남는다. 승격은 없는 것이다. 12년의 제자생활 뒤에는 구루신분으로 승격될 것이라고 많은 사람들이 생각하지만 그렇지 않다.

꾼달리니 요가의 길에서는 꾼달리니 각성 뒤에도, 그리고 그 뒤뿐만 아니라 심지어 쉬바와 샥띠가 결합한 뒤에도 제자의 삶을 사는 것이 매우 중요하다.

꾼달리니 요가의 길은 지고한 자각과 깨달음을 달성하기 위한 수단이지만, 꾼달리니의 아름다움에 빠지면 깨달음에 도달하지 못할 수도 있다. 어떤 각성 단계에서 마음이 아주 효율적이 되어 텔레파시, 투시, 최면술, 영적 치유력 등과 같은 싯디들이 발현되면, 어떤 수행자들은 그것을 신성한 성취로 여기고

'이제 나는 신이다' 라고 생각하기 시작한다. 그리고는 모든 사람을 이롭게 한다는 명목으로 모든 종류의 우스꽝스러운 마술을 행하기 시작한다. 이는 에고를 키우며, 시간이 지나면서 그들의 무지는 아주 커진다.

대단한 위험이 있음에도 많은 수행자들이 이에 사로잡힌다. 에고가 엄청나게 커져 그들은 자신들이 대단하다는 강한 느낌을 키운다. 그리고 그것은 그들이 그렇게 하는 한 계속된다. 심령적인 힘에는 사실 잘못된 것이 없음에도 불구하고, 그것을 추구하는 사람들은 절제되지 않으면 자신들의 영적인 의식을 철저히 파괴할 수 있다는 것을 알아야 한다. 마치 어떤 사람들이 돈, 아름다움, 지능 등에 빠지듯이 이런 힘에 빠질 수 있는 것이다. 이런 초심리학적 성취들은 순간적이다. 그것들은 짧은 기간 동안만 있다가 잃게 되는 것이다. 그것들은 경험할 수 있는 부가적인 특성일 뿐이며 지고한 자각이 시작되면 뒤에 남겨진다.

마하리쉬 빠딴잘리(Maharishi Patanjali)는 《요가수뜨라 *Yoga Sutras*》에서 "이 모든 심령적 현현은, 사마디를 향한 의식의 자유로운 흐름을 차단하는 장애물이다."라고 말했다.

두 가지 대립 세력

보다 높은 의식의 영역에는 신성한 세력과 악마적인 세력 두 가지가 있다. 이 두 세력은 모두 같은 기법에 의해 현실화될 수 있다. 보다 높은 자각이 없으면, 차끄라 각성이 시작될 때 리쉬들의 지혜와 영적인 힘이 아니라 원자폭탄과 같은 지식과 파괴적인 에너지가 방출될 수 있다. 해탈을 추구하지 않고 이 세상의 실상을 모르는, 냉정함과 식별력이 없는 사람에게서 꾼달리니가 각성되면 그 결과는 재난이 될 수 있다. 궁극적으로 그 사람은 자신, 그리고 아마도 그 과정에서 다른 많은 사람들을 파멸시킬 것이다.

그러므로 꾼달리니 수행자는 보다 높은 자각의 계발을 향해 끊임없이 노력해야 한다. 무의식을 의식하는 것은 매우 어렵다. 긴장과 혼란으로 무겁고 부담이 되면 자각은 무의식적인 상태에서 오랫동안 살아남을 수 없다. 그러나 의식이 가볍고 명쾌하면 그것은 예리하고 빠른 화살처럼 무의식을 꿰뚫고, 모든 위험 지역을 성공적으로 항해하여 보다 높은 지식으로 출현할 수 있다.

자각을 확장시키고자 하는 충동을 가지고 있는 사람은 개척자이다. 이에서 우리는, 인류를 수천 년 동안 환생시킨 정신적인 감옥의 속박으로부터 출현하려 하고 있다. 이 역사적인 모험에 참여하는 것은 우리 각자의 특권이므로 우리는 어떤 결말에도 대비해야 한다. 꾼달리니 요가는, 헌신과 인내 그리고 적합한 안내로 수행하면, 삶에서 늘 일어날 수 있는 가장 안전하고 가장 유쾌한 각성 방식이다.

꾼달리니가 각성되면 인생이 순탄해진다. 계획이 명쾌해지고, 결정이 정확해지며, 성격이 기운차고 강력해진다. 그러므로 어떤 위험도 무서워하지 마라. 일단 각성이 일어나면 모든 한계가 극복될 것인데, 꾼달리니 앞에서는 어둠이 결코 존재할 수 없기 때문이다.

9
꾼달리니와 광기

꾼달리니 각성을 경험하는 많은 개인들이 특이한 방식으로 행동한다. 즉 다른 스타일이나 패턴으로 생각하는 것이다. 그들은 오라와 비전을 보고 몸에서 특이함을 느끼며, 이상한 소리를 듣고 전혀 비상식적인 것처럼 보이는 것들에 대해 이야기할 수 있다.

사회에서 우리 뇌는 일정한 방식으로 구축되어 있다. 자신을 자유롭게 표현하지 못하도록 억제하는 규율과 통제가 있는 것이다. 꾼달리니 각성이 일어나면 이 제약이 물러나 마음의 뚜껑이 완전히 열린다. 그것이 바로 꾼달리니 각성을 겪고 있는 사람들의 행위와 말이 보통 사람에게는 그렇게도 비상식적이고, 비정상적이며, 종종은 미친 것으로도 보이는 까닭이다.

꾼달리니 각성과 광기가 일어나는 동안 사람들은 같은 증상들을 나타낼지도 모르지만, 더 가까이 살펴보면 그들 사이의 차이를 탐지할 수 있다. 마찬가지로 미쳐서 웃고 있는 한 사람, 그리고 친구들과 웃고 있는 또 다른 사람을 필름에 담아보면, 그들이 거의 같아 보이더라도 사실은 다르다는 것을 알 수 있다. 우리는 대부분 인도의 아바두따(avadhoota: 의식이 언제나 신과 융합되어 있는 최고의 영적 수준에 있는 사람)들과 파끼르(fakir: 회교와 힌두교의 탁발승)들, 그리고 수피(sufi: 회교 신비주의자)와 기독교 신비주의자들에 대한 이야기를 읽어보았다. 신에 도취된 이 사람들은 외적으로 미쳐 보이지만, 함께 있으면 매우 명쾌해 보이며 또 그렇다는 것이 입증될 것이다. 그러한 사람들의 내적 의식은 절대적으로 명철하고 정리되어 있으며 절제되어 있다.

커다란 오해

모든 시대의 신비주의자들은, 평범하고 세속적인 의식에게는 광기이지만 현자에게는 황홀경인 자신들의 경험 때문에 박해 당했다. 소크라테스는 정상적으로 행동하지 않았기 때문에 독살되었다. 그리스도는 가르침이 이해되지 않았기 때문에 십자가에 못 박혔다. 수피 성자 알 할라즈(Al Hallaj)는 사회에 대한 두려움 없이 진실을 이야기했기 때문에 산 채 살가죽이 벗겨졌다. 잔 다르크와 살렘(이스라엘의 고대 명칭)의 마녀들은 다른 많은 사람들처럼 화형에 처해졌다. 모두가, 내면의 노력의 결과로 생긴 내면의 비전 때문에 세속적인 민중에 의해 박해받고 괴롭힘 당했다. 이 이해 부족 때문에 많은 비교(秘敎) 교의가 대다수 사람들로부터 감춰졌다.

물론 이는 오래전이었다. 오늘날 우리는 과거의 야만적인 잔학행위와 거리가 먼 더 깨달은 세상에서 산다. 아니, 과연 그럴까? 광기처럼 전쟁과 가난은 아직도 존재한다. 우리 사회의 규범에 의해 미친 것으로 보이는 사람들은 '더 좋아질' 때까지 갇혀 있다. 하지만 무슨 판단기준으로 그들을 미쳤다고 심판하는가? 광기와 깨달음에서 오는 황홀경의 차이를 어떻게 아는가? 그것은 우리의 제한된 감각 장치로 감지하는 피상적인 겉모습에 의해서인가, 아니면 대다수처럼 행동하지 않기 때문에 남들을 미쳤다고 심판하도록 동기부여 받는 더 깊은 내적 두려움에 의해서인가? 미쳤다고 감금당하는 서양 사람들 중 어떤 사람들은 동양에서는 보다 높은 영적 경험을 겪은 것으로 인정될 것이다. 그러므로 망가진 미친 마음과 열리고 있는 깨날은 마음을 구별하기 위해 분명하고 구체적이며 믿을 만한 방식을 결정하는 것은 이제 현대 과학에 달려 있다.

동양과 서양의 영적 경험

서양에서는 영적 경험에 대한 지식이 상실되었다. 지난 몇 세기 동안 꾼달리니가 각성된 많은 불운한 사람들이 정신병원에 보내져 약물과 전기 충격, 그리고 그 밖의 부적절한 치료를 받았다. 과학자와 의사들은 꾼달리니 각성이 비정상적인 종류의 행동이라고 믿었으며, 누구도 심지어 직계 가족이나 가장 가까운 친구들조차, 그것을 받아들이거나 처리하지 못했다. 그것이 바로 지난 200년 동안 서양에 위대한 인물이 그렇게도 적었던 까닭이다. 그들은 모두 정신병원에 위탁되거나 그 운명을 피하기 위해 조용히 있었던 것이다.

하지만 인도에서는 상황이 꽤 다르다. 거기서는 개인이 비정상적인 증상들을 보이거나, 아주 특이한 몸짓을 하거나, 비범한 꿈에 대해 이야기하면, 마음 너머의 사건들을 경험하고 있다고 이해한다. 힌두교에서는 의식이 죽어가는 자연의 산물이 아니라 진화하게 되어 있으며 하나의 존재 상태와 다음 것 사이에는 중대국면이 있다고 믿는다. 따라서 누군가에게 이상한 증상들이 일어나면 그의 의식이 진화를 겪고 있다고 믿어진다. 만일 한 어린아이의 인격체 전체가 신에게 바쳐져 그가 마음 너머의 것들을 경험할 수 있다면, 그의 온 가족이 정화되며 그 아이는 보편적으로 존경받는다.

영적인 각성, 아니면 광기?

영적인 각성 절차는 보통 부수사건이나 개입 없이 일어나지만, 몸 안의 방해물이나 불순물이 다양한 신경학·정신병학상의 상태들과 유사한 증상들을 일으킬 수도 있다. 그러므로 꾼달리니 각성과 병적 증상을 구별하기 위해서는 신중한 진단을 필요로 한다.

아무리 많은 증상이 겹친다 할지라도, 정신적 또는 심령적인 현상과 정신병을 구별하는 것은 아주 간단하다. 정신병은 갈등이 없는 사람들에게는 결코 나타나지 않는다. 어떤 사람이, 아마도 죽음이나 재산 손실 또는 감정적인 몰락 때문에 개인적인 삶에서 문제를 겪고 있다면 정신이상 행동이 나타날 수 있다. 환상이 형태를 취할 수 있으며 심리적인 의지작용이 심령적인 에너지의 형태로 발현될 수 있다. 반면에 삶에서 갈등이나 근심 또는 강한 역류가 없다면, 아마 그 어떤 정신병도 있을 수 없을 것이다. 명백한 문제, 즉 개인적이거나 사회적인 어려움이 없음에도 이상한 초감각적 경험들을 하고 있다고 해보자. 이와 같은 경우에는 일어나고 있는 것에 대한 의심이 없어야 한다.

미친 사람은 부단하고 일관되게 흐르는 경험을 갖지 않으며 자각이 심하게 흩어져 있다. 그는 외적으로 정리되어 있지 않으며 내적으로 철저히 눈멀어 있다. 반면에 각성된 사람의 자각은 부단하며 일관적이다. 각성된 의식을 가지고 있는 사람은 정확한 결정과 판단을 할 수 있지만 미친 사람은 그렇게 하지 못한다. 광기와 영적 각성은 둘 다 일정한 통제력 결여로 특징지어질 수 있지만, 영적으로 각성된 사람은 보다 높은 의식의 안내를 받는 반면에 미친 사람은 그렇지 않다.

    초감각적인 경험이 일어나고 있을 때는, 각성에 대한 지식을 가지고 있고 광기에 대해서도 알고 있는 경험 있는 사람에게 상담하는 것이 중요하다. 구루는 올바른 판단을 해서 뇌가 퇴보 절차를 시작하였는지 아니면 실제로 초월적인 선상에 따라 진보하고 있는지 결정할 수 있다. 만일 뇌에 어떤 유기적인 손상이 있다면 치료될 수 있지만, 증상이 영적일 경우에는 입문되어 수행할 수 있는 것이 주어져서 그 행동이 능률화된다. 그 사람은 결혼 생활이나 부적합한 다른 사회적 역할로 몰리지 않을 것이다. 대신 성자다운 인물과 가르침에 노출될 것이다.

    경험을 위한 이러한 유형의 안내와 지지를 얻지 못하면 결국 정신병원이나 심지어 감옥행 신세가 되기 아주 쉽다. 그렇지만 과학자들은 지금 인간 행동의 연속체에 대한 설명을 확대하고 있으며, 행동이 심리적이거나 육체적일 뿐만 아니라 본래 심령적이거나 영적일 수도 있다는 것을 발견하고 있다. 모든 사람은 아주 중요한 한 가지를 이해해야 한다. 즉 꾼달리니 각성을 결코 비정상적인 심리적 행동과 같은 것으로 여겨서는 안 되는데, 꾼달리니 각성은 마음으로부터 뛰쳐나오는 과정이기 때문이다.

10
각성의 네 가지 형태

각성에 대해 이야기할 때 꾼달리니 각성을 다른 형태의 각성과 혼동해서는 안된다. 차끄라의 각성은 꾼달리니 각성과 전혀 다르다. 수슘나 각성 또한 전혀 다른 사건이며, 물라다라 차끄라의 각성은 꾼달리니 각성이 아니다. 설사 물라다라에서 아갸까지의 모든 차끄라들이 각성된다 할지라도, 이것이 꾼달리니가 각성되었다는 것을 뜻하지는 않는다.

꾼달리니를 각성시키는 체계적인 절차에서 첫걸음은, 이다와 삥갈라 나디를 정화시켜 그 작용에서의 조화를 창조하는 것이다. 다음에는 모든 차끄라를 각성시켜야 한다. 그때 수슘나 나디가 각성되며, 그 상승을 위한 선명한 통로가 있을 때 꾼달리니가 각성될 수 있다.

처음 세 단계가 이루어지면 꾼달리니 각성은 긍정적인 효과만 가질 것이지만, 만일 그것들이 소홀하게 여겨진 채 꾼달리니가 각성된다면 분명코 부정적인 결과가 있을 것이다. 수슘나 각성이 일어나기 전에 꾼달리니를 각성시킬 경우에는 샥띠가 쉬바를 향한 통로를 찾지 않을 것이다. 그것은 물라다라 차끄라에서 가로막힌 채 엄청난 성적·신경적인 문제를 일으킬 것이다. 우리는 쉬바와 결합하여 보다 높은 경험을 갖고 싶어하는 반면에 이제 보다 거친 것들을 경험하고 있기 때문에 이는 부정적인 결과이다. 차끄라가 꾼달리니 이전에 각성되지 않을 경우에는, 샥띠가 차끄라들 중 하나에서 봉쇄되어 아마도 여러 해 동안 정체되어 있을 것이다. 어떤 싯디들이 계발될지 모르며 우리는 그것을 결코 초월하지 못할 수도 있다. 이 또한 부정적인 효과이다.

각 형태의 각성은 그 스스로의 심령적인 잠재력을 가지고 있다. 몸의 모든 신경과 섬유는 심령적이다. 그것은 심령적인 현현을 일으킬 수 있는 것으로 육체 전체를 각성시킬 수 있는 가능성이 있다. 몸의 모든 세포는 하나의 개체이다. 우리는 그 소우주적인 개인을 위한 대우주적인 몸이다.

1단계: 이다와 삥갈라 훈련시키기

이다와 삥갈라 나디는 현세적인 존재를 책임진다. 삥갈라는 몸에 있는 생명을 인도하며 이다는 의식을 인도한다. 이 두 나디는 각각 몸의 모든 활동을 제어하는 뇌의 두 반구를 먹여 살린다. 우리가 목표로 삼는 것은 이 나디들의 각성이 아니라 훈련이다. 알다시피 이다와 삥갈라는 교대로 작용하면서 체온, 소화액과 호르몬 분비, 뇌파, 모든 신체 체계에 직접 영향을 준다.

이다와 삥갈라는 자연스러운 순환과정에 따라 작용하지만, 나쁜 식습관과 부조화한 생활스타일 때문에 자연스러운 순환과정은 종종 방해받기도 한다. 때로는 한 나디가 지배하고 다른 나디는 억눌리기도 하는데, 이는 정신적·육체적인 불균형으로 이어지며 대개는 질병으로 귀결된다. 그러므로 이다와 삥갈라는 훈련되어야(자연의 법칙에 따라 작용하도록 만들어져야) 한다. 이 두 나디 사이에 조화가 있을 때만 수슘나가 각성될 수 있다.

그래서 하타 요가와 쁘라나야마, 그리고 라자 요가의 행법들을 통해 나디를 정화·훈련시켜야 한다. 이를 위한 최상의 행법은 나디 쇼다나 쁘라나야마(nadi shodhana pranayama, 나디 정화 쁘라나야마)이다.

2단계: 차끄라 각성시키기

환생을 거듭하면서 우리가 수행해 온 요가는 이미 보다 낮은 차끄라들을 각성시켰을지도 모른다. 우리 대부분이 물라다라, 스와디스타나 등을 각성시키려 함에도 불구하고, 전생의 노력 때문에 심지어 마니뿌라 너머까지도 진화했을지 모르기 때문에 그것들을 각성시키는 것이 필요하지 않을 수도 있다. 심지어 꾼달리니가 그 차끄라들을 통해 상승했을지도 모르지만, 그 어떤 징후도 알아차리지 못했기 때문에 우리는 그것을 모른다. 그렇지만 어떤 경우이든, 수슘나를 각성시키기 위한 시도를 하기 전에 모든 차끄라를 각성시켜야 하는 것은 필수적이다.

차끄라들이 정화되지 않았다면 나디의 정화는 아무런 도움이 되지 못할 것이다. 설사 배선이 가장 좋다 할지라도 전기 접합점이 연결되지 않거나 올바로 구성되지 않으면, 전기 에너지가 어떻게 배급될 수 있겠는가? 차끄라는 나디들이 전선처럼 에너지를 몸의 서로 다른 부분들로 전송하는 접합점이다.

몸의 모든 지점이나 입자 또는 섬유조직은 차끄라들 가운데 하나와 직접 관련되어 있다. 몸의 어떤 부분에서든 통증이 경험된다면, 감각이 그 특정한 지역과 관련된 차끄라로 갈 것이다. 이는 온몸이 차끄라들과 연결되어 있다는 것을 뜻한다. 예를 들어, 배뇨·배변·생식 체계들은 스와디스타나 차끄라에 의해 유지된다. 이 밖에 성적 기관들은 물라다라 차끄라와 연결되어 있다. 소화기관, 소장, 대장, 맹장, 췌장, 십이지장, 위장, 간은 모두 마니뿌라 차끄라와 연결되어 있고, 심장과 허파는 아나하따 차끄라에 의해 유지된다.

그렇지만 대부분의 사람들에게서 마니뿌라 이상의 차끄라들은 잠복되어 있다. 물라다라 차끄라는 동물 진화에서 최고의 차끄라이기 때문에 이미 대부분의 사람들에게서 작용하고 있다. 그것이 바로 모든 사람이 아주 예민한 성적 자각을 가지고 있으며, 성이 사람의 삶에서 가장 중요한 사건 중 하나가 된 까닭이다. 그러므로 대부분의 사회적 전통은 인간의 이 특정한 요구사항에 근거하고 있다. 오늘날의 사회가 일상생활에서 딴뜨라의 다섯 가지 땃뜨와(고기, 생선, 술, 곡물, 성적 교류)를 활용하고 있다는 단순한 사실은, 대부분의 사람들에게서 꾼달리니가 물라다라와 스와디스타나 사이 어딘가에 있다는 것을 뜻한다. 일단 꾼달리니가 스와디스타나를 떠나 마니뿌라와 아나하따로 상승하기만 하면, 더 이상 다섯 가지 땃뜨와는 필요하지 않다.

물라다라나 스와디스타나 차끄라에 막혀 있다면 더 높은 차끄라들을 정화·가동시킬 필요가 있을 것이다. 그것을 하는 많은 방식이 있다. 마음이 굳센 사람들에게는 몇 가지 더 높은 행법들이 있다. 브루마디아(bhrumadhya)에 집중함으로써 하나의 차끄라를 각성시킬 수 있고, 웃디야나 반다 수련으로 또 다른 것을 각성시킬 수 있으며, 자신의 만뜨라든 그 어떤 비자 만뜨라든 만뜨라를 수행함으로써 거의 모든 차끄라를 하나하나 각성시킬 수 있다. 이 각성의 결과, 쉽게 처리할 수 있는 아주 좋은 심령적 경험을 가질 수 있다. 내 의견으로는, 온화한 방법으로 차끄라를 각성시키는 것이 보다 안전하다.

아사나는 차끄라에서 온화한 각성을 일으키기 위한 것이다. 예를 들어, 사르방가아사나(sarvangasana)는 비슛디를 각성시킬 것이며, 마쯔야아사나(matsyasana)는 아나하따를 각성시킬 것이고, 부장가아사나(bhujangasana)는 스와디스타나를 각성시킬 것이다. 차끄라들을 온화하게 각성시키면 그 어떤 급격한 경험도 갖지 않을 것이다. 때때로 차끄라가 갑자기 각성되면 보다 낮은 생들의 경험을 가질 수도 있다. 이는 두려움, 근심, 탐욕, 열정, 우울증 등의 공격을 받을 수 있다는 것을 뜻한다.

각 차끄라는 동물 의식의 한 유형을 나타내는 일정한 동물에 의해 상징화되므로, 한 차끄라의 갑작스런 각성이 일어나면 온화하거나 아주 강하게 동물적인 감정을 보일 수 있다. 예컨대 두려움은 인간의 감정이 아니며 심취나 폭력도 그렇다. 물론 사람은 자신에게서 동물성을 몰아내기 위해 노력하고 있지만, 동시에 그것을 유지하고도 있다. 그러므로 차끄라의 각성에 폭발적인 현현을 주지 않기 위해 관심을 가져야 한다.

3단계: 수슘나 각성시키기

수슘나를 정화·각성시키기 위해서는 많은 작업을 해야 하며, 차끄라 각성과 연관된 경험보다 더 강렬한 것들에 대처할 준비가 되어 있어야 한다. 이 경험들은 논리적으로 이해할 수 있는 것이 아니다. 그것들은 심지어 객관적인 것도 아니므로 설명하거나 제대로 이해할 수도 없다. 차끄라가 각성되고 이다와 삥갈라가 균형 잡히면 다른 나디들 또한 정화되지만, 수슘나에 장애가 있으면 꾼달리니 각성은 그 목적을 충족시키지 않을 것이다.

사실 나는 이다와 삥갈라 나디가 수슘나보다 열등하다는 것을 믿지 않는다. 삥갈라 나디의 각성은 뇌의 한 부분을 각성시킬 것이며 이다의 각성은 또 다른 부분을 각성시킬 것이다. 그렇지만 꾼달리니가 수슘나로 들어가면, 그것은 뇌 전체에 영향을 준다.

고대 딴뜨라 문헌들에는, 꾼달리니가 또 다른 통로로 들어간다 해도 문제가 되지 않는다는 것이 분명히 나타나 있다. 삥갈라에서 각성이 일어나면 치유자나 싯다(자연과 물질 그리고 마음을 다스리는 사람)가 된다. 이다에서 각성이 일어나면 예언할 수 있다. 예언자가 되는 것이다. 그러나 수슘나가 각성되면, 꾼달리니가 곧바로 사하스라라로 올라가 지반묵따(jivanmukta, 해탈된 영혼)가 된다.

그래서 하타 요가와 쁘라나야마는 수슘나 각성을 위해 규정된다. 다른 방식들도 있지만, 끄리야 요가, 특히 마하 무드라(maha mudra)와 마하 베다 무드라(maha bheda mudra) 행법이 가장 좋다. 수슘나 각성을 위해서는 이다와 삥갈라를 억제해야 한다. 그리하여 꿈바까(지식, 止息) 수련의 중요성을 알 수 있다. 나디들을 꿈바까로 억제하면 두 나디 모두 동시에 흐르고 있다는 것을 즉시 알게 될 것이다. 꾼달리니가 각성되어야 하는 것은 바로 이때이다.

11
꾼달리니의 하강

모든 사람이 꾼달리니의 상승에 대해 이야기하지만, 하강에 대해 이야기하는 사람은 거의 없다. 꾼달리니의 하강이 일어난다는 것은, 인간의 보다 낮은 정신적 수준이 더 이상 평범한 마음의 영향을 받지 않고 초심(超心, supermind)이 대신 들어선다는 것을 뜻한다. 이 더 높은 형태의 의식은 몸과 마음, 감각을 지배하며 삶과 생각, 그리고 감정을 유도한다. 꾼달리니는 이후로 삶의 지배자이다. 그것이 하강의 개념이다.

합일 이후의 모든 절차

쉬바와 샥띠가 사하스라라에서 합일하면 사마디를 경험하게 되며, 뇌에서 각성이 일어나고 고요한 지역들이 작용하기 시작한다. 쉬바와 샥띠는 얼마 동안 함께 융합되어 있는데, 그동안 서로에 관한 의식을 완전히 상실한다. 그때 빈두가 진화한다. 빈두는 '점, 물방울'을 뜻하며 전 우주의 기초이다. 그 빈두 안에 인간 지성의 자리와 전체적인 창조의 자리가 있다. 그다음에 빈두는 둘로 쪼개지며 쉬바와 샥띠가 다시 이원적으로 현현한다. 상승이 일어나면 그것은 샥띠의 상승일 뿐이지만, 하강이 일어나면 쉬바와 샥띠 둘 다 거친 수준으로 하강하며 다시 이원성의 지식이 생긴다.

양자물리학을 공부한 사람들이라면 이에 대해 더 잘 이해할 것인데, 모든 사람이 철학적인 관점에서 이해하는 것은 어렵기 때문이다. 완전한 합일 뒤에는, 상승한 것과 같은 경로로 내려가는 절차가 있다. 미세해진 거친 의식은 다시 거칠어진다. 그것이 신성한 환생(아바따라)의 개념이다.

비이원적인 사마디 경험

사마디의 최고 정점에 도달하면, 뿌루샤(purusha)와 쁘라끄리띠, 또는 쉬바와 샥띠가 완전한 합일 속에 있으며 오직 아드와이따(adwaita, 비이원적인 경험)만이 존재한다. 주관/객관과 차이가 없는 이때에는 차별하는 것이 아주 어렵다. 바보처럼 보이는데 그것을 모를 수도 있고, 위대한 학자처럼 보이는데 그것을 자각하지 못할 수도 있다. 자신이 남자에게 이야기하고 있는지 여자에게 이야기하고 있는지 모른다. 그 차이를 보지 못하는 것이다. 심지어 자각하지 못한 채 영적이거나 신성한 사람들과 교제하고 있을 수도 있는데, 이 시점에서는 의식이 마치 아기의 의식처럼 천진무구한 수준으로 변해 있기 때문이다.

그래서 사마디 상태에서는 아기가 된다. 육체적이거나 성적인 차별이 없기 때문에 아기는 남자와 여자의 차이를 구별하지 못한다. 그는 학자와 바보를 구별하지 못하며 뱀과 밧줄의 차이도 알지 못할 수 있다. 그는 마치 밧줄을 쥐듯이 뱀을 쥘 수 있다. 이는 합일이 일어나고 있을 때만 일어난다.

쉬바와 샥띠가 거친 수준, 즉 물라다라 차끄라로 하강하면 분리되어 두 실체로 산다. 물라다라 차끄라에는 이원성이 있다. 마음과 감각, 그리고 이름과 모양의 세계에는 이원성이 있지만 사마디에는 이원성이 없다. 사마디 상태에서는 보는 자나 경험자가 없다. 사마디는 비이원적인 경험이기 때문에 그것이 어떤 것인지 말할 수 있는 사람이 없다.

왜 쉬바와 샥띠 둘 다 하강하는가?

최고의 합일을 달성한 뒤에 왜 쉬바와 샥띠가 둘 다 거친 수준으로 하강하는가를 이해하는 것은 아주 어렵다. 세계를 파괴하고 나서 그것을 다시 창조하는 것이 무슨 소용인가? 다시 돌아와야 한다면 의식을 초월하는 것이 무슨 소용 있는가? 물라다라로 다시 내려와야 한다면, 꾼달리니를 각성시켜 사하스라라에서 쉬바와 결합하는 것에 왜 신경 쓰는가? 이는 아주 불가사의한 것이므로, "대체 왜 꾼달리니를 각성시키는가?"라고 쉽게 물을 수 있다.

저택이 완성되었을 때 불태워버려야 할 것을 알고 있다면 왜 그것을 짓는가? 우리는 실제로, 궁극적으로 파괴될 많은 것들을 창조한다. 그러니 대체 왜 그것을 하는가? 그것은 정말 미친 것처럼 보인다! 우리는 차끄라들을 초월하여 지상에서 천국으로 상승하기 위해 그렇게도 많은 수행을 한다. 그다음 천국에 도달하여 저 위대한 실재와 하나가 되면, 우리는 갑자기 도로 내려오기로 결정한다. 그리고 전혀 혼자가 아니라 그 위대한 존재를 데려오는 것이다. 샥띠가 홀로 돌아오고 쉬바가 천국에 남아 있다면 이해하기가 더 쉬울 것이다. 아마도 샥띠가 막 떠나려 할 때 쉬바는 "기다려, 같이 갈게."라고 말하는지 모른다.

거친 수준에서의 새로운 존재

꾼달리니가 하강하면 우리는 전체적으로 변형된 의식을 가지고 거친 수준에 내려온다. 다른 사람들과 똑같이 모든 사람과 교제하고 세상 의무를 이행하면서 우리는 평범한 삶을 산다. 아마 욕망, 열정, 갈망 등과 같은 게임도 할 것이다. 또한 승리와 패배, 집착과 심취의 게임을 하겠지만, 그냥 게임을 하고 있을 뿐이다. 우리는 그것을 안다. 모든 것을 배우로서 하는 것이다. 생명과 영혼은 그와 연관되어 있지 않다.

천재 또는 변형된 의식이 우리를 통해 현현하는 것은 바로 이때이다. 우리는 기적을 행하는 법을 생각하거나 계획할 필요가 없다. 변형된 특질의 의식으로 내려왔다는 것을 기억해야 한다. 이제는 이전에 고요했던 뇌의 부위들과 연결되어 있다는 것을 기억해야 한다. 보다 높은 우주의 영역에 속하는 지식, 힘, 지혜의 저수지와 연결되어 있다는 것도 기억해야 한다.

하강이 끝날 때까지, 그러한 사람은 눈에 띄지 않는 아주 단순한 삶을 산다. 일단 하강이 끝나면 그는 게임을 하기 시작하고 사람들은 그를 신성한 화신으로 인정한다. 다른 모든 사람과 비교할 때 특별한 사람이라는 것을 알고 그들은 그를 구루라고 부른다. 그러한 사람은 실제로 주니어 신이다.

현실의 문제들을 처리하기

쉬바와 샥띠가 거친 자각 수준으로 하강하면 다시 이원성이 생긴다. 그것이 바로, 자아를 깨달은 사람이 고통과 삶의 모든 세속잡사를 이해할 수 있는 까닭이다. 그는 이원성, 다원성, 다양성의 모든 드라마를 이해한다. 때때로 우리 평범한 중생은, 최고의 성취를 한 이 사람이 삶의 절망적인 이원성들에 어떻게 대처할 수 있는지 이해하기 어렵기도 하다.

열세 살 때쯤 나 또한 이 의문에 어쩔 줄 몰랐다. 최고의 상태를 달성했다고 하는 한 위대한 여자 성자가 있었는데, 나는 형들과 함께 그녀를 방문하곤 했다. 나는 그녀가 인생의 모든 세속적이고 평범한 것들에 대해 이야기하고 있는 것을 듣곤 했다. "잘 지냈어요? 아이는 어때요? 아픈가요? 약은 주나요? 왜 아내와 싸웁니까?" 나는 생각하곤 했다. "깨달은 여성이라면 이원성에 대해 이야기하지 말아야 해. 통일성 속에 있다면 어떻게 이원성을 이해할 수 있겠는가?"

나는 결코 답을 얻지 못했지만, 모든 사람은 삶에서 경험의 순간들을 가지며 나도 예외가 되지 않았다. 쉬바와 샥띠가 양쪽 모든 수준에서 산다는 것과 이 거친 이원성의 수준이 쉬바와 샥띠의 상호관계의 표현이요 현현이라는 것을 나는 이해하게 되었다. 이것이 정확히, 위대한 성자들과 마하뜨마(mahatma)들이 자선, 자비, 사랑 등에 대해 이야기하는 이유이다. 그렇지만 그들이 이런 것들을 이해하지 못하고 세상에서 일어나는 것에 관심 갖지 않는 기간이 있다. 그들은 무엇이 일어나고 있는지, 누가 행복하며 누가 고통을 겪고 있는지도 모른다. 그렇지만 마침내 위대한 변형이 일어난다. 샥띠는 물질을 다스리고 쉬바는 의식을 다스리며, 그들이 거친 수준으로 하강하면 샥띠는 계속 물질을 다스리고 의식인 쉬바는 온 세상에 이해를 준다.

그러므로 행여 자아를 깨달은 사람이 인생잡사를 이야기하고 현실 문제들을 처리하고 있는 것을 본다 해도 놀라서는 안 된다.

12
각성의 경험

꾼달리니 각성은, 한 사람을 또 다른 존재 수준으로 옮겨주는 거대한 폭발과 같다. 어떤 영적 길을 따른다 해도 결국엔 이 영역에 도달해야 한다. 평범한 의식과 초월적인 의식은 동시에 유지될 수 없다. 인식, 느낌, 경험이 변형을 겪는 중간의 변화 지역을 통과하는 것이 필요한 것이다. 모험은 언제나 같다. 그것은 알려진 곳과 알려지지 않은 곳 사이의 경계 영역을 통한 여행이다.

이때에는 이 폭발이 의식에서의 심오한 변화를 신호로 알려준다는 점을 인지하는 것이 매우 중요하다. 완전한 각성 절차는 여러 단계로 이루어지는데, 꾼달리니가 올라가 여러 차끄라를 통과하기 때문이다. 충분히 안정되기 위해서는 상당한 시간이 걸리지만, 잘 이해한다면 전송절차는 심각한 어려움 없이 처리될 수 있다.

예비적인 꾼달리니 각성에는 브루마디아에서의 빛의 경험이 뒤따른다. 보통 이는 장기적인 시간에 걸쳐 아주 온화한 방식으로 전개되기 때문에 그 어떤 갑작스런 동요나 방해도 촉진시키지 않는다. 얼마 뒤에는 음식과 수면에 대한 욕구가 점점 증가하며 마음이 더 조용해진다.

꾼달리니 각성을 알리는 또 다른 사전 신호가 있다. 이다와 삥갈라가 오랜 시간 동안 동시에 흐르고 수슘나가 흐르기 시작할 때, 그때가 영적인 사건을 준비해야 하는 시간이라는 것이 요가와 딴뜨라에는 아주 분명히 나타나 있다. 그러므로 호흡 순환의 과학인 스와라 요가(swara yoga)에 정통하여 호흡 절차를 면밀히 지켜보아야 한다. 콧구멍에서의 호흡 패턴은 달의 순환에 따라 정상적으로 4일마다 변하지만, 두 콧구멍 모두 적어도 보름 동안 똑같이 잘 작용해 오고 있다면, 그것은 임박한 영적 약진의 사전 신호이다.

경험의 습격

실제 각성이 일어날 때는 경험의 영역에서 폭발이 있으며, 때로는 이해하기 아주 어려운 증상들이 있다. 가장 독특하고 흔한 경험은, 마치 전기 콘센트에 연결된 것처럼 척수 밑에서부터의 전기 충격 같은 에너지 방출이다. 여기에 물라다라 차끄라에서의 불타는 듯한 감각, 그리고 수슘나를 통해 에너지가 오르내리는 것이 수반될 수 있다. 때로는 북, 피리, 종, 새, 천상음악 소리가 들리거나 공작새가 노래하는 것을 들을 수 있다고 생각될 수도 있다. 장마철 소나기가 퍼붓는 가운데 밖에 앉아 있는 듯한 아주 순간적인 감각을 가질 수도 있으며, 머리 위에서 계속 움직이고 있는 먹구름과 천둥소리 같은 감각도 있을 수 있다.

    때로는 몸이 아주 가볍게 느껴지기도 하며 척수를 형광등처럼 시각화할 수도 있다. 마치 수백 개의 작은 불빛이 몸 안에서 타오르고 있는 것처럼, 내면으로부터의 각성을 느끼는 것은 흔한 일이다. 이는 한 측면이다. 다른 측면은 모든 분노와 열정 그리고 억압된 것들이 나온다는 것이다. 때로는 두려움을 주체할 수 없어 잠을 자지 못하기도 하고, 때로는 여러 날 동안 내내 마음속에 성 외의 다른 생각이 없기도 하며, 또 어떤 때에는 음식 외에 아무것도 생각나지 않기도 한다. 그렇지만 이 모든 증상은 며칠이나 몇 주 안에 사라진다.

    어떤 사람들은 심령적인 힘(투시, 텔레파시, 투청, 염력, 치유능력 등)을 얻기도 하며 이는 많은 유혹을 가져온다. 그렇지만 이것은 한 국면이므로 지나가버릴 것이다.

    때로는 여러 날 동안 먹고 싶은 생각이 들지 않기도 한다. 15일 내지 20일 동안 식욕이 없어 설사 사람들이 억지로 먹이려 해도 먹지 못한다. 때로는 신경 과민한 우울증이 생기기도 하여 그냥 앉아 있고만 싶거나 갇혀 있는 듯한 느낌이 들 수도 있다. 삶의 정상적인 감정에서 초연해질 때도 있다. 여러 날 동안 열정이 전혀 없는 삶을 살 수도 있는 것이다. 삶의 그 무엇도 흥미롭지 않아 모든 것과 모든 사람이 사막처럼 건조해 보인다. 그러나 동시에, 마음은 아주 역동적이 되고 형태가 없어 보인다. 천사와 신들의 광경 같은, 갖가지 감각과 시적인 감정 그리고 예술적인 인식도 일어난다. 모든 종류의 것들이 마음의 심층으로부터 출현할 수 있다. 그렇지만 이런 것들은 경험할 수 있는 증상들 중 몇 가지일 뿐이며, 그 모든 것들은 빨리 사라져버린다.

폭풍은 언제나 가라앉으며 그때 요기는 아주 정상적인 삶을 산다. 외적으로 그의 삶은 다른 누구의 삶과도 같은 것으로 보이지만, 그의 내적인 자각은 훨씬 더 크고 더 광대하다.

두통과 불면증

어떤 수행자들은 꾼달리니가 각성되고 있을 때 심한 두통을 경험하기도 한다. 하지만 이것이 모든 두통이 꾼달리니와 관련되어 있다는 것을 뜻하지는 않으며 모든 사람이 두통을 갖지는 않을 것이다. 일반적으로 결혼 생활을 해본 사람들은 이 경험을 갖지 않는다. 꾼달리니 각성의 도래로 두통을 경험하는 것은, 보통 그 어떤 종류의 성적 교류도 가져보지 않은 사람들뿐이다.

두통에 대한 또 다른 설명도 있다. 뇌의 10분의 1은 활동하고 있으며 10분의 9는 활동하지 않는다. 어떤 경우에는, 뇌의 고요한 부위들이 깨어나기 시작할 때의 첫 증상이 두통이기도 하다. 사람들은 이 경험을 산고와 같은 것으로 생각해왔다. 여성이 아이를 낳으려 할 때 산고를 경험하듯이, 뇌의 고요한 부위늘이 막 활동하여 하여 우리가 영직인 의식을 낳고 있을 때도 통증이 있다. 그러므로 얼마 동안 이 통증을 견뎌야 하지만, 그것은 반드시 가라앉을 것이다. 물론 음식물과 생활스타일을 조절함으로써 통증을 줄일 수 있지만, 그 어떤 상황에서도 진정제나 아스피린 또는 진통제를 이용해서는 안 된다.

수행자는 불면증을 경험할 수도 있다. 그렇지만 요기들은 그것을 불면증이라고 하지 않는다. 그들은 "왜 내가 잠을 자야 해?"라고 말한다. 우리가 어떤 사람을 아주 많이 사랑하고 그가 우리와 함께 있어 잠 못 든다면, 그것을 불면증이라 하겠는가? 그래서 자지 않는 모든 사람들이 요기는 아니다. 자지 않으면서 그것을 기뻐하는 요기들이 있는데, 요기들은 전혀 다른 태도를 가지고 있기 때문이다. 인생의 3분의 1은 잠으로 낭비된다고 그들은 말한다.

그래서 꾼달리니가 각성되어 의식이 줄기차고 일관적이며, 깨어 있지도 않고 잠자고 있지도 않으며 꿈꾸고 있지도 않을 때, 그들은 그것을 아주 기뻐한다. 그러므로 불면증은 꾼달리니를 각성시킨 사람을 보통은 괴롭히지 않는다. 그렇지만 잘 수 없어 괴롭다고 해도 결코 수면제나 신경안정제에 의지해서는 안 된다. 요가를 수련하여 잠을 유도하는 것도 필요하지 않다. 그냥 불면을 받아들이고 즐겨라. 자빠(japa) 또는 명상을 하거나 그냥 영적인 성찰을 할 수도 있다. 이것이 가능하지 않다면, 그냥 드러누워 될 대로 되게 하라.

세 가지 각성 경험하기

세 가지 형태의 각성—나디, 차끄라, 수슘나—에는 각각 그 나름대로의 정해진 경험이 수반된다. 많은 수행자들이 심령적인 경험을 가지고 있으며 이것이 꾼달리니 각성을 가리킨다고 생각하지만, 그렇지 않다.

차끄라가 각성되고 있을 때는 경험들이 그렇게 놀랍고 치명적이지는 않다. 그것들은 보통 환상적인 성격을 띠며, 아주 유쾌하고 환각적이며, 편안하다. 설사 두려움이나 공포의 경험을 갖는다 해도 그것이 마음을 흔들지는 않는다. 이쉬따 데바따(ishta devata) 또는 구루에 대한 경험을 갖거나 명상 속에서나 끼르딴 중에 어떤 경험을 가지며 그것이 아주 좋게 느껴진다면, 그것은 차끄라 각성을 나타내는 것이지 꾼달리니 각성을 나타내는 것이 아니다. 차끄라 각성을 경험할 때는 다소 아름다우며, 편안하거나 희열에 찬 느낌을 남긴다. 그것은 한층 더 나아가도록 격려해주는 것이다.

수슘나에서 각성이 일어나면 빛의 막대가 느껴지거나 보일 수 있으며, 또는 척수가 안에서부터 충분히 각성된 것처럼 보일 수 있다. 그러한 경험들은 여러 종교의 성자들에 의해 그들의 시, 노래, 이야기들에 묘사되어 있는데, 불운하게도 오늘날에는 아주 적은 사람들만이 그것을 이해한다.

수슘나 각성은 때로 아주 혼란스럽기도 한, 마음이 폭발하는 경험을 가져올 수도 있다. 불쾌하거나 유쾌한 냄새가 날 수 있으며, 마치 유령들이 울부짖고 있는 듯한 비명소리가 들릴 것이고, 몸의 여러 부분에 뜨거운 느낌, 뭔가 기어오르는 듯한 감각, 통증이 느껴진다. 높은 열이 나거나 흔한 질병 또는 의학 전문가들이 분석하기 어려워하는 까닭모를 병의 증상들이 나타날 수도 있다.

수슘나 각성 때에는 마음의 특질과 경험이 변하기 시작한다. 우울증과 식욕부진 그리고 외로움이 생긴다. 내적인 본질을 깨닫기 시작한다. 물질이 아무것도 아닌 것처럼 보이며 심지어 몸도 마치 공기로만 이루어져 있는 것처럼 느껴진다. 또는 자신이 이 육체의 부분이 아니라 다른 사람인 것처럼 느껴질 수도 있다. 사람들과 동물들 그리고 자연의 사물들―꽃, 나무, 강, 산 등―을 보면 그들과의 소통이 느껴진다.

이때에는 예언자의 선견을 경험하기도 하지만, 그 선견이나 예고가 명쾌하지 않을 수 있으며 나쁜 것―절박한 위험, 사고, 재난―만 예견된다. 각성 중에는 내내 대개 일하기가 너무 싫어 실제로 어느 것에도 전념하지 못한다. 이 각성 시간에는, 무엇이 일어나고 있는지 구루가 설명해줄 수 있도록 그의 곁에 있는 것이 사실상 가장 좋다. 수행자는 단지 마음의 한 상태에서 또 다른 상태로 옮겨가고 있는 것만이 아니라, 사실은 한 상태에서 또 다른 상태로 도약하고 있는 것이다. 제자가 노련한 구루를 자신의 구루로 완전히 받아들이지 않는다면, 그조차도 이런 문제를 처리하는 것은 역시 매우 어렵다.

경험 구별하기

어떤 선견과 환상적인 경험을 가질 때는, 그것들이 반드시 꾼달리니나 심지어 수슘나 나디의 각성을 나타내지는 않는다는 것을 기억해야 한다. 그것들은 차끄라 각성을 가리킬 수 있으며 또는 그냥 원형이나 삼스까라의 표현일 수도 있다. 수행이나 집중 때문에, 뿌리 깊은 삼스까라가 표출될 수 있는 배출구를 자신이 허락하고 있는 것일 수도 있다.

이런 경험들과 차끄라 각성을 수반하는 것들은, 그것들을 평가하려 할 때는 아무것도 뜻하지 않는다. 한 예를 들어주겠다. 여러 해 전, 나는 리쉬께쉬의 갠지스 둑에서 명상을 하던 중에 갑자기 아주 생생한 경험을 하게 되었다. 지구 전체가 두 조각나는 것을 본 것이다. 그것은 아주 선명한 광경이어서 지금도 기억나지만 현실과는 아무런 관계가 없었다. 나는 그냥 그것을 경험했을 뿐이었던 것이다. 이것은 차끄라 각성의 경험이었다.

꾼달리니의 실제 각성이 일어난다면 그것은 커다란 사건이다. 모든 경험은, 초감각적 인식의 각성이든 특별한 종류의 천재성의 각성이든 확실한 증거가 있다. 그것은 사람들에게 전할 수 있는 철학의 형태로 되어 있을 수도 있고, 실체화할 수 있는 물리적인 몸의 요소의 형태로 변형되어 있을 수도 있으며, 정치인이나 음악가 또는 성자로서 군중들에게 줄 수 있는 자기(磁氣)적인 영향력의 형태로 되어 있을 수도 있다.

꾼달리니 각성은 확실하고 긍정적이며 구체적인 증거를 가지고 있다. 증거가 없다면 꾼달리니가 각성되었다는 것을 믿을 수 없는데, 꾼달리니 각성이 일어나면 평범한 정신적 자각의 범주를 초월하여 지식의 범위가 더 커지기 때문이다.

마음을 뛰어넘은 과학자

에딩턴(Eddington)이라는 과학자가 있었는데, 그는 결정된 전자의 법칙들을 관찰하여 하나의 체계, 하나의 법칙으로 공식화하려 했다. 그는 결국 성공했는데 그 결과는 결정성의 법칙(the law of determinacy)이었다. 그런데 한 번은 전자를 연구하고 있다가 그의 선견이 완전히 바뀌었다. 전자들이 아주 무질서하게 움직이고 있는 것을 발견한 것이다. 그 움직임 뒤에는 논리도 체계도 가정도 없었다. 그것이 그의 선견이었으며 그는 그것을 무결정성의 법칙이라고 했다.

한때 그는 "수학적이고 논리적인 전자의 움직임 뒤에 있는, 당신이 발견한 그 법칙이 무엇입니까?"라는 질문을 받았다. "설명할 수 없습니다."라고 그가 대답했다. 누군가 물었다. "물질의 움직임을 설명할 수 없다고 어떻게 말할 수 있습니까?" 에딩턴은 "마음을 뛰어넘을 수 있다면 설명할 수 있습니다."라고 대답했다.

변이 절차

한 사람의 의식이 수백만 년에 걸쳐 진화하는 자연스러운 변이 절차가 있다.

그것은 아기가 어린이로, 어린이가 젊은이로, 젊은이가 중년으로, 그리고 중년이 노인으로 발전하는 것과 같은 식으로 일어난다. 다섯 살 된 어린이가 갑자기 노인으로 변하여 자신이 키가 크고 머리가 희끗하며 노인처럼 이야기하고 있다는 것을 발견하게 된다고 해보자. 그가 그 상황을 처리하면서 자기 삶의 두 영역을 연결시키는 일은 아주 어려울 것이다. 이것이 바로 꾼달리니를 각성시키는 사람들에게 일반적으로 일어나는 일이다.

그들의 경험은 종종 불균형적이며 대단히 이해하기가 어려운 일이기도 하다. 온몸이 불길 속에서 타고 있는 것처럼 느껴지거나 뱀이 몸을 기어다니고 있는 것처럼 계속 느껴진다면 어떨지 상상해보라. 누군가의 얼굴을 보는데 그 사람 대신 유령이 보인다면 어떨지 상상해보라. 자신이 미쳤다고 생각되기 시작할 것이다! 이런 것들은 직면할 수 있는 기괴한 경험들 중 몇 가지일 뿐이다. 그렇지만 꾼달리니가 각성되면 또한 바이라갸(vairagya, 무집착)도 각성된다. 그리고 바이라갸가 계발되면 소란이 가라앉고 각성이 평화로워지며 변이가 순탄하다.

13
끄리야 요가의 길

꾼달리니 각성은 아주 어렵다. 오랜 세월을 통해 발전해온 갖가지 요가·종교적 행법들을 해볼 수 있지만, 그것들은 많은 절제와 벅찬 금욕을 요구한다. 보통 사람에게는 구미가 맞지 않는 아주 많은 '하라'와 '하지 마라'가 있는 것이다. 그러므로 딴뜨라 전통의 리쉬들은 생활스타일, 습관, 믿음 등에 관계없이 모든 유형의 수행자가 쉽게 채택할 수 있는 일련의 행법들을 발전시켰다. 물론 딴뜨라에 속하는 많은 행법이 있지만, 그 모든 것 중에 끄리야 요가가 이 세상에 빠져 있는 현대인에게 가장 강력하며 적합한 것으로 여겨진다.

    오랜 세월 동안 이 요가 체계의 지식은 아주 적은 사람들에게만 드러났다. 그 행법들은 딴뜨라 문헌들에 언급되었지만 결코 명쾌하게 정의되지는 않았다. 전통을 통해 그 행법들은 구루에게서 제자에게 전수되었다. 그것들은 재가자와 수도원 제자들에게 모두 주어졌으며, 그들은 이 기법들을 통해 꾼달리니가 삶에서 현실적인 경험이 된다는 것을 곧 발견했다.

    끄리야 요가의 궁극적인 목적은 차끄라에서 각성을 일으키는 것, 나디를 정화시키는 것, 그리고 마지막으로는 꾼달리니 샥띠를 각성시키는 것이다. 끄리야는 꾼달리니를 갑자기가 아니라 단계별로 각성시키기 위한 것이다. 꾼달리니가 갑자기 각성되면, 갖게 되는 경험을 처리하기가 매우 어려우며 일어나고 있는 것을 이해할 수 없다. 끄리야 요가의 기법들은, 자각을 확대시키고 뇌의 잠복 부위들을 각성시킬 수 있는 순탄하고 비교적 위험부담이 없는 수단을 제공해준다. 이 끄리야 요가 체계는 또한 마음을 직접 제지할 필요가 없는 수단을 제공해준다. 그 행법들은 쁘라나 제어를 목표로 하는 하타 요가에 바탕을 두고 있다. 마음과 쁘라나는 서로 상호작용하므로 쁘라나를 제어함으로써 우리는 마음에 대한 통제력을 얻을 수 있다.

끄리야 요가는 독특한 접근방식을 제공해준다

끄리야 요가는 '행위의 움직임인 수련의 요가'를 뜻한다. 정신적인 제어를 요구하는 다양한 종교, 신비주의, 요가의 행법들과 달리, 끄리야 요가 체계의 특별한 지침은 '마음을 걱정하지 마라'이다. 마음이 흩어지거나 산만하여 심지어 1초 동안조차 집중할 수 없다 해도 문제가 되지 않는다. 수련을 계속하기만 하면 되는데, 마음에 직면하거나 마음을 제어하거나 균형 잡기 위해 노력하지 않고도 여전히 진화할 수 있기 때문이다.

이는 영적인 삶에 있어 전혀 새로운 개념이므로 대부분의 사람들은 필시 그것을 전혀 고려해보지도 않았을 것이다. 종교에 의지하거나 영적인 수행을 시작하거나 구루에게 갈 때 듣게 되는 첫번째 조언은 마음을 제어하라는 것이다. "이렇게 생각해야 합니다. 그렇게 생각하지 마십시오. 이것을 해야 합니다. 저것을 하지 마십시오. 이것은 좋습니다. 이것은 나쁩니다. 그것은 악합니다. 죄를 짓지 마십시오." 등등.

사람들은 마음이 영적인 삶에서 가장 큰 장벽이라고 생각하지만 이는 매우 잘못되고 위험한 개념이다. 마음은 이것과 저것 사이의 다리다. 그런데 어떻게 그것이 장벽일 수 있는가? 바보는 그것이 장벽이라고 생각하고 그 다리를 파괴하려 한다. 그다음 그것을 파괴했을 때 그는 저쪽으로 어떻게 갈까를 곰곰이 생각한다. 이는 대부분의 사람들이 겪는 아이러니컬한 운명이며, 불운하게도 책임 있는 것은 종교와 윤리 그리고 도덕이다. 윤리와 도덕을 덜 자각하고 있는 사람들은 정신적인 문제가 없다. 그들은 아주 선한 낙천적인 사람들이다.

끄리야 요가의 선지자들과 리쉬들은 말했다. "마음 제어는 필요하지 않다. 그냥 계속 끄리야를 수행하면서 마음이 원하는 것을 하게 놔둬라. 시간이 되면 의식의 진화가 그대를 마음이 더 이상 괴롭히지 않을 지점으로 데려갈 것이다."

마음의 흩어짐이 반드시 마음의 결함은 아니다. 산만함은 호르몬 불균형, 소화불량, 신경체계에서의 낮은 에너지 유입, 그리고 그 밖의 많은 것들에 기인할 수 있다. 불안함 때문에 마음을 탓하지 말고 자신을 불순하거나 나쁘거나 열등한 사람으로 여기지 말 것이니, 마음은 어디든지 뛰어다니면서 부정적인 것들과 우리가 악한 생각이라고 여기는 것을 생각하기 때문이다.

모든 사람은 부정적인 생각과 마음의 산만함을 가지고 있다. 심지어 자애롭고 자비로운 사람, 평화스러운 사람, 정숙하고 순수한 사람조차도 그렇다. 수많은 요소들이 분산된 마음의 원인일 수 있다. 마음을 억누르면서 그것을 거듭거듭 다시 부르는 것은 마음을 집중시키는 길이 아니다. 그것은 정신병원으로 가는 길이다. 결국 누가 누구를 억누르거나 다시 부르는가? 우리 안에 두 인격체나 두 마음이 있는가? 계속 방황하는 나쁜 마음과 그 나쁜 마음을 다시 데려오려 하는 좋은 마음이 있는가? 아니 오직 하나의 마음뿐이므로 마음에 반목함으로써 분열을 일으켜서는 안 된다. 그렇지 않으면 마음의 일부는 독재자와 지배자가 되고 다른 부분은 희생자가 된다. 그러면 완전히 정신분열증이 될 것이다.

이 점을 아주 잘 이해하는 것이 필요한데, 우리의 종교와 철학 그리고 사고방식은 마음에 대한 접근방식에서 아주 체계적이고 애정어리며 부드럽지는 않기 때문이다. 우리는 언제나 마음이 아주 유해하다고 믿도록 배워왔지만 이는 중대한 잘못이다. 그러므로 부디 마음을 다시 정의하여 그에 과학적으로 접근해보라.

마음은 심리적인 구조물이 아니며 생각절차도 아니다. 마음은 에너지이다. 분노, 열정, 탐욕, 야망 등은 그 에너지의 파동이다. 끄리야 요가를 통해 우리는 마음의 에너지에 마구를 채우려 하고 있지만, 이 에너지는 폭발할 것이기 때문에 억압하려 해서는 안 된다. 그리고 이 에너지를 더 많이 억압할수록 궁극적인 폭발은 더 커질 것이다.

끄리야 요가는 마음에 대한 접근방식에서 아주 명쾌하다. 마음을 가지고 뭔가를 하려 하지 말라고 그것은 강조한다. 몸이 고정된 자세를 유지하는 것에 저항한다면 그것을 바꿔라. 마음이 눈을 감는 것을 반대한다면 눈을 뜨고 있어

라. 그렇지만 끄리야 요가 수행은 계속해야 하는데, 그것은 마음의 상태를 책임지는 보다 깊은 몸의 절차들에 직접적인 영향을 주기 때문이다. 몸은 마음에 영향을 주며 마음은 몸에 영향을 준다는 것을 기억하라.

끄리야 요가의 기법들을 집중이나 명상 수행으로 여겨서는 안 되는데, 그것들의 목표는 정신적인 제어가 아니기 때문이다. 끄리야 요가의 아름다움은 긴장을 풀고 마음이 자연스럽고 자생적으로 움직이도록 놔두기만 하면 된다는 것이다. 그러면 내적인 자각이 깨어날 것이며 얼마 안 되어 마음은 저절로 집중될 것이다.

모두를 위한 길

알고 있는 것처럼, 우리는 모두 다른 특질을 가진 수행자들이다. 우리들 중 어떤 사람들은 따마식하고, 어떤 사람들은 라자식하며, 아주 적은 사람들만이 삿뜨윅하다. 물론 우리는 순전히 삿뜨윅하거나 라자식하거나 따마식하지는 않다. 우리는 지배적으로 이 중 하나이지만, 다른 두 구나의 흔적을 지니고 있다. 따마식한 마음은 라조 구나의 흔적을 가지고 있으며, 진화하면서 그것은 따마스의 흔적을 지니지만 지금은 지배적으로 라자식한 것이다. 그것은 또한 삿뜨와의 흔적도 발전시킨다. 한층 더 진화하면서 그것은 더 라자식해지며 따마스와 삿뜨와의 흔적을 가지거나 갖지 않을 수 있다. 다음에 그것은 여기저기에 라조 구나와 따모 구나의 흔적을 가진 채 지배적으로 삿뜨윅해진다. 그다음에 진화의 다섯번째 단계에서 마음은 완전히 삿뜨윅해지면서 라조 구나와 따모 구나를 아주 드물게 나타낸다.

이 다섯 단계는 사다리의 단과 같으며 칫따(마음)의 진화를 나타낸다. 가장 낮은 단은 지둔한 마음으로 알려져 있다. 두번째 단은 흐트러진 마음, 세번째는 요동하는 마음, 네번째는 집중된 마음, 그리고 다섯번째는 제어된 마음이다.

이제 처음 세 가지 범주 가운데 하나에 속한다면(우리 대부분은 그렇다) 하타 요가를 수련한 뒤에 끄리야 요가에 의지해야 한다. 마지막 두 가지 범주 중 하나에 속한다면 하타 요가 뒤에, 원할 경우 끄리야 요가에 의지하거나 라자 요가의 길, 또는 의지력을 통해 집중하기를 요구하는 그 밖의 어떤 길이든 따를 수 있다. 삿뜨윅한 수준에 있을 때는 마음을 통해 마음을 처리할 수 있다. 따마식하거나 라자식한 수준에서는 마음을 통해 마음을 처리하려 한다면 정신적인 위기를 야기할 것이다.

이 세상에는 삿뜨윅한 사람들이 아주 적다. 우리 대부분은 아주 불안하며 분산된 마음을 가지고 있어 하나의 대상이나 주제에 아주 오랫동안 집중하는 것이 불가능하다. 바람이 불고 있을 때 양초에 불을 붙이면 어떤 일이 일어나는지를 우리는 알고 있다. 대부분의 사람들이 집중하려 할 때도 같은 것이 일어난다. 마음의 요동은 집중을 완전히 절멸시킨다. 그래서 끄리야 요가 행법들은 마음을 제어·집중·안정시킬 수 없는 사람들과 장시간 동안 한 자세로 앉을 수 없는 사람들을 위해 고안되었다.

삿뜨윅하든 라자식하든 또는 따마식하든, 하타 요가 행법들을 먼저 해야 한다. 따마식한 사람은 마음과 몸 그리고 인격체를 각성시키기 위해 하타 요가가 필요하다. 라자식한 사람은 몸과 마음의 태양 에너지와 태음 에너지를 균형 잡기 위해 하타 요가가 필요하다. 기질적으로 삿뜨윅한 사람은 꾼달리니를 각성시키도록 도와주기 위해 하타 요가가 필요하다. 하타 요가는 모든 사람을 위한 것이다. 아사나, 쁘라나야마, 무드라, 반다를 2년 여 동안 지속적으로 수련해오고 있다면 끄리야 요가를 할 준비가 된 것이다. 하타 요가는 끄리야 요가의 기초이다.

행법

많은 끄리야 요가 행법이 있지만, 스무 가지의 조합이 아주 중요하며 강력한 것으로 여겨진다. 이 스무 가지 행법은 두 그룹으로 나누어진다. 처음 아홉 가지 행법으로 이루어지는 한 그룹은 눈을 뜬 채 해야 하며, 열한 가지 행법으로 이루어진 다른 그룹은 눈을 감고 해야 한다. 첫번째 그룹의 행법을 위한 중심 지침은, '눈을 감지 마라'이다. 설사 아주 편하게 느껴지고 안으로 들어가고자 하는 경향이 있다 할지라도 눈을 감아서는 안 된다. 눈을 깜박일 수 있고, 쉴 수 있으며, 잠시 수련을 멈출 수는 있지만, 각 행법은 눈을 뜬 채 해야 한다. 이는 끄리야 요가 수련을 위한 아주 중요한 지침이다.

끄리야 요기의 첫번째 행법을 비빠리따 까라니 무드라(vipareeta karani mudra)라고 한다. 비빠리따는 '반대의' 라는 의미이며 까라니는 '행위' 를 뜻하므로 비빠리따 까라니 무드라는 반대 행위를 창조하기 위한 방법이다. 《하타 요가 쁘라디삐까Hatha Yoga Pradipika》와 딴뜨라 문헌들에는 이 반대 행위에 관한 놀라운 진술이 있다. "달로부터 넥타가 나온다. 태양이 넥타를 다 태워버리면 요기는 늙는다. 몸이 쇠약해져 그는 죽는다. 그러므로 줄기찬 수행으로 요기는 그 과정을 되바꾸려 해야 한다. 달(빈두 비사르가)로부터 태양(마니뿌라 차끄라)을 향해 흐르고 있는 넥타를 방향을 바꿔 더 높은 중추들로 다시 보내야 한다." 그때 무엇이 일어날 것인가? 《하타 요가 쁘라디삐까》는 계속한다. "암릿 또는 넥타의 흐름을 뒤바꿀 수 있으면 그것은 태양에 의해 다 타버리지 않을 것이다. 그것은 그대의 순수한 몸에 의해 동화될 것이다."

하타 요가와 쁘라나야마, 그리고 순수한 식이요법에 의해 몸이 정화되면 이 넥타가 몸에 의해 동화되며 그 결과 높은 정신적 상태를 경험한다. 넥타가 뇌의 보다 높은 중추들에 있는 자신의 근원으로 돌아가 태양에 의해 다 타버리지 않으면 일종의 평온함과 고요함이 느껴지기 시작한다. 설사 이전에 마음이 잠시 산만하고 혼란스러우며, 방황하고 동요하고 있었다 할지라도, 갑자기 이 모든 활동이 끝나게 되어 완전한 밝음이 느껴진다. 눈을 뜨고 있고 소리가 들리며 주위의 모든 것이 보이지만, 마음은 움직이지 않는다. 마치 시간, 공간, 대상이 끝나고 온 우주가 작용을 멈춘 것처럼 보인다.

여기서의 주된 가정 또는 취지는, 우리가 몸이라는 구조물에 영향을 줄 수 있다는 것이다. 우리가 에너지 세력에서의 변화를 일으킬 수 있는 것이다. 육체적인 분비물에서 변화를 일으킴으로써, 몸의 화학적인 비율과 에너지 비율을 변화시킴으로써, 마음에 샨띠(shanti), 다라나(dharana), 디야나(dhyana), 사마디라고 할 수 있는 효과를 일으킬 수 있다. 이는 심지어 마음이 전혀 훈련되지 않아 잠시도 그것을 다루지 못할 때조차도, 몸/마음의 여러 부위에서 정확한 비율의 분비를 일으킬 수 있다면 보다 높은 상태를 성취할 수 있다는 것을 뜻한다.

1회분의 간자(ganja, 마리화나)를 복용하면 무엇이 일어나는지 아는가? 몇

모금 빨고서 마음에 무엇이 일어나는지 보라. 느긋해지며 뇌파가 세타에서 베타로, 알파에서 델타로 변한다. 갑자기 평온하고 고요함이 느껴진다. 마음에 무엇이 일어났는가? 마음과 싸우지는 않았다. 간자 이용을 주창하고 있는 것이 아니다. 끄리야 요가가 마음에 어떻게 작용하는지에 대한 아주 거친 예를 들어주고 있을 뿐이다. 간자나 환각제 약물을 주입함으로써 거친 몸의 화학적인 특성이 변한다. 심장이 느려지고, 호흡속도가 변하며, 뇌파가 바뀌고, 마음이 평온하고 고요해진다. 끄리야 요가를 통해 같은 지점에 도달하는 것이 가능하지 않은가? 가능하다. 그것이 바로 정확히 끄리야 요가를 통해 성취되는 것이다.

끄리야 요가의 다양한 행법, 특히 비빠리따 까라니 무드라, 암릿 빤(amrit pan), 케차리 무드라(khechari mudra), 물라 반다, 마하 무드라, 마하 베다 무드라 등은 신경체계를 조절한다. 그것들은 몸 안의 쁘라나 세력을 조화시켜 주며 양이온과 음이온의 양과 효과를 같게 해준다. 게다가 그것들은 마음을 때리고 차고 학대함이 없이 평화와 평정의 상태를 달성하도록 도와준다. 이 모든 것은 이용되지 않고 자연스러운 몸의 일정한 화학물질의 흐름을 유도한 결과이다. 암릿은 그 화학물질 가운데 하나로, 케차리 무드라로 알려진 행법으로 흐르게 될 수 있다.

케차리 무드라

케차리 무드라는 단순하지만, 대부분의 끄리야 요가 행법에서 활용되는 아주 중요한 기법이다. 그것은 혀를 뒤로 접어 상구개(上口蓋: 위 입천장)에 맞대고 하는 것이다. 시간이 지나면 혀가 길어져 콧구멍 속으로 삽입할 수 있다. 그러면 두개골 통로와 빈두 비사르가(bindu visarga)와 연결된 일정한 샘들이 자극되며 그 결과 암릿 또는 넥타가 흐르기 시작한다. 암릿이 방출되면 특별한 유형의 황홀경 또는 도취를 경험할 수 있다.

케차리 무드라를 완성시켜 암릿의 흐름을 자극하려면 수년이 걸릴 수 있지만, 노력할 만한 가치가 충분하다. 명상을 위해 앉으면 마음이 완벽히 고요해져 생각이 일어나지 않으며 슈냐따(shoonyata), 완전한 무를 경험하게 된다.

만뜨라를 수행하고 있다면, 다른 누군가가 수행하고 있으며 우리는 다만 그것을 목격하고 있는 것처럼 느껴진다. 이는 아주 중요한 경험으로 여겨지는데, 그것은 우리를 외부·내부의 경험과 동시에 연결시켜주며 우리는 자신을 완전히 자각하기 때문이다. 우리는 마음, 감각, 대상의 세계와 내적인 평화, 평정, 이완의 세계를 동시에 자각하는 상태에 도달한다. 신경체계가 완벽히 조화되어 있고, 심장 활동이 완만하며, 체온이 낮고, 뇌에서는 알파파가 지배적인데, 어떻게 마음이 움직일 수 있겠는가? 이것이 끄리야 요가의 철학이다.

끄리야 요가를 위한 준비

해오고 있는 요가 행법들을 통해 집중을 성취하고 내적인 평화를 경험하며 장시간 동안 몸과 마음, 영의 완전한 고요함을 유지할 수 있지만 아직도 성취해야 할 더 이상의 것이 있다고 느껴진다면, 분명코 끄리야 요가를 할 준비가 된 것이다.

영적인 삶의 결실인 마음의 평화, 이완, 올바른 이해는 자체로 목적이 아니다. 요가의 궁극적인 목적은 경험의 질을 변화시키고 마음과 그 인식의 질을 바꾸는 것이다. 요가를 통한 성취에서 사람이 목표로 한 것은 마음의 확장과 에너지의 해방이며, 본래 그것이 딴뜨라요 끄리야 요가의 궁극적인 목표이다.

14
바마 마르가와 꾼달리니 각성

성생활은 인류에게 언제나 문제가 되어 왔다. 역사의 시작부터 원초적 에너지는 오해되어 왔다. 종교적인 선생들과 도덕주의자들은 그것을 공공연히 비난해 왔지만 그럼에도 성생활은 계속되었는데, 사람이 그것을 존중해서가 아니라 그것이 필요하기 때문이다. 사람은 그것을 포기하고 싶어 할지 모르지만 마음에서 그것을 없앨 수는 없는데, 그것은 가장 강력한 충동 가운데 하나이기 때문이다.

요가와 딴뜨라의 맥락에서 볼 때 성생활에 대한 일반적인 정의에는 적절성이 없다. 그것은 전혀 비과학적이며 부정확하다. 이 정의는 일단의 위선자들을 만들어냈으며 수많은 젊은이들을 정신병원으로 집어넣었다. 나쁘다고 생각하는 것을 원하면 모든 종류의 죄책감이 생긴다. 이것이 정신분열증의 시작이며 우리 모두는 어느 정도 정신분열증을 가지고 있다.

그러므로 요기들은 성적 충동에 올바른 방향을 주기 위해 노력해왔다. 요가는 성생활에 개입하지 않는다. 정상적인 성생활은 영적이지도 비영적이지도 않지만, 요가를 수행하여 일정한 기법들을 섭렵하면 성생활이 영적으로 된다. 물론 독신생활을 영위한다면 그것도 영적이다.

좌도 딴뜨라

딴뜨라 과학에는 바마 마르가(vama marga)와 다끄쉬나 마르가(dakshina marga)로 알려진 두 가지 주요 분파가 있다. 바마 마르가는 잠복적인 에너지 중추들을 폭발시키기 위해 성생활을 요가 행법들과 결합시키는 좌도(左道)이다. 다끄쉬나 마르가는 성적 규정이 없는 우도 요가수행이다. 이전에는 성생활에서의 장벽 때문에 가장 널리 추종되는 길이 다끄쉬나 마르가였다. 그렇지만 오늘날은 이런 장벽들이 급속하게 허물어지고 있으며, 모든 곳의 사람이 가장 많이 추구하는 길은 영적인 발전을 위해 성생활을 활용하는 바마 마르가이다.

딴뜨라에 따르면 성생활에는 세 가지 목적이 있다. 어떤 사람들은 생식을 위해 그것을 하고 또 어떤 사람들은 쾌락을 위해 하지만, 딴뜨라 요기는 사마디를 위해 그것을 한다. 그는 그것에 대해 그 어떤 부정적인 견해도 갖고 있지 않으며, 그것을 수행의 일부로 하는 동시에 영적인 목적을 위해서는 경험이 유지되어야 한다는 것을 깨닫는다. 보통 이 경험은 심화시키기 전에 상실된다. 그렇지만 일정한 기법들을 섭렵함으로써 이 경험은 일상생활을 하는 중에도 내내 계속될 수 있다. 그때 뇌의 고요한 중추들이 각성되어 언제나 작용하기 시작한다.

에너지 원리

바마 마르가의 내용은, 꾼달리니 각성이 남자와 여자 사이의 성적 교류를 통해 가능하다는 것이다. 이 뒤에 있는 개념은 현대 물리학에서 말하는 분열과 융합의 절차와 같은 맥락을 따른다. 남자와 여자는 양에너지와 음에너지를 나타낸다. 정신적인 수준에서 그것들은 시간과 공간을 나타낸다. 보통 이 두 세력은 상극이다. 그렇지만 성적 교류 중에 그것들은 극성의 위치로부터 중심을 향해 움직인다. 그것들이 핵심점 또는 중심점에서 결합되면 폭발이 일어나고 물질이 현현된다. 이것이 딴뜨라 입문의 기본적인 주제이다.

남자와 여자 사이에 일어나는 자연스러운 사건은 에너지 중추의 폭발로 여겨진다. 인생의 모든 점에서 양극과 음극의 합일은 창조를 책임진다. 동시에 양극과 음극의 합일은 또한 깨달음도 책임진다. 합일 때 일어나는 경험은 보다 높은 경험을 얼핏 보는 것이다.

이 주제는 딴뜨라의 모든 옛 경전에서 철저히 논의되어 왔다. 사실 상호간의 합일 중에 창조되는 에너지 파동보다 더 중요한 것은 그 에너지를 보다 높은 중추들로 유도하는 절차이다. 어떻게 이 에너지를 창조해야 하는가는 모든 사람이 알고 있지만, 그것을 보다 높은 중추들로 유도하는 법은 아무도 모른다. 사실 아주 적은 사람들만이, 세상 거의 모든 사람들이 경험하는 이 자연스러운 사건에 대한 충분하고 긍정적인 이해를 가지고 있다. 대개는 아주 일시적인 부부간의 경험이 연장될 수 있다면 깨달음의 경험이 일어날 것이다.

이 합일 과정에 결합되는 요소들은 쉬바와 샥띠로 알려져 있다. 쉬바는 뿌루샤 또는 의식을 나타내며 샥띠는 쁘라끄리띠 또는 에너지를 나타낸다. 서로 다른 형태들로 된 샥띠는 모든 창조물에 존재한다. 물질적인 에너지와 영적인 에너지는 모두 샥띠로 알려져 있다. 에너지가 바깥쪽으로 움직이면 물질적인 에너지이며, 위로 향하면 영적인 에너지이다. 그러므로 남자와 여자의 합일이 올바른 방식으로 행해지면 영적인 자각의 계발에 아주 긍정적인 영향을 준다.

빈두 유지하기

빈두는 '점 또는 물방울'을 뜻한다. 딴뜨라에서 빈두는 핵, 또는 모든 창조물을 현현시키는 점인 물질의 거처로 여겨진다. 빈두의 근원은 사실 뇌의 보다 높은 중추들에 있지만, 감정과 열정의 발전 때문에 더 낮은 영역으로 떨어져 내려가 거기서 정자와 난자로 변형된다. 보다 높은 수준에서 빈두는 하나의 점이며, 보다 낮은 수준에서는 남녀의 오르가즘으로부터 똑똑 떨어지는 액체 방울이다.

딴뜨라에 따르면 빈두의 보존은 두 가지 이유 때문에 절대 필요하다. 먼저 재생 절차는 빈두의 도움으로만 이루어질 수 있다. 둘째, 모든 영적 경험은 빈두가 폭발할 때만 일어난다. 이 폭발은 하나의 생각이나 어떤 것의 창조로 귀결될 수 있다. 그러므로 딴뜨라에서는 남성 파트너가 사정을 멈추고 빈두를 유지할 수 있는 일정한 행법들이 권장된다.

딴뜨라에 따르면 사정이 일어나서는 안 된다. 그것을 멈추는 법을 배워야 한다. 이 목적을 위해서 남성 파트너는 물라 반다와 웃디야나 반다뿐만 아니라 바즈롤리 무드라 행법도 완성해야 한다. 이 세 가지 끄리야가 완성되면 경험의 어떤 시점에서든 사정을 완전히 멈출 수 있다.

성행위는 에너지의 폭발 시점에서만 도달되는 특정한 경험에서 절정을 이룬다. 에너지가 폭발되지 않으면 경험이 일어날 수 없다. 그렇지만 이 경험은 에너지 수준이 높이 남아 있을 수 있도록 유지되어야 한다. 에너지 수준이 떨어지면 사정이 일어난다. 그러므로 사정을 피해야 하는데, 정액을 보존하기 위해서라기보다는 그것이 에너지 수준에서의 침체를 야기하기 때문이다.

이 에너지가 척추를 통해 위로 올라가게 하기 위해서는 일정한 하타 요가 끄리야들을 섭렵해야 한다. 에너지의 부수적인 경험을 보다 높은 중추들로 올려야 하는 것이다. 저 경험을 연장하고 유지할 수 있을 때만 이것을 하는 것이 가능하다. 경험이 계속되는 한 그것을 보다 높은 중추들로 유도할 수 있지만, 에너지 수준이 침체를 겪자마자 사정은 불가피하게 일어난다.

사정으로 체온이 낮아짐과 동시에 신경체계는 침체를 겪는다. 교감·부교감 신경체계가 침체를 겪으면 뇌가 영향을 받는데, 이것이 바로 많은 사람들이 정신적인 문제를 가지고 있는 까닭이다. 사정을 하지 않고 정액을 보존할 수 있을 때 신경체계의 에너지와 온몸의 온도가 유지된다. 동시에 상실감, 우울증, 좌절감, 죄의식으로부터도 자유롭다. 정액의 보존은 또한 성적인 빈도를 증가시키도록 도와주며 그것은 양쪽 파트너를 위해 더 좋다. 성행위는 반드시 연약함을 일으키거나 에너지를 낭비시키지는 않는다. 반대로 그것은 에너지를 폭발시키는 수단이 될 수 있다. 그러므로 빈두 보존의 가치를 과소평가해서는 안 된다.

하타 요가에는 이 목적을 위해 완성해야 하는 일정한 행법들이 있다. 빠스치못따나아사나(paschimottanasana), 샬라바아사나(shalabhasana), 바즈라아사나, 숩따 바즈라아사나(supta vajrasana), 싯다아사나 같은 아사나로 시작해야 한다. 이런 것들은 보다 낮은 중추들을 자율적으로 수축시키기 때문에 이롭다. 시르샤아사나(sirshasana)는 경험들 모두가 건강할 수 있도록 뇌를 환기시키기 때문에 역시 중요하다. 이런 자세들이 숙달되면, 부루마디아에서 집중을 꾸준히 유지하기 위해 샴바비 무드라(shambhavi mudra)를 완성해야 한다. 그 다음에는 꿈바까로 물라 반다, 웃디야나 반다와 함께 바즈롤리 무드라를 수련해야 한다. 꿈바까 수련은 사정이 억제되고 있는 동안 필요하다. 숨과 빈두의 보존은 병행한다. 꿈바까의 손실은 빈두의 손실이며 빈두의 손실은 꿈바까의 손실이다.

　꿈바까를 하는 동안, 경험을 유지하고 있을 때는 그것을 보다 높은 중추들로 유도할 수 있어야 한다. 아마도 뱀 또는 발광 연속체의 형태로 된 이 경험의 원형을 일으킬 수 있다면 그 결과는 환상적일 것이다. 그러므로 영적인 삶에서 빈두는 어떻게 해서라도 보존되어야 한다.

여성의 경험

여성의 몸에서 집중지점은, 자궁 입구 바로 뒤 자궁경부에 자리한 물라다라 차끄라에 있다. 이곳은 공간과 시간이 결합하여 경험의 형태로 폭발하는 지점이다. 보통 언어로 그 경험을 오르가즘이라 하지만 딴뜨라 언어로는 그것을 각성이라고 한다. 그 경험의 연속성을 유지하기 위해서는 그 특정한 빈두 또는 점에서 에너지의 증강이 일어나는 것이 필요하다. 보통은 이것이 일어나지 않는데, 왜냐하면 에너지 폭발이 성적 오르가즘을 통해 몸 곳곳으로 흩어지기 때문이다. 이 현상을 피하기 위해서 여성은 마음을 그 특정한 지점에 완전히 집중시킬 수 있어야 한다. 이를 위한 행법을 사하졸리(sahajoli)라고 한다. 사하졸리는 사실 빈두에의 집중이지만 매우 어렵다. 그러므로 질과 자궁 근육의 수축인 사하졸리 행법은 오랜 기간에 걸쳐 수련해야 한다.

　여자아이들이 이른 나이에 웃디야나 반다를 배운다면 머지않아 사하졸리를 아주 자연스럽게 완성시킬 것이다. 웃디야나 반다는 언제나 외지식(外止息: 날숨 뒤에 숨을 멈추는 것)으로 수련해야 한다. 어떤 자세에서든 이것을 할 수 있는 것은 중요하다. 보통 그것은 싯다 요니 아사나에서 하지만 바즈라아사나 또는 까마귀 자세에서도 할 수 있어야 한다. 웃디야나 반다를 수련하면 다른 두 가지 반다―잘란다라 반다와 물라 반다―는 저절로 일어난다.

　수년간의 수련은 몸의 정확한 지점에서 예리한 집중감각을 일으킬 것이다. 이 집중은 사실상 보다 정신적이다. 그렇지만 그것을 정신적으로 하는 것이 가능하지 않으므로 육체적인 지점에서부터 시작해야 한다. 여성이 경험의 연속을 집중·유지할 수 있다면 자신의 에너지를 높은 수준으로 각성시킬 수 있다.

딴뜨라에 따르면, 서로 다른 두 오르가즘 지역이 있다. 하나는 신경 지역으로 이는 대부분의 여성에게 흔한 경험이며, 다른 하나는 물라다라 차끄라이다. 사하졸리를 마이투나(maithuna: 성적 결합 행위) 중에 수련하면 물라다라 차끄라가 깨어나며 영적 또는 딴뜨라 오르가즘이 일어난다.

여성 요기가 이를테면 5~10분 동안 사하졸리를 할 수 있다면 같은 시간 동안 딴뜨라 오르가즘을 유지할 수 있다. 이 경험을 유지함으로써 에너지의 흐름이 뒤바뀐다. 혈액과 교감신경/부교감신경 세력의 순환은 위로 움직인다. 이 지점에서 그녀는 평범한 의식을 초월하고 빛을 본다. 그것이 바로 그녀가 깊은 디아나 상태로 들어가는 방식이다. 사하졸리를 할 수 없다면 딴뜨라 오르가즘을 위해 필요한 충동을 유지하지 못할 것이며 결과적으로 신경 오르가즘을 가질 것인데, 이는 일시적이며 낭비와 고갈로 이어진다. 이것은 종종 여성의 히스테리와 우울증의 원인이기도 하다. 그래서 사하졸리는 여성에게 대단히 중요한 행법이다. 웃디야나, 나울리(nauli), 나우까아사나(naukasana), 바즈라아사나, 싯다 요니 아사나에서는 사하졸리가 자연스럽게 온다.

아마롤리(amaroli) 행법은 결혼한 여성들에게 아주 중요하다. 아마롤리라는 말은 '불멸의' 라는 의미이며, 이 행법을 통해 많은 질병에서 벗어난다. 장기간에 걸쳐 아마롤리를 하면 프로스타글란딘으로 알려진 호르몬이 생산되기도 하는데, 이 호르몬은 난세포를 파괴하여 임신을 막아준다.

딴뜨라 구루

창조의 계획에서 샥띠는 창조자이며 쉬바는 모든 게임의 목격자인 것처럼, 딴뜨라에서 여성은 구루의 신분을 가지고 있으며 남성은 제자의 신분을 갖는다. 딴뜨라 전통은 실제로 여성에게서 남성에게로 전해진다. 딴뜨라 수행에서, 입문시키는 것은 바로 여성이다. 마이투나의 행위가 일어나는 것은 오직 그녀의 힘으로써 만이다. 모든 준비는 그녀에 의해 이루어진다. 그녀는 남자의 이마에 표시를 하고 그에게 명상할 곳을 말해준다. 평범한 교류에서는 남자가 공격적인 역할을 하고 여자가 참여하지만, 딴뜨라에서는 역할이 바뀐다. 여성이 운영자가 되고 남성은 그녀의 매개가 되는 것이다. 그녀는 그를 각성시킬 수 있어야 한다. 정확한 순간에 그녀는 빈두를 창조하여 그가 바즈롤리를 할 수 있게 해야 한다. 만일 남자가 빈두를 잃는다면, 그것은 여성이 자신의 역할을 제대로 이행하지 못했다는 것을 뜻한다.

딴뜨라에서 쉬바는 샥띠 없이는 무능하다고 한다. 샥띠는 여사제이다. 그러므로 바마 마르가를 할 때 남자는 여자에 대해 절대 딴뜨라적인 태도를 가져야 한다. 그는 남자들이 일반적으로 다른 여자들에게 하듯이 그녀에게 행동할 수 없다. 보통은 남자가 여자를 보면 열정적이 되지만 마이투나 중에는 그래서는 안 된다. 그는 그녀를 신성한 어머니 데비로 보고 음욕으로가 아니라 헌신과 순종의 태도로 그녀에게 다가가야 한다.

딴뜨라 개념에 따르면, 여성은 영적인 자질을 더 많이 부여받았으므로 그들이 사회적인 일에서 더 높은 지위를 취하도록 하는 것이 현명할 것이다. 그 때 삶의 모든 영역에 더 큰 아름다움, 자비, 사랑, 이해가 있을 것이다. 여기서 논의하고 있는 것은 남자가장사회 대 여자가장사회가 아니라 딴뜨라, 특히 좌도 딴뜨라이다.

보기(Bhogi)가 아닌 요기의 길

딴뜨라에서는 마이투나 수행이 수슘나를 각성시키기 위한 가장 쉬운 길이라고 하는데, 왜냐하면 그것은 대부분의 사람들에게 이미 익숙한 행위를 수반하기 때문이다. 그렇지만 솔직히 이야기해서, 아주 적은 사람들만이 이 길을 위해 준비되어 있다. 평범한 성적 교류는 마이투나가 아니다. 육체적인 행위는 같을지 몰라도 배경은 전혀 다르다.

예를 들어, 남편과 아내 사이의 관계에는 의존성과 소유성이 있지만 딴뜨라에서는 각 파트너가 독립적이다. 딴뜨라 수행에서 또 다른 어려운 것은 무열정의 태도를 기르는 것이다. 마음과 감정을 정상적으로 생기는 성적인 생각과 열정으로부터 해방시키기 위해서는 실제로 브라흐마차리아가 되어야 한다.

마이투나를 수행하려면 양쪽 파트너 모두 내외적으로 절대 순수해지고 제어되어야 한다. 대부분의 사람들에게는 성적 교류가 열정과 육체적·감정적 매력의 결과이거나 임신 아니면 쾌락을 위한 것이기 때문에 이는 보통사람이 이해하기 어려운 것이다. 이런 본능적인 충동들이 없는 것은 순수해졌을 때뿐이다. 전통에 따르면 이것이 바로, 바마 마르가의 길로 들어서기 전에 다끄쉬나 마르가의 길을 여러 해 동안 따라야 하는 까닭이다. 그러면 마이투나의 교류가 육체적인 만족을 위해 일어나지 않는다. 그 목적은 아주 분명하다. 수슘나의 각성, 꾼달리니 에너지를 물라다라 차끄라로부터 상승시키는 것, 그리고 뇌의 무의식적인 지역들을 폭발시키는 것이 그것이다.

끄리야를 수행할 때 이것이 분명하지 않고 수슘나가 활동하게 되면 각성에 대처하지 못할 것이다. 뇌를 평정시키지 않았기 때문에 열정과 흥분을 제어하지 못할 것이다. 그러므로 내 의견으로는, 오직 요가의 달인들만이 바마 마르가를 할 자격이 있다. 이 길이 자기 탐닉을 위한 구실로 무분별하게 이용되어서는 안 된다. 그것은 진화된 수행자들, 에너지 잠재력을 각성시키고 사마디를 달성하기 위해 수행을 해오고 있는 성숙하고 진지한 마음을 가진 재가 수행자들을 위한 것이다. 그들은 이 길을 각성의 매개로 활용해야 하며, 그렇지 않으면 그것은 추락의 길이 된다.

차끄라

15
차끄라 개론

차끄라의 주제는 결코 쉽지가 않을 것이다. 많은 과학자와 철학자들이 차끄라의 존재를 받아들이고 설명하는 데에 오면 커다란 어려움에 직면했다. 그들은 차끄라를 육체에서 찾아야 하는지 미묘한 몸에서 찾아야 하는지 모른다. 육체에 존재한다면 그것은 어디에 있는가? 그리고 물론, 미묘한 몸은 현대 해부학의 주제가 아니다.

과거에 의사와 과학자들이 나에게 묻곤 했다. "많은 수술을 목격해 왔는데 왜 차끄라를 전혀 보지 못했을까요?" 그때 그들에게 줄 수 있는 유일한 대답은, "트랜지스터 라디오의 음파를 보여줄 수 있습니까? 저는 라디오를 열어 보았지만 거기에서 BBC를 발견해본 적이 없습니다."였다. 이 대답이 그들의 질문에 답을 주었지만 진정으로 그들을 만족시키지는 못했다. 과학자들은 과학적인 설명을 원하며 이를 위해 새로운 연구 분야들이 개발되고 있다.

일본 과학자 모토야마 히로시 박사는 몸의 활력 에너지를 측정하기 위한 민감한 기계들을 발명했다. 한 장치는 나디와 그에 상응하는 신체기관들의 작용을 측정하는데, 이 기계는 지금 일본의 몇몇 병원에서 질병의 징후가 실제로 나타나기 전에 그것을 진단하기 위해 이용되고 있다. 또 다른 발명품은 '차끄라기(chakra machine)'인데, 이것은 척수의 심령적인 중추들에서 발산되는 충격파를 기록한다. 이 기계로는 여러 해 동안 요가를 수련해 오고 있는 개인들과 심령적인 능력들을 각성시킨 개인들의 심령적인 중추들에서 나오는 분명한 충격파를 기록하는 것이 가능하다. 예를 들어, 피실험자가 꿈바까와 마하 반다—회음·복부·갑상선 수축—로 쁘라나야마를 하면, 기계는 심령적인 중추들로부터 발산되고 있는 충격파들의 변화를 기록한다. 이 연구는 에너지가 요가 행법들에 의해 분명히 활성화된다는 것을 보여준다. 그렇지만 더 많은 과학적 설명을 제공하기 위해서는 여전히 많은 연구를 해야 한다.

차끄라의 과학에 대한 서로 다른 많은 해석이 있다. 그리고 각각의 해석에는 그렇게 크지는 않지만 차이가 존재한다. 신지학(神智學) 운동의 사상가들과 그들의 전임자들은 차끄라와 그 소재지, 그리고 그 빛깔 등에 대한 나름대로의 해석을 한다. 장미십자회(Rosicrucians)와 그 밖의 단체들은 전혀 다른 것을 말할지도 모르며, 딴뜨라 문헌들 또한 전혀 다른 개념들을 제시할 수 있다.

차끄라 인식

차끄라와 꾼달리니 그리고 마음은 모든 바이브레이션 수준에서 미묘한 면들을 가지고 있다. 이는 대단히 복잡하므로 이런 수준들에서의 대부분의 깨달음은 아주 개인적일 수밖에 없다. 그때조차도 서로 다른 사람들은 이 비밀스러운 면들을 서로 다른 관점에서 본다. 예컨대 만일 그들이 차끄라에 대한 깨달음을 가지고 있다면, 이는 그들 나름대로의 개인적인 경향으로 채색될 것이다. 어떤 사람들은 보다 미묘한 신비적인 면들에 집중할 것이고, 어떤 사람들은 에너지와 쁘라나의 현현에, 그리고 또 어떤 사람들은 그 기능적인 실재에 집중할 것이다. 어떤 사람들은 심리적인 효과에, 그리고 또 다른 사람들은 육체적인 부수물에 집중할 것이다. 이런 것들은 보통 모두 정확하므로, 다양한 권위자들이 모이면 자신들이 같은 것들에 대해, 그러나 서로 다른 관점에서 이야기하고 있다는 것을 알게 된다. 어떤 사람을 망원경을 통해 보면 크게 보인다. 보통 시각으로 보면 그는 통상적인 크기로 보인다. 그를 엑스레이 스크린을 통해 보면 해골이 보이며, 위내시경을 통해 본다면 그의 위 내부가 보일 것이다. 같은 사람인데 관점이 다른 것이다.

마찬가지로, 신비주의자나 요기는 차끄라를 영적이거나 상징적인 방식으로 묘사할 것이고, 외과의사는 자신이 신경총이라고 부르는 것으로 이루어져 있는 신경섬유다발로 묘사할 수 있으며, 투시자는 차끄라의 에너지 현현을 또 다른 방식으로 묘사할 것이다. 이 사람들은 의견을 달리할지 모르지만, 사실은 같은 것을 서로 다른 관점에서 보고 있는 것이다. 불일치는 서로 다른 문화적·교육적·개인적인 이해 때문에 대개는 어의(語義)적인 것이다. 이는 사람들이 어떤 관념이나 경험을 말로 전달하려 할 때 그들 사이에 발생하는 흔한 문제이다.

나는 딴뜨라 개념에 대해 커다란 존중심을 가지고 있는 동시에 나름대로의 경험을 가지고 있으므로 차끄라에 대한 묘사에서 둘 다 언급할 것이다. 그렇지만 남들이 기록하거나 말로 하는 묘사를 통해 차끄라를 이해하려 하기보다는 스스로 경험해서 자기 자신의 개인적인 지식을 얻어야 한다. 딴뜨라는 지적인 과학이라기보다 본질적으로 실질적인 과학이므로 오직 수행만이 참된 경험과 진정한 이해로 이끌어준다.

차끄라 상징학

꾼달리니나 끄리야 요가를 수행하고 있다면 차끄라의 서로 다른 빛깔들과 상징들을 알 필요가 있다. 그것들은 아주 아름다우며 개별적인 차끄라들 각성의 고유한 부분을 구성한다. 각각의 차끄라는 특정한 빛깔, 만뜨라, 상황, 그리고 경험의 범위를 가지고 있다.

갖가지 비교적인 종파들과 영적 체계들은 서로 다른 상징을 이용하여 차끄라를 나타내는 반면, 딴뜨라와 요가에서는 차끄라가 연꽃으로 상징화된다. 상징으로서의 연꽃은 아주 의미심장하다. 사람은 영적인 삶에서 세 가지 분명한 단계를 통과해야 하는데, 이는 서로 다른 세 가지 수준(무지, 열망과 노력, 각성)에서의 그의 존재를 나타낸다. 연꽃은 또한 서로 다른 세 가지 수준—진흙, 물, 공기—에서 존재한다. 그것은 진흙(무지)에서 싹트고, 표면에 도달하기 위한 노력(노력과 열망)으로 물 속에서 자라며, 마침내는 공기와 태양의 직사광선(각성)에 도달한다. 그리하여 연꽃은 가장 낮은 자각 상태들로부터 보다 높은 의식 상태들까지의 사람의 성장을 상징한다. 연꽃의 성장의 절정은 아름다운 꽃이다. 마찬가지로 사람의 영적 추구의 절정은 그 잠재력의 각성과 만개이다.

주요한 차끄라 각각은 특정한 빛깔과 꽃잎 수를 가진 연꽃으로 시각화될 수 있다.

1. **물라다라**-검붉은 네 잎 연꽃
2. **스와디스타나**-주홍색 여섯 잎 연꽃
3. **마니뿌라**-연노랑 열 잎 연꽃
4. **아나하따**-파란색 열두 잎 연꽃
5. **비슛디**-보라색 열여섯 잎 연꽃
6. **아갸**-은회색 두 잎 연꽃
7. **사하스라라**-다색 또는 붉은색 천 잎 연꽃

각 차끄라에는 다음과 같은 여섯 가지 면이 조합되어 있다.

1. 차끄라 빛깔
2. 연꽃의 잎
3. 얀뜨라(yantra, 기하학적인 모양)
4. 비자 만뜨라
5. 동물 상징
6. 보다 높거나 신성한 존재들

동물은 이전의 진화와 본능을 니디내며 신성한 존재들은 보다 높은 의식을 나타낸다.

차끄라에 대한 내 설명에서, 하나의 차끄라는 하나의 특정한 빛깔이라고 말할 수 있지만, 여러분이 훌륭한 요가 수행자이며 저 차끄라에의 집중에서 또 다른 빛깔을 인지한다면, 여러분에게는 그것이 진실이다. 여러분의 경험은 내 경험처럼 유효하지만 한 가지는 분명하다. 차끄라를 통해 올라감에 따라 빛깔의 도수가 더 미묘하고 더 강해진다는 것이다.

차끄라 쉐뜨람

많은 꾼달리니 요가 행법에서는 자각을 척수의 차끄라 자극점에 집중시켜야 한다. 그렇지만 많은 사람들이 몸의 앞쪽 표면에 자리한 차끄라 쉐뜨람(chakra kshetram)에 집중하는 것이 보다 쉽다는 것을 알게 된다. 특히 끄리야 요가에서는 차끄라 쉐뜨람이 많은 행법에서 활용된다. 쉐뜨람은 본래의 차끄라 자극점의 반영으로 여겨질 수 있으며, 그것들에 집중하면 신경을 통해 차끄라 자체를 지난 다음 뇌로 올라가는 감각이 일어난다.

물라다라는 쉐뜨람을 가지고 있지 않지만 스와디스타나, 마니뿌라, 아나하따, 비슛디, 아갸는 바로 자신들 앞에 똑같은 수평선상에 육체적인 대응물을 가지고 있다. 스와디스타나 쉐뜨람은 몸 앞쪽의 치골 수준, 바로 생식기 위에 있다. 마니뿌라 쉐뜨람은 배꼽에 있으며 아나하따 쉐뜨람은 심장에, 그리고 비슛디 쉐뜨람은 목의 움푹한 곳 앞쪽 표면, 갑상선 부근에 자리하고 있다. 아갸 쉐뜨람은 이마 가운데 중추인 부루마디아이다.

그란티

육체에는 각성된 꾼달리니의 길에서 장애물인 세 가지 그란티(granthis: 심령적인 매듭)가 있다. 그란티는 **브라흐마 · 비쉬누 · 루드라**(rudra)라고 하며, **마야**(maya)와 무지, 그리고 물질적인 것들에 대한 집착의 힘이 특히 강한 자각 수준들을 나타낸다. 각각의 수행자는 상승하고 있는 꾼달리니를 위한 분명한 통로를 만들기 위해 이 장벽들을 초월해야 한다.

브라흐마 그란티는 물라다라 차끄라의 영역에서 작용한다. 그것은 육체적인 쾌락과 물질적인 대상, 그리고 과도한 이기심에 대한 집착을 암시한다. 그것은 또한 따마스—부정성, 무기력, 무지—의 유혹하는 힘을 의미하기도 한다.

비쉬누 그란티는 아나하따 차끄라 영역에서 작용한다. 그것은 감정적인 집착, 그리고 사람들과 내면의 심령적인 광경들에 대한 집착의 구속과 연관되어 있다. 그것은 라자스—열정, 야망, 독선의 경향—와 관련되어 있다.

루드라 그란티는 아갸 차끄라의 영역에서 작용한다. 그것은 싯디, 심령적 현상, 개체로서의 우리 자신의 개념에 대한 집착과 연관되어 있다. 더 이상의 영적 진보를 이루기 위해서는 개별적인 에고 감각을 항복시키고 이원성을 초월해야 한다.

전환 중추들

통제 중추로서 작용하는 것 외에, 차끄라들은 육체적·성기적(星氣的, astral)·원인적 차원들 간의 교류 중추로서도 일한다. 예컨대 차끄라들을 통해 성기적·원인적인 차원의 미묘한 에너지가 육체적인 차원을 위한 에너지로 변형될 수 있다. 이는 오랜 시간 동안 땅속에 묻힌 요기들에게서 볼 수 있다. 허기와 갈증을 제어하고 암릿 또는 넥타의 형태로 된 미묘한 에너지에 의거해 살아갈 수 있게 해주는 비슏디 차끄라의 활성화를 통해 그들은 존재를 유지할 수 있었다.

육체적인 에너지가 차끄라의 작용을 통해 미묘한 에너지로 변형될 수 있다는 것과 육체적인 에너지가 육체적인 차원 안에서 정신적인 에너지로 전환될 수 있다는 것도 나아가 숙고해볼 수 있다.

그리하여 차끄라는 몸과 마음 사이의 에너지 전환을 용이하게 해줄 뿐만 아니라 이웃한 두 존재 차원들 간의 에너지를 전송·전환해주기도 하는 매개체인 것으로 보인다. 차끄라가 활성화·각성되면서 사람은 보다 높은 존재 영역들을 자각하게 될 뿐만 아니라, 또한 그 영역들로 들어가고 나서 다시 보다 낮은 차원들을 지탱하고 그것들에 생명을 줄 수 있는 힘을 얻기도 한다.

16
차끄라를 통한 진화

모든 생명은 진화하고 있으며 사람도 예외가 아니다. 인간의 진화, 개인과 인류로서 우리가 가차 없이 겪고 있는 진화는 서로 다른 차끄라를 통한 여행이다. 물라다라는 우리가 진화를 시작하는 가장 기본적인 근본 차끄라이며, 사하스라라는 우리 진화가 완성되는 곳이다. 사하스라라를 향해 진화하면서 외적인 경험은 삶에서 일어나고 내적인 경험은 명상에서 오는데, 서로 다른 역량과 중추들이 점진적으로 신경체계 안에서 각성되기 때문이다. 이는 에너지가 심령적인 몸에 있는 서로 다른 나디를 통해 보다 높은 전압과 진동속도로 흐르면서 일어난다.

    물라다라는 인간에게는 첫번째 중추이지만, 동물이 각성될 수 있는 역량을 가지고 있는 최고 차끄라이다. 그것은 그들의 사하스라라이다. 물라다라 너머에 있는 더 높은 차끄라들은 동물의 심령적인 생리학에서는 존재하지 않으며 그들의 신경체계는 이 상대적인 결여를 반영한다.

    물라다라 아래에는 빠딸라(patala)로 알려진 다른 차끄라들이 있는데, 이것들은 동물계의 진화를 나타낸다. 이 차끄라들은 감각의식에만 관련되며 정신적인 자각에는 관련되지 않는다. 우리 의식이 이 차끄라들을 통해 진화하고 있었을 때 우리 마음은 감각의식에만 연관되어 있었다. 개체적인 자각이 없었으며 에고가 없었다. 그것은 물라다라에서부터 시작된 것이다. 우리는 보다 낮은 이 중추들을 초월했기 때문에 그것들은 인간에게는 더 이상 작용하지 않고 있다.

동물의 몸에서 이 열등한 차끄라들은 다리에 자리하고 있으며 나디들도 그렇다. 마치 인체의 나디가 아갸 차끄라로 흐르는 것처럼, 그 나디들은 물라다라 차끄라에 있는 그 합류점으로 흐른다. 보다 낮은 차끄라들의 이름은 **아딸라**(atala), **비딸라**(vitala), **수딸라**(sutala), **딸라딸라**(talatala), **라사딸라**(rasatala), **마하딸라**(mahatala)이며 가장 낮은 것이 **빠딸라**이다. 물라다라가 인체에서 가장 낮은 차끄라인 것처럼 빠딸라는 동물계에서 가장 낮은 것이다. 그것은 완전한 어둠을 나타내는 차원으로, 거기서는 자연이 작용하지 않고 있으며 물질이 완전히 잠복·정지되어 있다.

사하스라라 위에는 다른 차끄라들도 있는데 **로까**(loka)라고 부를 수 있는 그것들은 보다 높은 신성한 의식을 나타낸다. 결국 물라다라 차끄라는 동물 진화에서 최고이며 인간 진화에서는 첫번째이다. 사하스라라는 인간 진화에서 최고점이며 최고의 신성한 진화에서는 첫 단계이다.

차끄라에 대해 더 많이 읽어갈수록, 꾼달리니가 실제로 모든 인생사를 제어한다는 것을 깨닫게 될 것이다. 이 샥띠는 우리 진화의 동물적 단계들을 통과하고 있을 때 **아비디아**(avidya, 무지)를 가진 모든 종에게 영향을 주고 있다. 그 영향력 때문에 동물계는 먹고, 자고, 두려워하고, 짝짓기 하는 본능적인 길을 따를 수밖에 없었다. 이는 진화의 따마식한 국면을 나타냈다. 물라다라로부터 계속 우리는 라자식한 국면을 통과하며, 사하스라라로부터는 계속 삿뜨워한 진화 국면에 들어간다.

자생적이고 자력추진적인 진화

물라다라 차끄라까지는 진화가 저절로 일어난다. 동물은 쁘라나야마와 자빠 요가를 수련할 필요가 없다. 그들은 구루를 찾고 산야사(sannyasa)의 길을 가며 제자가 될 필요가 없다. 그들은 아무것도 할 필요가 없으며 먹고 싶은 대로 먹을 수 있다. 자연은 그들을 철저히 제어한다. 그들은 생각하지 않기 때문에 자연은 그들 진화의 모든 국면을 관대하게 책임진다.

그렇지만 일단 꾼달리니가 물라다라 차끄라에 도달하기만 하면 진화는 더 이상 자생적이지 않은데, 인간은 자연의 법칙들에 철저히 예속되지 않기 때문이다. 예를 들어, 동물은 특정한 철에만 짝짓기를 한다. 다른 때에는 설사 함께 산다 할지라도 짝짓기를 하지 않을 것이다. 그러나 사람은 자연의 법칙들로부터 자유롭기 때문에 원할 때마다 짝짓기를 할 수 있다.

사람은 시간과 공간에 대한 자각을 가지고 있으며 에고를 가지고 있다. 그는 생각할 수 있다. 그는 자신이 생각하고 있다는 것을 알 수 있으며, 자신이 생각하고 있다는 것을 알고 있다는 것을 알 수 있다. 이는 에고의 진화에 기인한다. 에고가 없다면 이중 자각은 없을 것이다. 동물은 이중 자각이 없다. 어떤 개가 또 다른 개를 쫓고 있다면, 그것은 자연의 강제 아래 하는 것이다. 그 개는 자신이 달리고 있다는 것을 모른다. 본능이 강요하기 때문에 달리는 것뿐이다.

사람은 보다 높은 의식을 가지고 있으며 일단 그것을 가지면 진화를 향해 노력해야 한다. 그것이 바로 꾼달리니가 물라다라 차끄라에서 잠자고 있다고 하는 까닭이다. 밀어붙이지 않으면 그것은 이 지점 너머로 진보할 수 없다.

진화지점 발견하기

물론 물라다라에서 갑자기 각성될 때 샥띠가 즉시 일어나지는 못한다. 그것은 여러 번 깨어났다가 다시 잠들 수 있다. 아이들은 아침에 계속 다시 자기 때문에 보통 여러 번 깨워야 한다. 꾼달리니도 같은 식으로 행동한다. 때때로 그것은 스와디스타나나 마니뿌라까지 올라가기도 하지만 물라다라로 되돌아와 다시 잠든다. 그렇지만 일단 샥띠가 마니뿌라 차끄라를 넘어가면 돌아가지 않는다. 차끄라에서의 정체는 수슘나나 차끄라 중 하나에 장애가 있을 때만 일어난다. 꾼달리니는 한 차끄라에서 여러 해 동안이나 심지어 평생 동안도 남아 있을 수 있다.

때때로 꾼달리니가 통과하다가 한 차끄라에서 막히게 되면 그 차끄라와 연관된 싯디(심령적인 힘)가 나타나기 시작한다. 그때는 자기 통제력과 자신이 도중에 있을 뿐이라는 사실에 대한 이해를 갖지 못할 수도 있다. 싯디를 얻으면 과시하고 싶은 유혹에 빠진다. 인류를 위해 그것을 사용하고 있다고 생각할 수도 있지만, 이는 에고를 살찌우고 자신을 마야 또는 무지의 두터운 장막으로 가려 더 이상의 진보를 방해할 뿐이다.

씻디가 나타나고 있을 경우에는, 그 씻디와 연관된 차끄라까지 진화했다고 짐작할 수 있다. 그렇지만 꾼달리니가 모든 차끄라를 빨리 통과할 때는 씻디가 보통 나타나지 않으며, 나타난다 할지라도 오래 지속되지 않을 것이다. 며칠 동안 남들의 생각을 읽을 수 있을지 모르지만, 그다음에는 그 능력이 사라져버릴 것이다. 며칠 동안은 사람들을 치유할 수 있을지 모르지만, 그것도 지나갈 것이다. 심령적인 힘은 보통 꾼달리니가 한 차끄라에서 막힐 때만 서성거린다.

물론 보다 낮은 차끄라들 중 어떤 것들은 우리가 모르는 중에 이미 작용하고 있을 수도 있다. 우리는 모두 서로 다른 진화의 수준에 있으며, 그러므로 각성 절차를 물라다라에서부터 시작할 필요가 없을 수도 있다. 모든 개념을 설명하기 위해서는 꾼달리니가 물라다라에 있다고 말하지만, 전생의 진보나 부모가 했을지 모르는 수행 때문에 우리는 꾼달리니가 마니뿌라에 있는 채 태어났을지도 모른다. 만일 그것이 사실이라면, 상승은 그 지점에서부터 일어나야 한다. 그렇지만 전생을 기억할 수 없기 때문에 마찬가지로 우리는 꾼달리니 상태에 대해서도 잊어버렸다. 그것이 바로 꾼달리니가 물라다라에서 자고 있다고 구루들이 가르치는 까닭이다. 그것은 아나하따에 있을 수도 있지만, 나는 언제나 그것이 물라다라에 있으면서 거기서부터 수행하게 만든다고 말할 것이다. 거기에서 그 어떤 꾼달리니 경험도 갖지 않을 수 있다. 스와디스타나와 마니뿌라로 가서도 아무런 경험도 갖지 않을 수 있다. 그러나 아나하따로 가는 순간, 갑자기 경험을 갖기 시작한다.

그래서 꾼달리니 요가 행법들을 시작하기 전에, 어느 지점에서 상승이 실제로 시작될 것인지 찾기 위해 노력해야 한다. 이것을 하기 위한 최선의 방법은 날마다 15~30분 동안 물라다라에, 그다음에는 15일 동안 스와디스타나, 15일 동안 마니뿌라에, 그리고 그렇게 계속 사하스라라까지 집중하는 것이다. 곧 진화지점을 발견할 것이다.

어떤 사람들은 아나하따에의 집중이 가장 쉽다는 것을 알게 될 것이며 그래서 그것이 그들의 중추이기가 쉽다. 다른 사람은 아갸 차끄라가 아주 강력하며 매력적이라는 것을 알게 되는 반면에 또 다른 사람은 물라다라와 관계하는 것이 가장 쉽다는 것을 알게 될 것이며, 한편 보다 높은 차끄라들은 소재지를 찾기가 거의 불가능한 것처럼 보인다. 궁극적으로는 어떤 것이 가장 민감한 차끄라인지 결정할 수 있을 것이므로 각성되고 있는 다음 단계를 위해 준비가 될 것이다.

그렇지만 덧붙여야 할 한 가지 중요한 점이 있다. 설사 아나하따 같은 보다 높은 차끄라가 임의로 각성되었다 할지라도 더 낮은 차끄라들도 각성시키려고 해야 한다. 꾼달리니를 각성시켜 그것을 모든 차끄라를 통해 상승시키는 것의 목적은, 그것들과 그것들에 관련된 뇌의 부분들을 각성시키는 것이다. 그러므로 뇌 전체를 각성시키기 위해서는 모든 차끄라가 각성되어야 한다.

차끄라 각성시키기

차끄라 각성은 인간의 진화에서 아주 중요한 사건이다. 그것을 신비주의나 비밀교로 오인해서는 안 되는데, 차끄라가 각성되면 의식과 마음이 변화를 겪기 때문이다. 이 변화는 우리의 일상생활과 의미심장한 관계가 있다.

우리의 현재 마음 상태로는 모든 인생사를 처리하지 못한다. 사랑과 증오, 사람들과의 관계는 현재 마음의 특질의 결과이다. 우리의 고통, 우리의 고뇌와 좌절은 삶의 상황보다는 오히려 마음의 반응 때문인 것처럼 보인다. 그러므로 차끄라와 수슘나 그리고 꾼달리니의 각성 목적은 일상생활과 관련되어야 한다.

수많은 사람들이 각성된 차끄라와 꾼달리니를 가지고 태어났으며 이 사람들은 실제로 온 세상을 지배한다. 한 나라를 통치하거나 다스리는 것에 대해 이야기하고 있는 것이 아니다. 그들이 인생의 모든 면에서 우월한 사람들이라는 것을 말하고 있는 것이다. 그들은 위대한 사상가, 음악가, 화가, 건축가, 과학자, 연구가, 발명가, 예언자, 정치인 등이다.

각성된 차끄라와 꾼달리니를 가지고 태어난 많은 어린이들이 있으며, 자라면서 그들은 다른 현현을 보인다. 그렇지만 우리의 물질주의적인 사회는 이런 현현을 비정상으로 여기며, 그런 것을 보이는 사람들은 정신분석이나 심리학적인 조사와 치료를 받아야 한다.

가족이나 일과 관련해서 개인적인 갈등을 겪을 경우에는 비정상으로 여겨지지 않지만, 마음과 의식이 확장될 때는 마음, 가족, 동료, 사회, 국가에서 일어나고 있는 모든 것에 매우 예민하고 민감해져 심지어 삶의 가장 사소한 것들조차 무시하지 못한다. 이는 보통 사람들에 의해 정상적으로 여겨지지 않지만, 차끄라 각성에 이어지는 자연스러운 결과이다. 마음의 주파수가 변하기 때문에 의식이 매우 수용적이 되는 것이다.

보다 높은 특질들의 현현

모든 형태와 소리, 그리고 빛깔은 나름대로의 일정한 주파수를 가지고 있다. 모든 소리와 빛깔, 형태가 같은 주파수를 가지고 있지 않은 것이다. 마찬가지로 모든 생각도 주파수를 가지고 있다. 어떤 것은 낮은 주파수, 그리고 어떤 것은 높은 주파수를 가지고 있다. 높은 주파수 생각의 한 예를 들어주겠다.

어느 날 위대한 과학자 아이작 뉴턴은 정원에 앉아 있다가 사과가 나무에서 떨어지는 것을 보았다. 우리도 나무에서 사과가 떨어지는 것을 본 적이 있을지 모르지만, 이상하게 보이지 않기 때문에 우리는 그 과정에 아무런 생각도 부여하지 않았다. 그러나 뉴턴은 우리가 철학적인 주의라고 부를 수 있는 것을 가지고 있었다. 이것이 그의 마음과 인격의 특질이었으며, 그것 때문에 사과가 앞에서 떨어질 때 그는 중력의 이론을 발견했다.

왜 거짓말을 하지 말아야 하는가? 돈을 벌거나, 나라를 다스리거나, 국민을 억누를 수 있다면 거짓말하는 일이 해로울 것이 없다고 아마 생각할지 모른다. 모든 우연한 일은 우리 의식의 주파수에 달려 있다. 보다 낮은 주파수의 의식에서는 거짓말 하는 것에 해가 없다고 말할 것이지만, 주파수가 올라가면 마음이 다른 수준에서 작동하여 그것을 더 이상 진정으로 받아들이지 못한다. 많은 사람들이 묻는다. "왜 살생해서는 안 됩니까? 결국 동물을 죽일 때 우리는 그것을 해탈시켜 더 빨리 더 나은 생을 얻을 수 있게 해주고 있는 것인지도 모르잖아요." 우리의 태도와 사고방식은 마음의 특질과 그것이 작용하고 있는 특정한 주파수의 결과이다.

한때 주 붓다는 사촌 데바닷따와 함께 사냥을 갔다. 데바닷따는 비둘기에게 활을 쏘았으며 그 비둘기는 화살에 맞아 떨어졌다. 주 붓다는 그 새의 고통을 느끼고 즉시 달려가 화살을 빼주었다. 그러나 데바닷따는 고통을 느끼지 않았다. 그는 과녁을 맞혔기 때문에 아주 기분이 좋았던 것이다. 붓다의 의식은 더 높은 주파수 진동에 도달했으며, 그 결과 그는 새의 고통에 민감했으므로 자비심을 나타내고 있었다.

그러므로 사랑, 연민, 자선, 자비 같은 보다 높은 특질들은 각성된 차끄라에 의해 영향을 받는 마음의 표현이다. 이것이 정확히 아나하따 차끄라의 각성에 그렇게도 많은 중요성이 부여되는 까닭이다. 물론 모든 차끄라는 아주 중요하며 각각의 차끄라는 일정한 능력을 베풀지만, 모든 경전이 아나하따·아갸·물라다라 차끄라의 각성을 크게 강조한다는 것을 알게 될 것이다. 요기들은 아갸와 물라다라 차끄라를 강조하며 모든 인류는 아나하따 차끄라를 강조한다. 아나하따가 각성되면 신, 가족 구성원 그리고 모든 존재와 숭고한 관계를 가진다.

차끄라가 각성되면 마음은 저절로 변한다. 인생에서의 가치도 변하며 사랑과 관계의 질이 엄청나게 향상되어 인생에서의 실망과 좌절에 균형을 잃지 않을 수 있게 된다. 그러므로 지금보다 조금 더 고원하게 살 수 있으며 자신과 인생에 대한 태도가 훨씬 더 좋아진다.

차끄라 각성이 깰 수 없는 가족의 결합을 가져다 줄 수 있다면 더 이상 무엇이 필요한가? 행복한 가정이나 또 다른 남편 또는 아내가 필요한가? 솔직히 사람은 행복한 마음과 행복한 가정이 필요하다. 자신이 무엇을 하고 자식들이 어떤가는 문제가 되지 않는다. 먹을 것이 없는 것이 정말로 중요한가? 행복과 내적인 만족이 무엇보다 중요하며, 내가 아는 한 참된 만족은 체계적인 차끄라 각성에 의해서만 얻을 수 있다.

17
아갸 차끄라

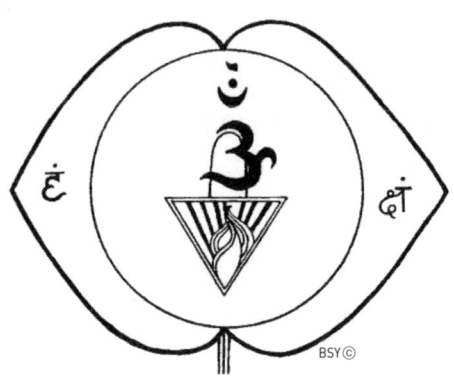

심령적인 중추들에 대한 우리의 성찰은 아갸 차끄라에서부터 시작된다. 전통에 따르면 물라다라 차끄라는 꾼달리니 샥띠의 자리이므로 대개 첫번째 차끄라로 칭해진다. 그렇지만 차끄라에 대한 고려와 연구를 아갸에서부터 시작하는 또 다른 체계가 있다.

아갸 차끄라는 세 가지 주된 나디 또는 세력—이다, 삥갈라, 수슘나—이 하나의 의식의 흐름 속으로 융합하여 정수리 중추인 사하스라라로 흘러 올라가는 합류점이다. 신화에서 이 세 나디는 세 가지 큰 강—갠지스(이다), 야무나(Jamuna, 삥갈라), 사라스와띠(수슘나를 나타내는 지하의 흐름)—으로 나타난다. 그것들은 오늘날의 알라하바드 근처에 있는 쁘라야그(Prayag) 또는 뜨리베니(Triveni)라고 하는 곳에서 한데 모인다. 인도인들은 12년마다 태양이 물병자리에 있을 때 그 합류점에서 몸을 담그면 정화될 것이라고 믿고 있다. 이 합류 장소는 상징적으로 아갸 차끄라에 해당된다.

마음이 이 합류점에서 집중되면, 세 가지 커다란 세력의 융합에 의해 개인의식의 변형이 일어난다. 개인의식은 주로 에고로 이루어져 있으며, 우리가 이원성들을 자각하는 것은 바로 에고 때문이다. 이원성이 있는 한 사마디는 있을 수 없다. 자신을 기억하는 한 자신에게서 벗어날 수는 없는 것이다.

다른 차끄라들에서도 황홀경의 경험은 있지만 우주적인 에고와 개인적인 에고의 융합은 없다. 시종일관 우리는 우리가 갖고 있는 모든 경험 뒤에서 우리 자신을 내세우려 하고 있는 것을 발견하지만, 이다와 삥갈라가 아갸 차끄라에서 수슘나와 결합하면 우리 자신을 철저히 상실한다.

이것이 우리가 무의식적이 된다는 것을 뜻하지는 않는다. 자각은 확장되고 순일해진다. 개인의 자각이 끝나고 우리는 완전히 이원성의 영역을 초월한다. 그러므로 아갸 차끄라는 마음의 정화를 일으키기 위해 경험해야 하는 아주 중요한 중추이다. 일단 마음이 정화되면 다른 차끄라들의 경험과 각성이 진행될 수 있다.

다른 차끄라들의 각성에는 어떤 문제가 있다. 이 차끄라들 각각은 좋거나 나쁘며, 긍정적이거나 부정적이며, 고통스럽거나 즐거울 수 있는 까르마의 저장분 또는 삼스까라를 그 안에 담고 있다. 그 어떤 차끄라의 각성이든 이 까르마들의 폭발 또는 표현을 표면으로 가져올 것이며, 모든 사람이 그것들에 맞설 준비가 되어 있지는 않다. 오직 이성과 이해력이 갖춰져 있는 사람들만 대처할 수 있다. 그러므로 그 커다란 세력을 각성·현현시키기 시작하기 전에 합류점에서 마음을 정화시키는 것이 가장 좋다고 한다. 그때 정화된 마음으로 다른 모든 차끄라를 각성시킬 수 있다. 그러므로 우리는 차끄라에 대한 설명을 아갸로 시작한다.

명령 중추

아갸라는 말은 '알다, 복종하다, 따르다'를 뜻하는 산스끄리뜨어 어근에서 파생된다. 문자적으로 아갸는 '명령' 또는 '감시소'를 의미한다. 그리고 점성학에서는 '구루 또는 스승'을 상징하는 목성의 중추이다. 신들 중에서 목성은 데바들의 구루이자 신들의 스승인 브리하스빠띠(Brihaspati)로 나타난다. 그러므로 이 중추는 '구루 차끄라'로도 알려져 있다.

아갸는 구루를 제자와 연결시켜주는 다리이다. 그것은 두 사람 사이에 마음과 마음의 직접적인 소통이 일어나는 것이 가능한 수준을 나타낸다. 외부의 구루(스승)와 소통이 일어나는 것은 바로 이 차끄라에서이다. 그리고 모든 감각 양상들이 회수되어 우리가 **슈냐**(shoonya, 공)의 상태로 들어가는 가장 깊은 명상 상태에서 내면의 구루의 지시가 들리는 것도 바로 여기에서이다.

이것은 이름과 모양, 주관과 객관의 경험적인 경험이 침투하지 않는 절대적인 무의 상태이다. 완전히 정적인 이 상태에서는 마음의 빛이 꺼진다. 의식이 작용을 그치고, 에고 자각이 남지 않는 것이다. 이 공 상태는 죽음의 경험과 같으며, 그것을 횡단하기 위해서는 아갸 차끄라에서 구루의 음성 또는 명령을 들어야 한다.

물론 영적 생활이 처음이라면 아직 이 문제에 직면하지 않겠지만, 그것이 올 때는 처리하기가 아주 어렵다는 것을 알게 될 것이다. 그 순간의 문제는 정신적인 것—마음의 산란함, 걱정, 근심, 불안 등—이지만, 밤이 어둡고 명상에서 아주 깊이 들어가 개인적인 자각을 상실할 때, 이 시점에서 우리를 안내해줄 수 있는 유일한 것은 아갸 차끄라를 통해 들리는 구루의 지침 또는 명령뿐이다.

그것은 '직관의 눈'이라고도 불려왔으며 개인이 성기적·심령적인 의식 차원으로 들어가는 관문이다. 아마도 이 차끄라의 가장 흔한 이름은 '제3의 눈'일 것이며, 모든 시대와 문화의 신비주의 전통들은 그것을 충분히 언급하고 있다. 그것은 두 육안 사이 중간에 자리한 심령적인 눈으로 묘사되며, 바깥이 아니라 안을 향해 본다.

인도에서 아갸 차끄라는 **디비아 착슈**(divya chakshu, 신성한 눈)나 **갸나 착슈**(jnana chakshu), **갸나 네뜨라**(jnana netra, 지식의 눈)로 불리는데, 그것은 영적인 수행자가 존재의 근간적인 성질에 대한 계시와 통찰력을 받는 통로이기 때문이다. 그것은 또한 '쉬바의 눈'으로도 불리는데, 쉬바는 아갸 차끄라의 각성과 직접 연관되어 있는 명상의 축도이기 때문이다.

아갸 차끄라가 남성보다 여성에게서 더 활동적이라는 점을 주목하는 것은 흥미롭다. 여성은 더 민감하고 심령적이며 명민하여 다가오는 사건들을 종종 예언할 수도 있다. 그렇지만 대부분의 사람들에게는 이 내면의 눈이 감겨 있으며, 그들이 바깥세상의 사건들을 본다 할지라도 진리에 대한 지식과 이해는 얻지 못한다. 이러한 의미에서 우리는 세상의 진정한 가능성들에 눈멀어 있어 인간 존재의 보다 깊은 수준들을 보지 못한다.

아갸 차끄라의 위치

아갸 차끄라는 이마 중추 바로 뒤 뇌에 위치하고 있다. 그것은 바로 척수의 꼭대기, 숨골에 있다. 처음에는 아갸의 정확한 위치를 느끼는 것이 아주 어려워 우리는 미간(브루마디아)에 있는 아갸 쉐뜨람에 집중한다. 이 두 중추는 직접 연결되어 있다. 그것이 바로 미간에 띨라까(tilaka), 찬단(chandan), 신두르(sindoor), 꿈꿈(kumkum)을 칠하는 것이 언제나 인도인의 관습이 되어온 까닭이다. 신두르는 수은을 함유하고 있어 그것을 미간에 바르면 브루마디아에서 숨골에 이르는 신경에 지속적인 압력이 가해진다. 오늘날 대부분의 사람들은 아마도 이런 물질들을 바르는 본래 목적을 잊었을지 모르지만, 그것은 종교적인 표시도, 심지어 아름답게 보이기 위한 점도 아니다. 그것은 아갸 차끄라에 대한 의식적·무의식적인 계속적인 자각을 유지할 수 있는 수단이다.

송과선은 아갸 차끄라의 육체적인 부수물이며 사하스라라의 뇌하수체라는 것도 여기서 언급되어야 한다. 뇌하수체와 송과선이 밀접하게 연결되어 있는 것처럼 아갸와 사하스라라도 그렇다. 아갸는 사하스라라 차끄라로 들어가는 대문이라고 할 수 있다. 아갸가 각성되어 올바로 작용하고 있다면 사하스라라에서 일어나고 있는 모든 경험을 잘 처리할 수 있다.

송과선은 뇌하수체의 자물쇠 역할을 한다. 송과선이 건강한 한 뇌하수체의 작용은 통제된다. 그렇지만 대부분의 사람들에게서 송과선은 8~10세가 될 때 퇴화하기 시작했다. 그다음에 뇌하수체가 작용하여 성적 의식과 관능성 그리고 세속적인 인격을 부추기는 갖가지 호르몬이 분비되기 시작했다. 이때 우리는 영적 유산과의 접촉을 상실하기 시작했다. 그렇지만 뜨라따까(trataka)와 샴바비 무드라 같은 다양한 요가 행법을 통해 송과선의 건강을 재생시키거나 유지하는 것이 가능하다.

전통적인 상징학

아갸는 두 잎 연꽃으로 상징된다. 경전에 따르면 그것은 엷은 빛깔, 비오는 날처럼 옅은 회색이다. 어떤 사람들은 그것을 달 같은 흰색이나 은빛이라고 하지만 사실 그것은 파악하기 어려운 빛깔이다. 왼쪽 잎에는 함(ह) 자, 오른쪽에는 끄샴(क्ष) 자가 있다. 함과 끄샴은 은백색으로 새겨져 있으며 쉬바와 샥띠를 위한 비자 만뜨라이다. 전자는 달 또는 이다 나디, 그리고 후자는 해 또는 삥갈라 나디를 나타낸다. 차끄라 아래에서 세 나디가—이다는 왼쪽, 삥갈라는 오른쪽 그리고 수슘나는 그 사이에서—융합한다.

연꽃 안에는 슈냐(공)를 상징하는 완전히 둥근 원이 있다. 원 안에는 샥띠—창조성과 현현—를 나타내는 역삼각형이 있으며, 삼각형 위에는 검은 쉬바링감이 있다. 쉬바링감은 많은 사람들이 믿고 있는 것처럼 남근 상징이 아니다. 그것은 성기체(아스트랄체)의 상징이다. 딴뜨라와 비교학에 따르면 성기체는 인격체의 속성이며, 쉬바링감의 형태에서 그것은 의식의 정화나 진화에 따라 세 가지 빛깔 중 하나일 수 있다.

물라다라 차끄라에서 쉬바링감은 연기처럼 자욱하여 분명치 않다. 그것은 **두므라 링감**(dhumra lingam)으로 알려져 있으며, 이것을 우리가 본능적인 삶을 살 때의 의식 상태와 비교할 수 있다. 우리는 우리 자신 또는 우리가 무엇인지에 대한 진정한 개념을 가지고 있지 않다. 아갸 차끄라는 아주 견고한 윤곽을 가진 검은색 링감을 가지고 있다. 그것은 **이따라키아 링감**(itarakhya lingam)으로 불린다. 여기 아갸에서는 진정한 나에 대한 자각이 더 예리하게 정의되며 다양한 역량이 각성되고 있다. 사하스라라에서는 의식이 각성되어 있으므로 그곳의 링감은 빛을 발한다. 그것을 **죠띠르 링감**(jyotir lingam)이라고 한다.

진화되지 않은 마음을 가진 사람이 집중하면 뿌연 기둥의 형태로 된 쉬바링감을 경험한다. 그것은 나타났다 흩어지고 다시 와서 흩어지곤 한다. 보다 깊이 집중하면 마음의 불안이 절멸되면서 링감의 빛깔이 검어진다. 그 검은색 쉬바링감에 집중함으로써 각성된 성기적 의식 안에 죠띠르 링감이 생긴다. 그러므로 아갸 차끄라의 검은색 링감은 더 커다란 영적 차원의 삶을 열어주는 열쇠이다.

쉬바링감 위에는, 맨 위에 꼬리모양이 있고 그 위에 초승달과 빈두가 있는 옴이라고 하는 전통적인 상징이 있다. 옴은 아갸 차끄라의 비자 만뜨라이자 상징이며, 그 형태 위에는 소리 의식의 흔적인, 낫 끝부분에서 동강난 조각 같은 문양이 보일 수 있다. 빠람쉬바(Paramshiva)는 아갸 차끄라의 신으로, 일련의 번개 섬광처럼 빛난다. 그 여신은 아주 많은 달과 같은 여섯 개의 얼굴을 한, 순수한 마음을 가진 하끼니(Hakini)이다.

각 차끄라는 **딴마뜨라**(tanmatra, 특정한 감각양상), **갸넨드리야**(jnanendriya, 감각 인식 기관), **까르멘드리야**(karmendriya, 행위 기관)를 소유하고 있는데, 아갸 차끄라의 딴마뜨라, 갸넨드리야, 까르멘드리야는 모두 마음인 것으로 여겨진다. 마음은 다른 차끄라들의 갸넨드리야인 다양한 감각기관들로부터의 감각 데이터 입력에 의해서가 아니라 미묘한 수단에 의해 지식을 얻을 수 있다. 마음은 아갸 차끄라가 각성될 때 작용하게 되는 여섯번째 또는 직관적인 감각을 통해 바로 지식을 인식한다. 이 감각은 마음의 갸넨드리야이다. 마찬가지로 마음은 육체의 도움 없이 적극적으로 현현할 수 있다. 이는 아갸 차끄라의 각성으로 현현되는 유체이탈의 능력이다. 그러므로 마음은 아갸의 까르멘드리야로 여겨진다. 이 중추의 운용 양식은 순전히 정신적이며 그래서 딴마뜨라 또한 마음이다. 그 수준은 **따빨로까**(tapa loka)인데, 여기서 불완전성의 흔적이 정화되고 까르마가 타버린다. 비슛디 차끄라와 더불어 아갸는 심령적인 발전을 시작시키는 **위갸나마야 꼬샤**(vijnanamaya kosha)를 위한 기초를 형성한다.

아갸에서 각성이 일어날 때 갖는 경험은 종종 간자(마리화나)나 그런 유형의 다른 약물에 의해 유발되는 것과 유사하다. 이 각성된 차끄라를 명상하는 사람은 아침 해처럼 빛나고 있는 타오르는 등불을 보며, 불과 해 그리고 달의 영역 안에 거주한다. 그는 마음대로 다른 사람의 몸에 들어갈 수 있으며, 모르는 것이 없고 내다보지 못하는 것이 없는 무니(muni)들 중 가장 탁월한 사람이 된다. 그는 모든 사람의 은인이 되며 모든 샤스뜨라(shastra)에 정통하다. 그는 브라흐만과의 통일성을 깨닫고 싯디를 획득한다. 여러 중추들에의 명상에서 생기는 서로 다른 결과들은 이 중추 하나만 명상함으로써 모두 실현할 수 있다.

아갸와 마음

아갸는 본질적으로 마음의 차끄라로, 보다 높은 자각 수준을 나타낸다. 물라다라나 스와디스타나 또는 마니뿌라 차끄라에 집중하거나 외부의 사물 또는 하나의 관념에 집중할 때마다 아갸는 집중 정도에 따라 때로는 부드럽게, 또 때로는 강하게 영향을 받는다. 우리가 시각화하거나 밤에 꿈꿀 때 일어나는 내면의 광경은 아갸를 통해 온다. 먹거나 자거나 이야기하고 있으면서 그것을 자각하지 않을 경우에는 아갸가 작용하지 않지만, 우리가 이야기하고 있고 우리 자각의 한 지역이 그것을 알고 있을 경우 이 앎, 이 자각은 아갸의 기능이다.

아갸를 계발하면 감각의 도움 없이 지식을 가질 수 있다. 보통 모든 지식은 감각이 뇌로 인도하는 정보, 그리고 전뇌에서 일어나는 분류·논리·지능의 절차에 의해 우리에게 온다. 그렇지만 아갸 차끄라가 자리하고 있는 소뇌는 인드리야(감각)의 도움 없이 직접 지식을 획득할 수 있는 역량을 가지고 있다. 날씨가 흐리면 우리는 논리를 통해 비가 올 것이라는 것을 알 수 있다. 그러나 하늘에 구름이 없는데 비가 올 것이라는 것을 의심 없이 안다면, 이는 직관과 인식이 아주 예리하며 아갸 차끄라가 작용하고 있다는 것을 뜻한다.

아갸가 각성되면 개인적인 마음의 변덕이 사라지고 정화된 **붓디**(buddhi, 미묘한 지성 또는 보다 높은 인식)가 현현한다. 무지와 식별력 부족의 원인인 집착은 떨어져버리고 **상깔빠 샥띠**(sankalpa shakti, 의지력)가 아주 강해신다. 개인적인 다르마(dharma)에 순응하기만 한다면 정신적인 결심은 거의 즉시 결실을 맺는다.

아갸는 우리가 몸과 마음 안에 있는 것들을 포함한 모든 사건의 초연한 관찰자가 되는 목격 중추이다. 여기서 눈에 보이는 모든 외양의 근간에 있는 감춰진 본질을 '보기' 시작하게 해주는 자각 수준이 계발된다. 아갸가 각성되면 상징들의 의미와 의의가 의식적인 인식 속으로 번쩍이며 직관적인 지식이 노력 없이 생겨 '예지자'가 된다.

이것은 삼스까라(정신적인 경향)에 따라 갖가지 싯디가 나타나는 초감각적

인식의 중추이다. 이 이유 때문에 아갸 차끄라는 바로 척수 꼭대기에 있는 매듭과 닮았다고 한다. 딴뜨라에 따르면, 이 매듭을 **루드라 그란티**(쉬바의 매듭)라고 한다. 이 매듭은 아갸 각성을 수반하는 새로 계발된 싯디들에 대한 수행자의 집착을 상징한다. 심령적인 현상에 대한 집착이 극복되어 의식에서의 매듭이 풀릴 때까지 이 매듭은 영적인 진화를 효과적으로 봉쇄한다.

인과 이해하기

아갸 차끄라가 각성될 때까지 우리는 미혹 속에 있으며, 만사를 부정확하게 보고, 사랑과 집착, 증오와 질투, 비극과 희극, 승리와 패배, 그리고 그 밖의 많은 것들에 대해 많은 커다란 오해를 갖는다. 우리의 두려움은 근거가 없으며 질투와 집착도 그렇지만, 여전히 우리는 그것들을 가지고 있다. 우리 마음은 제한된 영역 안에서 작용하고 있으며 우리는 그것을 초월할 수 없다. 우리가 밤에 꿈을 꾸고 우리의 꿈 경험이 상대적인 것처럼, 우리는 또한 깨어 있는 상태에서도 꿈을 꾸고 있으며 그 경험은 상대적이다. 우리가 꿈에서 깨어나는 것과 같은 식으로, 아갸가 각성되면 우리가 살고 있는 이 현재의 꿈에서 깨어나는 절차가 있으며 우리는 원인과 결과의 관계를 충분히 이해할 수 있다.

 삶에 관한 인과의 법칙을 이해하는 것이 우리에게는 필요하며, 그렇지 않으면 인생의 사건들에 침울해지고 슬퍼진다. 아이를 낳았는데 그 아이가 바로 뒤에 죽는다고 해보자. 왜 그것이 일어났는가? 태어나자마자 곧바로 죽을 거라면 대체 그 아이는 왜 태어났는가? 인과의 법칙들을 이해할 때만 그 이유를 이해할 수 있다.

 인과는 즉각적인 사건이 아니다. 각각의 모든 행위는 원인이자 결과다. 우리가 가지고 있는 이번 삶은 결과이지만 그 원인은 무엇인가? 그것을 발견해야 한다. 그때 비로소 원인과 결과의 관계를 이해할 수 있다. 이런 법칙들을 알 수 있는 것은 바로 아갸 차끄라가 각성되고 나서일 뿐이다. 이후로는 삶에 대한 모든 철학적인 태도와 접근방식이 변한다. 인생의 그 어떤 사건도 우리에게 불리한 영향을 주지 못하며, 삶 속으로 들어왔다 삶에서 사라져버리는 갖가지 대상들과 경험들이 더 이상 우리를 괴롭히지 못한다. 우리는 모든 인생사에 참여하면서 충분히 살되 초연한 목격자로서 산다. 인생은 빠른 물결처럼 흐르고 우리는 그것과 함께 순종하며 움직인다.

아갸에서 사하스라라로 나아가기

아갸 차끄라에 도달하는 것은 수행, 훈련, 굳건한 믿음, 끈질긴 노력을 요구한다. 우리의 현재 마음 상태로는 사하스라라에 도달하는 방법을 아는 것이 가능하지 않지만, 일단 아갸 차끄라가 활동하게 되면 월등한 인식을 계발하여 사하스라라에 도달할 수 있는 법을 깨닫게 된다. 그것은 뭉게르에서 봄베이의 마린 드라이브까지의 여행을 시작하는 것과 같다. 그 여행의 가장 중요한 단계는 봄베이까지의 오랜 기차 여행이다. 일단 봄베이에 가기만 하면 마린 드라이브에 도착하는 것은 문제가 아니다. 길을 찾는 것은 쉽다. 택시를 잡아 거기에 가면 되는 것이다. 그래서 내 의견으로는 아갸 차끄라에서 사하스라라에 도달하는 방법을 아는 것이 중요한 게 아니라 아갸를 각성시키는 법을 아는 것이 필수적이다.

18
물라다라 차끄라

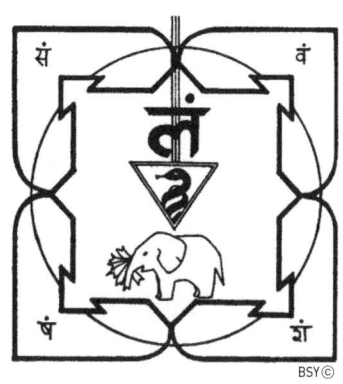

산스끄리뜨어 **물라**(moola)는 '뿌리' 또는 '토대'를 뜻하며, 그것은 바로 정확히 이 차끄라를 말한다. 물라다라는 차끄라 체계의 뿌리에 있으며 그 영향력은 우리 존재 전체의 뿌리에 미친다. 생명의 추진력은 몸을 통해 올라가, 사하스라라로 알려진 지역에서 가장 넓게 팽창된 자각으로 꽃피운다. 가장 조야하고 가장 기본적인 이 차끄라가 우리를 최고 의식으로 안내한다는 것은 커다란 역설로 보인다.

상캬 철학에서 물라다라의 개념은 육체적인 성질의 초월적 근거인 **물라 쁘라끄리띠**로 이해된다. 온 우주와 그 모든 사물은 진화해 나오는, 그리고 소멸 후에 돌아가는 어떤 근거가 있음에 틀림없다. 모든 진화의 본래 원천은 물라 쁘라끄리띠이다. 물라다라는 물라 쁘라끄리띠의 근거로서, 이름과 모양의 세계에서 현현하는 모든 것을 책임진다.

딴뜨라에서 물라다라는 꾼달리니 샥띠의 자리, 보다 높은 깨달음의 가능성이 생기는 근거이다. 이 위대한 잠재력은 똬리 튼 뱀의 모양으로 잠복하고 있다고 한다. 깨어나면 그것은 궁극적인 깨달음의 경험이 일어나는 사하스라라에 도달할 때까지 척수의 수슘나 나디를 통해 올라간다. 그러므로 물라다라의 각성은 꾼달리니 요가에서 대단히 중요한 것으로 여겨진다.

위치

남성의 몸에서 물라다라의 자리는 음낭과 항문의 중간에 있는 회음 약간 안쪽에 있다. 그것은 모든 종류의 감각을 전하고 정소와 바로 연결되어 있는 저 신경 복합체의 내적인 면이다. 여성의 몸에서 물라다라 차끄라는 자궁경부 뒤쪽에 있다.

남성과 여성의 몸 모두에는 물라다라 차끄라에 매듭 같은 퇴화한 샘이 있다. 산스끄리뜨어로 이것을 **브라흐마 그란티**(브라흐마의 매듭)라고 한다. 이 매듭이 그대로 있는 한 이 지역에 위치한 에너지는 차단되어 있지만, 매듭이 풀리는 순간 샥띠가 각성된다. 브라흐마 그란티가 느슨해지기 시작하는 것은, 개인이 신성한 의식의 가능성으로 본능적인 동물의 삶보다 더 커다란 세력과 목적으로 각성될 때뿐이다. 개인의 열망이 깨어날 때 의식은 뿌리 중추로부터 해탈되기 시작한다.

많은 사람들이 꾼달리니가 물라다라 차끄라에 있다는 것을 믿는 것에 대해 주저하고 부끄러워하면서 그것이 마니뿌라에 있다고 주장하는데, 그들은 이 거룩한 꾼달리니 샥띠를 신성치 않은 성적 체계와 연관시키고 싶어 하지 않기 때문이다. 그렇지만 물라다라 차끄라에 있는 이 아주 작은 샘은 무한한 에너지를 담고 있으며, 많은 심령적·영적인 경험이 물라다라에서 기원한다는 것을 과학적인 조사는 보여준다. 물라다라가 성적인 영역에 자리하고 있다고 해서 불순한 중추가 되는 것은 아니다.

전통적인 상징학

물라다라 차끄라는 전통적으로 진홍색 네 잎을 가진 연꽃으로 표현된다. 각각의 잎에는 **밤**(vam वं), **샴**(शं), **샴**(षं), **삼**(सं) 자가 금빛으로 씌어 있다.

과피(果皮)에는 흙 원소의 상징인 노란 사각형이 있는데, 이 사각형은 여덟 개의 황금 창(각 모서리에 넷, 기본 방위에 넷)으로 에워싸여 있다. 이 창들은 기본적인 흙의 창 위에 있는 일곱 개의 꿀라(Kula) 산을 나타낸다고 한다.

흙 원소의 얀뜨라인 금빛 사각형은 일곱 개의 코를 가진 코끼리에 의해 지탱되고 있다. 코끼리는 모든 육상 동물 중에서 가장 크며 대단한 강인함과 튼튼함을 소유하고 있다. 이것들은 절대 안정적인 견고한 장소에 있는 커다란 잠재력인 물라다라의 속성들이다. 코끼리의 일곱 개 코는, 육체적인 작용에 극히 중요한 일곱 가지 광물을 가리킨다. 산스끄리뜨어로 그것들을 **삽따 다뚜**(sapta dhatu)라고 한다. 일곱 개 코를 가진 코끼리는 위대한 마음, 위대한 창조성의 매개체이다.

사각형 중심의 코끼리 등에 타고 있는 것은 짙은 붉은색 역삼각형이다. 이것은 만물의 창조성과 다양성을 책임지는 샥띠 또는 창조적 에너지의 상징이다. 삼각형 안에는 뿌연 회색의 스와얌부(swayambhu) 또는 두므라 링가가 있다. 아스트랄체를 나타내는 이 링감 주위에는 꾼달리니가 세 번 반 감겨져 있으며 그 광택은 번개와 같다. 3은 개인에게 있는 세 구나(자연의 특질)를 나타낸다. 세 구나가 작용하고 있는 한 에고의 속박 안에서 개체성이 작용하고 있다. 반은 초월성을 나타낸다.

딴뜨라에서는 이 뱀을 거대하거나 끝없는 시간을 뜻하는 **마하깔라**(mahakala)라고 한다. 여기서 꾼달리니는 시간과 공간 너머에 있는 무의식의 자궁 속에 누워 있다. 현현하기 시작할 때 꾼달리니는 인간성과 개체성의 차원들로 들어가 시간과 공간에 예속된다. 그것은 사람의 개인적인 형태와 틀, 그리고 의식 안에 있는 위대한 뱀의 힘의 각성이다. 그렇지만 대부분의 사람들에게서 그것은 잠복해 있다. 각성된 상태에서 꾼달리니 샥띠는 우리의 영적 잠재력을 나타내지만, 잠복 상태에서는 우리의 기본적인 존재를 지탱하는 저 본능적인 수준의 생명을 나타낸다. 두 가능성 모두 물라다라에 있다.

역삼각형 꼭대기에는 비자 만뜨라 **람**(lam 려)이 있다. 만뜨라 위 빈두 안에는 코끼리 데바 가네샤(Ganesha)와 네 팔, 그리고 형형한 붉은 눈을 가진 데비 다끼니(Dakini)가 있다. 그녀는 동시에 떠오르고 있는 많은 태양의 광채처럼 휘황찬란하다. 그녀는 늘 순수한 지성의 전달자이다.

물라다라와 연관된 딴마뜨라(감각)는 후각이며, 심령적인 냄새가 현현하는 것은 바로 여기이다. 갸녠드리아(감각기관)는 코이며, 까르멘드리야(활동기관)는 항문이다. 물라다라 각성은 종종 미저골 또는 항문 주위의 가려운 느낌을 수반하기도 하며, 후각이 너무 예민해져 참을 수 없는 악취를 맡기도 한다.

물라다라는 아갸 차끄라 각성을 위한 직접적인 스위치이다. 그것은 유한한 존재의 첫번째 수준인 **불로까**(bhuloka)에 속하며 **아빠나**(apana)의 주 중추이다. 물라다라는 또한 음식 흡수, 그리고 배변과 관련되어 있는 **안나마야 꼬샤** (annamaya kosha, 영양의 몸)의 자리이기도 하다.

물라다라 차끄라에서 꾼달리니를 명상함으로써 사람은 연설의 주, 사람들의 왕, 모든 종류의 학습의 달인이 된다. 그는 늘 모든 질병으로부터 자유로워지며 언제나 쾌활하다.

나디 균형 잡기

물라다라는 세 가지 주된 심령적 통로(나디)가 출현하여 척수로 흘러 올라가는 기초이다. 정신적인 세력인 이다는 물라다라 왼쪽에서 출현하고, 생명유지에 필요한 삥갈라는 오른쪽에서, 그리고 영적인 세력인 수슘나는 중앙에서 출현한다. 딴뜨라에 따르면 이 방사 지점은 폭발성이 매우 강하다. 이다와 삥갈라의 음 세력과 양 세력이 완전히 균형 잡히면 잠복된 꾼달리니를 깨우는 각성이 여기서 발화된다. 보통 이다와 삥갈라 나디의 이 균형 상태는 산발적으로, 그리고 잠깐 동안만 성취될 수 있다. 이는 온화한 각성을 유발시키기에 충분하며, 이 상태에서 꾼달리니는 스와디스타나나 마니뿌라까지 올라갔다가 물라다라로 다시 떨어진다.

그러므로 하타 요가 행법들, 특히 쁘라나야마 행법들은 꾼달리니 요가에서 아주 중요하다. 그것들이 심령적인 흐름들을 정화시키고 다시 균형 잡기 때문이다. 일단 이다와 삥갈라의 균형 상태가 자리 잡혀 진행되면, 물라다라에서 일어난 각성이 폭발적이 되며 꾼달리니가 커다란 세력으로 일어나면서, 사하스라라에 있는 자신의 궁극적인 목적지에 도달할 때까지 도중의 모든 장애를 극복한다.

쁘라놋타나 대 꾼달리니

많은 사람들이 명상에서, 샥띠가 척수를 통해 물라다라에서 뇌로 올라가는 것을 느끼는 경험을 가진다. 그렇지만 대부분의 경우 이것은 꾼달리니 각성이 아니라 쁘라놋타나(pranotthana)라고 하는 쁘라나 세력의 방출이다. 이 예비 각성은 물라다라에서 시작되어 부분적으로만 차끄라들을 정화시키면서, 삥갈라 나디를 통해 척수를 올라가 마침내 뇌에 도달하여 거기서 보통은 흩어진다.

이 유형의 각성에서는 샥띠의 경험이 거의 유지되지 않는다. 그렇지만 그것은 수행자에게, 전혀 다르고 보다 강력한 각성인 궁극적인 꾼달리니 각성을 준비시키지 않는다. 꾼달리니 각성 뒤에 개인은 다시는 결코 이전과 같지 않을 것이다. 여기서 영원히 접근 가능한, 심령적인 각성에 의해 수반되는 세력이 상승한다. 설사 그것이 다시 떨어진다 할지라도 잠재력은 언제나 거기 있을 것이다.

물라다라와 성적 표현

물라다라 차끄라의 각성은 아주 중요한데, 먼저 그것은 꾼달리니의 자리이기 때문이며, 두번째로는 위대한 따마스의 자리이기 때문이다. 모든 열정은 물라다라에 저장되어 있으며, 모든 죄의식과 모든 콤플렉스 그리고 모든 고뇌의 뿌리가 여기에 있다.

이 차끄라는 배변·배뇨·성·생식 기관과 생리학적으로 관련되어 있다. 모든 사람이 이 차끄라를 각성시켜 그로부터 벗어나는 것이 매우 중요하다. 우리의 삶, 욕망, 행위, 성취는 성적 욕망에 의해 지배되므로 삶에서 우리가 하는 것은 무엇이든 보다 낮은 그 차끄라의 표현이다. 보다 낮은 삼스까라와 까르마는 거기에 깊이 새겨져 있으며, 보다 낮은 환생에서처럼 우리의 모든 존재는 성적 인격체에 바탕을 두고 있다. 지그문트 프로이트 또한 이 점을 강조했다. 의복, 음식, 친구, 집안 가구, 실내장식 등의 선택은 성적 자각의 영향을 받는다고 그는 말했다.

죄의식과 강박관념으로 고통 받는 모든 정신분열증 환자, 노이로제 환자, 미친 사람들은, 샥띠를 물라다라 차끄라로부터 해방시키지 못한 사람들이다.

그 결과 그들의 삶은 균형을 잃은 것이다.

성적 충족과 성적 좌절은 우리 삶을 지배한다. 성적 충동이 삶에서 제거된다면 모든 것이 변할 것이다. 종종 우리는 쓰라린 경험 때문에 성생활에 반응을 보여 다시는 같은 길을 가지 않겠다는 맹세를 하기도 한다. 진저리가 나서 그 때문에, "더 이상은 아니야."라고 말한다. 그러나 이것은 해결책이 아니다. 그것은 반작용일 뿐 우리 마음의 영원한 구조물이 아니다.

물라다라 차끄라가 정화되지 않으면 뇌의 그 상응 중추는 언제나 따마식하게 남아 있을 것이다. 우리는 오늘과 같은 유형의 삶을 살 수 있지만 그것을 훨씬 더 좋게 만들 수 있다. 성관계가 죄가 아니라 의식이 각성되어야 하며 모든 행위의 목적이 바뀌어야 한다. 성행위의 목적은 세 가지이며, 이 세 가지 목적은 마음의 수준과 주파수에 달려 있다고 딴뜨라에는 분명히 언급되어 있다. 어떤 사람들은 그것을 생식을 위해 하고, 또 어떤 사람들은 쾌락만을 위해 하기도 하는데, 왜냐하면 그것이 그들 마음의 수준이기 때문이다. 어떤 사람들은 사마디의 창문을 열기 위해 그것을 한다. 그들은 생식이나 열정의 충족에는 관심을 갖지 않는다. 그들은 경험을 일깨워 그것을 승화시키는 것에만 관심이 있는 것이다.

그 경험을 통해 그들은 보다 높은 중추들을 연다. 그래서 평범한 성행위를 하는 사람들은 먼저 물라다라 차끄라를 각성시켜야 한다. 또한 성행위를 통해 여성은, 파트너가 요기일 경우 물라다라와 스와디스타나 차끄라를 각성시킬 수 있다. 일반적으로 이런 차끄라들이 각성되기 위해서는 끄리야 요가, 그리고 바즈롤리 같은 기법들을 수련해야 할 것이다.

우리가 모두 이해해야 하는 또 다른 중요한 것이 있다. 보다 낮은 충동들을 제어한 사람, 보다 높은 수행을 하고 있는 요기는 배우자, 결혼관계를 포기할 필요가 없다. 요기가 되기 위해 성을 포기해야 한다고 생각한다면 왜 먹는 것과 자는 것은 포기하지 않는가? 요가는 이런 것들을 포기하는 것과 아무런 관계가 없다. 그것은 그것들의 목적과 의미를 바꾸는 것에만 관계하는 것이다.

수천 년 동안 사람이 저질러온 가장 커다란 실수는, 자신과 싸워오고 있다는 것이다. 그는 성을 포기하고 싶어 하지만 하지 못했다. 그러므로 물라다라 각성이 일어나는 것이 중요하다. 그때 마음을 완전히 자유롭게 만들 수 있다.

물라다라 각성 관리하기

요가 수련이나 그 밖의 영적 훈련의 결과 물라다라에서 각성이 일어나면, 분출하고 있는 화산이 지구 아래에 숨겨진 것들을 표면으로 밀어내는 것과 같은 식으로 많은 것들이 의식적인 자각 속으로 폭발한다. 꾼달리니가 각성되면, 전에는 전혀 의식적으로 알지 못했을지도 모르는, 인간 존재의 무의식적인 장에 있는 것들이 동시에 각성된다.

물라다라가 각성되면 수많은 현상이 일어난다. 많은 수행자가 경험하는 첫 번째 것은 아스트랄체의 공중부양(유체이탈)이다. 육체를 뒤에 남긴 채 공간에서 위로 떠다니는 감각을 갖는 것이다. 이것은 상승 운동량이 아스트랄체로 하여금 육체와 분리되어 위로 움직이게 하는 꾼달리니 에너지에 기인한다. 이 현상은 아스트랄 차원에, 그리고 어쩌면 정신적인 차원에도 제한되어 있으며, 보통 공중부양—육체의 실제 위치이동—이라고 하는 것과는 다르다.

아스트랄체의 공중부양 외에 때로는 투시나 투청 같은 심령적인 현상이 경험되기도 한다. 흔하게 나타나는 그 밖의 것들에는, 미저골 지역에서의 움직임이나 점점 더 따뜻해지는 느낌, 뭔가가 척수를 천천히 기어 올라가는 듯한 느낌이 있다. 이런 느낌들은 샥띠 또는 각성된 꾼달리니의 상승으로부터 유래한다.

대부분의 경우, 마니뿌라 차끄라에 도달하면 샥띠는 물라다라로 다시 올라가기 시작한다. 때때로 수행자는 에너지가 머리 꼭대기로 올라가는 것을 느끼기도 하지만, 보통은 샥띠의 아주 작은 부분만이 마니뿌라를 넘어갈 수 있다. 더 이상의 꾼달리니 상승을 위해서는 반복적인 간절한 시도가 필요하지만, 일단 꾼달리니가 마니뿌라 차끄라를 지나기만 하면 심각한 장애는 거의 만나지 않는다.

그렇지만 꾼달리니가 물라다라에서 스와디스타나로 상승하고 있을 때 수행자는 억압된 모든 감정, 특히 보다 원초적인 성질의 감정들이 표출되는 대단히 중요한 시기를 경험한다. 이 기간 동안에는 열정들이 올라오고 모든 종류의 심취가 계속해서 일어나면서 수행자를 극도로 짜증나게 만들고 가끔씩은 불안정하게 만들기도 한다. 그는 한순간 조용히 묵상하면서 앉아 있다가 다음 순간에는 누군가에게 물건을 휙 집어던지기도 한다. 어떤 날은 몇 시간 동안 내내 깊이 자기도 하고, 또 어떤 날은 새벽 한두 시에 일어나 목욕하고 명상하기도 한다. 어떤 때는 아주 들뜨고 요란하며 수다스럽다가도 때로는 말이 없어지기도 한다. 이 단계에서 수행자는 종종 노래에 대한 맹목적인 애호를 보이기도 한다.

이 강렬한 심령적·감성적 격변기 중에는 자질 있고 이해심 있는 구루의 안내가 필수적이다. 어떤 사람들은 이 감정적 소란을 커다란 추락의 징후로 여길지도 모르지만, 그것은 진화를 가속시킬 영적인 삶의 필수적인 부분이라는 것을 구루는 각각의 모든 수행자에게 확신시켜줄 것이다. 이 폭발이 일어나지 않는다 할지라도 같은 정화절차가 여전히 일어날 것이지만, 세세생생 문제들이 생겼다가 스스로 해결되어 나가듯이, 아주 천천히 일어난다.

물라다라는 꾼달리니 요가 행법들을 통해 각성되는 심령적인 중추들 중에서 가장 중요하고 흥미진진하되 또한 혼란스러운 것 중 하나이다. 이 이유 때문에 아갸 차끄라 각성은 항상 물라다라 각성을 수반할 수밖에 없다. 아갸 차끄라의 정신적인 능력은 수행자에게 물라다라 각성의 사건들을 보다 큰 이해력을 가지고 객관적으로 목격할 수 있도록 한다. 이는 모든 경험을 덜 혼란스럽고 덜 충격적으로 만들어준다.

아갸가 각성되면 물라다라가 각성되기 가장 쉬운 차끄라는 것을 알게 될 것이다. 거친 마음은 이 중추에 집중하여 그것을 쉽게 조종할 수 있다. 몸과 마음이 그 동물적인 속박들을 깨기 시작하면서, 자각이 확장되어 창조적인 잠재력의 더 커다란 가능성을 기대할 수 있다.

19
스와디스타나 차끄라

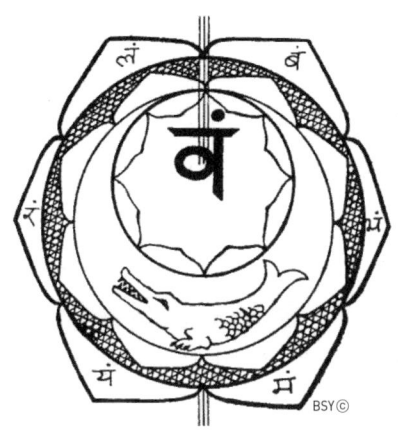

산스끄리뜨어 스와(swa)는 '~자신의'를 뜻하며 **아디스타나**(adisthana)는 '거주처'를 의미한다. 차끄라 체계에서 물라다라가 아주 중요한 위치를 차지하고 있지만, 물라다라에 아주 가까이 자리하고 있는 스와디스타나 또한 물라다라에서의 꾼달리니 샥띠 각성을 책임진다. 사실 이전에는 꾼달리니의 자리가 스와디스타나에 있었지만, 추락의 결과 마하꾼달리니(mahakundalini)가 물라다라에서 휴식하게 되었다고 한다.

위치
스와디스타나는 거친 몸에서는 생식 체계와 배뇨 체계에 해당하며, 생리학적으로 전립선 또는 자궁-질 신경총과 관련되어 있다. 스와디스타나의 위치는 척주 기부, 미저골 수준에 있다. 이것은 바로 항문 위에서 느낄 수 있는 작은 공 모양의 뼈이다. 해부학적으로는 남성과 여성의 몸 모두에서 물라다라 차끄라와 아주 가깝다. 스와디스타나 쉐뜨람은 골반 뼈 수준에서 몸의 앞쪽에 있다.

전통적인 상징학

스와디스타나 차끄라는 원초적인 무지의 자리이기 때문에 검은색으로 경험할 수 있다. 그렇지만 전통적으로는 여섯 잎 주홍색이나 오렌지색 연꽃으로 그려진다. 각각의 잎에는 **밤**(bam ब), **브함**(bham भ), **맘**(म), **얌**(य), **람**(ram र), **람**(lam ल) 자가 번개 빛으로 씌어 있다.

    이 차끄라의 원소는 연꽃 과피 안에 있는 흰 초승달로 상징되는 물이다. 초승달은 더 이상의 두 얀뜨라를 만들어내는 두 개의 원에 의해 형성된다. 큰 것은 바깥쪽으로 향한 잎들을 가지고 있으며 존재의 의식적인 차원을 나타낸다. 초승달의 안쪽에는, 안쪽을 향하고 있는 잎들이 있는, 비슷한 잎으로 되어 있지만 더 작은 원이 있다. 이는 형태 없는 까르마의 저장소인 무의식적인 차원이다. 이 두 얀뜨라는 초승달 안에 있는 흰색 악어에 의해 분리되어 있다. 악어는 무의식적인 삶의 모든 환영을 전달하는 매개이다. 그것은 까르마의 숨은 움직임을 상징한다. 악어 위에는 청정무구하며 하얀 비자 만뜨라 **밤**(vam ल) 이 있다.

    만뜨라의 빈두 안에는 데바 비쉬누와 데비 라끼니가 거주한다. 비쉬누는 팔이 네 개이며, 몸은 빛을 발하는 파란색이고, 노란색 옷을 입고 있으며 보기에 아름답다. 라끼니는 파란 연꽃색이며 천상의 옷과 장식으로 덮여있다. 그녀의 올려진 팔들은 갖가지 무기를 가지고 있으며, 그녀의 마음은 넥타를 마심으로써 고양되어 있다. 그녀는 식물계의 여신이며, 스와디스타나 차끄라는 식물계와 밀접하게 관련되어 있기 때문에 채식 준수는 이 차끄라 각성을 위한 중요한 수행이라고 한다.

    스와디스타나에 해당하는 로까는 중간 영적 자각 수준인 **부바르**(bhuvar) 이다. 이 차끄라와 연결된 딴마뜨라(감각)는 미각이며 갸넨드리야(감각기관)는 혀이다. 까르멘드리야(행위기관)는 성기와 신장, 그리고 배뇨기관이다. 스와디스타나의 주 바유(vayu)는 몸 전체를 도는 **비아나**(vyana)이며, 스와디스타나와 마니뿌라는 **쁘라나마야 꼬샤**(pranamaya kosha)의 자리다.

    스와디스타나 차끄라에서 꾼달리니를 명상하는 사람은 내부의 적들, 즉 음욕, 분노, 탐욕 등으로부터 즉시 자유로워진다고 한다. 감로 같은 그의 말은 사리에 잘 맞는 강연에서 산문과 운문으로 흐른다. 그는 무지의 어둠을 밝히는 태양과 같이 된다.

무의식의 집

스와디스타나는 개별적인 인간 존재의 하층 또는 기초로 여겨진다. 뇌에서의 그 상응물은 무의식적인 마음이며 그것은 정신적 인상(삼스까라)의 창고이다. 무의식적인 인격체의 모든 까르마, 전생, 이전의 경험, 보다 커다란 차원은 스와디스타나 차끄라로 상징될 수 있다. 개별적인 존재는 무의식적인 마음속에 뿌리를 틀고 있으며, 이 차끄라 수준에서 느껴지는 많은 본능적 충동은 무의식 깊은 곳에서부터 끓어오른다.

딴뜨라에는 동물과 동물의 주인에 대한 개념이 있다. 산스끄리뜨어 **빠슈**(pashu)는 동물을 뜻하며 **빠띠**(pati)는 주인을 의미한다. **빠슈빠띠**는 모든 동물적 본능의 주인 또는 지배자이다. 이것은 주 쉬바의 이름 가운데 하나이며 스와디스타나 차끄라의 속성 중 하나이기도 하다. 신화에 따르면 빠슈빠띠는 완전한 무의식이다. 그것은 인간 진화의 첫 중대 시점 동안 물라다라 차끄라와 동물적인 경향에 대한 절대적인 지배력을 가진다.

스와디스타나의 무의식적인 원리를 결코 비활동적이거나 잠복적인 절차로 여겨서는 안 된다. 오히려 그것은 정상적인 의식보다 훨씬 더 역동적이고 강력한 절차이다. 샥띠가 스와디스타나 차끄라로 들어가면 이 무의식적인 상태의 압도적인 경험이 온다. 그것은 그 무의식의 명백한 표출인 물라다라와는 다르다. 물라다라에서는 보다 낮은 진화단계의 까르마가 분노, 탐욕, 질투, 열정, 사랑, 증오 등의 형태로 발현된다. 거기에서 우리는 그 까르마를 공공연히 발현·표출하면서 그것을 해결해나간다. 그렇지만 스와디스타나 수준에는 의식적인 활동 또는 발현이 없다. 이는 모든 것이 잠재적인 상태로 존재하는 히란야가르바(우주의 자궁)이다. 《리그베다》는 말한다. "태초에 히란야가르바가 있었으며 그다음에 살아 있는 모든 존재, 존재하는 모든 존재가 생겼으니, 그는 만물의 보호자였다."

집단무의식에서 삼스까라와 까르마는 씨앗 상태로 존재한다. 예를 들어,

어제 우리는 즐겁거나 고통스런 경험을 가졌을지 모른다. 그 경험은 오늘 우리의 의식적인 자각에 작용하여 그것을 채색시키는 잠재의식적인 과정 또는 세력이 되었다. 우리가 의식적으로 회상하지 않는 과거로부터의 이 같은 많은 경험이 있지만, 그럼에도 그것들은 우리의 일상 행동과 태도, 반응을 결정하는 데 한 역할을 하고 있다. 이런 식으로 우리에게 영향을 주고 있는 많은 까르마가 있지만 우리는 그것들을 전혀 자각하지 못하고 있다.

딴뜨라에 따르면 각각의 모든 인식, 경험, 연상은 기록된다. 만일 우리가 다툼이나 쓰라린 교류를 가진다면 그것은 아주 강한 기록이다. 그렇지만 길에서 우연히 누군가를 지나치면서 그를 바라보고 계속 걷는다 해도 이 또한 기록된다. 많은 것들이 우리의 연상 범위 안에 오며 그것들은 모두 자동적으로 기록된다. 그것들은 분석되지는 않지만, 줄로 살짝 깎아내듯이 마음의 어떤 층에 단순히 새겨진다. 의식에 자동적으로 기록된 그 모든 무의미하고 비인상적인 까르마가 전체 무의식을 형성한다.

꾼달리니 요가에서 스와디스타나는 무의식에 깊이 새겨져 있는 이런 까르마들이, 상승하고 있는 꾼달리니를 통과하도록 허락하지 않는다는 의미에서 종종 장애로 여겨지기도 한다. 최초 각성 뒤에 꾼달리니는 오직 스와디스타나에서의 까르마 방해물 때문에 이따금씩 잠복상태로 돌아가기도 한다. 이런 까르마들은 분석의 범위 너머에 있다. 그것들은 실질적으로 형태가 없지만 커다란 세력이다. 대충 분석하기 위해, 우리가 온갖 종류의 것들을 떨어뜨리는 큰 물탱크가 있다고 해보자. 그 탱크를 5년 뒤에 비우고 내용물을 살펴본다면, 그것들은 더 이상 우리가 넣은 것과 같은 물건은 아닐 것이다. 그 물질은 여전히 거기 있겠지만 그 형태는 변했을 것이다. 무의식의 집단 까르마는 스와디스타나에서 이 탱크 속의 물질과 다소 같은 형태 또는 세력으로 존재한다.

그러므로 스와디스타나의 각성은 수행자에게 많은 어려움을 준다. 폭발이 일어나 스와디스타나가 분출하기 시작하면, 수행자는 이 모든 무의식적인 재료의 활성화에 의해 종종 혼란스러워져 동요되기도 한다. 동요된 정신적 상태에 기인하는 이런 인상들을 이해하는 것은 절대 불가능하다.

이 각성 단계에 들어가는 것에 대해 수행자가 당연히 염려함에도 불구하고, 그것은 그의 영적 진화에 절대 필요하다. 이 지역의 모든 함정을 피하는 법을 알고 있는 유능한 구루나 영적 안내자가 있다면, 스와디스타나는 안전하게, 그리고 아무런 문제없이 횡단할 수 있다.

스와디스타나와 영혼 정화

꾼달리니가 스와디스타나 차끄라에 머물고 있으면, 까르마의 마지막 자취가 내던져지고 있으며 모든 부정적인 삼스까라가 표출되어 쫓겨난다. 이때에는 화가 나거나, 무섭거나, 성적인 공상과 열정으로 가득 찰 수 있다. 무기력, 나태, 우울함, 그리고 온갖 종류의 따마식한 특징들을 경험하기도 한다. 꾸물거리는 경향이 아주 강해져서 마냥 자고만 싶어진다. 이 진화단계는 영혼 정화로 알려져 있으며, 많은 위대한 성자들의 삶에 대한 기록을 읽어보면, 이 단계를 통과하고 있을 때 그들 대부분이 커다란 혼란과 유혹들을 만났다는 것을 알게 될 것이다.

　보리수나무 아래에 앉아 깨달음을 기다리고 있을 때 주 붓다는 마라(mara)의 방문을 받았다. 마라는 신화적인 악마 세력으로, 성경에서 사탄으로 언급하는 것과 같은 세력이다. 사탄이 유혹자인 것처럼 마라도 유혹녀이다. 이 악마 세력은 외부적인 것이 아니다. 그것은 모든 사람 안에서 볼 수 있는 내부적 세력인 것이다. 그것은 우리 인격체의 아주 커다란 심층에 자리하고 있으며 환영을 창조할 수 있다. 불교 전통에서 마라는 큰 뱀, 또는 큰 이빨과 무시무시한 얼굴을 한 기괴한 모습의 사람이나, 수행에 몰두해 있는 수행자를 포옹하기 위해 기다리면서 서성거리는 아름다운 나체 여자로 나타난다. 이런 것들은 모두 의심 없이 신화적 상징이지만 현실이다.

　두려움이 없으며 강한 의지력을 가진 사람들만이 유혹 속에서 살아남을 수 있다. 모든 위대한 사람들과 모든 성자들은 생명의 씨앗의 궁극적인 폭발과 같은 이 특이한 경험을 겪어야 했다. 윤회의 씨앗은 스와디스타나 차끄라에 있는 것처럼 보인다. 대부분의 사람들이 스와디스타나 지역을 지나가고 있을 때 어려움에 직면하지만, 구루의 은총과 불굴의 의지력이 있고, 영적 추구에서 위선적이지 않고 진지하며, 목표가 뚜렷하고, 이 영혼 정화의 경험이 무엇인지 이해한다면, 이런 어려움에 올바로 대처하여 극복할 수 있다.

우리가 미미하게 동요된다 해도 꾼달리니는 물라다라로 되돌아갈 것이므로 진정한 각성은 더 어려울 것이다. 그러므로 수행과 각성의 첫 단계에서는 최고의 바이라갸(무집착)를 가져야 한다. 그것은 지적인 바이라갸가 아니라 인생의 상황들에 대한 철저한 분석의 결과이어야 한다. 인생의 쾌락에 끝이 어디 있는가? 늘 욕망을 만족시킬 수 있는가? 팔구십이 되어 몸이 더 이상 쾌락을 즐기지 못할 때조차도 마음은 여전히 줄기차게 쾌락에 머무른다. 모든 관능적 쾌락을 떠날 수는 있지만 그 맛은 마음속에 남아 있을 것이다.

이 진실을, 욕망은 한생이나 심지어 수천 생에도 결코 만족될 수 없다는 것을 수행자가 이해한다면, 꾼달리니는 스와디스타나를 안전하고 비교적 빨리 통과하여 마니뿌라 차끄라로 나아갈 수 있다. 이 이해가 없다면, 스와디스타나는 꿰뚫을 수 없는 철의 장막이 되어 아마도 1000명 중 한 사람 정도밖에 그것을 초월하지 못할 것이다. 많은 사람들이 꾼달리니를 꽤 쉽게 각성시키지만, 스와디스타나 경계를 지나는 것은 또 다른 문제이다. 비자 없이는 통과할 수가 없는 것이다.

성적 위기

스와디스타나를 통과하는 데 어려움을 경험했던 한 스와미가 쓴 책*을 읽은 것이 기억난다. 밤새도록 앉아 있어도 성과 관능적인 생각 외에 아무것도 마음속에 떠오르지 않았다고 그는 썼다. 많은 여자들이 벌거벗은 모습으로 나타나는 꿈을 꿨으며 온몸은 달아올랐다 식기를 반복하고 있었다. 마침내 그는 두통이 생겼으며 한 시점에 심장이 터질 것이라는 생각이 들었다.

위기를 겪는 내내 구루의 얼굴이 섬광처럼 나타나곤 했다. 구루의 얼굴은 완고하고 무표정했는데, 그의 체온을 정상으로 되돌려놓곤 했다. 그렇지만 마음의 강력한 측면과의 이 대결은 아침까지 계속되었다. 마침내 아침이 왔을 때

---

* Swami Muktananda, *Chitshakti Vilas*, 1971, SYDA, South Fallsburg, New York.

그는 안도의 숨을 쉬었다. 그러나 그다음, 저녁에 명상을 위해 앉았을 때 복잡한 느낌이 들었다. 마음속에 두려움, 그리고 자신감도 나타난 것이다.

날이면 날마다 마음은 그를 가지고 놀았다. 그러던 어느 날 밤에 빠르바띠(Parvati)가 그를 찾아왔다. 빠르바띠는 주 쉬바의 샥띠로 성모이다. 그는 그녀가 빠르바띠라는 것을 알았지만 그녀가 너무 아름답게 보였으며 거의 투명한 옷을 입고 있었기 때문에 그녀를 갈구하기 시작했다. 그녀가 성모라는 것을 기억하기보다 그의 마음은 투명한 옷 속의 형상을 더 자각했다.

번갯불처럼 구루가 얼굴을 보였으며 그는 다시 정신을 차리고 기도했다. "어머니, 당신의 마야를 거두소서. 저는 이런 경험에 맞설 수 없습니다. 당신은 해탈을 주시는 분이시자 환영의 창조자이십니다. 당신은 저를 윤회 속으로 되던질 수 있는 힘을 갖고 계시며 저를 이 무지의 수렁에서 건져줄 수 있는 힘을 갖고 계십니다."

그가 기도할 때 눈물이 얼굴에 흘러내렸으며 그는 시원한 미풍이 몸 내부를 통해 흐르고 있는 것을 느꼈다. 모든 파노라마가 사라졌으며, 그는 꾼달리니가 스와디스타나를 지나 이제 마니뿌라를 향해 나아가고 있다는 것을 알았다.

원초적 에너지 변형시키기

수행자에게 그 어떤 종류의 성적 욕망도 더 이상 발현되지 않는다면, 그리고 더 이상 개인적인 끌림이 없다면, 그것은 꾼달리니가 스와디스타나 차끄라를 넘어갔다는 것을 뜻한다. 그렇지만 성에 관한 주제를 다루고 있을 때는 이해를 아주 철저히 해야 한다. 당장 성적 자각이 없다 할지라도, 그것이 욕망의 절멸을 뜻하지는 않는다. 욕망은 억압된 상태로 있을 수 있다. 인간의 체질에는 자동적인 억압 절차가 있으며 그것은 우리 자신의 정신적 존재에 고유하다.

성적 자각과 욕망은 진화의 어떤 단계에서든 발현될 수 있다고 인도 리쉬들은 언급했다. 성적 자각은 아주 민감하며 우리가 스와디스타나에 있으면서 계속적인 상상을 하고 있을 때 분명히 표출되지만, 구석구석 어디에나 존재하는 원초적 에너지에 의해 연료를 공급받기 때문에 결코 진정으로는 죽지 않는다. 성은 그 원초적 에너지의 한 표출일 뿐이며, 그래서 어떤 단계에서든 발현될 수 있으므로 결코 그것을 초월했다고 생각해서는 안 된다. 그것은 최고의 의식 상태에 있을 때조차도 존재한다. 유일한 차이는, 스와디스타나에서는 그것이 아주 동요된 상태에 있는 반면 보다 높은 진화 중추들에서는 씨앗 형태로 있다는 것이다. 결국 박띠(헌신)란 무엇인가? 합일이란 것이 무엇인가? 그것은 승화된 성에너지의 순수한 형태인 것이다.

서로 다른 수준의 에너지는 서로 다른 이름으로 알려져 있다. 가장 높은 수준에서는 그것을 영적 경험이라고 한다. 감정적인 수준에서는 그것을 사랑이라고 한다. 육체적인 수준에서는 그것을 성이라고 하며, 가장 낮은 수준에서는 그것을 아비디아(무지)라고 한다. 그러므로 성에 대해 이야기할 때는 그것이 에너지의 특정한 형성일 뿐이라는 것을 이해해야 한다. 커드, 버터, 치즈가 한 가지 것—우유—의 서로 다른 형성물인 것처럼, 에너지는 서로 다른 발현 형태를 가지고 있다. 물질은 에너지의 가장 거친 발현이다. 궁극적인 상태에서 물질은 에너지인 것이다. 그러므로 에너지와 물질은 내적으로 상호 전환될 수 있다. 생각은 사물이며 사물은 생각이다. 이 몸은 의식이며 의식은 이 몸이 되었다. 이를 이해하는 것과 같은 식으로 성적 자각을 재분석해서 재정의해야 한다.

열정을 통해 흐르는 같은 에너지가 일정한 방향으로 보내지면 헌신으로 현현된다. 같은 이 에너지를 다시 일정한 곳으로 보내면 그것은 영적 경험으로 현현된다. 그것이 바로 수행자들이 신을 다양한 표현 형태로 사랑하는 까닭이다. 사람들은 그를 아버지, 어머니, 자식, 친구, 남편, 연인 등으로 묘사한다. 이런 식으로 그들은 감정적인 에너지의 형태를 승화시킬 수 있으며 심지어 원초적 에너지를 신성한 경험으로 변형시키기도 한다.

스와디스타나의 심령적 경향

보다 높은 수준에서 스와디스타나는 빈두를 위한 스위치로 작용한다. 빈두는 원초적인 소리가 태동하는 지점이다. 스와디스타나에서의 모든 각성은 동시에 빈두까지 전해지며 거기서 그것은 음체(音體) 형태로 경험되는데, 이는 이 차끄라의 중요한 심령적 속성이다.

딴뜨라 문헌들에 따르면, 스와디스타나 차끄라의 각성을 통해 얻어지는 그 밖의 많은 심령적 경향들이 있다. 물에 대한 두려움 상실, 직관적 지식의 출몰, 아스트랄적 존재들(astral entities)에 대한 자각, 자신이나 남들에게 필요한 것을 맛볼 수 있는 능력 등이 그것들이다.

스와디스타나까지는 의식이 아직 정화되지 않았다는 것을 기억해야 한다. 무지와 혼란 때문에 이 수준에서 각성되는 심령적인 힘들에는 종종 유해한 정신적 속성들이 따르기도 한다. 수행자들이 심령적인 매개를 통해 자신을 발현 또는 표출시키려 할 때 여기서 나타나는 것은, 대개 신성을 위한 것이 아니라 오히려 개인적이고 보다 낮은 경향들을 위한 매체가 된다는 것이다.

요지는 꾼달리니 각성이 어려운 과업이 아니라 스와디스타나를 넘어가는 것이 어렵다는 것이다. 그것을 위해서는 심리-감정적인 삶의 전반적인 배경을 향상시켜야 한다. 일단 스와디스타나를 지나기만 하면 그 어떤 폭발적인 충격도 다시는 대면할 필요가 없지만, 다른 어려움은 계속 있을 것이다. 꾼달리니는 계속 나아가도록 운명 지어져 있기 때문에 쉽사리 다시 하강하지는 않지만, 직면할 문제들은 싯디들과 관계될 것이며 진압하기가 더 힘들다.

20
마니뿌라 차끄라

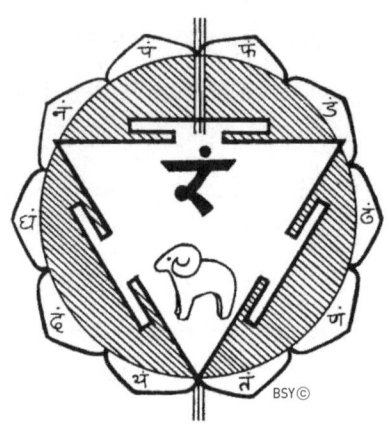

마니뿌라는 '보석'을 뜻하는 **마니**(mani)와 '도시'를 의미하는 **뿌라**(pura)라는 두 산스끄리뜨어에서 파생되었다. 그러므로 마니뿌라는 문자적으로 '보석의 도시'를 뜻한다. 티베트 전통에서는 이 차끄라를 **마니 빠드마**(mani padma)라고 하는데, 이는 '보석으로 장식된 연꽃'을 뜻한다.

꾼달리니 샥띠의 각성에 관한 한 마니뿌라는 아주 중요한 중추이다. 그것은 활력, 에너지, 의지력, 성취의 중추이며, 지구의 모든 생명을 존재케 하는 태양의 눈부신 열과 힘에 종종 비유되기도 한다. 태양이 계속해서 행성들로 에너지를 발산하는 것과 같은 식으로, 마니뿌라 차끄라는 쁘라나 에너지를 인체 구석구석으로 발산·보급하여 생명의 기관·체계·작용의 다양한 활동을 조절하고 에너지화한다. 결함이 있으면 그것은 활활 타오르는 강렬한 불꽃이 아니라 마치 시들시들한 깜부기불과 같다. 이 상태에서 개인은 생기와 활력과 에너지가 없어진다. 그는 나쁜 건강과 침체, 그리고 삶에서의 열의 부족에 의해 방해받을 것이다. 그러므로 마니뿌라 각성은 수행자뿐만 아니라 삶을 보다 충분히 즐기고자 하는 어느 누구에게든 중요한 선례이다.

위치

마니뿌라 차끄라는 배꼽 바로 뒤 척주 내벽에 자리하고 있다. 쉐뜨람은 바로 배꼽에 있다. 이 차끄라는 몸의 소화 불과 열의 조절을 제어하는 태양 신경총과 해부학적으로 관련되어 있다.

전통적인 상징학

마니뿌라는 잎이 열 개인 연노랑 연꽃으로 상징된다. 어떤 딴뜨라 문헌들은 연꽃잎이 먹구름 빛깔이라고도 한다. 각 잎에는 **팜**(pham ཕ), **담**(ཌ), **드함**(dham ཎ), **남**(ཎ), **땀**(ཏ), **탐**(ཐ), **담**(ད), **드함**(ධ), **남**(ན), **빰**(པ)의 열 글자 중 하나가 파란 연꽃 빛깔로 새겨져 있다. 연꽃 중심에는 솟아오르는 해처럼 빛나는 불빛 역삼각형으로 상징되는 불의 영역이 있다. 삼각형의 각 변에는 T자 모양의 부뿌라(bhupura) 또는 스와스띠까(swastika)가 있다. 아래쪽 꼭짓점에는 역동성과 불굴의 인내를 상징하는 것으로 마니뿌라의 매체인 숫양이 있고, 숫양 위에는 마니뿌라의 비자 만뜨라인 **람**(ram र)이 있다. 빈두에는 데바 루드라와 데비 라끼니가 거주한다. 루드라는 순수한 주홍빛을 띠고 있으며 흰색 재를 칠하고 있다. 그는 눈이 셋이며 늙은 모습을 하고 있다. 만물의 은인인 라끼니는 팔이 넷이며 검은색 피부에 찬란한 몸을 가지고 있다. 그녀는 갖가지 장신구로 장식된 노란색 옷을 입고 있으며 넥타를 마심으로써 고양되어 있다.

    마니뿌라의 딴마뜨라는 시각이다. 갸넨드리야(인식기관)는 눈이며 까르멘드리야(행위기관)는 발이다. 시각과 고의적인 행위가 상호의존적이라는 의미에서 이 두 기관은 밀접하게 연결되어 있다.

    마니뿌라는 천상의 존재 수준인 **스와하 로까**(swaha loka)에 속한다. 이것은 유한한 수준의 마지막이다. 그 구나는 지배적으로 라자스(활동성, 강렬함, 획득성)인 반면, 보다 낮은 차끄라들은 지배적으로 따마식(무기력하고 부정적)하다. 땃뜨와는 꾼달리니 요가에서 아주 중요한 아그니(agni, 불 원소)이다. 그 바유는 음식의 정수를 모든 체계로 소화·분배하는 **사마나**(samana)이다. 마니뿌라와 스와디스타나 차끄라는 **쁘라나마야 꼬샤**의 자리이다.

    빈두에 있는 달이 마니뿌라로 떨어져 태양에 의해 타버리는 넥타를 분비한다고 요가 경전에서는 말한다. 이는 늙음, 병, 죽음으로 이끄는 중단 없는 쇠락 절차로 귀결된다. 이 절차는 마니뿌라에 있는 쁘라나 세력을 뇌로 다시 올려 보내는 일정한 요가 행법들을 채택함으로써 인체 내에서 뒤바뀔 수 있다. 그렇지 않으면 활력이 빨리 흩어져 세속적인 인생사에 빠지게 된다.

마니뿌라 차끄라에의 명상은 모든 육체적 체계에 대한 지식으로 이끌어준다고 한다. 이 중추가 정화·각성되면 몸은 병이 없어지고 빛이 나며, 요기의 의식은 보다 낮은 상태로 다시 떨어지지 않는다.

각성의 중추

불교 전통과 딴뜨라 문헌에 따르면 꾼달리니의 실제 각성은 물라다라가 아니라 마니뿌라에서부터 일어난다. 일부 딴뜨라 전통에서는 물라다라와 스와디스타나가 전혀 언급되지 않는데, 이 두 중추는 동물적인 삶의 보다 높은 영역들에 속하는 반면, 마니뿌라에서부터는 더 높은 사람이 지배한다고 믿어지기 때문이다. 그래서 물라다라는 꾼달리니의 자리이며, 스와디스타나는 그 거처요, 각성은 마니뿌라에서 일어난다. 이는 마니뿌라에서부터 각성이 진행되어 실질적으로 의식의 추락이나 퇴화의 위험이 없기 때문이다. 이 지점까지는 꾼달리니가 여러 번 각성되어 일어났다가 다시 물러날 수 있지만, 마니뿌라의 각성은 이른바 확립된 각성이다.

마니뿌라에서의 자각을 안정시켜 각성을 거기에서 유지하는 것은 쉽지 않다. 수행자는 더 이상의 각성을 일으키기 위해 아주 간절하고 끈질긴 노력을 해야 한다. 진지한 수행자들에게서 꾼달리니가 대개는 마니뿌라에 있는 것을 나는 보아왔다. 하고 있는 일을 병행하면서 영적인 삶을 접하고, 요가를 수행하며, 구루를 찾아 보다 높은 삶을 추구하고자 하는 간절한 욕망이 있다면, 꾼달리니가 물라다라에 있지 않다는 것을 뜻한다. 그것은 마니뿌라나 더 높은 중추들 중 하나에 있다.

쁘라나와 아빠나의 합일

딴뜨라에는 꾼달리니 각성을 일으키기 위해 이용되는 호흡의 과학인 **스와라**

요가(swara yoga)로 알려진 중요한 분파가 있다. 이 체계에 따르면 몸에 있는 모든 쁘라나는 **쁘라나, 아빠나, 비아나, 우다나**(udana), **사마나**의 다섯 차원으로 분류된다. 배꼽 영역에는 이 생명력 가운데 쁘라나와 아빠나 둘이 만나는 중요한 교차점이 있다.

쁘라나는 배꼽과 목구멍 사이에서 오르내리며 아빠나는 회음과 배꼽 사이를 오르내린다. 이 두 움직임은 보통 두 개의 기차 객차처럼 함께 짝지어 있어, 들숨으로 쁘라나는 배꼽에서 목구멍으로 올라가는 것으로 경험되는 한편, 아빠나는 동시에 물라다라에서 배꼽 중추로 올라가고 있다. 그다음에는 날숨으로 쁘라나는 목구멍에서 배꼽으로 하강하며 아빠나는 마니뿌라에서 물라다라로 하강한다. 이런 식으로 쁘라나와 아빠나는 들숨/날숨의 흐름으로 함께 작용하면서 방향을 바꾸고 있다.

이 움직임은 몸의 앞쪽에 있는 회음부와 배꼽, 그리고 목구멍 중추 사이의 심령적인 통로에서 이완된 호흡 자각을 통해 쉽사리 경험할 수 있다. 특정한 끄리야들을 통해 통제력을 얻음으로써 아빠나는 쁘라나와 분리되며 그 흐름은 차끄라 각성을 일으키기 위해 뒤바뀐다. 아빠나는 날숨 동안 보통 마니뿌라에서부터 하강하는 반면, 쁘라나와 아빠나 둘 다 위와 아래서부터 배꼽 중추로 동시에 들어가 결합되도록 흐름이 뒤바뀐다. 이것이 쁘라나와 아빠나의 합일이다.

꾼달리니가 물라다라에서 깨어나면 쉿 쉿 소리를 내는 뱀처럼 나선형으로 상승하기 시작한다고 한다. 그렇지만 마니뿌라에서의 꾼달리니 각성은 돌풍처럼 일어나는데, 쁘라나와 방향을 바꾼 아빠나가 배꼽 중추에서 만나기 때문이다. 그것은 두 개의 커다란 세력이 서로 충돌하고 나서 이 쁘라나 교차점인 마니뿌라 쉐뜨람에서 함께 융합하는 것과 같다. 함께 융합할 때 그것들은, 배꼽에서부터 척수 안의 마니뿌라 차끄라로 직접 다시 유도되는 열과 에너지 또는 세력을 일으킨다. 마니뿌라 차끄라를 각성시키는 것은 바로 이 세력이다. 수행의 힘이 몸 안의 쁘라나 흐름의 전체적인 재구성을 일으켜 물라다라가 초월되며, 꾼달리니의 새 근거지는 마니뿌라 차끄라가 된다.

올바른 견해로 본 마니뿌라

인간의 진화는 꾼달리니가 일곱 차끄라에서 각성되는 것과 같은 식으로 일곱 수준을 통해 일어난다. 의식이 마니뿌라로 진화하면 수행자는 영적인 견해를 획득한다. 그는 보다 높은 로까(존재 수준)들을 얼핏 본다.

물라다라와 스와디스타나에서는 더 높은 수준들을 볼 수 없다. 그러므로 보다 낮은 수준들에서의 인식의 한계는, 거기서 나타나기 시작하는 싯디 또는 힘의 오용 때문이다. 마니뿌라에 도달할 때만 수행자는, 더 이상 거칠고 경험적이지 않은 무한한 의식 상태를 시각화할 수 있다. 그것은 아름다움과 진실 그리고 상서로움으로 충만한 채 그 앞에 끝없이 펼쳐진다. 이 광경을 대하면 모든 견해가 철저히 바뀐다. 보다 높은 세계들의 끝없는 아름다움과 완벽함이 의식 안에서 출몰하면서 개인적인 편견과 강박관념은 떨어져 버린다.

진화가 물라다라와 스와디스타나 수준에 있는 한 정신적·감정적인 문제들을 가지고 온 세계를 그에 따라 보게 된다. 그러나 이런 수준들을 초월하여 마니뿌라로 가자마자, 인간 의식의 모든 지복, 고상한 견해, 완벽한 생각들, 더 커다란 가능성들이 보인다. 그때는 자연히 생각하고 행하는 모든 것이 보다 높은 이 선견의 영향을 받을 것이다.

이것이 바로 마니뿌라에서 꾼달리니를 각성시켜 확립한 뒤에 수행자에게 오는 심령적인 힘들이 정말로 은혜롭고 자비로운 반면, 물라다라와 스와디스타나에서 나타나는 것들은 보다 낮은 마음의 어두운 면으로 여전히 물들어 있는 까닭이다.

마니뿌라 차끄라의 각성을 통해 얻어지는 힘들은 창조하고 파괴할 수 있는 능력, 자기방어, 숨겨진 보물의 획득, 불에 대한 두려움 상실, 자기 자신의 몸에 대한 지식, 질병으로부터의 자유, 에너지를 사하스라라로 거두어들일 수 있는 능력 등이다.

21
아나하따 차끄라

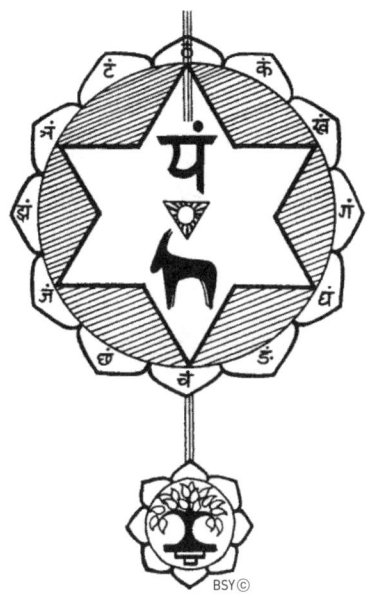

꾼달리니 요가에서 아나하따 차끄라는 대단히 중요한 중추이다. 왜냐하면 마니뿌라에서부터의 각성이 지속적이기는 하지만 꾼달리니는 아나하따에서 꽤 오랫동안 남아 있어야 하기 때문이다. 현시대에는 인류의 의식이 아나하따의 국면을 통과하고 있다고 한다. 이는 많은 사람들에게서 아나하따 차끄라가 작용하기 시작했다는 것을 뜻한다. 그렇지만 작용과 각성에는 차이가 있다. 대부분의 사람들에게서 아나하따는 전혀 활동하지 않고 미미하게 작용한다. 반면에 물라다라는 오늘날의 대다수 사람들에게서 매우 적극적이며 거의 깨어 있다.

아나하따라는 말은 실제로 '두드리지 않은' 또는 '울리지 않은'을 뜻한다. 이 중추는 중단되지 않는 줄기찬 리듬에 맞춰 울리거나 진동하는 심장과의 관계 때문에 그러한 것으로 알려져 있다. 본질적으로 초월적인 비물리적이고 비

경험적인 소리가 있으며, 이 소리는 태어나기 전부터 죽을 때까지 심장이 충실히 계속 울리는 것과 같은 식으로 끝없이 계속된다고 많은 경전에서는 말한다.

위치

아나하따 차끄라는 가슴 중심 바로 뒤 내벽에 있는 척주에 자리하고 있다. 쉐뜨람은 심장이며, 아나하따는 심장 중추로 알려져 있지만 이를 생물학적인 심장을 뜻하는 것으로 오인해서는 안 된다. 생리학적인 성분은 심장 신경총이지만 이 중추의 성질은 생리학적인 차원과는 거리가 멀다.

  요가에서는 심장 중추를 **흐리다야까샤**(hridayakasha)라고도 하는데, 이는 '순수함이 거주하는 심장 안의 공간'을 뜻한다. 이 차끄라는 아주 미묘한 중추인데 미술, 춤, 음악, 시 등과 같은 모든 창조적인 학문과 예술을 책임지는 뇌의 부분과 직접 연결되어 있기 때문이다.

전통적인 상징학

아나하따는 바두카(bandukha) 꽃처럼 화려한 심홍색이라고 대부분의 딴뜨라 문헌에서는 말하지만, 내 경험으로 그것은 파란색이다. 그것은 열두 잎을 가지고 있으며 각각의 잎에는 **깜**(kam क), **캄**(ख), **감**(ग), **그함**(घ), **응암**(ङ), **짬**(च), **참**(छ), **잠**(ज), **즈함**(jham झ), **니암**(ञ), **땀**(ट), **탐**(ठ) 자가 주홍색으로 새겨져 있다.

  내적인 영역은 공기 원소(바유 땃뜨와)를 나타내는 육각형이다. 그것은 얽혀있는 두 삼각형으로 이루어져 있는데, 이는 쉬바와 샥띠의 합일을 상징한다. 역삼각형은 창조성인 샥띠의 상징이며 다른 삼각형은 의식 또는 쉬바를 나타낸다. 육각형 안에 있는 매체는, 발의 민첩함과 신속함으로 유명한 검은 영양이다. 그 위에는 짙은 회색의 비자 만뜨라 **얌**(य)이 자리하고 있다. 이 만뜨라의 빈두 안에는 태양처럼 빛나는 주재 데바인 이샤(isha: 편재하는 형태의 주)가 있다. 그와 함께 데비 까끼니(만물의 은인)가 있는데, 그녀는 노란 빛깔이며 눈이 셋, 팔이 넷이고, 상서로우며 기운차다.

  연꽃의 과피 중앙에는 역삼각형이 있는데, 그 안에는 **지바뜨마**(개별적 영혼)를 나타내는 **아칸다 죠띠르**(akhanda jyotir: 깜빡이지 않는 영원한 불꽃)가 타오르고 있다. 어떤 딴뜨라 문헌들은 삼각형 안에 쉬바링감이 있다고 한다. 그것은 **바나 링가**(bana linga)로 불리며 번쩍이는 황금과 같다.

아나하따의 주 연꽃 아래에는, **깔빠 따루**(kalpa taru: 소망을 이루어주는 나무)를 담고 있는 붉은 잎들을 가진 보조 연꽃이 있다. 많은 성자들이 아나하따 육각형 안에 있는 깔빠 따루 또는 고요한 호수의 시각화를 권장했다. 이 호수 위에는 아름다운 파란색 연꽃이 있다. 이 상징은 여러 아쉬람과 영적 단체들에 의해 이용되기 때문에 본 적이 있을 것이다.

아나하따는 유한한 수준의 첫번째인 **마하 로까**(maha loka)에 속한다. 그 바유는 코와 입을 통해 흐르는 **쁘라나**이며 그 딴마뜨라는 느낌 또는 촉각이다. 갸녠드리야는 피부이며 까르멘드리야는 손이다. 아나하따는 마음과 감정을 다스리는 **마노마야 꼬샤**(manomaya kosha)를 나타낸다.

두번째 심령적 매듭인 **비쉬누 그란티**는 이 심장 중추에 자리하고 있다. 그것은 영적 추구의 견해에서가 아니라 감정과 느낌의 힘 위에서 결정하는 삶을 사는 경향인 감정적 집착의 구속을 나타낸다. 비쉬누 그란티는 감정이 영적인 각성에 대립하지 않고 그것과 조화하며 그것을 강화시킬 때 풀린다.

심장 연꽃을 명상하는 사람은 요기들 중 최고이며, 여성의 숭배를 받고, 탁월하게 슬기로우며, 고상한 행위로 충만하다고 한다. 그의 감각은 완벽히 제어되어 있으며 그의 마음은 강렬한 집중에 몰두될 수 있다. 그의 언어는 영감에 의한 것이며 그는 마음대로 다른 사람의 몸에 들어갈 수 있는 능력을 갖고 있다.

숙명과 자유의지

아나하따에서는 개인의 생각과 욕망이 실현되고 성취된다고 딴뜨라 경전들은 말한다. 사고방식에는 기본적으로 의존적인 것과 자주적인 것 두 가지가 있다. 마니뿌라 차끄라까지는 첫번째 접근방식이 적용되지만 일단 샥띠가 아나하따를 관통하면 두번째 접근방식이 앞서간다.

의식이 보다 낮은 차끄라들에 집중되어 있는 한 우리는 이미 우리에게 요구되어 있는 것, 숙명 또는 운명(**쁘라랍다 까르마**)에 철저히 의존하고 있을 것이다. 보다 낮은 차끄라들의 각성조차도 크게 다르지는 않다. 일단 의식이 마니뿌라를 통해 상승하기만 하면 우리는 인생의 일부 상황들의 주인이 되지만 여전히 쁘라랍다 까르마(prarabdha karma)의 영향을 받으며 그에 묶여 있다. 우리는 그것에서 벗어날 수 있다는 것은 알지만 어떻게 해야 하는지는 모른다.

보다 낮은 차끄라들은 몸과 마음, 감각의 경험적인 세계에 속한다. 숙명을 불가피한 것으로 받아들이는 사람들은 아직 물라다라와 스와디스타나를 초월하지 않았다. 유한한 수준과 불멸의 수준의 경계에 있기는 하지만 마니뿌라는 아직도 현세적인 것으로 여겨진다. 실현과 성취로 이끌어주는, 긍정적인 방향으로 보내지는 의지의 힘을 통해 적극적으로 자신의 운명을 만들어가는 사람들은 마니뿌라의 영역에 있다.

아나하따 차끄라는 거의 완전히 이 경험적인 차원들 너머에 있다. 여기서는 숙명이 물론 현실이지만 그럼에도 그 명령을 완전히 넘어설 수 있다는 것을 깨닫게 된다. 그것은 뭔가를 하늘로 던지는 것과 같다. 그 물체를 바로 중력장 밖으로 집어던질 수 있다면 그것은 더 이상 지구의 자기력에 의해 끌려 내려오지 않을 것이다. 마치 로켓이 지구의 중력 인력 너머로 가기 위해 엄청난 속도로 발사되는 것처럼, 의식은 잠재된 삼스까라의 인력을 초월하기 위해 자유의지의 속도까지 아나하따에서 가속된다.

요기가 되는 것은 바로 아나하따 차끄라에 도달할 때뿐이다. 그때까지는 물라다라에 있든 스와디스타나에 있든 혹은 마니뿌라에 있든, 요가 수행자이다. 아나하따에서는 요가 의식이 확립되어, 외부적인(또는 성가신) 신앙인 그 어떤 것이 아니라 자기 자신의 의식의 힘에만 의존하기 때문에 요가 된다.

소망 성취

아나하따 차끄라에서는 예정된 숙명에서 벗어나 자기 자신의 운명을 결정할 수 있는 자유가 현실이 된다. 딴뜨라에 따르면, 아나하따의 뿌리에는 **깔빠 따루** 또는 **깔빠 브릭샤**(kalpa vriksha)로 알려진 소망성취나무가 있다. 이 나무가 열매를 맺기 시작하면 생각하거나 소망하는 것은 무엇이든 실현된다. 보통 우리는 많은 소망을 가지고 있지만 그것들은 거의 공상적인 것 이상의 것들이 아니다. 그렇지만 그것들이 모두 현실이 되어야 한다면, 소망이 성취되기를 정녕 원하는지 빨리 묻기 시작할 것이다. 대부분의 사람들은 자신의 운명을 창조하는 책임을 지기보다는 숙명에 의존하기를 선호하며, 그들이 그렇게 할 수밖에 없는 것도 어쩔 수는 없다. 이를 예증하기 위해 종종 들려지는 좋은 이야기가 있다.

한 나그네가 나무 아래 앉아 있었다. 그는 무척 피곤했으며 물을 마시고 싶었다. 그래서 맑은 시냇물을 생각했는데 그 즉시 옆에서 물이 졸졸 흐르는 소리가 들렸다. 물을 마신 뒤 그는 허기를 면하기 위해 음식을 좀 먹고 싶다는 생각을 했는데 그것도 옆에 나타났다. 그다음, 피곤해서 쉬고 싶다고 생각하자 앞에 멋진 침대가 나타나 그는 잠을 잤다. 그 어리석은 사람은 자신이 소망성취나무 아래에 와 쉰다는 것을 몰랐다. 그가 깨었을 때는 해가 이미 지고 밤이 왔다. 일어나자 마음속에 이런 생각이 들었다. "아, 너무 깜깜하군. 호랑이가 나타나 나를 잡아먹을지도 몰라." 그래서 호랑이도 나타났다.

이것이 바로 충분한 준비 없이 소망성취능력을 각성시키는 사람에게 일어날 수 있는 일이다. 아나하따에서 의식이 각성되지만 마음의 힘을 모르거나 부정적인 비관적 태도, 삶에 대한 어두운 접근방식, 염려, 두려움, 그리고 그 밖의 많은 부정적인 정신적 경향들을 소유하고 있다면 즉시 그것들의 제물이 될 것이다. 이것이 일어날 경우에는 아나하따에서 다시 떨어질 가능성을 무릅써야 한다. 그리고 아나하따에서 떨어지면 두번째 출발을 할 수 있는 기회는 거의 없다. 이 지점에서의 추락을 피하기 위해서는 각각의 모든 소리에 민감한 영양처럼 언제나 민첩해야 할 필요가 있다. 영양은 이 이유 때문에 아나하따의 매체이다. 그것은 불안이 아니라 민첩함의 상징인 것이다.

소망하는 것이 무엇이든 실현될 때는 아주 행복하지만, 동시에 자신과 남들에 대한 태도를 부단히 분석하는 것이 필요하다. 의심을 조심해야 한다. 예를 들어, 몇 차례 심장박동이 빨라졌다고 해서 "협심증인지도 몰라."라고 생각하거나, 복부에 통증이 있다고 해서 "지금 맹장염이나 담낭에 문제가 있어."라고 생각한다면, 그러한 생각들이 결과로서 많은 문제와 이상을 가져올 수 있다. "아마 저 사람은 내 적일 거야." "내 아들은 아파. 죽을지도 몰라." "친구가 연락을 안 했어. 사고가 났음에 틀림없어." 등 남들과 관계되는 의심도 경계해야 한다. 마음의 정신적인 경향들과 공상들에 대한 단호하고 기민한 통제력을 갖는 것이 중요하다.

몸, 남편, 아내, 자식, 가족, 사회적·경제적·정치적인 상황들에 관계되는 생각들은 언제나 우리에게 온다. 꾼달리니가 잠들어 있을 경우에는 이런 생각들이 힘이 없지만, 아나하따 차끄라에서 꾼달리니가 각성되면 이런 모든 생각들이 갑자기 현실이 된다. 이 단계에서 늘 민첩하지 않으면 우리 자신의 파괴적인 손으로 우리 머리를 칠 것이다.

딴뜨라 문헌 《사운다리아 라하리 *Saundarya Lahari*》에서는 이 소망성취 절차를 **친따마니**(chintamani, 소망성취보석)로 적절히 묘사했다. 여기서 **친따**는 '선택적인 생각의 절차'에 적용되며 **마니**는 '보석'을 뜻한다. 그러므로 친따마니는 정확하고 긍정적인 사고의 '보석'을 의미한다. 이 문헌에서는 아나하따를 데바들의 정원으로 묘사하고 있다. 그 중심에는 안에 친따마니가 있는 신성한 작은 호수가 있다. 이 보석을 얻는 것은 필요하지 않다. 그것에 가까이 있다는 것을 깨달을 수 있는 한 그것으로 충분하며 그다음엔 생각하는 것은 무엇이든 실현되는 것이다.

새로운 사고방식을 키워라

아나하따 차끄라가 개화하여 각성되면 아주 좋은 **상가**(sangha, 교제)를 가져야 한다. 숙명에 의존하는 사람들과 결코 교제해서는 안 된다. 그보다는 신앙에 의존하는 사람들과 언제나 사귀어야 한다. 자신의 의지력에 대한 흔들리지 않는 신앙을 가져야 한다. 엄청난 핸디캡에 처해서도 굽히지 말라. 그러면 성공할 것이다. 의지력은 결코 암시의 산물이 아니다. 아플 때 "난 안 아파, 난 안 아파, 난 안 아파……" 하고 100번을 하는 것을 자기암시라고 한다. 그것은 의지가 아니다. 의지는 이 이상의 어떤 것이다. "설사 내 아들이 최악의 병으로 고통을 당하고 있고 의학이 그 애가 죽을 것이라고 선언했다 할지라도 나는 그 애가 죽지 않으리라는 것을 알아." 이것이 바로 생각하고 의지를 이용해야 하는 방식이다.

그러므로 아나하따 각성에 관한 첫번째 준비는 사고방식 전체를 바꾸는 것이다. 상황이 결과와 반대되는 것처럼 보일 때조차도 생각과 소망이 종종 실현되기도 하는 유형의 사람이라면, 새로운 사고방식과 더불어 일정한 정도의 신중함을 계발하는 것이 필요하다.

언제나 희망으로 충만한, 대단히 낙관적이고 긍정적인 사람이 되어야 한다. 결코 마음의 부정성 속에 머물러서는 안 된다. 육체적·정신적·영적으로 자신과 남들 그리고 넓게는 지역사회 전체와 완전히 평화롭게 살아야 한다. 세상이 갈등과 반목 그리고 깊은 악의로 가득하다 할지라도, 언제나 존재 구석구석 깊은 평화를 느껴야 한다. 어떤 상황에 대해서도 결코 부정적이지 말라. 설사 살인자나 절망적인 도박꾼 또는 난봉꾼을 만난다 해도, 그는 여전히 좋은 사람이다.

모든 상황은 좋은 것이며 미래는 언제나 밝다. 모든 상황에서 이 태도를 가져야 한다. 가난, 고통, 질병, 갈등, 이혼, 감정적 위기와 불화 등 그 어떤 상황 속에 있다 해도 다를 것이 없다. 그것은 모두 선의 부분이다. 그러므로 그것을 받아들여라.

'온 세상이 내 안에 있다' 또는 '나는 모든 사람 안에 있다' 라는 한 가지 생각만 결연히 해야 한다. 이 보편적인 종류의 태도를 계발할 수 있을 때, 꾼달리니가 빛을 발하여 다섯번째 차끄라—불멸성의 중추인 비슛디—를 관통할 것이다. 이것이 아나하따의 중요성과 의미심장함이다. 아마도 심장 중추를 위한 최상의 만뜨라는 옴 샨띠일 것이다. 옴은, 모든 창조물로 스며드는 보편적인 우주 바이브레이션이며 샨띠는 평화를 뜻한다.

기대 없는 사랑

아나하따 차끄라는 뇌에서 정제된 감정을 각성시키며 그 각성은 모든 존재에 대한 보편적인 무제한의 사랑의 느낌으로 특징지어진다. 물론 세상에는 친절과 자선을 행하는 많은 사람들이 있지만 그들은 이기심을 가지고 있다. 그들의 자선은 아나하따 차끄라와 영적인 자비의 표현이 아니다. 그것은 인간적인 자비이다. 인간적인 자비를 가질 때는 병원과 급식소를 열거나 옷, 돈, 약 등을 자선으로 베풀지만 그것은 인간적인 자선이다.

인간적인 자선과 영적인 자선의 차이를 어떻게 알 수 있는가? 인간적인 자선에는 언제나 이기심의 요소가 있다. 내가 여러분에게 뭔가를 줌으로써 여러분을 힌두교도로 만들고 싶어 한다면 이는 인간적인 자선의 표현이다. 또는 여러분을 내 추종자로 만들고 싶어 여러분에게 커다란 친절을 보이는 것도 인간적인 친절이다. 그러나 아나하따가 각성되면 모든 행위가 비이기심에 의해 제어·지배되며 영적인 자비가 계발된다. 사랑은 흥정을 수반하지 않는다는 것을 알게 된다. 그것에 기대가 없는 것이다.

모든 형태의 사랑, 심지어 우리가 신에 대해 가지는 사랑조차도 이기심으로 오염되어 있는데, 왜냐하면 그에게서 뭔가를 기대하고 있기 때문이다. 아마도 이 세상에서 최소한의 이기심을 가진 사랑은 엄마의 사랑일 것이다. 물론 그것도 완전히 비이기적이지는 않지만, 엄마의 희생은 그렇게도 위대하기 때문에 그녀의 사랑은 최소한의 이기심을 가지고 있다.

아나하따 차끄라의 특질은 많은 방법으로 일깨워질 수 있다. 아나하따 차끄라의 상징은 파란색 연꽃이며 그 중심에는 얽혀 있는 두 삼각형이 있다. 이 연꽃은 심장의 입구를 나타낸다. 음악, 미술, 조각, 문학, 시 등은 모두 아나하따 차끄라의 계발에 중요한 도움이 된다. 그리고 아나하따가 열리면 모든 존재에 대한 이해가 많이 변한다. 그것에 대한 이야기가 있다.

인도에는 수행자들이 북쪽으로 갠지스의 근원까지 가 거기서 물을 떠서 대륙을 지나 남인도로 그것을 나르는 전통적인 순례가 있다. 여기서 그들은 사원으로 가 그 성수를 쉬바링감 위에 붓는다. 그들이 이 순례에서 여행하는 거리는 거의 5000킬로미터에 달한다.

한 번은 한 성자가 이 순례를 거의 마치고 갠지스의 물 한 그릇을 나르고 있었다. 쉬바링감을 목욕시켜야 할 사원 경내로 들어갈 때 그는 필사적으로 물을 갈망하고 있는 당나귀를 발견했다. 즉시 그는 물통뚜껑을 열어 그 당나귀에게 물을 주었다. 동료 여행자들이 소리쳤다. "이봐, 뭐하고 있는 거야? 주 쉬바를 목욕시키기 위해 그렇게 먼 길을 걸어 이 물을 가져왔는데 여기서 평범한 짐승에게 그것을 주다니!" 그러나 그 성자는 그것을 그런 식으로 보지 않았다. 그의 마음은 훨씬 더 높은 다른 주파수로 움직이고 있었던 것이다.

여기에 또 다른 예가 있다. 한번은 주 붓다가 저녁 산책을 하고 있었다. 그는 한 노인을 만났는데, 노년의 고통에 마음이 크게 움직였다. 그다음에는 죽은 사람을 보았으며 다시 그는 마음이 아주 많이 움직였다. 우리는 얼마나 많이 노인들을 보는가? 주 붓다와 같은 식으로 마음이 움직이는가? 아니다. 왜냐하면 우리 마음은 다르기 때문이다. 차끄라의 각성은 마음의 주파수를 바꿔 사람들과의 일상적인 관계와 주위에 즉시 영향을 준다.

사랑은 에고를 극복한다

아나하따 차끄라는 이기주의적인 의식을 위한 여지가 없는 박띠 요가 수행으로 일깨워져 각성된다. 우리의 헌신은 신이나 구루를 위한 것일 수 있다. 신은 우리 에고를 점검하지 않으며 설사 한다 해도 우리가 그것을 모르기 때문에, 신에 대한 헌신을 수행하는 것은 쉽다. 그러나 구루에 대한 헌신을 수행할 때 그가 하는 첫번째 것은 '에고 제거'이다. 그래서 구루에게 헌신을 쏟을 때는 많은 어려움이 있다. 구루를 가끔씩만 만난다면 문제가 보이지 않지만 그와 함께 살 경우에는 문제가 더 커진다. 그러므로 더 이상 살아 있지 않은 구루를 갖는 것이 더 안전하다고 많은 사람들이 생각한다.

에고는 영적인 길에서 장애일 뿐만 아니라 가정과 사회생활에서의 화합과 온정에도 가장 커다란 장벽이다. 에고를 치료하기 위해서는 아주 중요한 두 가지 길이 있다. 하나는 까르마 요가이며 다른 하나는 박띠 요가이다. 에고는 지적인 설득으로는 결코 제거될 수 없다. 최고 형태의 사랑을 계발하지 않으면 그것은 결코 진압되거나 없어지지 않는다. 마치 태양이 어둠을 없애듯이 사랑은 에고를 제거한다. 이 둘은 결코 공존할 수 없다.

그래서 아나하따 각성을 유도하기 위해서는 분명코 박띠 요가를 수행해야 한다. 꾼달리니가 아나하따에서 확립되면 절대적인 헌신이 이루어지며 심지어 요지부동의 무신론자조차 변할 것이다. 아나하따 각성은 신이나 구루에게 가는 길일 뿐만 아니라 가정생활에서의 완전한 화합으로 가는 길이기도 하다.

그러므로 인도에서 대부분의 힌두교 여성들은 아주 어린 나이에 박띠 요가에 입문한다. 4~6세가 되면 그들은 주 쉬바, 끄리슈나, 라마(Rama), 비쉬누, 락쉬미, 두르가 등에 대한 헌신을 수행하도록 배우는데, 왜냐하면 여성들이 아나하따 차끄라를 계발하는 것은 더 쉽기 때문이다. 이 이유 때문에 여성들은 아나하따를 명상을 위한 중추로 이용하라는 말을 듣기도 하는 반면에, 남성들은 일반적으로 아갸 차끄라에 집중하도록 권장된다. 아나하따는 인간적인 사랑의 자리이자 신성한 사랑의 자리이다. 그것들은 두 가지 것이 아니다. 그것들은 같은 하나인 것이다.

아나하따 차끄라의 심령적인 경향들

아나하따의 각성 이전에는 가슴의 잦은 통증이나 빨라지는 맥박 같은 불규칙적인 심장 작용이 있을 수 있다. 그렇지만 아픔이 느껴지기보다는 오히려 건강함과 활기가 느껴지며 잠이 요구되지 않는다. 완전한 감정적 균형과 내외적으로 소통할 수 있는 능력도 생긴다. 다른 영역들에서 오는 음성이나 소리가 들리기도 하며 윙윙거리는 소리와 피리 음악 소리를 경험할 수도 있다.

 수행자는 영감적인 시인이나 화가 또는 가수가 될 수도 있다. 투시/투청이나 염력의 능력이 나타나기도 하며 자신이 발산하는 커다란 사랑으로 사람들을 제압할 수도 있다. 아나하따에 있는 사람은 일반적으로 남들의 느낌에 매우 민감하며 촉감이 크게 계발되어 있다. 그는 또한 만지거나 다른 사람들에게 그 자신의 영적 에너지를 일으킴으로써 남들을 치유할 수 있는 능력도 가지고 있다. 기적적인 치유를 행하는 많은 사람들은 아나하따 차끄라를 통해 그렇게 한다.

 아나하따가 각성되면 세속적인 것들에 대한 무집착과 지속적인 낙천주의의 느낌이 계발되며 선과 악이 공존한다는 것을 이해하게 되지만, 이 이원성 너머의 세계도 있다. 집착을 없앤 뒤 마음은 이완되며 자유롭고 평화스러워진다. 그리고 참된 자유의 발견으로 이원주의적인 삶의 쾌락은 무의미해진다.

22
비슛디 차끄라

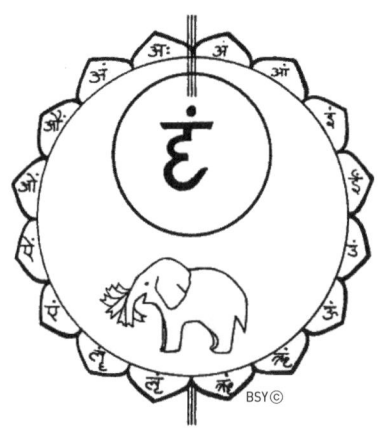

비슛디 차끄라는 '정화 중추'로 알려져 있다. 산스끄리뜨어 **슛디**(shuddhi)는 '정화하다'를 뜻하며, 이 차끄라에서는 모든 대립의 정화와 화합이 일어난다. 비슛디는 '넥타와 독의 중추'로도 알려져 있다. 여기서 빈두에서 똑똑 떨어져 내리는 넥타가 순수한 형태와 독으로 갈라진다고 한다. 독이 버려진 다음 순수한 넥타는 몸에 영양을 주면서 탁월한 건강과 수명을 보장해준다.

비슛디는 인생을 더 큰 이해로 이끌어주는 경험의 제공자로 여겨지는 개방성의 상태를 나타낸다. 이 상태에서는 인생의 달갑지 않은 면들을 계속 피하고 쾌락을 추구하기를 그친다. 대신에 만사를 일어나야 하는 방식으로 일어나게 허락하는 인생과의 흐름이 있다. 독과 넥타 모두 비슛디 차끄라에서 소모되며, 그것들은 더 커다란 우주적 전체의 부분일 뿐인 것으로 이해된다. 올바른 이해와 참된 식별은 인생의 이원성들과 양극성들을 이렇게 똑같이 수용함으로써 시작된다.

비슛디의 보다 추상적인 면은 보다 높은 식별 능력이다. 따라서 텔레파시로 수신되는 그 어떤 소통도 여기서 그 정확성을 시험할 수 있다. 마찬가지 비슛디는 보다 높은 지식 수준들로부터 우리 의식 속으로 오는 깨달음, 그리고 우리의 무의식적인 마음과 소망에 의거한 생각의 단순한 수다, 이 둘의 차이를 구별하게 해준다.

비슛디 차끄라는 꾼달리니 요가 체계에서는 종종 중요치 않은 차끄라로 여겨지기도 한다. 사람들은 물라다라와 아나하따 그리고 아갸에 더 관심이 있으므로 비슛디의 중요성은 쉽게 무시된다. 사실 정반대의 태도가 더 적절할 수도 있다.

위치

비슛디 차끄라는 목의 움푹한 곳 바로 뒤에 있는 목 신경총에 있다. 그 쉐뜨람은 목의 앞쪽 움푹한 곳 또는 갑상선에 있다. 비슛디의 생리학적 부수물은 인두(咽頭) 신경총과 후두(喉頭) 신경총이다.

전통적인 상징학

비슛디 차끄라는 짙은 회색 연꽃으로 표현된다고 어떤 딴뜨라 문헌들은 말하지만 더 흔하게는 열여섯 잎의 자주색 연꽃으로 인식되는 것처럼 보인다. 이 열여섯 잎은 이 중추와 연관된 나디의 수와 상응한다. 각 잎에는 **암**(अं), **아-ㅁ**(आं), **임**(इं), **이-ㅁ**(ईं), **움**(उं), **우-ㅁ**(ऊं), **림**(ऋं), **리-ㅁ**(ॠं), **을륌**(lrim ॡं), **뤼-ㅁ**(ॡं), **엠**(एं), **아임**(ऐं), **옴**(ओं), **오-ㅁ**(औं), **암**(अं), **아흐**(ah अः)의 산스끄리뜨어 모음 중 하나가 심홍색으로 새겨져 있다.

이 연꽃 과피에는 에테르(**아까샤**) 원소를 나타내는 보름달 같은 흰 원이 있다. 이 에테르 영역은 감각이 순수하고 제어되어 있는 사람을 위한 해탈의 입구이다. 이 달 모양 안에는 역시 아까샤(akasha) 원소를 상징하는 눈처럼 하얀 코끼리가 있다. 이는 이 수준의 의식의 매체로 여겨지며, 수행자는 그 등에 탄 자신을 상상할 수도 있다. 비자 만뜨라는 역시 순수한 흰색인 **함**(हं)인데, 이것은 에테르 원소의 씨앗 소리 또는 바이브레이션이다.

비슛디의 주재신은 눈처럼 흰색이며 눈이 셋, 얼굴이 다섯, 팔이 열 개에, 호랑이 가죽을 입은 사다쉬바(Sadashiva)이다. 여신은 달 영역에서 흘러내려오는 넥타의 대양보다 더 순수한 사끼니이다. 그녀의 의상은 노란색이며 그 네 손에는 활과 화살, 올가미와 몰이막대기를 쥐고 있다.

비숫디는 **자나**(janah)의 수준(보다 높은 일곱 가지 의식수준 가운데 하나로, 리쉬들과 무니들의 수준에 속한다)인 다섯번째 로까에 속한다. 그 바유는 생명의 끝까지 지속되면서 위로 올라가는 **우다나**이며, 아갸 차끄라와 더불어 비숫디는 심령적인 계발을 시작시키는 **위갸나마야 꼬샤**를 위한 기초를 형성한다. 딴마뜨라(감각)는 청각이며 갸넨드리야(감각기관)는 귀, 까르멘드리야(행위기관)는 성대이다.

소리 바이브레이션과 관계된 꾼달리니 요가 분파인 나다 요가에서는 비숫디와 물라다라가 두 가지 기본적인 바이브레이션 중추로 여겨진다. 나다 요가에서는 차끄라를 통한 의식의 상승이 음악 음계와 통합된다. 음계의 각 키는 차끄라들 중 하나의 의식의 진동 수준에 해당한다. 만뜨라, 바잔, 끼르딴의 형태로 종종 영창되기도 하는 이 음계는 서로 다른 차끄라에서 꾼달리니를 각성시키기 위한 아주 강력한 수단이다.

물라다라는 음계의 첫번째 바이브레이션 수준이며 비숫디는 다섯번째이다. 그것들은 주위에 차끄라들의 음악이 만들어지는 기본적인 소리들 또는 모음들이다. 얀뜨라의 열여섯 잎에 그려진 이 모음들은 원초적인 소리들이다. 그것들은 비숫디 차끄라에서 생겨 바로 뇌로 연결되어 있다.

비숫디 차끄라의 명상으로 마음은 아까샤처럼 순수해진다. 수행자는 달변에다 슬기로운 위대한 현자가 되며 끊임없는 마음의 평화를 누린다. 암릿은 차끄라로 흘러들어가는 차가운 액체로 느껴질 수 있으며 수행자는 질병과 슬픔으로부터 자유로워진다. 그는 자비롭고, 지복으로 충만하며, 장수하는 것이다.

넥타와 독

머리 뒤에 있는 빈두 안에서 달이 넥타로 알려진 생명액 또는 에센스를 분비하고 있다고 딴뜨라 경전에서는 말한다. 이 초월적인 액체는 빈두 비사르가로부터 개인의 의식으로 똑똑 흘러내린다. 빈두는 이 맥락에서 개체성이 사하스라라에 있는 우주의식으로부터 출현하는 중추 또는 통로로 여겨질 수 있다.

이 신성한 액체는 다른 많은 이름을 가지고 있다. 영어로 암브로시아(ambrosia, 신들의 넥타)라는 그것은 또한 암릿―불멸의 넥타―으로도 알려져 있다. 베다에서는 그것을 소마라고 하며, 딴뜨라에서는 마디아(madya, 신주)로 칭해진다. 많은 위대한 수피 시인들은 즉각적인 도취를 일으키는 감미로운 술을 언급하고 있다. 같은 상징이 포도주를 성별(聖別)하여 성례로써 마시는 기독교 의식에도 포함되어 있다. 사실 보다 높은 의식을 각성시키는 것에 관심 있는 모든 종교체계와 신비주의 전통은 형용할 수 없는 지복의 느낌을 위한 그 나름대로의 상징을 가지고 있다.

빈두와 비슛디 차끄라 사이에는 **랄라나 차끄라**(lalana chakra) 또는 딸루물라(talumula)로 알려진 더 작은 또 다른 심령적 중추가 있으며 그것은 비슛디 차끄라와 밀접하게 관련되어 있다. 빈두에서 똑똑 떨어진 넥타는 랄라나에 저장된다. 이 중추는 콧구멍과 통하는 부드러운 입천장 위쪽 너머에 있는 내부 공동인 코의 인두 뒤에 자리하고 있는 샘(腺) 저수지와 같다. 케차리 무드라를 할 때는, 혀를 위와 뒤로 말아 이 공동에 넣어 넥타의 흐름을 자극하기 위해 시도하고 있는 것이다.

이 액체는 신들의 넥타로 알려져 있지만 사실은 넥타뿐만 아니라 독으로도 작용할 수 있는 이중적인 성격을 가지고 있다. 빈두에서 생산되어 랄라나에 저장될 때 그것은 독도 넥타도 아닌 무특성 상태로 남아 있다. 비슛디 차끄라가 활동하지 않고 있는 한, 이 액체는 방해받지 않고 흘러내려가 마니뿌라의 불로 소실되어 신체 세포조직의 노후와 변질 그리고 마지막으로 죽음의 절차로 귀결된다.

그렇지만 케차리 무드라와 같은 일정한 행법들에 의해, 신들의 넥타는 랄라나에서 분비되어 정화와 정제 중추인 비슛디 차끄라로 흘러간다. 비슛디가 각성되면 그 신성한 액체는 유지·활용되어 불멸의 넥타가 된다. 몸의 젊음과 갱생의 비밀은 비슛디 각성에 있다.

비슛디의 넥타와 독에 관계되는 인도 신화의 멋진 이야기가 있다. 태초에 선의 세력과 악의 세력을 상징하는 데바들과 락샤사(rakshasa)들이 계속 서로 싸우고 있었다고 한다. 각자는 서로를 지배하고 파괴하려 하고 있었다. 결국 비쉬누가 그 갈등을 해결하고자 했다. 그는 그들에게 (세계와 마음을 나타내는) 태초의 대양을 휘저어 그 내용물을 서로 똑같이 나누라고 제안했다.

이는 공정한 해결책으로 보였으므로 그들은 비쉬누의 계획에 동의했다. 대양을 휘젓자 데바들과 락샤사들 간에 나누어 분배할 수 있는 많은 것들이 올라왔다. 가장 나쁜 독과 불멸의 넥타를 포함하여 모두 열네 가지 것들이 올라왔다. 물론 데바들과 락샤사들은 넥타를 원했으며 그 누구도 독과 관계된 것은 원하지 않았다. 결국엔 데바들만 넥타를 얻었는데, 만일 그것이 사악한 락샤사들에게 주어질 경우 그들이 불멸하게 될 것이기 때문이었다. 그 독은 버릴 수도 없었는데, 어디에 던져지든 그것은 해를 줄 것이기 때문이었다. 커다란 딜레마가 생기자 마침내 비쉬누는 그 독을 쉬바에게 가지고 가 조언을 청했다. 쉬바는 독을 단숨에 삼켰다. 그때부터 계속 주 쉬바의 이름 가운데 하나가 닐라깐타(Nilakantha: 목이 파란 이)가 되어 왔으며 그는 종종 이런 식으로 그려지기도 한다.

이 이야기는 비슏디 차끄라가 각성되면 심지어 독조차도 쉽사리 소화될 수 있다는 것을 의미한다. 그것은 비슏디와 그 이상인 보다 높은 자각 수준들에서는 존재의 해악하고 부정적인 면들조차도 존재의 전체적인 계획 속으로 통합된다는 것을 뜻한다. 그것들은 선과 악의 개념들이 떨어져나갈 때 무력해진다. 이 자각상태에서는 인생의 해악한 면들과 경험들이 지복의 상태 속으로 흡수·변형된다.

이 차끄라에서는 내부적인 독뿐만 아니라 외부의 독 또한 중화되어 무력해지는 것이 가능하다. 이것은 비슏디 차끄라와 연관된 싯디들 중 하나이며 많은 요기들이 이 힘을 소유해왔다. 그것은 목 중추, 그리고 그것이 직접 연결되어 있는 뇌의 빈두 비사르가의 각성에 달려 있다.

비슏디의 잠재력

비슏디는 다른 사람들의 마음에서 나오는 생각 바이브레이션을 받는 것을 책임지는 중추이다. 이는 사실 비슏디와 밀접하게 연결되어 있는 한 소중추를 통해 일어난다. 그것은 라디오 방송국에 동조 중인 트랜지스터 라디오와 어느 정도 비슷하게 작용하여, 요기로 하여금 가깝거나 멀리 떨어진 사람들의 생각과 느낌에 동조할 수 있게 해준다. 남들의 생각 파장 또한 몸의 다른 곳, 마니뿌라와 같은 다른 중추들에서 경험할 수 있지만, 실제로 생각의 파장과 전송을 받는 중추는 비숫디이다. 비숫디로부터 그것들은 다른 중추들과 연관된 뇌의 중추들로 중계되며 이런 식으로 개인의 자각 속으로 들어간다.

비숫디에는 **꾸르마 나디**(kurma nadi, 거북이 나디)로 알려진 특별한 신경통로가 연결되어 있다. 그것이 각성되면 수행자는 음식과 음료에 대한 욕망과 필요성을 완전히 극복할 수 있다. 이 능력은 과거의 많은 요기들에 의해 증명되어왔다.

비숫디는 실제로 전설적인 '젊음의 샘'이다. 꾼달리니가 비숫디에 있으면 영원한 젊음을 누린다고 한다. 그것이 하타 요가나 꾼달리니 요가 또는 딴뜨라의 행법들로 각성되면, 자생적인 육체적 원기회복이 일어나기 시작한다.

몸 세포의 퇴화 속도가 재생 속도를 능가하는, 보통 20대나 30대에 있는 인생의 한 시점이 있다. 노쇠와 병 그리고 죽음이 사람의 경험에서 표면화되는 것은 바로 그 시점에서부터이다. 일부 형태의 백혈병 같은 일정한 질병 상태에서는 퇴화적인 세력과 파괴적인 세력이 훨씬 더 급속하게 커진다. 비숫디 차끄라에 의해 몸의 세포조직, 기관, 체계들에 초래되는 원기회복은 사람의 정상적인 상태인 이 중단 없는 노화절차에 대비된다.

비숫디 각성을 통해 얻어지는 힘에는 불멸성, 경전에 대한 충분한 지식, 그리고 과거·현재·미래에 대한 지식도 포함된다. 청각은 아주 예리해지지만, 귀가 아니라 마음을 통해 듣는다. 수행자는 슈냐따(공)를 자주 경험하며 모든 두려움과 집착을 극복한다. 그때는 행위의 결실에 집착하지 않고 세상에서 자유롭게 일할 수 있다.

23
빈두 비사르가

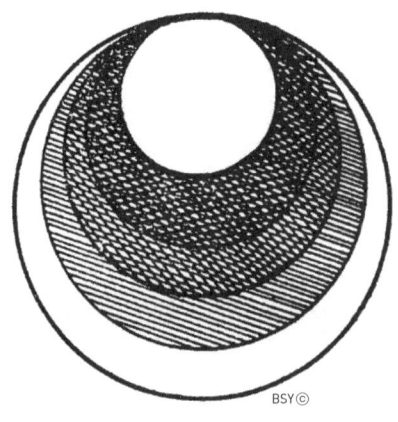

창조의 원천인 빈두는 모든 관습적인 경험의 영역 너머에 있으므로 딴뜨라 문헌들에서도 그것에 대해 아주 적게 기록되어 있다. 그것은 전생의 모든 까르마의 창고이다. 이 까르마들은 바사나의 형태뿐만 아니라 기억의 형태로도 되어 있다.

빈두라는 말은 '물방울' 또는 '점'을 뜻한다. 그것은 문자적으로 '물방울의 떨어짐'을 뜻하는 **빈두 비사르가**로 더 정확히 칭해진다. 빈두는 초승달, 그리고 비숫디 차끄라로 똑똑 떨어져내리는 넥타인 하얀 물방울로 표현된다. 그것은 모든 것들이 현현되어 나왔다 되돌아가는 궁극적인 원천이다. 《까마-깔라-빌라사 *kama-kala-vilasa*》(6-9절)에는 이렇게 씌어 있다. "……(빈두는) 말과 의미의 창조 원인이니, 이제 들어가고 이제 서로에게서 분리된다."…… "그것(빈두)으로부터 에테르, 공기, 불, 물, 흙 그리고 알파벳 글자들이 왔다."

소화계의 소중추들이 마니뿌라와 연결되어 있으며 비뇨생식체계와 생식체계의 소중추들이 스와디스타나·물라다라 차끄라들과 연결되어 있는 것과 같은 식으로, 빈두 비사르가는 비숫디 차끄라와 상호 연결되어 있다. 마찬가지

175

로 호흡계와 순환계의 소중추들은 아나하따 차끄라로 통합되어 있다. 각각의 경우 그 연결은 그 차끄라와 연관된 특정한 신경 집단에 의해 이루어진다. 빈두와 비슛디는 콧구멍 안쪽 부분을 통해 흐르면서 목젖 또는 입천장에서 볼 수 있는 랄라나 차끄라를 통과하는 신경망을 통해 연결되어 있다. 그러므로 비슛디에서 각성이 일어날 때는 동시에 빈두와 랄라나에서도 일어난다.

관련 중추들 또는 핵들로부터 뇌간(腦幹)을 따라 출현하는 열 쌍의 두개골 신경은 실제로 이 아주 작은 중추 안에서 그 첫 기원을 갖는 것으로 여겨지며, 그래서 모든 시각, 후각, 청각, 미각의 체계들은 궁극적으로 빈두로부터 나타난다.

위치

빈두의 자리는 뒤통수 꼭대기, 정확히는 힌두교 브라흐민들이 머리 술을 남기는 지점에 있다. 이 관습은 오늘날도 행해지고 있지만 그 본래 목적은 완전히 잊혀졌다. 산스끄리뜨어로 그 머리 술을 **쉬카**(shikha)라고 하는데, '불의 불꽃'을 뜻한다. 여기서 '불꽃'이라는 말은 바사나(전생에 속하는 숨겨진 까르마)의 불꽃을 나타낸다.

어린아이가 실 의식(thread ceremony)을 거쳐 만뜨라에 입문되는 **산디아**(sandhya) 기간 중에는 가능한 한 많은 술을 잡아 꽉 쥔 다음 묶는다. 술을 단단하게 하여 만뜨라를 수행하면 아이는 이 빈두 지점에 대한 강력하고 계속적인 자각을 가지게 된다. 그는 그 지점에서 통증이 아닌 단단함을 느낀다. 이것은 빈두 비사르가와 접촉하기 위한 전통적인 한 가지 방식이다.

딴뜨라 생리학

딴뜨라 전통에 따르면, 뇌의 상피질의 보다 높은 중추들 안에는 사소한 분비물을 담고 있는 작은 웅덩이가 있다. 아주 작은 그 분비물의 중심에는 호수 가운데에 있는 섬 같은 작은 점이 있다. 정신생리학적인 구조에서 아주 작은 이 점이 빈두 비사르가로 여겨진다.

뇌의 해부 모형 안에서 그러한 작은 구조물이 실제로 분리되어 있다는 것은 의학자들에 의해 보고되거나 증명된 적이 결코 없다. 그렇지만 딴뜨라 경전에 서술된 것처럼, 불가사의한 송과선이 아갸 차끄라의 해부학적·기능적인 부수물이라는 것을 현대의 연구가 증명한 것과 같은 식으로, 그러한 연구가 흥미로울 뿐만 아니라 그만한 가치도 있다는 것은 입증될 수 있다. 그렇지만 빈두 비사르가처럼 미묘하고 자디잔 구조물이 사후 절차 동안 의심할 바 없이 붕괴될 것이라는 것은 상상하기 쉽다. 죽을 때 그 밖의 더 풍족한 신경·샘 전도체들과 분비액들이 퇴화되어 세포조직 속으로 흩어지는 것을 감안한다면, 틀림없이 아주 적은 양의 그 액체가 쉽게 추출되어 분석될 수 있도록 국부화(局部化)된 채 남아 있기를 기대하는 것은 거의 불가능하다.

전통적인 상징학

딴뜨라 경전에서 빈두의 상징은 달빛어린 밤의 초승달이다. 이 상징은 의미가 아주 풍부하다. 초승달은 인간의 내분비선, 감정, 정신의 파동처럼 빈두가 달의 깔라(kala, 위상)와 밀접히 관련되어 있다는 것을 보여준다. 매달 초하루부터 보름까지 보름달이 점점 드러나는 것과 같은 식으로, 사하스라라의 광대함은 열렬한 요가 수행을 통해 점점 그 베일이 벗겨진다. 밤하늘의 배경 또한 빈두 너머에 있는 사하스라라의 무한함을 상징한다. 그렇지만 개체성이 남아 있는 동안에는 사하스라라를 충분히 경험할 수 없다.

옴(ॐ)이라는 상징 또한 가장 윗부분에 초승달 위의 작은 점인 빈두를 가지고 있다. 사실 창조된 세계의 세 구나 또는 특질(따마스, 라자스, 삿뜨와)처럼, 모든 차끄라는 옴 상징체 안에 상징화되어 있다. 이 차끄라들은 쁘라끄리띠와 그 구나들의 영역에 존재한다. 그렇지만 옴 상징에서 빈두는 주 본체와 별도로 놓여, 초월적이며 자연의 족쇄들 너머에 있다는 것을 보여준다.

빈두 비사르가는 진리의 수준인 일곱번째 또는 최고의 로까인 싸뜨얌(satyam)에 속하며 또한 원인적인 몸(**아난다마야 꼬샤**)에도 속한다. 빈두 비사르가가 깨어나면 우주음(宇宙音) 옴이 들려, 옴의 상징 위에 있는 빈두 점과 초승달로부터 발산되고 있는 모든 창조의 원천을 깨닫게 된다고 한다.

넥타의 자리

많은 딴뜨라 문헌에는 빈두, 달이 아주 도취적인 분비물을 생산한다고 씌어 있다. 요기들은 이 신의 넥타를 마시며 살 수 있다. 몸에서 그 분비물이 각성되어 제어되면, 생존을 위해 더 이상 아무것도 필요하지 않다. 몸의 활력 유지는 음식과 무관해진다.

땅 속에서 동면 또는 가사상태로 들어간 사람들에 대한 많은 보도들이 있었다. 이 현상은 엄격한 과학적 관찰에서 여러 번 증명되었다. 이 인간의 동면은 40일의 기간 동안 목격되었다. 모든 경우가 진실이었던 것은 아니지만, 진실한 경우들은 정확히 다음과 같이 행해졌다. 처음에는 쁘라나야마를 부단히 수련하여 마침내 꿈바까(지식)를 완성시키며 이 단계에서 케차리 무드라를 한다. 이것은 꾼달리니 요가 수행에서 행해지는 단순한 형태의 케차리가 아니라, 혀 표면 아래의 뿌리 또는 소대(小帶)를 점점 잘라 혀를 천천히 늘여서 코의 인두 속으로 삽입하는, 하타 요가 전통의 행법이다. 그것은 코르크가 병을 봉하듯이 통로를 차단한다. 모든 수련은 2년에 걸쳐 완성된다.

이 행법으로 빈두의 넥타 방울은 비슛디로 떨어지며 이어 모든 신체 체계로 스며든다. 이 넥타 방울은 신체 조직의 영양과 활력을 유지하는 한편, 동시에 몸의 신진대사과정을 억제한다. 몸의 세포와 조직의 신진대사가 이런 식으로 정지되면, 산소가 더 이상 요구되지 않으며 세포 노폐물이 생산되지 않는다. 그러므로 동면하는 사람은 꽤 오랜 시간 동안 호흡하지 않고 살 수 있다. 동면 기간 동안에는 수염도 자라지 않는다.

독 중추

빈두는 넥타를 생산할 뿐만 아니라 독도 생산한다. 독 샘과 넥타 샘은 거의 같은 곳에 있다. 빈두를 각성시킴으로써 독 샘을 자극할 위험이 있지 않을까 하는 생각이 들지도 모른다. 빈두와 비슛디가 동시에 자극된다 해도 절대 위험이 없는데, 빈두는 넥타 샘을 제어하며 비슛디는 넥타와 독 모두에 대한 관계를 가지고 있기 때문이다. 넥타가 흐르고 있는 한 독은 해를 끼치지 못한다. 더욱이 요기가 하타 요가와 디아나 그리고 라자 요가의 행법들을 통해 몸을 정화시키면 독 샘은 넥타 생산을 위해 활용된다.

개체성의 기원

빈두는 단일성이 처음에 스스로를 나누어 복합적인 개체적 형태들의 세계를 생산하는 창조의 근원 또는 점이다. 빈두의 이러한 면은 '쪼개다' 또는 '나누다'를 뜻하는 산스끄리뜨어 어근 **빈드**(bind)에서 추적할 수 있다.

빈두는 차원이 없는 한 점, 무차원의 중추를 의미한다. 어떤 산스끄리뜨어 문헌에서는 그것을, 무제한의 의식에 뿌리를 두고 있는 **치드가나**(chidghana)로 칭하고 있다. 빈두는 공의 상태인 **슈냐**의 대문으로 여겨진다. 이 공을 무(nothingness)의 상태로 오인해서는 안 된다. 오히려 그것은 no-thingness의 상태—절대적이며 차별 없는 순수한 의식의 상태—이다. 빈두는 불가사의하다. 그것은 무한과 제로, 충만함과 무의 두 상반된 것이 공존하는 말로 나타낼 수 없는 초점이다.

빈두 안에는 우주의 모든 사물을 위한 진화 잠재력이 들어 있다. 빈두는 창조를 위한 청사진을 갖고 있다. 여기서 진화는 존재의 근간적 바탕으로부터 생명, 사물, 유기체들을 생기시키는 수직적인 초월적 절차를 가리킨다. 이 진화는 다윈의 과학적인 진화 개념과 결코 같은 것이 아니다. 다윈의 진화는 식물이나 동물의 종처럼 특정하게 나타나는 개체의 형태나 작용 또는 외양에서의 일정한 기간에 걸친 변화를 역사적으로 추적하는 것이다. 그것은 시간에 걸친 역사적인 기록인 반면, 개체로의 의식의 진화와 개체로부터의 의식의 소멸은 무시간성의 영역에 있다.

우주의 무수한 사물을 발생시키는 개체화 원리가 있다. 산스끄리뜨어로는 그것을 근간적인 의식에 고유한 잠재력을 빈두에 축적시키는 것인 **깔라**라고 한다. 이 점 또는 씨앗으로부터 사물, 동물, 인간 또는 그 무엇이든 생겨 나타날 수 있다. 각각의 모든 사물은 빈두를 그 근본으로 가지고 있다. 이 빈두는 **히란야가르바**(황금계란 또는 창조의 자궁) 안에 있다. 이전에는 형태가 없던 것이 빈두를 통해 모양을 취하며 그 성질 또한 빈두에 의해 정해진다. 빈두는 의식의 표현수단이면서 제한수단이기도 하다.

빈두로부터의 현현 중추들 중 어떤 것들은 사람처럼 의식을 소유하고 있다. 그렇지만 대부분의 중추들은 원소, 돌 등처럼 무의식적이다. 의식적이거나 무의식적이기 위한 잠재력은 개체적인 사물의 성질과 구조에만 달려 있으며 이 또한 빈두에 의해 결정된다. 사람은 자신을 의식적인 중추가 되게 해주는 장치를 가지고 있다.

의식적이든 무의식적이든 모든 사물은 빈두라는 매개를 통해 의식의 근간적인 정수에 연결되어 있다. 모든 사물은 빈두라는 매개를 통해 물질적인 존재로 진화하며 또한 빈두를 통해 근원으로 다시 거두어들여진다. 빈두는 양방향으로 열려있는 들창이다. 그것은 사람과 같은 의식적인 중추들이 사하스라라의 전체성을 깨달을 수 있는 수단이다.

본질적으로 오직 두 가지 유형의 인간이 있으니, **쁘라브릿띠**(pravritti) 길에 있는 사람들과 **니르브릿띠**(nirvritti) 길에 있는 사람들이다. 쁘라브릿띠(외향적인) 길을 따르는 사람은 빈두로부터 바깥세상으로 얼굴을 돌린다. 그는 거의 전적으로 외부 사건들에 의해 동기를 부여받는다. 이것은 오늘날 대부분 사람들의 길로, 자아에 대한 지식으로부터 끌고 나와 구속으로 이끈다. 다른 길인 니르브릿띠(뒤바뀐) 길은 영적인 길, 지혜의 길이다. 이 길에서 개인은 빈두를 만나 자기 존재의 근원을 향해 안으로 돌아서기 시작한다. 이 길은 자유로 이끌어준다. 진화의 길은 현현과 외향화의 쁘라브릿띠 길이다. 퇴화의 길은 우리의 개체적인 존재를 낳은 길을 따라 다시 이끌어준다. 그것은 빈두를 통해 사하스라라로 다시 이끌어준다. 사실 요가 수행의 모든 목적은 퇴화의 길을 따라 자각을 향하도록 도와주는 것이다.

점의 힘

극소점 안에는 감춰진 엄청난 힘이 있다. 예를 들어, 우주의 기원에 대한 한 이론은 무한히 밀도가 높은 한 점의 물질이 '빅뱅'에서 폭발하여 전체 우주를 형성시켰다는 것을 제시한다. 마찬가지로, 시공 연속체에 존재하는 엄청난 무리의 서로 다른 아원자(subatomic) 입자들 안에는 광대한 양의 힘이 농축되어 존재한다는 것을 아원자 물리학 연구는 드러냈다. 물리학은 이제 말로 표현할 수 없는 빈두의 영역으로 들어가고 있다.

분자생물학에서 빈두의 정수는, 각각의 것이 전체 유기체를 위한 완전한 유전자 청사진을 내포하고 있는 DNA와 RNA 분자에서 볼 수 있다. 이것은 아주 작은 점의 한계 안에 농축되어 표현될 수 있는 위대한 지성과 잠재력의 또 다른 예증이다. 사실 과학이 자연, 그리고 우주의 구조 속으로 더 깊이 파고들수록 그것이 드러내는 힘과 복잡성은 더 크다. 아주 작은 이 점들의 차원 안에는 엄청난 의미의 잠재력이 내포되어 있다.

점 또는 빈두의 힘은 인류 역사 내내 신비주의자들에게 알려져 왔다. 딴뜨라에서 각각의 빈두, 현현된 존재의 각 입자는 힘(샥띠)의 중심으로 여겨진다. 이 샥띠는 정적인 의식의 근간적인 토대의 표현이다. 딴뜨라 체계의 목표는 샥띠(현현된 개체적 힘)와 쉬바(비활성의 근간적인 보편적 의식)의 융합을 일으키는 것이다.

빨간색 빈두와 흰색 빈두

빈두는 만물을 현현 · 성장시키는 우주의 씨앗이다. 미소한 여성 난자와 결합된 단일 정자의 아주 작은 빈두로부터 새 생명이 자라기 때문에 그것은 종종 남성의 정자와 관련지어 설명되기도 한다. 수태 행위는 빈두 원리의 완벽한 상징이다. 사실 빈두는 딴뜨라 꾼달리니 요가의 많은 문헌에서 이런 용어들로 설명된다. 《요가추다마니 우빠니샤드 *Yogachudamani Upanishad*》(60절)에서는 말한다. "빈두는 흰색과 빨간색 두 유형이 있다. 흰 것은 **슈끌라**(shukla, 정자)이며 빨간 것은 **마하라즈**(maharaj, 월경)이다."

여기서 흰색 빈두는 쉬바나 뿌루샤(의식)를 상징하며 빨간색 빈두는 샥띠나 쁘라끄리띠(현현의 힘)를 상징한다. 흰색 빈두는 빈두 비사르가에 있으며 빨간색 빈두는 물라다라 차끄라에 있다. 딴뜨라와 요가의 목적은 이 두 원리를 통일시켜 쉬바와 샥띠가 하나가 될 수 있도록 하는 것이다.

문헌은 계속 말한다(61절). "빨간색 빈두는 태양에, 흰색 빈두는 달에 확립된다. 그것들의 합일은 어렵다." 태양은 삥갈라 나디, 달은 이다를 나타낸다. 두 빈두는 대립 세계의 융합을 남성과 여성이란 용어로 상징화한다. 그들의 합일로부터 꾼달리니의 상승이 일어난다. 다시 문헌은 계속된다(63절). "빨간색 빈두(샥띠)가 쁘라나 제어에 의해 위로 움직여(꾼달리니의 상승) 흰색 빈두(쉬바)와 섞이면 사람은 신성해진다."

모든 요가 체계는 이 합일을 일으키기 위해 어떤 식으로든 쁘라나를 제어한다. 어떤 경우에 그것은 쁘라나야마에서처럼 직접적인 제어를 통하기도 하는 한편, 다른 경우에는 덜 직접적이기도 하다. 그럼에도 불구하고 이 두 극성, 쉬바와 샥띠의 만남은 초의식으로 이끌어준다. 64절에서는 말한다. "빨간색 빈두가 흰색 빈두와 융합할 때 두 빈두의 본질적인 단일성을 깨닫는 사람만이 요가를 안다."

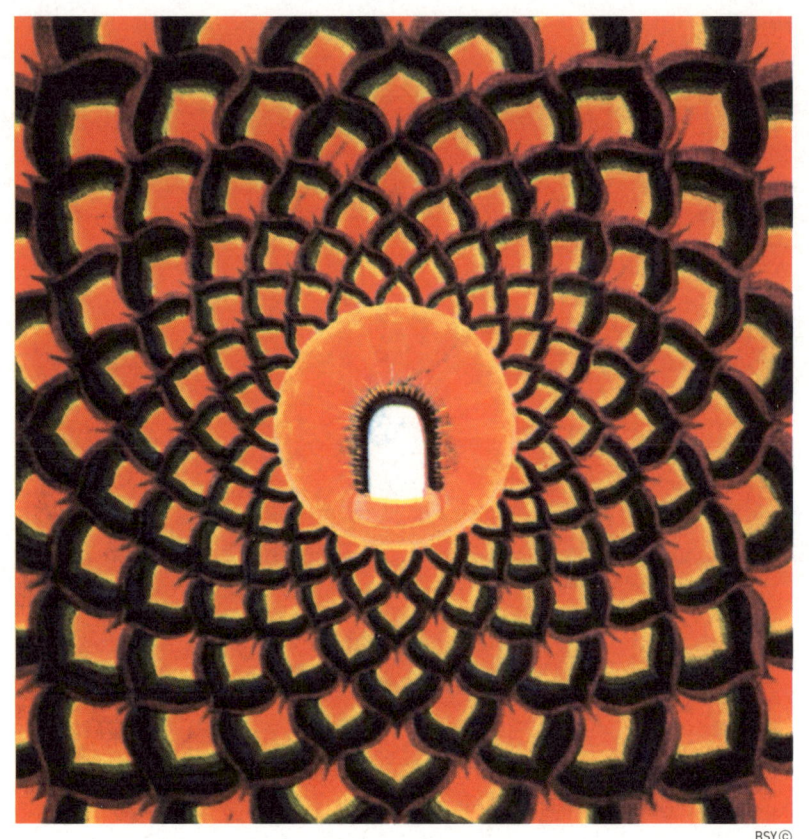

사하스라라

24
사하스라라와 사마디

사하스라라는 종종 생각되기도 하는 것처럼 차끄라가 아니다. 차끄라는 심령의 영역 안에 있다. 의식은 지배적으로 활동적인 차끄라에 따라 서로 다른 수준들에서 현현한다. 사하스라라는 그 무엇을 통해서도 작용하지 않되 또한 모든 것을 통해 작용하기도 한다. 사하스라라는 저 너머의 너머(**빠라뜨 빠람** parat-param)에 있지만 바로 여기에 있다. 사하스라라는 서로 다른 차끄라들을 통한 점진적인 상승의 절정이다. 그것은 확장된 자각의 극치이다. 차끄라들의 힘은 차끄라들 자체가 아니라 사하스라라에 머문다. 차끄라는 스위치일 뿐이다. 모든 잠재력은 사하스라라에 있다.

사하스라라라는 말의 문자적 의미는 '1000'이다. 이 이유 때문에 그것을 천 잎 연꽃이라 하기도 한다. 그렇지만 문자적으로는 1000을 의미하는 한편, 사하스라라라는 말은 그 중대성과 의미심장함이 엄청나다—사실 무한하다—는 것을 의미한다. 그러므로 사하스라라는 보통 빨갛거나 다채롭다고 하는 무한한 수의 꽃잎을 가진 연꽃으로 더 적절히 묘사되어야 한다.

사하스라라는 무형(**니라까라** nirakara)이자 유형(**아까라** akara)이지만 또한 그 이상이기도 하며, 그러므로 형상에 의해 저촉되지 않는다(**니르비까라** nirvikara). 그것은 슈냐, 아니 사실상 전체성의 공이다. 그것은 브라흐만이다. 그것은 모든 것이자 아무것도 아니다. 우리가 사하스라라에 대해 그 무엇을 말할지라도, 설사 무한하다고 할지라도, 그것은 즉시 그것을 제한하여 범주화할 것이다. 그것은 논리를 초월하는데, 논리는 한 가지를 또 다른 것과 비교하기 때문이다. 사하스라라는 전체성이다. 그러니 그것을 무엇과 비교해야 하겠는가? 그것은 모든 개념을 초월하되 모든 개념의 근원이다. 그것은 의식과 쁘라나의 융합이다. 사하스라라는 요가의 정점, 완전한 융합이다.

전체적인 합일과 깨달음의 전개

꾼달리니 샥띠가 사하스라라에 도달하는 것을 쉬바와 샥띠의 합일이라고 하는데, 사하스라라는 보다 높은 의식 또는 쉬바의 거처로 일컬어지기 때문이다. 쉬바와 샥띠의 합일은 커다란 경험의 시작을 나타낸다. 이 합일이 일어나면 자아각성의 순간 또는 사마디가 시작된다. 이 시점에서는 개인이 죽는다. 육체적인 죽음이 일어난다는 말이 아니다. 그것은 현세적인 자각 또는 개인적인 자각의 죽음인 것이다. 그것은 이름과 모양의 경험, 그것의 죽음이다. 이때에는 '나' 나 '너' 또는 '그들' 을 기억하지 못한다. 경험과 경험 대상 그리고 경험자가 똑같은 하나이다. 보는 자와 봄, 그리고 보이는 것이 통일된 전체로서 융합된다. 다시 말해서 복합적이거나 이원적인 자각이 남아 있지 않다. 오직 단일 자각만이 있을 뿐이다.

쉬바와 샥띠가 결합하면 아무것도 남지 않는다. 절대적인 침묵뿐이다. 샥띠는 샥띠로 남아 있지 않으며 쉬바는 더 이상 쉬바가 아니다. 둘이 하나로 뒤섞여 더 이상 서로 다른 두 세력으로 확인될 수 없다.

세상의 모든 신비주의와 종교 체계는 이 경험을 묘사하는 그 나름의 방식을 가지고 있다. 어떤 것들은 그것을 니르바나라고 했으며, 다른 것들은 그것을 사마디, 까이발야, 자아각성, 깨달음, 친교, 천국 등으로 불러왔다. 많은 문화와 전통의 종교적·신비주의적인 시와 경전을 읽으면 사하스라라에 대한 풍부한 묘사를 볼 수 있을 것이다. 그렇지만 비교적인 상징학과 술어학을 이해하기 위해서는 다른 의식 상태로 그것을 읽어야 한다.

라자 요가, 꾼달리니, 사마디

빠딴잘리의 《요가수뜨라》에서는 꾼달리니라는 말을 보지 못할 것인데, 이 경전은 꾼달리니 요가를 직접 다루지 않기 때문이다. 모든 성자, 리쉬, 스승들이 꾼달리니를 이 이름으로 언급하지는 않았다. 2600년 전에 빠딴잘리가 《요가 수뜨라》를 썼을 때는 붓다의 시절이었으며 위대한 철학자들 시대의 약 400년 전이었다. 꾼달리니의 선물인 싯디가 사소한 목적을 위해 오용되고 사람들이 악용 당하고 있었기 때문에 당시에 딴뜨라는 인도에서 아주 나쁜 평판을 얻었다. 그러므로 딴뜨라와 딴뜨라 술어학은 억압당해야 했으며 그 지식을 살려두기 위해서는 전혀 다른 언어를 채택해야 했다.

빠딴잘리의 라자 요가에서는 사마디라고 하는 상태의 계발을 강조한다. 사마디는 사실 초정신적인 자각을 뜻한다. 처음에는 감각적인 자각, 그다음에 정신적인 자각이 오며 그 위에 자아에 대한 자각인 초정신적인 자각이 있다. 모양, 소리, 감촉, 맛, 냄새의 자각은 감각의 자각이다. 시간, 공간, 대상의 자각은 정신적인 자각이다. 초정신적인 자각은 한 시점이 아니다. 그것은 하나의 과정, 하나의 경험 범위인 것이다. 마치 '아동기'가 시간의 한 길이를 가리키는 것과 같은 식으로, 사마디는 특정한 경험 시점이 아니라 한 단계에서 또 다른 단계로 나아가는 일련의 경험이다.

그러므로 빠딴잘리는 사마디를 세 가지 주된 범주로 분류했다. 첫번째는 **사비깔빠 사마디**(savikalpa samadhi), 즉 파동이 있는 사마디로 알려져 있으며 그에는 **비따르까**(vitarka), **비차라**(vichara), **아난다**(ananda), **아스미따**(asmita)의 네 단계가 있다. 두번째 범주인 **아삼쁘라갸따**(asamprajnata)는 자각이 없는 사마디이며, 세번째 범주인 **니르비깔빠**(nirvikalpa)는 그 어떤 파동도 없는 사마디이다.

이런 이름들은 마음이 사마디 경험 중에 있는 특정한 상태를 가리킬 뿐이다. 결국 정신적인 자각에서의 침식작용은 갑자기 일어나지 않는다. 정상적인 정신적 자각이 돌연히 끝나지는 않는 것이다. 한 가지 유형의 자각이 전개되다가 또 다른 유형의 자각이 침식한다. 평범한 의식이 사라지고 보다 높은 자각이 계발되며, 그러므로 두 상태 사이에 평행한 상호작용이 있다.

명상은 어디에서 끝나며 사마디는 어디에서 시작되는가? 산재성이 있기 때문에 그것을 꼭 집어낼 수는 없다. 젊음이 어디에서 끝나고 노년이 어디에서 시작되는가? 같은 대답이 적용되며, 사마디에서도 같은 절차가 일어난다. 사비깔빠 사마디는 어디에서 끝나고 아삼쁘라갸따는 어디에서 시작되는가? 모든 과정은 연속적으로 일어나며 각 단계는 다음 단계 속으로 용해되면서 아주 점증적인 방식으로 변형된다. 경험을 겪고 있는 것이 바로 같은 의식이라는 것을 고려하면 이는 논리적인 것처럼 보인다.

꾼달리니가 다양한 차끄라를 통해 상승하고 있을 때 갖는 경험은 자체로 초월적이거나 신성하지 않을지 모르지만, 진화하고 있는 의식의 성질을 나타낸다고 딴뜨라에서는 말한다. 이것은 때로는 훤하기도 하고 때로는 어두워 방심할 수 없기도 한 사비깔빠 사마디의 영역이다.

물라다라에서부터 아갸 차끄라까지는 자각이 보다 높은 것들을 경험하고 있지만 에고로부터 벗어난 것은 아니다. 보다 낮은 각성 지점들에서는 에고를 초월하지 못한다. 그것은 초월이 시작되는 아갸 차끄라에 꾼달리니가 도달할 때뿐이다. 여기가 바로 에고가 폭발되어 산산조각 나며 그에 따른 죽음의 경험이 일어나는 곳이다. 이 시점에서 사비깔빠가 끝나고 니르비깔빠가 시작된다. 여기서부터 에너지들이 용해되어, 깨달음이 펼쳐지는 사하스라라까지 함께 흐른다.

딴뜨라에서는 사하스라라가 최고의 자각지점이며, 빠딴잘리의 라자 요가에서는 최고의 자각지점이 니르비깔빠 사마디이다. 이제 사하스라라와 니르비깔빠 사마디에 대한 묘사를 비교한다면, 그것들이 같은 것이라는 것을 알게 될 것이다. 그리고 라자 요가에서 묘사되는 사마디의 경험을 꾼달리니 각성에 대한 묘사와 비교한다면, 그것들 또한 같은 것이라는 것을 알게 될 것이다. 두 체계 모두 같은 유형의 행법들에 대해 이야기한다는 것도 주목해야 한다.

라자 요가는 표현 방법이 더 지적이므로 철학에 더 많이 맞춰져 있으며 딴뜨라는 접근방식과 표현이 보다 더 감정적이다. 그것이 두 길의 유일한 차이이다. 내가 이해하는 한 꾼달리니 각성과 사마디는 같은 것이다. 그리고 주 붓다와 그 밖의 위대한 성자들, 영적 스승들의 가르침을 이해할 수 있다면, 그들 또한 같은 주제에 대해 다른 언어로 이야기했다는 것을 알게 될 것이다.

꾼달리니 요가 행법

25
규칙과 준비

서론

이 부분은
1. 개별적인 차끄라와 쉐뜨람을 위한 예비 기법들과
2. 고급 끄리야 요가 기법들을 수록하고 있다.

꾼달리니 요가의 길을 간절히 따르고자 하는 수행자는 다른 태도로 삶에 접근해야 한다. 모든 삶이 수행이 되어야 하며 수행과 목표에 전적으로 전념해야 한다. 또한 일상 책임 속에서 절제와 보다 높은 자각의 삶을 살아야 할 필요가 있다. 삶에서 전사가 되어야 하며 영적인 탐구를 위한 길을 미리 가리켜줄 수 있는 유능한 구루의 안내를 찾아야 한다. 꾼달리니 요기는 수행과 구루의 지침에 열렬하고 충실해야 한다. 이 책에 주어진 행법들을 완성하기 위해서는 매일 아침에 보다 많은 시간을 바쳐야 할 필요가 있을 것이다.

인생에서의 개인적인 목표가 무엇이든, 그 어떤 의무와 책임을 가지고 있든, 꾼달리니 요가는 더 능률적이고 더 평화로워지며 더 자각할 수 있도록 분명코 도와줄 수 있다. 산야신이나 자질 있는 요가 스승의 가르침을 구하고, 이 책에 있는 기법들을 배우며, 날마다 낼 수 있는 양의 시간에 따라 체계적으로 그것들을 수련하라. 이렇게 하면 삶이 어느 때보다 더 흥미진진한 모험—내면의 경험과 결합력 있는 삶으로의 여행—으로 바뀔 것이다.

다음 규칙들은 특정한 차끄라 행법들과 끄리야 요가 기법들에 모두 적용된다. 가능한 한 그것들을 충실히 따라야 한다.

식이요법

꾼달리니 요가를 할 준비가 된 대부분의 사람들은 잘 조절된 삶을 영위하고 균형 잡힌 채식을 하고 있을 것이다. 아직도 밤늦도록 자지 않고, 술을 마시고 많은 양의 고기를 먹고 있다면, 이런 것들을 천천히 줄이면서 **샹카쁘락샬라나** 같은 하타 요가 샤뜨까르마를 할 것을 강력히 권한다. 사실 순수한 채식주의자가 될 때까지는 이 책에 주어진 행법들을 시작하지 말 것을 요청한다.

신선하고 깨끗하며 쉽게 소화되는 채식을 하고 절제 있게 먹어라. 꾼달리니 요가는 온몸을 정화시키는 체계이다. 몸에 과도한 독소가 있을 경우에는 급진적인 정화 과정이 있을 수도 있다. 너무 많은 음식 소모도 대부분의 기법들, 특히 쁘라나야마, 그리고 웃디야나 반다에 수반되는 것들을 제대로 하기 어렵게 만들 것이다. 먹는 음식을 선택할 때는 식별력을 이용해야 한다. 우리 아쉬람에서 주어지는 모든 꾼달리니 요가 코스는 강제적인 음식 제한이 따르므로 비슷한 제약들을 채택해야 한다는 것을 기억하라. 그러나 굶거나 식성이 까다로운 사람이 되지는 말기 바란다. 분별 있는 식습관을 채택하기 위해 노력하기만 하면 되는 것이다.

병

육체적인 병으로 고생하고 있다면 이 책에 주어진 꾼달리니 기법들을 시작하지 말 것을 권한다. 무엇보다 먼저 적합한 수단, 아마도 하타 요가 같은 것으로 병을 치료하기 위한 조치를 취해야 한다. 필요하다면 이 아쉬람이나 우리 아쉬람 지부로 편지를 쓰거나 유능한 요가 선생과 접촉하여 안내를 구하라. 심각한 정신적·감정적 문제로 고통 받고 있다면, 현재로선 꾼달리니 요가 행법들을 시작해서는 안 된다. 삶과 마음으로 조화를 가져올 수 있는 다른 유형의 요가를 수련하고 나서 꾼달리니 요가를 시작하라. 꾼달리니 기법들은 아주 강력하여 어느 정도의 정신적인 안정을 가지고 있지 않을 경우에는 상태를 악화시킬 수 있다. 의심이 있으면 우리에게 연락하라. 건전한 건강은 꾼달리니 요가 수행을 위한 기본적인 요구사항이다.

요가 준비

이 책에 주어진 꾼달리니 기법들을 시작하기 전에 다른 요가 체계들, 특히 하타 요가와 라자 요가를 적어도 몇 년 동안 수련해야 한다. 특히 다음 기법들에 능숙해야 한다. **빠완묵따아사나**(pawanmuktasana, 류머티즘과 위장병), **샥띠 반다 아사나**(shakti bandha asana), **싯다아사나** 또는 **싯다 요니 아사나**, **수리아 나마스까라**, **비빠리따 까라니 아사나**(vipareeta karani asana) · **다누라아사나** (dhanurasana) · **샬라바아사나** · **부장가아사나** · **마쯔야아사나** · **빠스치못따나 아사나** · **아르다 마쯔옌드라아사나**(ardha matsyendrasana) 등과 같은 주요 아사나들, **샤뜨까르마**, **나디 쇼다나**(nadi shodhana) 같은 기본적인 쁘라나야마 행법들, **나시까그라 드리쉬띠**(nasikagra drishti), **샴바비 무드라**, **마하 반다**.

이 모든 기법들은 비하르 요가학교에서 출판한 《아사나 쁘라나야마 무드라 반다 Asana Pranayama Mudra Bandha》에 충분히 설명되어 있다. 그렇지만 이런 기법들을 섭렵하기 위해서는 자격 있는 요가 선생의 정식 지도를 받을 필요가 있을 것이다.

수련 시간

수행을 하기 위한 최상의 시간은, 가능하다면 동트기 두 시간 전 새벽이다. 이 시간을 산스끄리뜨어로 **브라흐마무후르따**(brahmamuhurta, 신성한 시간)라고 한다. 이 시간에는 영적 에너지가 높고, 하루 중 그 어느 때보다 안팎으로 방해거리가 적다. 그렇지만 브라흐마무후르따 중에 수련할 수 없다면 위장이 빈 다른 시간을 선택하라. 꾼달리니 행법들은 다른 수련 뒤와 명상 수련 전에 하라.

수련 장소

날마다 같은 장소에서 수련하도록 하라. 이는 수행을 위해 도움이 될 긍정적인 분위기를 점차적으로 만들어줄 것이다. 수련 장소는 깨끗하고 평화로우며 환기가 잘 되어야 한다. 건조해야 하며 너무 덥거나 추워서는 안 된다. 맨 바닥에서 수련하지 말고 담요나 매트를 깔라. 필요하다면 담요나 시트로 몸을 감싸라. 꼭 필요하지 않다면 선풍기 사용을 피하도록 하라.

의복

의복은 일반적인 기후에 따라야 할 것이지만, 가능한 한 가볍고 헐렁하며 편안해야 한다.

규칙성

날마다 틀림없이 정해진 시간에 수련하도록 애쓰면서 이 책에 주어진 단계별 프로그램을 따르라. 어떤 날에는 마음이 수련하지 않기 위한 구실을 찾기도 하고, 화가 나거나 동요되거나 불안할 수도 있다. 아프지 않은 한 평소처럼 수련하기 위해 노력해야 한다.

예비 행법들

꾼달리니 요가 수련을 시작하기 전에 장을 비우고 찬물로 샤워를 하도록 하라. 추운 지역에 산다면 적어도 찬물로 얼굴은 씻어라. 이는 졸음을 없애기 위해 필수적이다. 꾼달리니 행법들을 시작하기 전에 몇 가지 아사나를 하는 것은 좋은 생각이다. 시간이 허락하지 않을 경우에는, 적어도 **수리아 나마스까라**를 5~10회 하되, 천천히 시작해서 속도를 높인다. 마친 다음에는 호흡 속도가 정상으로 돌아올 때까지 잠시 **샤바아사나**(shavasana)를 해야 한다.

자각

마음이 망나니 원숭이처럼 여기저기 내딜린다 해도 걱정하시 마라. 생각과 감정을 억누르지 말고 올라오는 대로 내버려둬라. 목격자의 태도로 그것들을 지켜보면서 수련을 계속하라. 점점 마음은 집중될 것이다. 무엇이 일어날지라도 수련을 계속해야 한다. 개입하지 않고 마음을 목격하는 이 태도를 자각이라고 정의할 수 있다.

26
자 세

특정한 차끄라들을 위한 대부분의 행법들과 꾼달리니 끄리야들은 앉기 자세나 명상 아사나에서 한다. 가장 좋은 앉기 자세는 (남성에게는) **싯다아사나**와 (여성에게는) **싯다 요니 아사나**이다. 이 두 아사나는 물라다라 차끄라에 직접적인 압력을 가하는데, 이 압력은 정확히 가해지면 신경 에너지를 각성시키고 방향을 다시 잡아주며 골반과 복부지역에서 뇌로 혈액순환을 시켜준다. 꾼달리니 수행에서는 이 여분의 에너지가 중요한데, 그것은 쁘라나 샥띠의 전압을 높은 수준으로 유지하기 때문이다. 회음 압력은 에너지 원천을 각성시키고 쁘라나를 더 높은 중추들로 적극적으로 보급한다.

 빠드마아사나도 **따단 끄리야**(tadan kriya) 같은 일정한 꾼달리니 기법들을 위해 활용된다. 대부분의 다른 기법들에서는 싯다아사나가 일반적으로 선호되지만 빠드마아사나도 대체하여 이용될 수 있다. 불리한 점은 빠드마아사나는 물라다라 차끄라에 직접적인 압력을 가하지 않는다는 것이다.

 싯다아사나로 편하게 앉을 수 없는 사람들은, 장시간 동안 유지하기는 어렵다 해도 **웃탄빠다아사나**(utthanpadasana)를 할 수 있다. 마하 무드라와 마하 베다 무드라 같은 끄리야 요가 행법들에서는 싯다아사나 대신 웃탄빠다아사나를 할 수 있으며 이 둘은 전통적으로 같은 것으로 받아들여진다.

 또 다른 아사나인 **바드라아사나**(bhadrasana)도 물라다라 차끄라에 좋은 압력을 가하므로 많은 행법에서 싯다아사나를 대신할 수 있다. 그것도 끄리야 요가 기법들 중 하나인 **만두끼 무드라**(manduki mudra)를 위해 요구되는 앉기 자세이다.

꾼달리니 행법들에 대한 서술에서는 각 행법을 위한 최상의 아사나를 언급했다. 권장되는 아사나가 적합하지 않을 경우에는 대체 아사나들 중 하나만 이용해야 한다.

전반적인 수련 노트

엉덩이, 무릎, 발목이 싯다아사나, 빠드마아사나, 바드라아사나 등을 취하여 유지할 정도로 충분히 유연하지 않을 경우에는, 날마다 빠완묵따아사나 시리즈, 특히 **굴프 나만**(goolf naman, 발목 구부리기), **차끄라**(회전), **구르난**(ghoornan, Z자 꼴로 구부리기), **자누 차끄라**(janu chakra, 무릎 Z자로 구부리기), **아르다 띠딸리 아사나**(ardha titali asana)와 **뿌르나 띠딸리 아사나**(poorna titali asana, 반 나비 자세와 온 나비 자세)를 하도록 권한다. **까와 찰라아사나**(kawa chalasana, 까마귀 걷기)와 **웃타나아사나**(utthanasana, 쪼그려 일어나기 자세)도 해야 한다. 몸의 전반적인 건강을 향상시키기 위해서는 수리아 나마스까라를 포함한 그 밖의 아사나들도 할 수 있다.

많은 꾼달리니 기법들을 완성시키기 위해 매우 필요한 들숨과 날숨, 내지식(內止息: 들숨 뒤에 숨을 멈추는 것)과 외지식(外止息)에 대한 통제력을 개발하기 위해 **나디 쇼다나**(nadi shodhana) 같은 쁘라나야마 행법들도 해야 한다.

이런 행법들은 특정한 차끄라들을 위해 주어지는 월례 행법(monthly practice)들과 병행하여 날마다 할 수 있다.

싯다아사나(남성을 위한 성취 자세)

앞으로 다리를 뻗고 앉는다.

오른쪽 다리를 굽혀 발바닥을 왼쪽 넓적다리 안쪽에 대어 뒤꿈치로 회음(생식기와 항문 중간에 있는 물라다라 차끄라 지역)에 압력이 가해지도록 한다. 이것은 싯다아사나의 중요한 면이다.

몸을 조절해서 편안하게 하고 뒤꿈치의 압력이 견고하게 가해지도록 한다.

왼쪽 다리를 굽혀 왼쪽 발목을 바로 오른쪽 발목 위에 두어 두 복사뼈가 닿

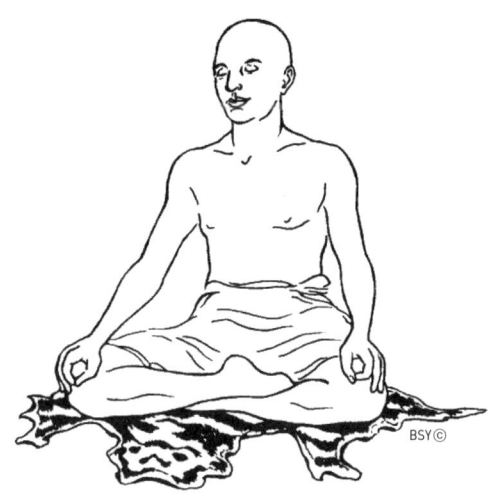

게 하고 두 뒤꿈치가 서로 겹쳐지게 한다.

왼발 뒤꿈치는 생식기 바로 위의 치골을 눌러야 한다. 그러므로 생식기는 두 뒤꿈치 사이에 놓일 것이다.

이 발의 발가락과 바깥 모서리를 오른쪽 종아리와 넓적다리 근육 사이의 공간 속으로 밀어 넣는다. 필요하다면, 손을 쓰거나 오른 다리의 위치를 일시적으로 조정함으로써 이 공간을 넓힐 수 있다.

오른발 발가락들을 쥐고 왼쪽 넓적다리와 종아리 사이의 공간 속으로 밀어 넣는다.

두 다리는 이제 바닥 위의 두 무릎으로 고정되어 있어야 하며 왼발 뒤꿈치는 바로 오른발 뒤꿈치 위에 있어야 한다. 마치 바닥에 심어져 있는 것처럼 척추를 안정되고 곧게 세운다.

금기: 싯다아사나는 좌골신경통이나 천골(엉덩이뼈) 신경염이 있는 사람은 해서는 안 된다.

효과: 싯다아사나는 에너지를 보다 낮은 심령적 중추들로부터 척추를 통해 위로 유도하여 뇌를 자극하고 모든 신경계를 진정시킨다. 발 아래쪽을 회음에 둠으로써 물라다라 차끄라를 눌러 물라 반다를 자극하며, 치골에 가해지는 압력은 스와디스타나 자극점을 눌러 저절로 바즈롤리/사하졸리 무드

라를 활성화시킨다. 이 두 가지 심리-근육적 잠금은 성적 신경 충동을 척수를 따라 다시 위로 유도해 뇌로 보내서, 영적인 목적으로 브라흐마차리아를 유지하기 위해 필요한 생식 호르몬에 대한 통제력을 확립시켜준다. 싯다아사나를 오래 하면 물라다라 지역에서 두드러지게 따끔거리는 감각이 나타나 10~15분 동안 계속될 수 있다. 이는 그 지역에 혈액공급이 감소됨으로써, 그리고 낮은 차끄라들에서의 쁘라나 흐름을 다시 균형 잡음으로써 일어난다.

이 자세는 혈액순환을 재유도하여 아래 척추와 복부 지역으로 보낸다.

수련 노트: 싯다아사나는 어느 쪽 다리든지 위에 놓고 할 수 있다. 아르다 빠드마아사나(ardha padmasana)와 수카아사나(sukhasana) 같은 그 밖의 고전적인 아사나들도 이용할 수 있지만 그만큼 효과적이지는 않다. 그러므로 처음에는 싯다아사나의 완성에 전념하라.

처음에는 접은 담요나 작은 방석을 이용해서 엉덩이를 살짝 올릴 것을 권한다. 이는 무릎을 바닥에 놓고 균형 잡힌 자세를 이룰 수 있게 해줄 것이다. 그렇지만 담요나 방석을 너무 두껍게 해서는 안 된다. 3~4센티미터 높이로 충분할 것이다. 회음 자극지점 압력을 지속적이지만 편안하게 자각해야 한다.

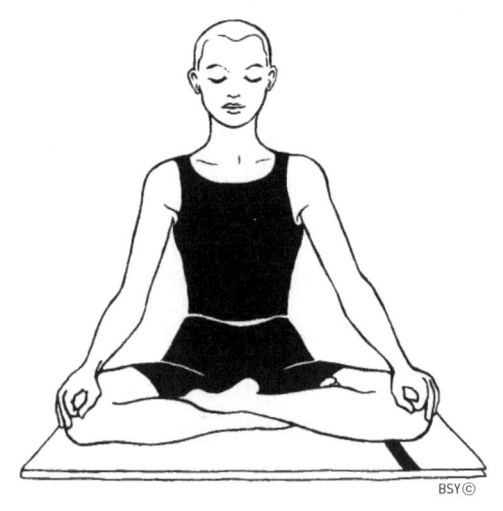

싯다 요니 아사나(여성을 위한 성취 자세)

몸 앞으로 다리를 쭉 펴고 앉는다.

오른쪽 다리를 굽혀 발바닥을 왼쪽 넓적다리 안쪽에 둔다.

뒤꿈치를 질 입구나 안쪽(대음순)에 견고하게 둔다.

몸이 가능한 한 편안함과 동시에 오른발 뒤꿈치의 압력이 느껴지도록 몸을 조절한다. 오른 다리를 굽혀 왼발 뒤꿈치를 오른발 뒤꿈치 바로 위에 두어 음핵이 눌리게 한다. 그다음 왼쪽 발가락들을 오른쪽 종아리와 넓적다리 사이 공간에 쐐기처럼 쑤셔 넣어 바닥에 닿거나 거의 닿게 한다.

오른쪽 발가락들을 왼쪽 종아리와 넓적다리 사이 공간에 밀어 넣는다.

무릎이 견고하게 바닥에 닿도록 확실히 한다.

마치 땅에 단단히 심어져 있는 것처럼 척추를 충분히 똑바로 세운다.

금기: 싯다아사나와 같음

효과: 싯다아사나와 같음

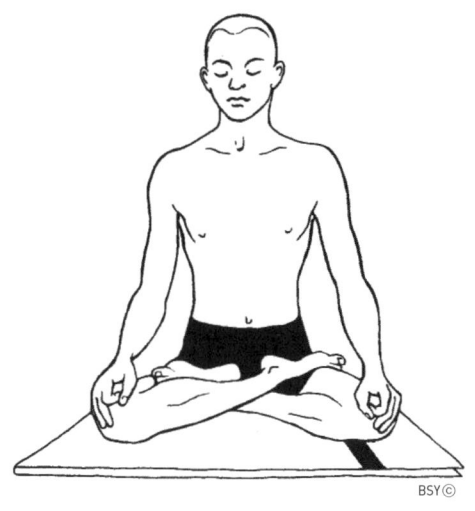

빠드마아사나(연꽃 자세)

다리를 앞으로 뻗고 앉는다.

한쪽 다리를 굽혀 발을 다른 넓적다리 위에 둔다. 발바닥은 위를 향해야 하며 뒤꿈치는 골반을 마주하거나 골반에 닿아야 한다.
다른 다리를 굽혀 그 발을 다른 넓적다리 위에 둔다.
척추를 똑바로 세워야 하며 목, 머리, 어깨는 긴장을 풀고 몸은 안정되어야 한다.

금기: 좌골신경통이나 천골 염증 또는 약하거나 다친 무릎으로 고생하는 사람들은 이 아사나를 하지 말아야 한다. 이 아사나는 무릎의 유연성이 길러질 때까지는 시도해서는 안 된다.

효과: 빠드마아사나는 몸을 장시간 완전히 안정되게 유지할 수 있도록 해준다. 그것은 몸통과 머리를 기둥처럼, 다리를 견고한 토대처럼 유지해준다. 몸이 안정됨에 따라 마음은 평온해진다. 이 안정성과 평온함은 진정한 명상을 향한 첫걸음이다. 빠드마아사나는 쁘라나의 흐름을 회음의 물라다라 차끄라로부터 머리의 사하스라라 차끄라로 유도하여 명상의 경험을 고조시켜준다.

이 자세는 아래 척추에 압력을 가하여 신경체계를 이완시켜준다. 숨은 느려지고 근육 긴장은 줄어들며, 혈압은 내려간다.

다리 쪽으로의 많은 혈액 흐름이 복부 쪽으로 방향이 바뀌기 때문에 미저골과 천골 신경이 강화된다. 이 활동은 또한 소화과정도 자극해준다.

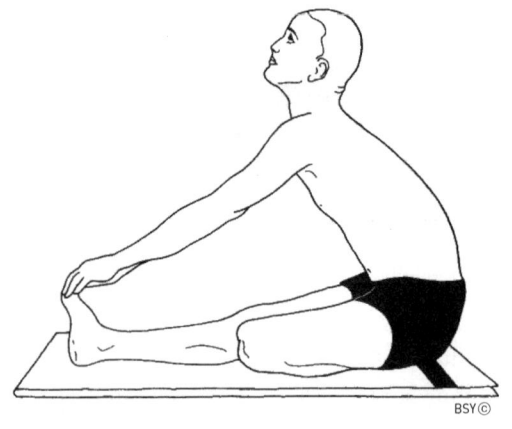

웃탄빠다아사나(뻗은 다리 자세)

두 다리를 앞으로 뻗고 앉는다.
왼쪽 무릎을 구부려 왼발 뒤꿈치로 물라다라 차끄라의 위치인 회음 또는 질 입구를 견고하게 누른다. 오른 다리는 쭉 뻗은 채 있다.
두 손을 오른쪽 무릎에 둔다.
몸을 조절하여 편안하게 한다.
오른발 엄지발가락을 두 손으로 쥘 수 있을 만큼 충분히 앞으로 구부린다.
편안하게 느껴지는 한 그 자세를 오래 유지한다.
두 손을 오른쪽 무릎에 두고 반듯한 자세로 돌아온다.

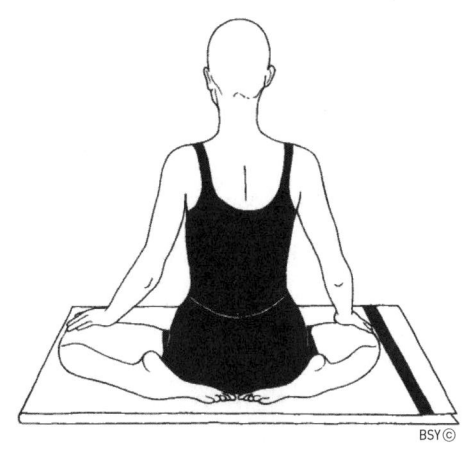

바드라아사나(자비로운 자세)

바즈라아사나로 앉는다.
두 무릎을 가능한 한 멀리 떨어뜨리고 발가락을 바닥에 닿게 한다.
엉덩이와 회음이 두 발 사이의 바닥에 편평하게 놓일 수 있을 만큼 충분히 두 발을 떨어뜨린다.
무릎을 한층 더 벌리되 긴장시키지 않는다.
손바닥을 아래로 해서 두 손을 무릎에 두고 허리를 똑바로 세운다.

27
차끄라 수행 과정

달마다 우리는 각 차끄라를 차례차례 각성시키기 위한 특정한 행법들을 제시해왔다. 이 행법들은 체계적으로 채택해야 한다. 첫 달에는 아갸 차끄라를 위한 기법들만 해야 한다. 그다음 둘째 달에는 물라다라를 위한 것들을 추가하고, 셋째 달에는 스와디스타나를 위한 것들을 더하라. 넷째 달에는 마니뿌라를 위한 행법들과 아갸, 물라다라, 스와디스타나 차끄라를 위해 선택된 행법들을 하라(이 단계쯤에는 행법의 수 때문에 몇 가지를 생략할 필요가 있을 것이다). 이런 식으로 각 차끄라를 위한 행법들을 추가해나가면서 일곱째 달 중에는 빈두 비사르가에 도달해야 한다.

첫째 달은 가장 낮은 물라다라가 아니라 아갸 차끄라 각성과 관계된다. 물라다라 차끄라는 일곱째 달에 취급된다. 물라다라 행법들로 시작하는 것이 더 논리적이고 일관되게 보일지 모르지만, 먼저 이갸 차끄라를 각성시키는 것이 꾼달리니 요가의 규칙이다. 이것이 성취되지 않으면 더 낮은 차끄라들의 각성이 수행자의 안정을 동요시킬 수 있다. 견딜 수 없는 육체적·정신적·감정적인 충격을 경험할 수 있는 것이다. 아갸 차끄라의 각성은 커다란 무집착을 가져다주는데, 이는 과도한 충격 없이 낮은 차끄라 각성에 견딜 수 있게 해준다. 목격자의 태도로 차끄라 경험들을 관찰할 수 있는 것이다. 이는 꾼달리니 요가에서 가장 필수적이다.

여덟번째 달에는 차끄라들에 전반적으로 영향을 주는 몇몇 행법들을 가르쳐주었다. 이것들도 한 달 동안 해야 한다.

어떤 행법들은 하나 이상의 차끄라에 영향을 주기도 하지만, 각 행법을 차끄라에 가장 쉽게 영향을 주는 수행으로 한 번만 넣었다는 것을 주목하기 바란다. 또한 무작위로 하나의 차끄라 수행 프로그램을 선택하여 그것을 하루나 이틀 수련하고 나서 또 다른 행법을 시작해서는 아무것도 얻을 수 없다는 것을 주목해야 한다. 각 행법은 또 다른 행법을 위한 디딤돌이기 때문에 기법들을 체계적으로 수련해야 한다. 각 장에는 행법마다 **차끄라**와 (몸의 앞쪽에 위치한) 그 대응 **쉐뜨람**의 위치를 알 수 있게 해놓았다. 이 점들의 위치를 정확히 찾아내는 것이 중요하다.

각 차끄라를 위해 주어진 행법들은 끄리야 요가 기법들을 건설할 수 있는 건축용 블록들이다. 그러한 것으로서, 끄리야로 나아가기 전에 그것들을 완성해야 한다. 궁극적으로는 끄리야만 수련할 필요가 있을 것이지만, 이 이전에 다음 여덟 달 동안 적어도 하루에 한 시간은 차끄라 행법들에 바쳐야 한다.

끄리야 요가

38장에서 끄리야 요가로 널리 알려진 스무 가지 꾼달리니 끄리야에 대한 충분한 설명을 했다. 이 단계에서는 차끄라 각성을 위해 이전 장들에서 개별적으로 주어진 모든 특정한 행법들을 그만두거나, 원한다면 몇 가지를 선택해서 계속할 수 있다.

꾼달리니 끄리야들은 일주일에 한 가지의 속도로 차례차례 배워 수련할 수 있다. 즉 첫 주에는 비빠리따 까라니 무드라를 완성시키고, 둘째 주에는 차끄라 아누산다나(chakra anusandhana), 그다음 셋째 주에 나다 산찰라나(nada sanchalana)를 추가하는 등으로 하라. 20주 끝에는, 각 끄리야를 위한 전통적인 횟수나 지시대로 줄어든 횟수로 하면서 20가지 끄리야 시리즈 전체를 날마다 하고 있어야 한다.

꾼달리니 끄리야는 자격 있는 선생의 안내 아래서만 수련해야 한다는 것을 주목하기 바란다.

28
아갸 차끄라를 위한 행법들

첫째 달

아갸 차끄라에 직접 집중하는 것은 아주 어려우며, 이 이유 때문에 딴뜨라와 요가에서는 이 차끄라를 각성시키기 위해 (사실은 아갸의 쉐뜨람인) 미간을 이용한다. 이 지점을 브루마디아(브루는 눈썹을, 마디아는 중심을 의미)라고 하는데, 그것은 인도 여성들이 빨간색 점을 찍고 빤딧(pandit: 힌두교 신화와 종교에 박식한 사람)들과 브라흐민들이 백단향 반죽으로 표시하는 두 눈썹 사이에 있다. 이 이마 중추는 갖가지 기법으로 자극·각성시킬 수 있다.

먼저 아갸 각성을 도와줄 **뜨라따까**라는 중요한 샤뜨끄리야(shatkriya, 정화기법)가 있다. 그것은 '한 점을 고정적으로 응시하는 것'으로 정의될 수 있는 강력한 기법이다. 규칙적으로 수련하면 그것은 집중력을 계발시키며, 이 집중으로 아갸 차끄라의 잠재적 능력들의 직접적인 각성이 일어난다.

아갸는 나디들에 직접 집중함으로써 자극·각성시킬 수도 있다. 이를 위한 방법은 **아눌로마 빌로마 쁘라나야마**(anuloma viloma pranayama, '왕복 쁘라나야마'로도 알려져 있는 정신적 또는 심령적인 나디 쇼다나)와 **쁘라나 슛디**(prana shuddhi, 정화호흡)이다.

샴바비 무드라 같은 행법들을 하면서 미간에 집중함으로써 아갸 차끄라를 각성시킬 수도 있다. 처음 이 지점에 감각이나 자각이 없을 때는 호랑이연고(Tiger balm: 허브를 함유한 피부치료제인 연고)나 오일을 바를 수 있다. 이는 집

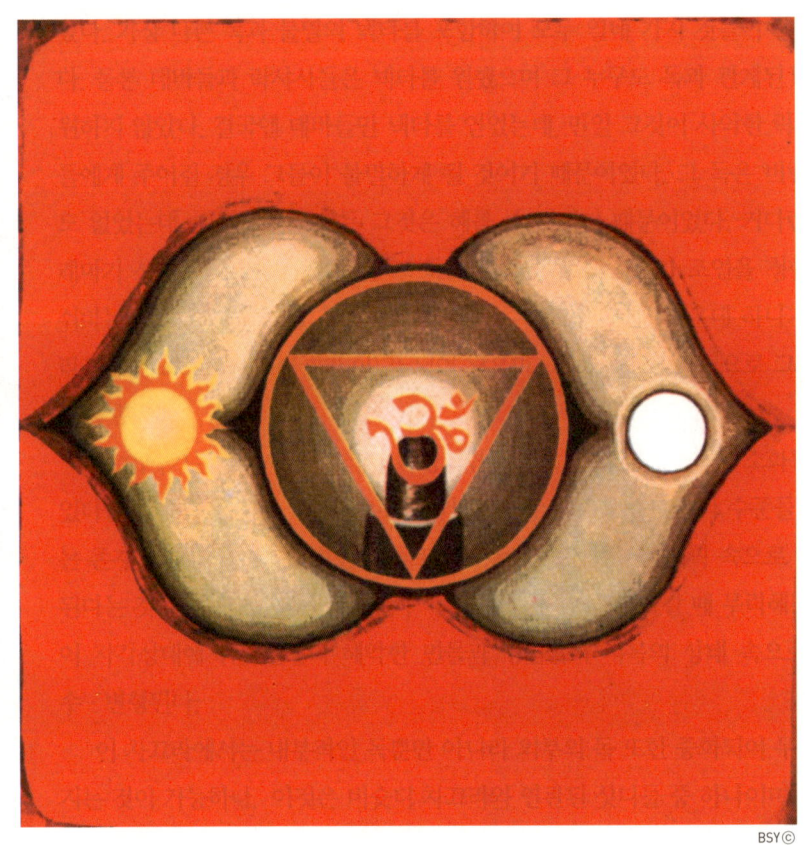

아갸

중을 촉진시켜준다. 수행으로 이 지역에서의 집중 압력이 늘어나며 그 감각이 송과선으로 다시 전해진다. 이는 내면의 비전과 경험의 형태로 송과선에서 각성을 일으킨다.

아갸와 물라다라 차끄라는 밀접하게 관련되어 있으므로 하나의 각성은 다른 것을 각성시키도록 도와준다. 이상적으로, 물라다라와 보다 낮은 차끄라들에 의해 현현된 에너지의 영향을 받지 않는 인식을 허락하기 위해서는 아갸가 물라다라 전에 어느 정도 각성되어야 한다. 그렇지만 물라다라의 각성은 아갸를 한층 더 각성시키도록 도와줄 것이다. 사실 아갸의 각성을 일으키기 위한 최선의 길은, 물라다라를 위한 특정한 행법들인 **물라 반다**와 **아쉬위니 무드라**(ashwini mudra)를 하는 것이다.

예비 행법들

잘라 네띠(jala neti)와 **수뜨라 네띠**(sutra neti)는 코 부위와 그 뒤에 있는 중요한 신경 교차점을 정화하기 위해 몇 달 동안 할 수 있다. 이는 아갸 차끄라를 민감하게 하도록 도와주고 그 각성을 도와줄 것이다. 신경계에 대한 깊은 효과가 있는 것 외에, 네띠는 콧구멍의 먼지와 점액을 제거해주고, 감기와 부비강염, 눈·귀·코·목구멍 이상, 편도선·인두편도·점막의 염증을 덜어준다. 그것은 졸음을 없애주고 머리와 몸 곳곳에 전반적인 경쾌함과 상쾌함을 준다. 동시에 심령적인 자각을 깊이 변화시키고 두 콧구멍에서 숨의 자유로운 흐름을 촉진시켜 명상 상태에 도달할 수 있게 해준다. 그것은 매일 아침 다른 수행을 시작하기 전에 해야 한다. 철저한 세부사항을 위해서는 비하르 요가학교에서 출판한 《아사나 쁘라나야마 무드라 반다 *Asana Pranayama Mudra Bandha*》를 참고하라.

수련 프로그램

아갸 차끄라를 위한 (행법 1, 2, 3으로 이루어져 있는) 다음 수행은 한 달 동안 날마다 계속해야 한다. 그다음에 물라다라 차끄라를 각성시키기 위해 주어지는 수행으로 나아갈 수 있다.

행법 1: 쁘라나 슛디와 함께하는 아눌로마 빌로마 쁘라나야마(왕복 호흡과 정화 호흡)

편안한 명상 자세로 앉는다.

반드시 척추를 똑바로 세우고 몸을 이완시킨다.

몸은 절대 고요해져야 한다.

몇 분 뒤에 콧구멍에서의 호흡에 대한 자각을 갖기 시작한다.

들이쉴 때는 모든 자각이 코끝에서부터 이마 중추까지 숨과 함께 흘러야 한다.

내쉴 때는 모든 자각이 이마 중추에서 코끝까지 숨과 함께 흘러야 한다.

콧구멍과 이마 중추 사이의 삼각형 형태의 숨을 자각한다. 삼각형의 밑변은 윗입술 수준에 있으며, 그 양변들은 오른쪽과 왼쪽 코 통로이고, 꼭짓점은 이마 중추 안에 있다.

먼저 왼쪽 콧구멍, 그다음에 오른쪽 콧구멍을 드나드는 숨을 느낀다. 그다음엔 두 콧구멍 모두를 통해 드나드는 숨을 자각한다.

일단 이 숨 자각이 확립되면, 심령적으로나 정신적으로 수련하는 것 외에는 나디 쇼다나와 같은 식으로 두 콧구멍의 호흡의 흐름을 의식적으로 바꾸기 시작한다.

왼쪽 콧구멍을 통해 브루마디아로 의식적으로 들이쉬고 오른쪽 콧구멍을 통해 내쉰 다음, 오른쪽을 통해 브루마디아로 들이쉬고 왼쪽을 통해 내쉰다.

이것이 아눌로마 빌로마(정신적인 나디 쇼다나) 1회이다. 4회를 완수한다.

이제 두 콧구멍 모두를 통한 들숨과 날숨을 수반하는 쁘라나 슛디 1회를 한다.

두 콧구멍을 통해 동시에 들이쉬고 내쉬면서 역 V자 모양을 형성하는 숨의 통로를 시각화한다.

이런 식으로 계속한다. 즉 네 번의 콧구멍 교체 호흡을 하고 나서 두 콧구멍으로 한 번의 호흡을 한다.

처음에는 다음과 같이 횟수를 셀 수 있다.

1-왼쪽 들숨, 오른쪽 날숨; 오른쪽 들숨, 왼쪽 날숨,

2-반복, 3-반복, 4-반복,

5-동시 들숨, 동시 날숨 등.

얼마간의 수련 뒤에 다음과 같이 횟수를 100부터 0까지 거꾸로 셀 수 있다.

100-왼쪽 들숨, 오른쪽 날숨; 오른쪽 들숨, 왼쪽 날숨

99-반복, 98-반복, 97-반복

96-동시 들숨, 동시 날숨 등.

수련 노트: 셈의 정확성이 절대 필요하며, 실수가 있으면 100부터 다시 시작해야 한다. 숨을 계속 세는 것이 매우 중요한데, 계속 세지 않을 경우에는 아눌로마 빌로마가 많은 수행자들에게는 너무 강력하여 그들의 자각을 무의식적인 영역에서 삼켜버리기 때문이다.

수련의 목표는 잠재의식적인 심령적 수준에 있는 아갸 차끄라를 자극하는 것이며, 이를 위해 자각이 유지되어야 한다.

무의식적인 영역 속으로 가라앉으면 무의식적인 마음속에 엄청나게 저장되어 있는 인상만을 자각할 것이므로 수련에 대한 자각을 완전히 상실할 것이다. 이 자각은 마음 통제력의 계발을 위해, 그리고 의식적인 접근성으로의 아갸 차끄라의 각성을 위해서도 필수적이다.

이 행법은 요가 니드라와도 아주 잘 통합될 수 있다(35장 참고).

행법 2: 뜨라따까(집중된 응시)

외풍이나 미풍이 없는 어두운 방에서 편안한 명상 아사나로 앉는다.

불붙인 양초를 바로 미간 정면에, 눈높이로 팔이 닿을 거리에 둔다.

반드시 심지를 완전히 똑바로 하여 불꽃이 움직이지 않게 한다.

척추를 똑바로 세우고, 눈을 감고 몸을 이완시킨다.

육체만을 자각한다. 그것이 동상처럼 고요해지게 한다.

이때부터는 행법이 끝날 때까지 몸이 절대 움직이지 않도록 해야 한다.

준비가 되면 눈을 뜨고 심지 끝을 꾸준히 응시한다. 수련으로, 눈을 깜박이거나 움직이지 않고 불꽃을 꾸준히 응시할 수 있어야 한다. 2,3분이면 충분하다.

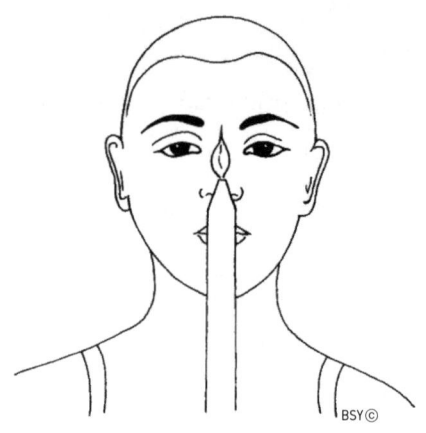

몸의 나머지와 방에 대한 자각이 상실될 정도로 모든 의식이 불꽃에 집중되어야 한다. 응시는 심지 끝에 절대 고정되어야 한다. 눈이 피로해지거나 눈물이 나기 시작하면 눈을 감고 긴장을 푼다.

몸을 움직이지 말고 감은 눈앞에 있는 불꽃의 잔상을 자각한다.

햇빛이나 밝은 빛을 들여다보고 나서 몇 분 동안 눈을 감고 있을 때 눈의 망막에 있는 그 빛의 선명한 인상을 본 적이 있을 것이다. 마찬가지로, 양초 불꽃의 잔상도 선명하게 보일 것이다. 이 상을 미간 바로 앞이나 약간 위에 유지하면서 그 뜨라따까를 수련해야 한다. 상이 위아래로나 옆에서 옆으로 움직인다 해도 긴장 없이 그것을 관찰하면서 안정시키도록 한다.

상이 나타났다 마지막으로 사라진 것이 확실할 때 눈을 뜨고 계속 외부 양초 불꽃에 집중한다.

마지막 번 뒤에는 몇 초 동안 허공을 들여다보고 나서 손바닥으로 눈을 쓰다듬는다.

수련 시간: 뜨라따까를 수련하기 위한 최상의 시간은 아주 이른 아침이나 늦은 밤의 어두운 시간이다. 이런 시간에는 육체적인 분위기뿐만 아니라 정신적·심령적인 분위기도 아주 고요하고 조용하다. 이 고요함 속에서 뜨라따까의 성공이 쉽사리 달성된다.

지속 시간: 뜨라따까는 시간이 허락하는 대로 할 수 있지만, 처음에는 5~15분

이 통상적인 시간이며 기간을 두고 점점 30분까지 늘린다. 매번 2, 3분이면 불꽃 응시하기에 충분하다.

금기: 불꽃 뜨라따까는 근시, 난시, 백내장에는 권장되지 않는다.

효과: 뜨라따까는 많은 육체적·정신적·영적인 효과를 가지고 있다. 육체적으로는 눈의 약함, 그리고 근시 같은 결함을 바로잡아준다. 정신적으로는 신경의 안정을 증대시켜주고, 불면증을 없애주며, 근심스러운 마음을 이완시켜준다. 눈이 고정되어 움직이지 않으면 마음이 안정되고 평온해진다. 그것은 좋은 집중과 강한 의지력을 계발하도록 도와준다. 영적으로 그것은 아갸 차끄라를 각성시킨다.

변형: 뜨라따까는 작은 점, 보름달, 떠오르는 해, 그림자, 수정 알, 코끝, 물 속의 상, 얀뜨라, 어둠, 쉬바링감과 그 밖의 많은 것들로 할 수 있다.

개인적인 신을 모시고 있는 사람들은 그 형상에 대한 뜨라따까를 할 수 있으며, 구루가 있는 사람들은 그 사진으로 할 수 있다. 뜨라따까는 거울 속의 자신의 상이나 다른 사람의 눈으로 할 수도 있다. 그렇지만 이런 것들은 위험이 수반될 수도 있기 때문에 구루의 안내 아래서만 해야 한다.

눈의 미묘한 막이 손상될 수도 있기 때문에 태양으로 뜨라따까를 하는 것은 피한다.

뜨라따까는 **바히랑가**(bahiranga, 외적)와 **안따랑가**(antaranga, 내적) 둘로 나누어진다. 지금까지 언급된 방법들은 모두 바히랑가 뜨라따까의 부분이다. 내적인 뜨라따까(안따랑가)는 차끄라나 얀뜨라 또는 개인적으로 모시는 신을 내적으로 시각화하는 것이다. 눈은 내내 감고 한다. 집중을 위한 최상의 내적 대상 중 하나는 아주 작은 별 또는 빛점이다.

행법 3: 옴 영창과 함께하는 샴바비 무드라(미간 응시)

1단계: 외부적 자각

허리를 똑바로 세우고 두 손을 무릎 위에 둔 채 명상 자세로 앉는다.
고정된 한 점을 보고 나서 머리를 움직이지 않고 가능한 한 높이 올려다본다.
눈을 미간에 초점 맞추고 집중한다.

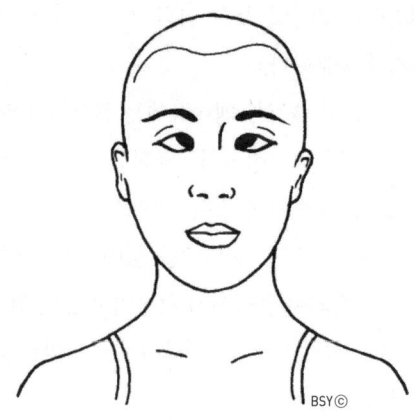

생각의 진행을 멈추고 아갸를 명상하도록 한다.

응시하고 있는 미간에서의 소리 바이브레이션을 자각하면서 옴, 옴, 옴하고 되풀이한다.

미간에 있는 만뜨라의 모든 바이브레이션을 자각하면서 각각의 옴을 부드럽고 맑은 목소리로 내야 한다.

각 만뜨라는 1, 2초 동안 지속된 다음 즉시 다음으로 이어져야 한다.

3~5분 동안 한다.

2단계: 내부적 자각

이제 눈을 감되 내적인 응시는 미간에 남아 있다.

미간에 있는 소리 바이브레이션을 충분히 자각하면서 만뜨라를 더 천천히 영창하기 시작한다. 그 소리가 미간 자체 안에서부터 울리고 있다고 상상한다. 점점, 그리고 애쓰지 않고 각 옴의 지속 시간을 늘리면서 그것을 길고 연속적으로 만든다.

소리는 안정되고 음조가 한결같아야 하며, 숨이 끝날 때 그쳐야 한다.

그다음에 코로 숨을 쉼으로써 허파를 완전히 다시 채우되 몸이나 머리의 자세를 바꾸지 않는다.

미간으로부터 출현하고 있는 소리에 대한 자각을 유지하면서 다음 옴을 시작한다.

5분 동안 한다.

3단계: 소리 바이브레이션 자각

옴 만뜨라를 계속 영창하되 몸 곳곳에서 울려 퍼지고 있는 소리를 자각한다. 미간에서 울려 퍼져 온몸에 스며들고 있는 소리의 바이브레이션을 들으면서 그 소리만 자각하도록 한다.

자신을 의식하지 말고, 소리 바이브레이션에 대한 자각만 유지하면서 소리가 충분히 나타나게 한다.

5분 동안 한다.

점점 수련시간을 늘릴 수 있다.

손바닥으로 눈을 문지름으로써 수련을 끝낸다.

경고: 눈 근육을 긴장시키지 않는다. 그것이 피로하거나 약간 긴장되면 샴바비 무드라를 풀고 눈을 이완시킨다.

29
물라다라 차끄라를 위한 행법들

둘째 달

물라다라 차끄라를 각성시키는 과정은 그렇게 어렵지 않다. 그것은 수많은 서로 다른 방법들로 성취될 수 있지만, 모든 것 중에 가장 쉬운 것은 코끝에 집중하는 것이다. 물라다라 차끄라를 나타내는 감각피질의 부분이 코와 연결되어 있기 때문이다. 동시에 물라다라 차끄라는 후각과 직접 관련되어 있는 흙 원소에 속한다. 그러므로 이 섹션에는 물라다라 차끄라를 바로 자극하는 물라 반다뿐만 아니라 **나시까그라 드리쉬띠**(코끝 응시 행법)도 포함될 것이다. 물라다라 차끄라는 쉐뜨람을 가지고 있지 않다는 것을 기억하라.

수련 프로그램
물라다라 차끄라를 위한 이 수행(행법 1, 2, 3)은 한 달 동안 해야 한다. 또한 아갸 차끄라를 각성시키기 위한 행법들도 계속해야 한다.

물라 반다, 바즈롤리/사하졸리 무드라, 아쉬위니 무드라의 차이
(물라다라 차끄라를 각성시키기 위해 이용되는) 물라 반다, 그리고 스와디스타나 차끄라를 각성시키기 위한 바즈롤리/사하졸리 무드라와 아쉬위니 무드라 사이에는 종종 혼동이 있기도 하다. 다음 그림들은 남성/여성의 수축 지점의 차이를 명료하게 알도록 도와줄 것이다.

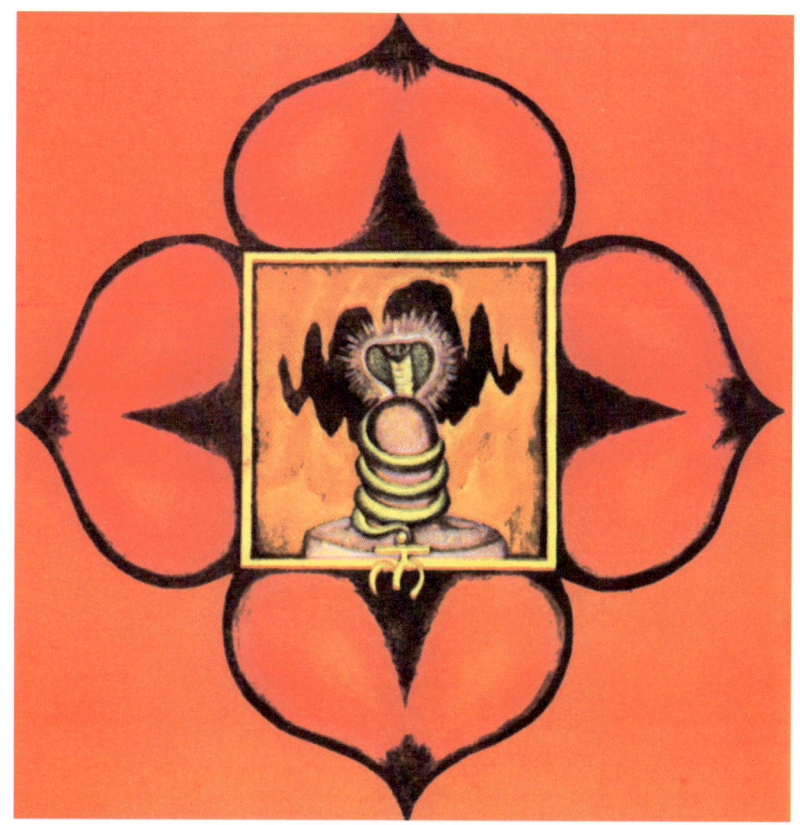

물라다라

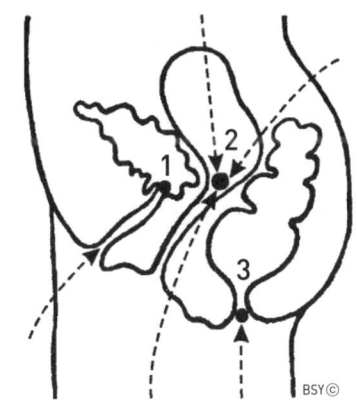

그림 1. 여성

수축 지점: (1) 사하졸리 무드라(음핵, 질의 벽, 요도) (2) 물라 반다(자궁경부와 질의 근육) (3) 아쉬위니 무드라(항문 근육/괄약근)

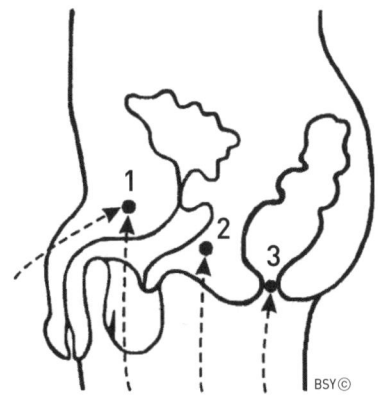

그림 2. 남성

수축 지점: (1) 바즈롤리 무드라(음경) (2) 물라 반다(항문과 음낭 사이; 회음부) (3) 아쉬위니 무드라(항문 근육/괄약근)

행법 1: 물라다라 차끄라 위치 찾기

남성: 싯다아사나 또는 뒤꿈치로 회음부를 누르는 아사나로 앉는다.

눈을 감고, 완전히 긴장을 풀고, 육체 전체를 자각한다.

211

자각을 음낭과 항문 사이 중간에 있는 회음과 발뒤꿈치의 접촉지점으로 옮긴다. 회음부에 가해지는 뚜렷한 압력을 강렬하게 자각한다.

압력지점에 집중한다.

이제 숨을 자각한다.

이 압력지점으로 들이쉬고 이 압력지점에서 내쉰다고 느끼거나 상상한다.

점점 더 미세해져 가는, 회음부를 통해 움직이는 숨을 느끼면서 그것이 물라다라 차끄라가 있는 지점을 관통하게 한다.

그깃은 심리육체적인 수축으로 느껴질 것이다.

속으로 '물라다라, 물라다라, 물라다라' 라고 말한다.

5분 동안 회음부와 숨에 대한 자각을 유지한다.

여성: 싯다 요니 아사나나 적합한 다른 자세로 앉는다.

몸을 완전히 이완시키고 눈을 감는다.

자각을 몸의 낮은 부위로 이동시키고 주의를 발뒤꿈치와 질 입구의 접촉점에 모은다.

미미하지만 뚜렷한 압력을 강렬히 자각한다.

압력지점에 집중한다.

이제 자연스러운 숨을 자각한다.

그 압력지점으로 들이쉬고 압력지점에서 내쉬고 있다고 느끼거나 상상한다.

10회 깊이 숨 쉬는 동안 계속한다.

이제 자각을 몸 안쪽으로 가져온다.

외부 압력지점으로부터 자각을 척추 기부로 들여온다.

질의 자연스러운 형태를 따라, 작은 각도로 척추를 향해 올라와 마침내 자궁 입구까지 온다.

이제 몸의 약 2~3센티미터 내부, 척추 기부 바로 아래에 있는 자궁 입구에 있다.

자각을 이 지점에 모으고 자궁경부에서부터 바깥 압력지점까지 들이쉬고 내쉬기 시작한다.

들이쉬면서 자각을 자궁 입구로 가져온다.

내쉬면서 다시 바깥 압력지점인 질 입구로 이동한다.

이 지역 어딘가에서 물라다라 차끄라 지점이 발견될 것이다.

이 지점을 분명하고 뚜렷하게 느끼고 속으로, '물라다라, 물라다라, 물라다라' 하고 되풀이한다.

이 지점에 대한 중단 없는 자각을 5분까지 유지한다.

대체 행법: 감촉으로 물라다라 차끄라 위치 찾기

남성: 편안한 자세로 앉아 한 손가락으로 항문과 음낭 사이 중간에 있는 회음을 누르고 나서 그곳 근육을 수축시킨다. 수축이 느껴질 것이다. 항문이나 음경의 움직임 없이 그 근육을 수축시킬 수 있으면, 회음부가 성공적으로 분리된 것이다.

여성: 편안한 앉기 자세나 눕기 자세를 취하고 한 손가락을 미치는 곳까지 질 속으로 부드럽게 삽입한다. 그다음에 질 근육을 안쪽과 위쪽으로 수축시켜 위쪽 질 벽이 수축하여 손가락을 죄게 한다. 항문이나 회음 앞부분(음핵과 배뇨 입구)을 수축시키지 않고 이것을 할 수 있으면 물라다라 차끄라의 위치가 정확히 확인된다.

행법 2 : 물라 반다(회음 수축)

1단계: 지식(止息)과 함께하는 수축

싯다아사나/싯다 요니 아사나 또는 물라다라 차끄라 지역에 견고한 압력을 가할 다른 자세로 앉는다.

눈을 감고 온몸을 이완시킨다.

깊이 들이쉰다. 숨을 멈추고 물라다라 차끄라 지역 근육을 수축시킨다.

과도한 긴장 없이 할 수 있는 한 많이 근육을 위로 당긴다.

물라다라 차끄라 자극지점만 수축시켜 전방의 비뇨기 근육조직과 후방의 항문 괄약근이 이완된 상태로 있도록 한다.

주의를 정확한 수축지점에 고정시켜둔다. 이 수축을 가능한 한 오랫동안 유지한다.

그다음에 물라 반다를 풀고 정상적으로 숨 쉰다.

날마다 몇 분 동안 한다.

수련 노트: (이 섹션의 33장에 서술된) 잘란다라 반다도 행법에 추가할 수 있다. 지식과 함께 잘란다라 반다, 이어 물라 반다를 한다. 내쉬기 전에 물라 반다, 그다음에 잘란다라 반다를 푼다.

2단계: 육체적 수축

물라 반다를 리드미컬하게 수축하고 푼다.

1초에 한 번 정도의 수축이 적당하며, 원한다면 수축을 심장박동에 맞춰 할 수 있다.

다시 반드시 수축은 정확한 자극지점과 항문에 집중시킨다.

모든 주의를 수축지점으로 보낸다.

날마다 몇 분 동안 한다.

3단계: 정신적 수축

모든 육체적 수축을 그만둔다.

자극지점의 맥박을 느끼거나 그 지점을 정신적으로 수축시키도록 한다.

모든 주의를 물라다라 차끄라 지역으로 보낸다.

이 행법은 2단계와 비슷하되 육체적인 수축이 없다.

시간이 되는 한 오래 계속한다.

수련함에 따라서 단지 생각만으로 물라다라 차끄라 자극지점을 정확히 찾

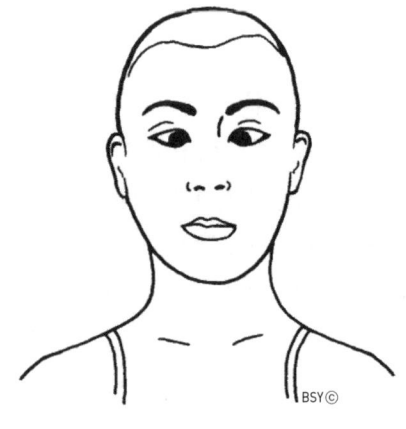

아낼 수 있을 것이다.

행법 3 : 나시까그라 드리쉬띠(코끝 응시)

척추와 머리를 바로 세우고 명상자세로 앉는다.
눈을 감고 잠시 온몸을 이완시킨다.
눈을 뜨고 두 눈의 초점을 코끝에 맞춘다.
눈을 긴장시키지 말고 코끝에 시선을 고정시키도록 한다.
호흡은 정상적이어야 한다.
두 눈이 제대로 모아지면 코의 이중 윤곽이 보인다.
이 두 선은 코끝에서 모여 역 V자 이미지를 형성한다.
V자의 꼭짓점에 집중한다.
견고한 V자 윤곽이 보이지 않으면 두 눈이 코끝에 고정되지 않은 것이다.
그때는 얼굴의 25센티미터 앞 손가락 끝에 두 눈의 초점을 맞추고 천천히 손가락 끝을 코끝으로 가져오면서 그에 초점을 유지하는 것이 필요하다.
결국엔 이 방법을 버리고 마음대로 쉽게 눈의 초점을 코끝에 맞출 수 있다.
처음에는 몇 초 이상 주의를 코끝에 유지하는 것이 어려울 수도 있다.
불편함이 느껴지면 몇 초 동안 눈을 정상으로 돌려놓고 나서 수련을 되풀이한다.
몇 주에 걸쳐 눈이 익숙해지면 점점 수련 시간을 늘린다.
결코 눈을 긴장시키지 않는다.
일단 1분 여 동안 편안하게 안정된 응시를 유지할 수 있다면, 코끝뿐만 아니라 숨도 자각한다.
숨이 코를 통해 드나드는 것을 느낀다.
동시에 숨이 콧구멍을 통해 움직이면서 만드는 미묘한 소리를 자각한다.
다른 모든 생각과 외부의 산만함을 배제하고 완전히 수련에 몰입하도록 한다.
코끝, 숨의 움직임, 수반되는 소리를 자각한다. 이런 식으로 5분까지 계속한다.

눈을 이완시키고 눈에 활력을 주기 위해 손바닥으로 문지르는 것으로 행법을 끝낸다.

참고: 이 행법을 **아고차리 무드라**(agochari mudra, 내밀함의 제스처)라고도 한다.

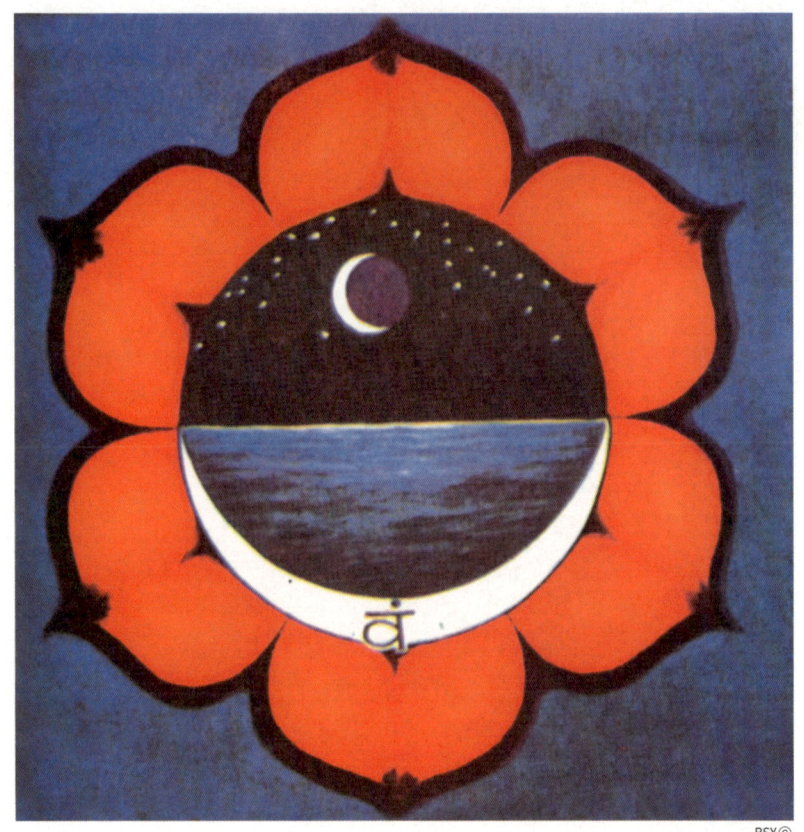

스와디스타나

30
스와디스타나 차끄라를 위한 행법들

셋째 달

스와디스타나 차끄라를 각성시키기 위한 수행은 남성의 전립선과 음낭인 배뇨생식체계와 여성의 생식난소체계에만 관계된다. 바즈롤리와 사하졸리 무드라는, 성 에너지를 달리 보내 스와디스타나 각성을 일으키도록 도와주는 아주 강력한 두 가지 행법이다. 바즈롤리는 남성, 사하졸리는 여성이 한다. 단순한 형태의 바즈롤리, 그리고 구루의 직접적인 안내를 요구하는 더 어려운 기법들도 있다. 그렇지만 여기서 주어지는 행법들은 샬라바아사나, 다누라아사나, 웃디야나 반다에 철저히 익숙한 사람이면 누구나 쉽게 할 수 있다. 29장에 제시된 '물라반다, 바즈롤리와 아쉬위니 무드라의 차이'를 참고하라.

예비 행법들
수많은 아사나들이 스와디스타나 차끄라에 대한 직접적인 효과를 가지고 있으며 첫 정화와 민감화를 일으키도록 도와준다. 우리는 샥띠 반다(shakti bandha) 시리즈, 부장가아사나, 샤샹까아사나(shashankasana), 다누라아사나, 샤샹끄 부장가아사나(shashank bhujnagasana)를 수련할 것을 권한다.

수련 프로그램
스와디스타나 차끄라를 각성시키기 위한 수행(행법 1~4)은 한 달에 걸쳐 완성해야 한다. 스와디스타나는 빈두 비사르가를 위한 스위치이므로 스와디스타나를 위한 수행도 빈두에 동시적인 효과가 있으며 그것을 각성시킨다는 것을 기억해야 한다. 아갸와 물라다라 차끄라를 위한 수행도 계속할 수 있다.

행법 1: 스와디스타나 차끄라 위치 찾기

편리한 자세로 앉는다. 한 손가락을 척추의 맨 아래 끝으로 가져가 미저골(꼬리뼈)을 느낀다.

그다음, 손가락을 골반의 천골 부위를 따라 2, 3센티미터 정도 위로 이동시켜 1분 동안 세게 누른다.

손가락을 떼면 남은 감각이 느껴질 것이다.

그 감각 속으로 1센티미터 정도 들어간 곳이 스와디스타나 차끄라의 위치이다.

속으로 '스와디스타나, 스와디스타나, 스와디스타나' 하고 되풀이하면서 거기에 2분여 동안 집중한다.

행법 2: 스와디스타나 쉐프람 위치 찾기

복부 아래 끝으로 느껴 내려가면 골반 앞쪽 부위에 있는 뼈 부분으로 올 것이다.

이것을 치골이라고 하며, 스와디스타나 쉐프람의 해부학적 위치이다.

이 부위를 약 1분 동안 세게 누른다.

그다음, 손가락을 떼고 손가락이 있었던 지점에 집중한다. 속으로 '스와디스타나, 스와디스타나, 스와디스타나' 하고 되풀이한다.

행법 3: 아쉬위니 무드라(말 무드라)

명상 자세로 앉는다. 온몸을 이완시키고, 눈을 감고, 정상적으로 숨 쉰다.

항문 괄약근을 0.5초 동안 수축시키고 나서 1초 동안 이완시킨다.

이 수축과 이완을 몇 분 동안 계속한다.

파장이 올라가 스와디스타나 차끄라를 치는 것을 느끼도록 한다. 모든 주의를 척추 아래 끝에 모아 압력파장을 느낀다.

행법 4 : 바즈롤리 무드라(천둥번개 무드라)-남성

되도록이면 얇은 방석이나 접은 담요를 깔고 편안하게 싯다아사나로 앉는다.
눈을 감고 몸을 이완시킨다.
음경 속 요도로 자각을 가져온다.
요도를 위쪽으로 당기도록 한다. 이 근육 행위는 배변 충동을 제어하려 할 때 이루어지는 것과 비슷하다.
이 수축 때문에 음낭이 살짝 움직일 수 있다.
요도에서의 수축 세력을 집중시켜 한정시키도록 한다.
물라 반다나 아쉬위니 무드라를 동시에 하지 않도록 한다.
10초 동안 수축하고 10초 동안 풀어준다. 이것을 몇 분 동안 계속한다.
속으로 '스와디스타나, 스와디스타나, 스와디스타나' 하고 되풀이하면서 내내 치골의 쉐뜨람에 집중한다.

행법 4 : 사하졸리 무드라(자생적인 심령적 무드라)-여성

되도록이면 얇은 방석이나 접은 담요를 깔고 편안하게 싯다 요니 아사나로 앉는다.
눈을 감고 몸을 이완시킨다.
요도를 수축시킨다. 이 수축은 배뇨 충동을 제어하려 할 때 이루어지는 것과 비슷하다.
이 수축 때문에 질 근육과 음핵 갓이 살짝 움직일 수 있다.
더 강하고 깊어질 때까지 수축을 점점 증가시킨다.
수축을 10초 동안 유지하고 10초 동안 풀어준다. 속으로 '스와디스타나, 스와디스타나, 스와디스타나' 하고 되풀이하면서 몇 분 동안 계속한다.

31
마니뿌라 차끄라를 위한 행법들

넷째 달

마니뿌라 차끄라를 각성시키는 여러 방법들이 있다. 하타 요가에 따르면 마니뿌라는 눈과 직접 연결되어 있다. 시각과 고의적인 행동이 상호 의존적인 과정인 것과 같은 식으로, 아갸 차끄라와 마니뿌라 차끄라는 서로 밀접하게 관련되어 있다. 그러므로 뜨라따까 행법은 마니뿌라와 아갸 차끄라의 각성을 일으킨다.

딴뜨라는 그 어떤 특정한 식이요법에도 반대하지 않지만, 마니뿌라 차끄라가 각성되려 할 때는 음식물이 아주 순수해야 하며 어떤 단계들에서는 단식도 필요할 수 있다. 음식물이 불완전할 때 마니뿌라가 각성되면 해로운 반작용이 일어날 수 있다. 마니뿌리는 소화열의 중추이기 때문에 위장 체계의 이상은 마니뿌라 수행에 의해 바로잡힌다.

마니뿌라 수행의 주요 행법들은 웃디야나 반다와 나울리 끄리야(nauli kriya)이다. 웃디야나 반다는 복부를 수축시키고 복벽 근육을 제어하며, 소·대장과 그 밖의 소화·내장 기관을 제어한다. 웃디야나 반다가 완성되면 간, 방광, 비장, 췌장, 위장의 작용이 조화롭고 통제된 상호작용을 한다. 그렇지만 아그니싸르 끄리야는 웃디야나를 시도하기 전에 섭렵해야 한다.

나울리 끄리야는 직장 복부 근육을 제어하여 복부 전체를 휘젓는다. 이것은 완성시키기 위해 시간이 걸리는 어려운 행법이다. 그렇지만 나울리의 섭렵

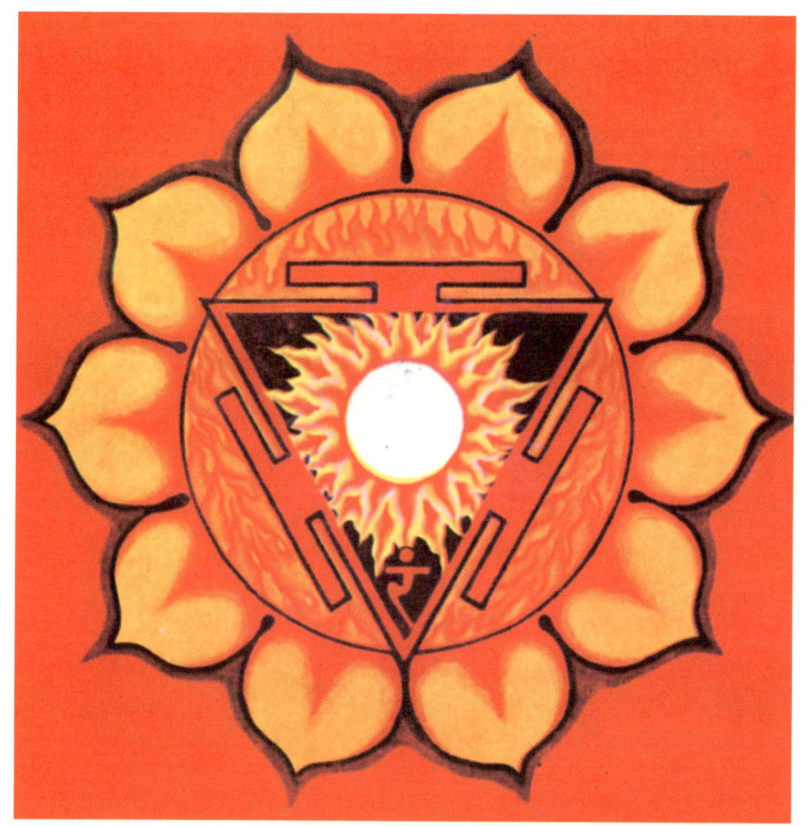

마니뿌라

으로, 배꼽에서 쁘라나와 아빠나의 합일을 일으키는 것은 쉬우며 그래서 마니 뿌라 차끄라가 각성될 수 있다.

예비 행법들

다음 아사나들이 마니뿌라 차끄라를 각성시키는 데 유용하다는 것을 알게 될 것이다. 빠완묵따아사나(위장 문제 해결 시리즈), 차끄라아사나, 다누라아사나, 마르자리아사나(marjariasana), 마쯔야아사나, 요가무드라(yogamudra), 빠스치못따나아사나, 우쉬뜨라아사나(ushtrasana).

수련 프로그램

마니뿌라 차끄라를 각성시키기 위한 기법들을 한 달 동안 수련하고 나서 아나하따 차끄라를 위한 것들로 나아간다. 많은 사람들에게 나울리는 어려울 수 있으므로 긴장하거나 무리한 노력을 하지 않는다. 아그니싸르 끄리야와 웃디야나 반다를 섭렵할 때까지는 시도하지 않는 것이 가장 좋다.

아갸, 물라다라, 스와디스타나를 각성시키기 위한 행법들도 계속할 수 있다.

행법 1: 마니뿌라 차끄라와 쉐프람 위치 찾기

거울 앞에 옆으로 선다.

한 손의 한 손가락을 배꼽에, 그리고 다른 손의 한 손가락을 바로 뒤 척추에 댄다.

앉아서 손가락으로 척추를 1분 동안 세게 누르고 나서 손가락을 뗀다.

압력 감각이 계속될 때 그 지점에서부터 안으로 약간 더 깊은 지역에 집중한다.

이곳이 마니뿌라 차끄라의 위치이다.

이 지점에서 맥박을 느끼면서 속으로 '마니뿌라' 만뜨라를 몇 분 동안 암송한다.

행법 2 : 마니뿌라 정화

편안한 앉기 자세를 취한다.

허리를 똑바로 하고 눈을 감는다.

천천히 그리고 깊이 숨 쉬면서, 배꼽을 통해 들이쉬고 내쉴 때 팽창과 수축을 느낀다.

배꼽 지역에서 팽창·수축되고 있는 숨을 몇 분 동안 느낀다.

배꼽이 밖으로 팽창될 때, 숨이 배꼽을 통해 척추의 마니뿌라 차끄라로 끌려 들어오고 있음을 느낀다.

배꼽이 안으로 수축될 때, 숨이 척추의 마니뿌라 차끄라로부터 배꼽으로 흘러 몸 밖으로 나가는 것을 느낀다.

속으로 '마니뿌라, 마니뿌라, 마니뿌라' 하고 암송하면서 이것을 날마다 몇 분 동안 수련한다.

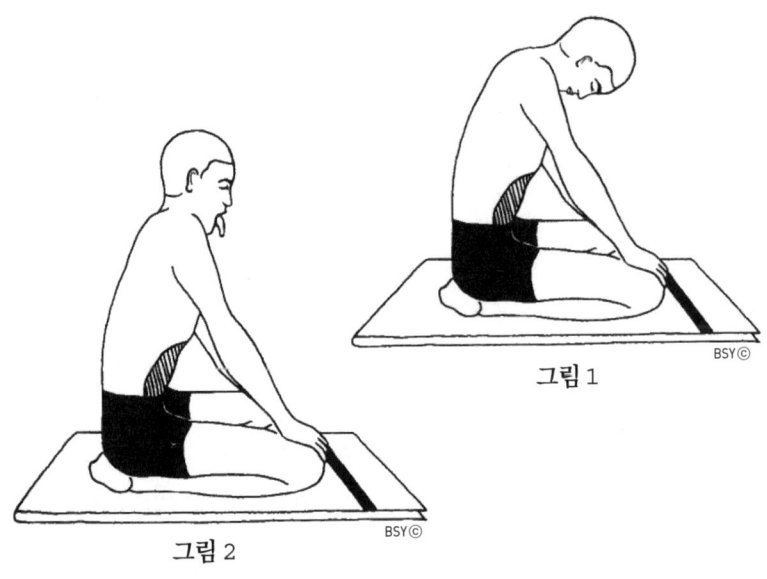

그림 1

그림 2

행법 3 : 아그니싸르 끄리야
예비 행법: 스와나 쁘라나야마(헐떡거리는 호흡)

바즈라아사나로 앉는다. 발가락을 한데 모으고 두 무릎을 가능한 한 멀리 벌린다(그림 1).

두 손을 무릎 위에 놓고 두 팔을 쭉 편 채 앞으로 약간 기울인다.

입을 벌리고 혀를 밖으로 뻗는다.

신속하게 들이쉬고 내쉬면서 동시에 복부를 팽창 · 수축시킨다.

호흡은 복부의 움직임과 조화로워야 하며 개가 헐떡거리는 것과 비슷해야 한다. 25회까지 들이쉬고 내쉰다.

아그니싸르 끄리야(소화열 활성화시키기)

같은 자세를 취한다(그림 2).

가능한 한 완전히 내쉰다.

잘란다라 반다를 한다.

숨을 밖에서 멈출 수 있는(외지식) 동안 복부 근육을 되풀이해서 신속하게 수축 · 팽창시킨다.

잘란다라 반다를 풀고 충분히 들이쉰다.

행법을 4회 한다. 매회 사이에는 숨이 정상으로 돌아올 때까지 기다린다.

금기: 고혈압, 심장병, 극심한 위궤양이나 십이지장궤양으로 고생하는 사람들은 이 끄리야를 해서는 안 되며, 임산부나 과거 6~9개월 안에 복부 수술을 한 사람들도 해서는 안 된다.

수련 노트: 아그니싸르 끄리야는 되도록 아침 식사 전 이른 아침에 공복 상태에서 해야 한다. 스와나 쁘라나야마를 섭렵할 때까지는 시도해서는 안 된다.

행법 4 : 웃디야나 반다(복부 수축)

척추를 똑바로 세우고 무릎이 바닥에 닿게 싯다/싯다 요니 아사나나 빠드마아사나로 앉는다.

이것이 가능하지 않으면 서서 웃디야나 반다를 할 수 있다.

두 손을 무릎 위에 두고, 눈을 감고, 온몸을 이완시킨다. 완전히 내쉬고 숨을 멈춘다.

잘란다라 반다를 한다.

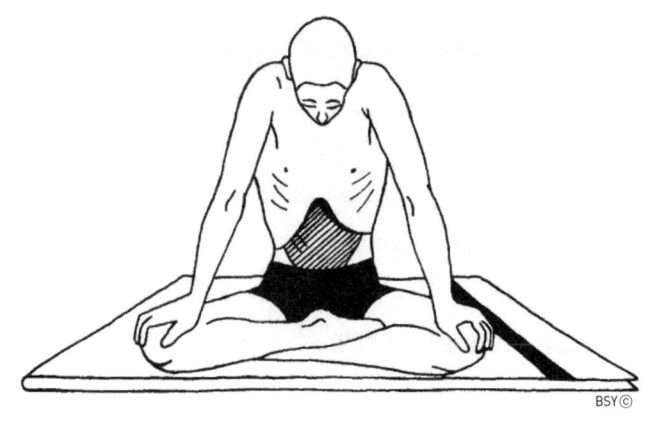

그다음, 복부 근육을 안쪽과 위쪽으로 가능한 한 많이 수축시킨다.
이것은 일종의 근육을 빨아들이는 행위이다.
긴장 없이 숨을 내쉬고 멈추는 동안 이 잠금을 유지한다.
척추의 마니뿌라 차끄라에 집중하고 속으로 '마니뿌라, 마니뿌라, 마니뿌라' 하고 되풀이한다.
천천히 위장 근육을 이완시킨다.
잘란다라 반다를 풀고 들이쉰다.
호흡이 정상으로 돌아오면 이 과정을 되풀이할 수 있다.
몇 회 하고 점점 10회로 늘린다.

금기: 아그니싸르 끄리야와 같다.

행법 5 : 나울리(복부 마사지)

1단계: 마디아마 나울리(중앙 복부 수축)

두 발을 1미터 정도 벌리고 선다.
코로 깊이 들이쉬고 나서 입으로 내쉬어 허파를 가능한 한 많이 비운다.
무릎을 살짝 구부리고 앞으로 기울이면서 두 손바닥을 무릎 바로 위 넓적다리에 놓아, 무릎이 체중을 지탱하게 한다. 팔은 쭉 뻗어야 한다.
숨을 내쉬고 멈추는 동안 잘란다라 반다를 한다.

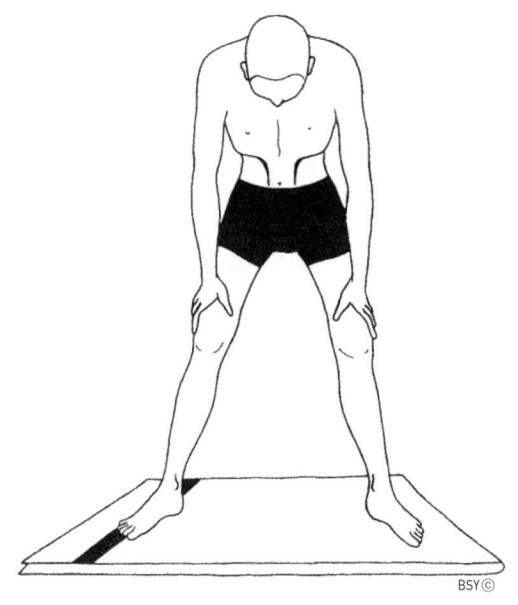

눈을 뜨고 복부를 지켜본다.
아랫배를 빨아들인다.
직장 복부근육을 수축시켜 복부 앞쪽에 세로로 그어지는 중앙 아치를 만든다.
편안하게 숨을 참고 있는 동안 수축을 유지한다.
수축을 풀고, 머리를 들고, 직립자세로 돌아온다. 천천히 그리고 깊이 들이쉬면서 복부를 팽창시킨다. 온몸을 이완시킨다.
이것이 1회이다. 심장박동이 정상으로 돌아올 때까지 선 자세로 쉰다. 행법을 되풀이한다.
다음 단계로 나아가기 전에 마디아마 나울리를 완성해야 한다.

2단계: 바마 나울리(왼쪽 격리)

아랫배가 수축되고 직장 복부근육이 복부 아래로 중앙 세로 아치를 만드는 지점까지 마디아마 나울리를 위한 지시를 따른다.
직장 복부근육을 왼쪽에 격리시킨다.

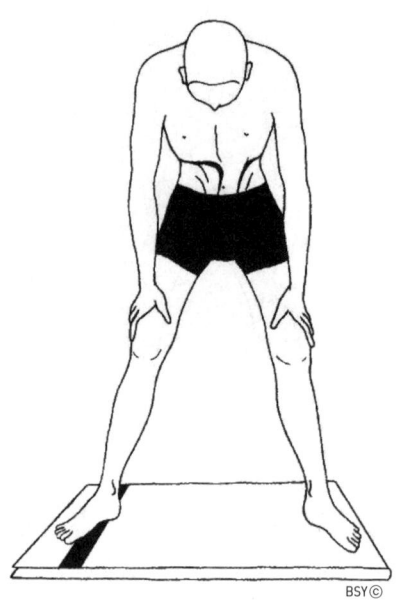

긴장 없이 가능한 한 강하게 근육을 왼쪽으로 수축시킨다.

마디아마 나울리로 돌아온다.

복부 수축을 풀고, 머리를 들고, 직립자세로 돌아온다.

천천히 그리고 깊이 들이쉬면서 복부를 팽창시킨다.

심장박동이 정상으로 돌아올 때까지 직립자세로 쉰다. 3단계로 나아간다.

3단계 : 다끄쉬나 나울리(오른쪽 격리)

바마 나울리를 마친 뒤에 같은 방식으로, 그러나 오른쪽으로 한다.

아랫배가 수축되고 직장 복부근육이 복부 아래로 중앙 세로 아치를 만드는 지점까지 마디아마를 위한 지시를 따른다.

직장 복부근육을 오른쪽에 격리시킨다.

숨을 멈추는 동안 가능한 한 단단하게 수축을 유지한다.

긴장하지 않는다. 마디아마 나울리로 돌아온다.

복부 수축을 풀고, 머리를 들고, 직립자세로 돌아온다.

천천히 그리고 깊이 들이쉬면서 복부를 팽창시킨다.

이것이 1회이다.

심장박동이 정상으로 돌아올 때까지 직립자세로 쉰다.

이 행법을 완성한 뒤에만 복부 순환 또는 휘젓기로 나아간다.

4단계: 복부 순환 또는 휘젓기

이전 세 단계를 섭렵할 때까지는 이 행법을 시도해서는 안 된다.

바마 나울리를 하고 나서 근육을 오른쪽으로 순환시키고(다끄쉬나 나울리) 다시 왼쪽으로 순환시킨다(바마 나울리).

근육을 좌우로 계속 순환시킨다. 이 과정을 휘젓기라고 한다.

3회 연속 하는 것으로 시작하고 나서 복부 수축을 푼다.

다음에는 먼저 다끄쉬나 나울리로 시작하는데, 이번에는 근육을 오른쪽에서 왼쪽으로, 왼쪽에서 오른쪽으로 3회 연속 순환시킨다.

마디아마 나울리를 하여 근육을 중앙에 격리시킨다.

머리를 들고 직립자세로 돌아온다.

천천히 그리고 깊이 들이쉬면서 복부를 팽창시킨다.

이것이 1회이다.

심장박동이 정상으로 돌아올 때까지 직립자세로 쉰다.

매회 숨을 멈출 수 있는 만큼 한다.

6회까지 한다.

금기: 제한사항은 아그니싸르 끄리야와 같다.

수련 노트: 아그니싸르 끄리야와 웃디야나 반다가 완성될 때까지는 나울리를 시도해서는 안 된다.

행법 6 : 쁘라나와 아빠나의 합일

싯다아사나 싯다 요니 아사나로 앉는다.

온몸을 몇 분 동안 이완시키면서 전혀 움직이지 않게 한다.

이제 자연스러운 복부 호흡을 자각한다.

자각을 들이쉬고 내쉴 때의 배의 움직임으로 집중시킨다.

몇 분 동안 계속한다.

이제 배꼽으로 가는 두 세력—쁘라나와 아빠나—이 있다는 것을 자각한다. 한 세력(아빠나)은 물라다라에서 배꼽으로 상승하고 있는 한편 다른 것(쁘라나)은 위쪽에서 배꼽으로 하강하고 있다. 둘 모두 충분한 들숨 지점에서 배꼽에 도달해야 한다. 두 세력이 배꼽에서 만나고 있다고 느껴질 때, 꿈바까를 하고 나서 배꼽에 있는 세력의 단일 중심점에 대한 정신적인 자각을 갖는다.

긴장하지 않는다.

숨을 풀고 나름대로의 자연스러운 리듬으로 이 행법을 계속한다.

돌아다니다가 배꼽 중추에서 만나는 두 세력에 대한 자각은 동시적이어야 한다.

이제 두 세력이 배꼽에서 모이고 있을 때, 점차적으로 물라 반다가 일어나게 한다.

배꼽에 집중된 세력에 대한 자각을 고조시키면서 물라 반다 수축을 계속한다.

할 수 있는 만큼 숨을 멈추는 동안, 배꼽에 있는 세력을 집중시키고 물라 반다를 한다.

숨을 풀 때 물라 반다도 푼다.

긴장하지 않는다.

3분여 동안 계속 한다.

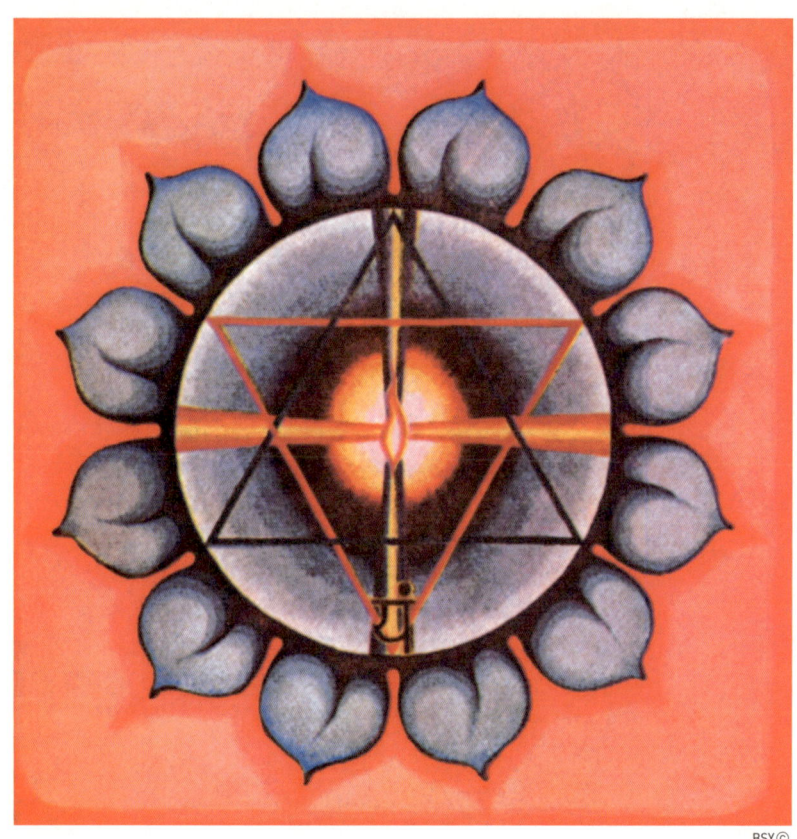

아나하따

32
아나하따 차끄라를 위한 행법들

다섯째 달

아나하따 차끄라는 아자빠 자빠(ajapa japa) 행법을 통해 아주 간단히 각성될 수 있다. 자빠는 '반복'을 뜻하며, 아자빠는 마침내 자생적인 형태의 의식적 자각이 될 때까지 만뜨라를 반복하는 것이다.

아나하따 각성에 있어 또 다른 중요한 행법은 브라마리 쁘라나야마(bhramari pranayama)이다. 쁘라나야마로 불리지만 브라마리는 사실 명상 수행이다. 다른 형태의 쁘라나야마처럼, 그것은 쁘라나를 제어하는 것과는 직접 관련이 없다. 경전에서 심장 중추는 '울리지 않은 소리의 중추', 그리고 '벌들의 동굴'로도 칭해진다. 브라마리에서는 벌들의 윙윙거리는 소리가 생겨 그 근원을 향해 추적된다. 이는 깊은 정신적·감정적 이완으로 발전하며 심장 이상에 대단히 효과적이다.

아나하따 차끄라는 박띠(헌신)의 중추이다. 그것은 구루나 신 또는 개인적인 신에 대한 헌신의 정도에 따라 각성되는데, 무형이든 유형이든 그 헌신 대상에서 수행자는 우주의 영적 지성을 시각화하거나 이해할 수 있다. 모든 요가 행법은, 특히 구루의 은총과 함께할 때 영적인 심장(아나하따 차끄라)에서 저절로 헌신을 각성시킬 것이다. 이 길을 따를 수 있게 수행자를 고무시키도록 도와줄 박띠 요가에 대한 많은 훌륭한 책들이 있다. 성자들, 요기들, 박따들의 자서전도 유용할 것이다. 《고대 딴뜨라 요가와 끄리야 기법들의 체계적인 과정*A Systematic Course in the Ancient Tantric Techniques of Yoga and Kriya*》 과 《박띠 요가 사가르*Bhakti Yoga Sagar*》(총 5권, 스와미 싸띠아난다 사라스와띠 저)에는 박띠 요가의 과정이 훌륭하게 서술되어 있다.

수련 프로그램

아나하따 차끄라를 위한 이 기법들을 한 달 동안 수련하고 나서 비슏디 차끄라를 각성시키기 위한 것들을 시작한다. 아갸, 물라다라, 스와디스타나, 마니뿌라 차끄라를 각성시키기 위해 주어지는 모든 행법들은 충분한 시간이 있으면 할 수 있다. 시간이 없을 경우에는 다음과 같이 각 차끄라 수행에서 선택된 몇 가지 기법들을 하도록 권한다.

1. **아갸** - 뜨라따까와 샴바비 무드라
2. **물라다라** - 물라 반다와 나시까그라 무드라
3. **스와디스타나** - 차끄라와 쉐뜨람 위치 찾기, 바즈롤리 또는 사하졸리
4. **마니뿌라** - 차끄라와 쉐뜨람 위치 찾기, (가능할 경우) 웃디야나 반다와 나울리

행법 1: 아나하따 차끄라와 쉐뜨람 위치 찾기

거울 앞에 옆으로 선다.
한 손의 한 손가락을 가슴 중심에 댄다.
여기서 아나하따 쉐뜨람을 찾게 될 것이다.
다른 손의 한 손가락을 쉐뜨람 바로 뒤에 있는 척추에 댄다. 이것이 아나하따 차끄라인 것이다.
앉아서 두 손가락을 1분 동안 세게 누르고 나서 손가락을 뗀다.
차끄라와 쉐뜨람에서의 감각이 계속될 것이다.
차끄라에서의 감각에 집중하고 속으로 몇 분 동안 '아나하따, 아나하따, 아나하따' 하고 되풀이한다.

행법 2 : 아나하따 정화

편안한 앉기 자세를 취한다. 허리를 똑바로 하되 긴장하지 않는다. 눈을 감는다.

천천히 그리고 깊이 숨 쉰다. 몇 분 동안 들이쉬고 내쉬면서 가슴의 수축과 팽창을 느낀다.

그다음, 아나하따 부위를 드나드는 숨을 자각한다.

가슴이 팽창될 때, 숨이 가슴 중심을 통해 다시 아나하따 차끄라로 흘러들어오는 것을 느낀다.

가슴이 수축될 때, 숨이 척추의 아나하따 차끄라로부터 가슴 중심을 통해 몸 밖으로 흘러나가는 것을 느낀다.

속으로 '아나하따, 아나하따, 아나하따' 하고 되풀이 하면서 이것을 몇 분 동안 수련한다.

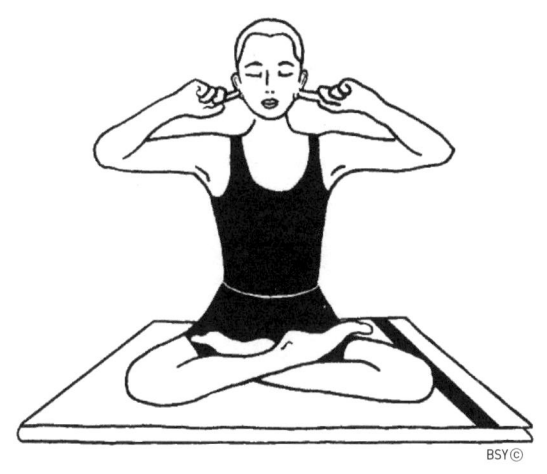

행법 3 : 브라마리 쁘라나야마(윙윙거리는 벌 호흡)

편안한 명상 자세로 앉는다. 자세를 조절하고 몇 분 동안 충분히 쉰다. 앞을 본다.

머리와 척추를 가능한 한 똑바로 세운다.

눈을 감는다.
온몸을 이완시킨다.
수련 내내 아랫니와 윗니를 살짝 떨어뜨리고 입은 다문다.
이것은 뇌의 바이브레이션을 보다 뚜렷이 경험하게 해준다.
두 검지로 귀를 막는다.
천천히 그리고 깊이 들이쉰다.
그다음, 내쉬는 동안 윙윙거리는 소리를 낸다.
그 소리는 날숨이 충분히 지속되는 동안 순탄하고 계속적이어야 한다.
윙윙거리는 소리는 커야 할 필요가 없다.
중요한 것은, 머리 안에서 울려 퍼지는 소리를 듣는 것이다.
날숨은 느리고 제어되어야 한다.
날숨이 끝날 때, 윙윙거리는 소리를 멈추고 충분히 들이쉰다.
눈은 감고 귀는 막은 상태이다.
다시 다음 날숨과 함께 윙윙거리는 소리를 되풀이한다.
수련하는 동안 충분히 긴장을 풀도록 한다.
어떤 식으로든 긴장하지 않는다.
5~10분 동안 계속한다.

행법 4 : 아자빠 자빠 명상

싯다아사나나 싯다 요니 아사나 또는 완전히 편안하게 느껴지는 어떤 자세로든 앉는다.
눈을 감고 몇 분 동안 쉰다.
이제 자연스러운 호흡이 몸을 드나드는 것을 자각한다.
숨을 통제하려 하지 말고 자연스러운 호흡 과정의 목격자가 된다.
이제 들숨소리가 **소**, 날숨소리가 **함**이라는 것을 자각한다. 자연스러운 숨의 만뜨라는 소-함 이다. 그것을 발견하기만 하면 된다.
소-함-소-함-소-함의 관념과 함께 자연스러운 숨을 동시에 자각한다.
이 행법에서는 완전히 이완되어 있어야 한다.

만뜨라나 자연스러운 숨에 대한 자각을 한순간도 잃지 않는다. 일어나는 생각과 느낌에 관심을 갖지 않는다.

그것들이 마음대로 오가게 놔둔다. 자연스러운 숨과 중단 없는 만뜨라를 언제나 자각한다.

이제 배꼽과 목구멍, 목구멍과 배꼽 사이에 있는 몸 전면의 상상적 또는 심령적인 통로에서 흐르고 있는 심령적인 숨을 자각한다.

들숨으로 이 심령적인 숨은 배꼽에서 목구멍으로 올라가며 그 만뜨라는 **소**이다. 날숨으로 심령적인 숨은 목구멍에서 배꼽으로 다시 하강한다. 그 만뜨라는 **함**이다.

심령적인 통로를 통과하면서 **소-함-소-함-소-함** 소리를 내는 숨에 대한 자각을 유지한다.

호흡을 완전히 이완시키면서 이 행법을 10분이나 15분 더 계속한다.

수련 노트: 아자빠 자빠는 어느 때든 할 수 있지만, 아침 수행 시간이나 밤에 잠자기 바로 전에 하루 5~10분 동안 해야 한다. 적어도 한 달 동안 계속해야 한다.

행법 5 : 명상-심장 공간에 들어가기

1단계: 숨 자각

싯다아사나나 싯다 요니 아사나 또는 그 밖의 어떤 편안한 자세로든 앉는다. 눈을 감고 얼마간 완전히 긴장을 푼다. 목구멍 지역에 자각을 집중시킨다.

이제 목구멍에서 숨을 자각한다.

얼마 동안 목구멍에서 숨의 감각만 자각한다.

이제 목구멍에서 아래로 들어오고 있는 숨에 대한 자각을 추가한다. 나가고 있는 숨에는 관심을 갖지 않는다. 주의를 목구멍으로 들어오고 있는 숨에만 두어야 한다.

목구멍으로 흘러들어오는 숨이 횡격막 망 안으로 지나가는 것을 자각한다. 횡격막—위에 있는 가슴과 허파를 아래에 있는 복부 기관들로부터 분리시키는 근육 바닥면의 오르내림—을 자각한다.

각각의 들숨으로, 그것은 복부로 약간 떨어져 그곳의 압력을 증가시키고 배꼽을 팽창시킨다.

동시에 허파는 가슴에서 충분히 팽창하고 있다.

날숨으로 복부가 수축하고 횡격막이 올라가고 있으며, 허파가 완전히 비어 가고 있다는 것을 자각한다.

횡격막에 대한 자각을 얼마 동안 계발한다.

2단계: 심장 공간의 자각

이제 횡격막이 작용하고 있는 공간인 아까샤도 자각한다.

들어오고 있는 숨으로 이 공간이 가득 채워지고 있음이 느껴진다.

공간을 가득 채우는 과정만 자각한다.

가득 채우는 이 과정은 이 광활한 공간을 자각하기 위한 기초일 뿐이다.

숨을 느끼는 과정은 심장 공간을 경험하기 위한 기초일 뿐이다.

심장의 공간을 자각한다. 자각을 직접 거기로 가져가는 것이다.

심장 중추 안의 공간을 느낀다. 그것은 자연스러운 숨의 리듬과 함께 수축·팽창하고 있다.

숨은 기초일 뿐이다.

가득 채우는 과정은 기초일 뿐이다.

공간 전체를 계속 이해한다.

그때 공간만 자각된다.

이 광활한 공간의 수축과 팽창을 느낀다.

그것은 자연스러운 숨의 리듬을 타고 일어나고 있다.

숨은 자연스러우며 자생적이다.

그것을 어떤 식으로든 바꾸지 않는다.

그것을 더 길거나 짧게, 더 깊거나 얕게, 더 빠르거나 느리게 만들지 않는다.

그것은 자생적이며 자발적인 숨의 움직임이 되어야 한다.

이 행법에서는 심장의 공간 자각이 중요하다.

3단계: 파란색 연꽃과 호수의 광경

심장 공간의 팽창과 수축에 대한 자각이 부단하고 안정되면, 얼마 뒤에 많은 광경과 경험이 거기에 나타날 것이다.

그 무엇도 시각화하거나 상상할 필요가 없다. 심장 공간의 자각이 끊이지 않으면 광경은 스스로 올 것이다.

그 이미지는 호수와 파란 연꽃의 모습이다.

심장 공간이 수축하고 팽창하는 것을 느낄 수 있다면 자각을 거기에 유지한다.

그것이 가능하지 않다면 공간을 가득 채우고 있는 숨을 느껴야 할 것이다.

그것이 행법의 첫 단계이다.

두번째 단계는 숨의 리듬과 함께 공간과 그 팽창·수축을 직접 느끼는 것이다.

세번째 단계는 파란 연꽃과 고요한 호수에 대한 자각이다. 그것은 스스로 올 것이다.

그것을 경험할 준비를 하고 있어야 한다.

4단계: 행법 끝내기

이제 목구멍에 드나드는 자연스러운 숨을 자각한다.

심장 공간에서 자각을 거두어들여 그것을 목구멍의 자연스러운 숨으로 가져온다.

목구멍을 드나드는 숨에 대한 자각을 얼마 동안 유지한다.

5~10분 동안 한다.

옴을 세 번 영창한다.

그 소리가 내면 깊은 곳에서부터 충분히 그리고 자생적으로 나타나게 한다.

몇 분 동안 내면의 소리 바이브레이션을 주의 깊게 듣는다.

자세를 풀고 눈을 뜬다.

33
비슛디 차끄라를 위한 행법들

여섯째 달

비슛디 차끄라는 끄리야 요가의 궁극적인 섭렵을 위해 필수적인 잘란다라 반다, 비빠리따 까라니 아사나, 웃자이 쁘라나야마 행법들을 통해 직접 각성될 수 있다.

비슛디와 밀접하게 관련된 사소한 차끄라를 랄라나 차끄라라고 하는데, 이것은 부드러운 입천장 뒤에 자리하고 있으며 비슛디를 각성시키도록 직접 도와준다. 이 이유 때문에, 암릿 빤이라고 하는 꾼달리니 끄리야 가운데 하나는 그 직접적인 자극과 관계있다. 랄라나를 각성시키기 위한 보다 단순한 행법은 이 장에 서술되어 있는 케차리 무드라이다.

예비 행법들
비슛디 차끄라를 정화시키기 위해서는 많은 아사나를 활용할 수 있다. 가장 중요한 것들은 부장가아사나, 마쯔야아사나, 숩따 바즈라아사나, 사르방가아사나이다.

수련 프로그램
한 달에 걸쳐 이 비슛디 차끄라 행법들을 완성시키고 나서 빈두 비사르가를 위한 행법들을 시작한다. 다른 차끄라들을 위한 수행도 다음과 같이 다른 차끄라

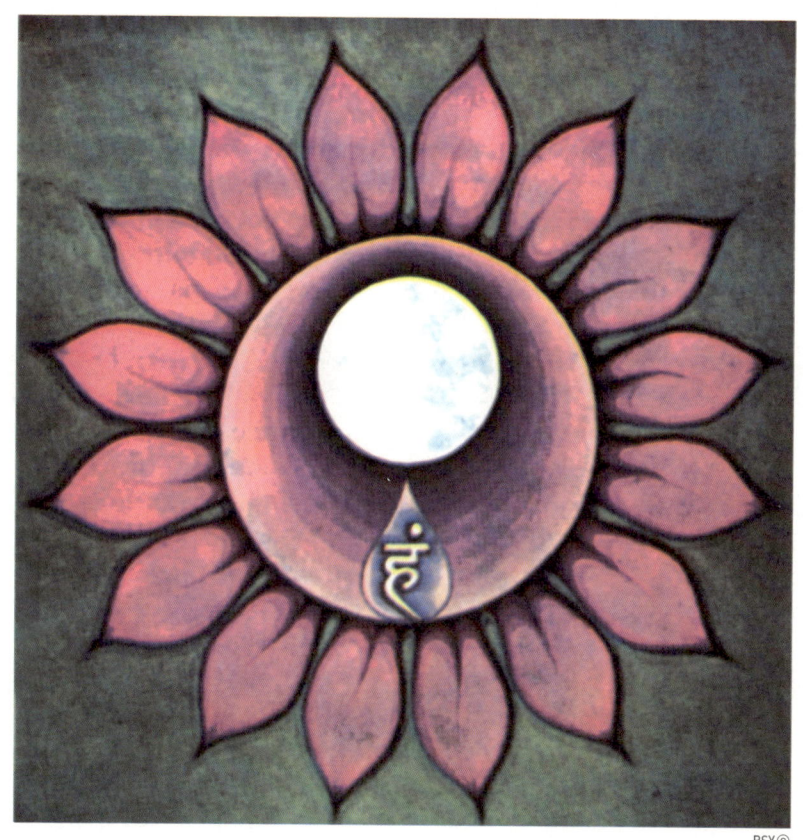

비슛디

들 각각으로부터 선택된 몇 가지 기법들과 함께 계속할 수 있다.

1. **아갸**-뜨라따까와 샴바비 무드라
2. **물라다라**-물라 반다와 나시까그라 무드라
3. **스와디스타나**-차끄라와 쉐뜨람 위치 찾기, 바즈롤리나 사하졸리
4. **마니뿌라**-차끄라와 쉐뜨람 위치 찾기, 웃디야나 반다와 나울리
5. **아나하따**-차끄라와 쉐뜨람 위치 찾기, 아자빠 자빠

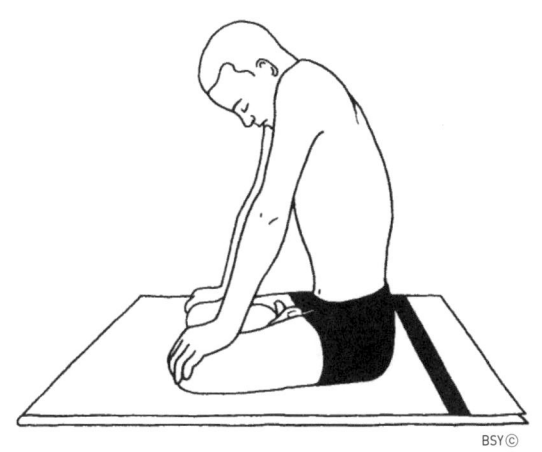

행법 1: 잘란다라 반다(목구멍 잠금)

무릎을 단단히 바닥에 닿게 해주는 명상 자세로 앉는다. 이처럼 앉을 수 없는 사람들은 선 자세로 잘란다라 반다를 하면 된다.
두 손바닥을 무릎 위에 둔다.
눈을 감고 온몸을 이완시킨다.
깊이 들이쉬고, 숨을 안에서 참으며, 머리를 앞으로 숙이고, 턱을 단단히 가슴, 특히 흉골에 대고 누른다.
두 팔을 쭉 펴 자세 안으로 잠근다.
동시에 어깨를 활처럼 위와 앞으로 구부린다.

이는 두 팔을 확실하게 잠가줄 것이다.

손바닥은 무릎 위에 있어야 한다.

숨이 편안하게 유지될 수 있는 동안 최종 자세를 유지한다.

그다음에 두 팔을 굽히고, 어깨를 이완시키며, 천천히 잠금을 풀고, 머리를 들어 올리며 내쉰다.

호흡이 정상으로 돌아오면 되풀이한다.

5회 수련한다.

금기: 고혈압이나 심장질환이 있는 사람들은 전문가의 안내 없이 해서는 안 된다.

수련 노트: 전체 행법을 숨을 내쉬고 멈춘 채 할 수도 있다.

턱 잠금이 풀리고 머리가 반듯이 세워질 때까지는 결코 들이쉬거나 내쉬지 않는다.

행법 2 : 케차리 무드라(혀 잠금)

편안한 명상 자세로 앉는다.

입을 다물고 혀를 위쪽과 뒤쪽으로 굴려 아래쪽 표면이 위 입천상에 닿게 한다. 혀끝을 긴장 없이 가능한 한 뒤로 멀리 뻗는다.

편안한 한 그것을 거기에 유지한다.

불편함이 있을 경우에는 혀를 몇 초 동안 이완시키고 되풀이한다.

얼마간의 수련 뒤에 혀를 입천장 너머 코 인두까지 뻗어 넣을 수 있을 것이다. 거기서 그것은 생명 유지에 필요한 많은 신경 중추들을 자극할 것이다.

호흡: 웃자이가 이용되지 않을 경우에는 이 행법 중에 정상적으로 호흡한다.

시간: 여러 달에 걸쳐 점점 호흡속도를 분당 7,8번의 숨으로 줄인다. 이는 전문가의 지도 아래 더 줄일 수 있다.

행법 3 : 웃자이 쁘라나야마(심령적인 호흡)

편안한 명상 자세로 앉는다.

케차리 무드라를 한다. 숨이 콧구멍이 아니라 목구멍을 통해 드나들고 있는 것을 느낀다.

목구멍의 성문(聲門: 목의 움푹한 곳에 있는 덩어리)을 부드럽게 수축시킨다.

이런 상황 아래서 숨을 쉬면 아주 부드럽게 코고는 소리가 목구멍 지역에서 저절로 난다. 그것은 잠자는 아기가 숨 쉬는 것과 같다.

코가 아니라 복부에서부터 깊이 숨 쉬고 있는 것을 느낀다.

숨을 길고 이완되게 만들도록 한다.

처음에는 2분 동안 수련하고 나서 점점 10~20분까지 늘린다.

행법 4 : 비슛디 차끄라와 쉐뜨람 위치 찾기, 그리고 정화

거울 앞에 앉거나 선다.

한 손의 한 손가락을 성문에 댄다.

여기가 비슛디 쉐뜨람의 위치이다.

그다음, 다른 손의 한 손가락을 쉐뜨람 바로 뒤에 있는 척추에 댄다.

척추의 이 지점을 비슛디 차끄라라고 한다.

차끄라 지역의 감각을 느끼기 위해 척추를 1분 동안 누른다.

손을 내린다.

차끄라의 감각에 집중하면서 속으로 '비슛디, 비슛디, 비슛디' 하고 되풀이한다.

허리를 반듯이 펴고 편안한 자세로 앉는다.

눈을 감고 숨을 자각한다.

혀를 뒤로 접어 케차리 무드라를 하고 웃자이 쁘라나야마를 한다.

1분여 동안 목구멍에서 나는 숨소리를 자각하면서 호흡이 더 느리고 깊어지게 한다.

그다음, 들숨과 함께 목구멍 앞쪽에 있는 비슛디 쉐뜨람을 통해 숨이 끌려 들어오고 있는 것을 상상한다.

숨이 쉐뜨람을 통과하여 마침내 척추의 비슛디 차끄라를 관통하는 것을 느낀다.

날숨과 함께, 숨이 비슛디 차끄라에서부터 움직여 쉐뜨람을 통해 나아가 마침내 몸 전면에서 나가는 것을 느낀다.
이것이 1회이다.
몇 분 동안 계속한다.
이런 식으로 날마다 수련하면 비슷디 차끄라와 그 쉐뜨람에 대한 민감성이 점점 계발될 것이다.

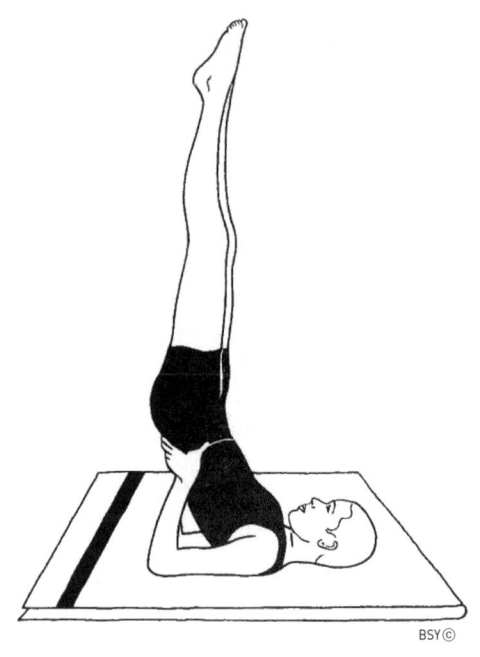

행법 5 : 비빠리따 까라니 아사나(도립 자세)

두 발을 모으고 두 팔을 옆구리에 붙이고 두 손바닥을 바닥에 댄 채 길게 눕는다.
온몸을 이완시킨다.
두 다리를 쭉 펴 모은 채 들어올린다.
다리를 몸 위로 움직여 머리 쪽으로 이동시킨다.
두 팔과 두 손으로 지탱하면서 엉덩이를 들어올린다.
척추를 바닥에서부터 감아 두 다리를 머리 위로 가져간다.

두 손바닥을 뒤집고 팔꿈치를 구부려 엉덩이 윗부분을 허리 근처에 있는 두 손바닥 기부에 받쳐 놓는다.

손을 오목하게 해서 엉덩이를 흡착시켜 체중을 지탱한다.

두 팔꿈치는 가능한 한 서로 가까이 한다.

두 다리를 수직으로 들어 올리고 두 발을 이완시킨다.

최종 자세에서는 체중이 어깨와 목 그리고 팔꿈치에 놓이며, 몸통은 바닥과 45도를 이루고, 두 다리는 수직이다. 턱이 가슴을 누르지 않도록 한다.

눈을 감고 최종 자세로 편안한 만큼 휴식한다.

시작 자세로 돌아오기 위해, 다리를 머리 위로 내리고 나서 팔과 손을 몸 가까이 두고 손바닥을 아래로 향하게 한다.

시간: 고급 수련자들은 자세를 15분이나 훨씬 더 오래 유지할 수 있지만 초보자들은 몇 분 동안 수련하면서 날마다 몇 초씩 늘려야 한다.

후속 아사나: 비빠리따 까라니 아사나를 마치고 몇 분 동안 샤바아사나를 해야 하며, 이어서 사랄 마쯔야아사나(saral matsyasana) 같은 상대적인 아사나를 해야 한다.

금기: 갑상선, 간, 비장의 확대나 고혈압과 심장질환으로 고생하는 사람들은 이 아사나를 하지 말아야 한다.

수련 노트: 비빠리따 까라니 아사나는, 턱이 가슴에 눌리지 않고 몸통이 직각이 아니라 바닥과 45도를 이룬다는 것 외에는 사르방가아사나와 비슷하다.

참고: 비빠리따 까라니 아사나는 몸의 에너지를 낮은 차끄라에서 높은 차끄라들로 보내도록 도와주므로 끄리야 요가에서 널리 이용된다. 그것은 비빠리따 까라니 무드라로 불리는 꾼달리니 끄리야 중 첫번째 필수적인 부분이다.

34
빈두 비사르가를 위한 행법들

일곱째 달

빈두 비사르가 자극점은 머리 뒤 꼭대기에 있는 아주 작은 점으로 여겨지지만 이 점을 육체에서 찾을 수는 없다. 그것은 빈두의 나다(소리)를 발견하여 그 근원으로 추적할 때만 찾을 수 있다. **무르차 쁘라나야마**(moorchha pranayama) 와 **바즈롤리/사하졸리 무드라** 행법들을 통해 나다의 자각이 계발될 수 있다. 그때 **브라마리 쁘라나야마**와 **샨무키 무드라**(shanmukhi mudra) 같은 행법들을 통해 나다를 그 근원으로 추적할 수 있다.

    모든 나다 요가 기법들을 한 번에 수련해서는 안 되며 어려움 없이 할 수 있는 행법을 채택해야 한다. 어떤 행법으로 시작하는가는 중요하지 않은데, 왜냐하면 모든 기법은 같은 미묘한 내적 소리의 자각으로 이끌어주기 때문이다.

    스와디스타나 차끄라와 빈두 비사르가 사이에는 아주 가까운 관계가 있다. 빈두는 창조의 첫 소리가 처음 현현하는 지점이기 때문이다. 그것은 개체성의 기원점이며 스와디스타나는 생식과 성적 작용을 향한 추진력의 원천이다. 이는 빈두 너머에 있는 무한한 의식과 재결합하고자 하는 욕망의 물질적인 표현이다. 정자와 월경은 빈두 비사르가로부터 출현하는 신들의 넥타 방울의 물질적인 추출물이다.

    빈두에 상응하는 쉐뜨람은 없다는 것을 주목해야 한다.

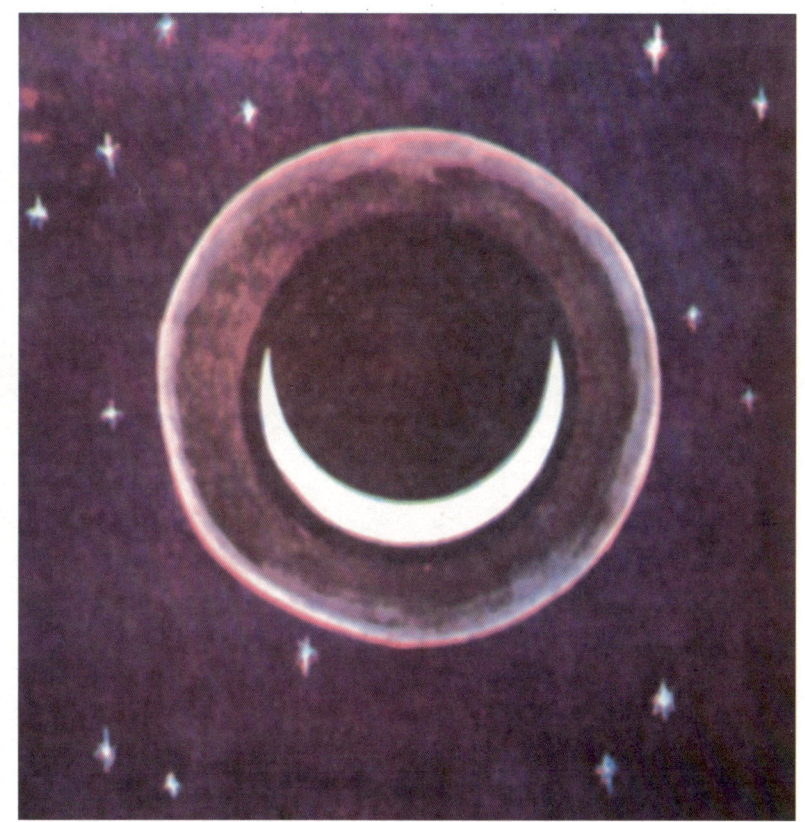

빈두

수련 프로그램

빈두 비사르가를 위한 기법들을 한 달 동안 수련한다. 그다음에 통합된 차끄라 자각을 위해 다음 장에 주어지는 기법들을 시작한다.

아갸, 물라다라, 스와디스타나, 마니뿌라, 아나하따 차끄라를 위해 선택된 기법들도 앞 장의 '수련 프로그램' 부분에 주어진 대로 날마다 할 수 있다. 비슛디 차끄라를 위해서는 잘란다라 반다, 비슛디 차끄라 정화, 비빠리따 까라니 아사나를 할 수 있다. 케차리 무드라와 웃자이 쁘라나야마는 따로 할 필요가 없는데, 그것들은 모두 이 섹션에 주어진 기법들에 통합되어 있기 때문이다.

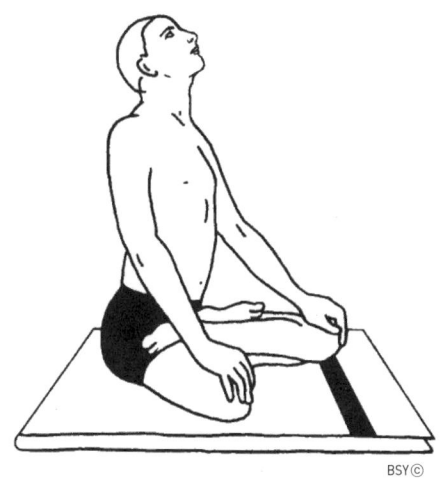

행법 1: 무르차 쁘라나야마(기절 호흡)

이 행법은 안정되고 굳건한 명상자세, 되도록 싯다아사나나 싯다 요니 아사나를 요구한다. 척추와 머리를 똑바로 세우고 온몸을 이완시킨다.

케차리 무드라를 한다.

웃자이 쁘라나야마로 콧구멍을 통해 들이쉬는 한편, 동시에 머리를 뒤로 숙이고 샴바비 무드라를 취한다.

들숨은 느리고 깊어야 한다.

들숨이 끝나면 머리를 뒤로 기울이되 완전히 젖히지는 않는다. 머리 자세

243

는 그림에서 보여주는 것과 같다. 샴바비 무드라를 유지하면서, 편안한 만큼 숨을 안에서 멈추되 주의를 빈두에 유지한다.

두 팔꿈치를 잠그고 손으로 무릎을 누름으로써 두 팔을 쭉 편다.

모든 자각을 빈두에 고정시킨다.

그다음, 팔을 굽히고 머리를 앞으로 숙이면서 웃자이 쁘라나야마로 천천히 내쉰다. 천천히 낮추고 눈을 감는다.

날숨이 끝날 때 머리는 전방을 향하게 하고 눈을 완전히 감아야 한다.

눈을 감은 채 잠시 온몸을 이완시킨다. 케차리 무드라를 풀고 정상적으로 호흡한다.

온 마음에 퍼지는 경쾌함과 평온함을 자각한다.

이것이 1회이다. 얼마 뒤에 2회를 시작한다.

시간: 10여 회나 졸도감이 경험될 때까지 수련한다. 매회를 가능한 한 오랫동안 하되 긴장 없이 한다.

금기: 고혈압, 현기증, 두개강내 고혈압, 뇌출혈로 고생하는 사람들은 이 기법을 수련해서는 안 된다. 기절감이 느껴지자마자 수련을 중단한다. 목표는 완전한 무의식이 아니라 반 기절상태를 유도하는 것이다.

이점: 이 수련은 특히 꿈바까가 연장될 때, 쁘라띠아하라를 유도하고 마음을 생각에서 자유롭게 만드는 데 아주 강력하다.

행법 2 : 빈두의 자각과 함께하는 바즈롤리/사하졸리 무드라

되도록 얇은 방석이나 접은 담요를 깔고 싯다아사나나 싯다 요니 아사나로 앉는다.

눈을 감고 몸을 이완시킨다.

자각을 요도로 가져간다.

마치 위쪽과 안쪽으로 끌어당겨지고 있는 것처럼 요도를 수축시킨다.

이 근육 활동은 배변 충동을 제어하려할 때 이루어지는 것과 비슷하다.

요도에서의 수축 세력을 집중·한정시키도록 한다.

물라 반다나 아쉬위니 무드라를 동시에 하지 않도록 한다.

10초 동안 수축시키고 10초 동안 푼다. 이것을 몇 분 동안 계속한다.

배뇨체계의 충분한 수축을 달성할 때마다 미저골 수준에 있는 척주의 스와디스타나 차끄라로 자각을 가져온다. '스와디스타나, 스와디스타나, 스와디스타나' 하고 속으로 되풀이한다.

그다음, 자각을 수슘나 통로를 통해 빈두 비사르가로 끌어올린다.

속으로 '빈두, 빈두, 빈두' 하고 되풀이한다.

스와디스타나로 돌아와 바즈롤리/사하졸리 무드라를 푼다.

이것이 1회이다.

이를 교대로 7, 8분 동안 계속하여 25회까지 한다.

수련 노트: 이 행법은 무르차 쁘라나야마 바로 뒤에 해야 하는데, 두 행법 모두 빈두의 자각을 각성시키기 때문이다.

행법 3 : 미묘한 내면의 소리 인식

이 행법은 브라마리 쁘라나야마를 하고 나서 해야 한다.

윙윙거리는 큰 소리를 내지 않는 이 단계에서는 내적인 소리만 주의 깊게 듣는다.

눈을 감고 손가락으로 귀를 막는다. 이는 외부의 방해를 차단하기 위해 필요한 것이다.

머리에서 나는 그 어떤 미묘한 소리든 듣기 위해 주의를 기울인다.

처음에는 이것이 어려울 수도 있지만 계속 시도한다.

소리, 그 어떤 소리든 자각하자마자 다른 소리를 배제하고 그것에 자각을 고정시킨다.

계속 듣는다.

며칠이나 몇 주의 수련 뒤에는 한 가지 소리가 아주 뚜렷하다는 것을 알아야 하며 그것은 더욱 더 커질 것이다.

그 소리를 완전히 자각한다.

이것은 자각의 매체이다. 자각이 이 소리를 향해 흐르게 하고 다른 모든 소리와 생각을 버린다.

점점 수련을 통해 민감성이 증가될 것이다.

마침내는 또 다른 소리, 배경의 희미한 소리가 들릴 것이다. 그것은 들리고 있는 더 큰 주된 소리에 의해 거의 말살될 것이지만, 그럼에도 그것은 들릴 것이다.

이제 새로운 희미한 소리를 듣는다.

다른 더 큰 소리를 버리고 계속 새 소리를 듣는다. 그것은 더욱 더 뚜렷해질 것이다.

이것이 더 미묘한 새로운 자각의 매체가 될 것이다.

이 소리가 모든 주의를 사로잡도록 하라. 이것이 인식의 민감성을 한층 더 증가시킬 것이다.

마침내는 이 더 큰 소리 뒤에서 출현하는 또 다른 희미한 소리가 들릴 것이다. 자각을 이 새로운 소리에 고정시키고 다른 소리를 버린다.

같은 식으로 계속하면서 새 소리가 모든 자각을 사로잡게 한다.

그 소리가 커지면 더 미묘한 근간적인 소리를 인식하여 자각을 그것에 고정시키도록 한다.

이런 식으로 인식이 점차적으로 더 민감해져 존재 속으로 깊이 잠수하게 해줄 것이다.

수련 노트: 점점 더 미묘해지는 이런 소리들을 인식하는 것은 몇 주나 몇 달에 걸친 수련을 요구한다. 여러 주 동안 첫 소리조차 듣지 못할 수도 있다.

이것은 아주 단순하지만, 끈기 있게 해나간다면 결과를 가져다줄 강력한 기법이다. 필요한 모든 것은 시간과 노력이다. 시간을 낼 수 있는 한 오래 수련하도록 한다. 브라마리와 이 행법을 함께 15분여로 시작한다.

행법 4 : 샨무키 무드라(일곱 대문 닫기)

가능하다면 싯다아사나/싯다 요니 아사나로 앉는다. 그렇지 않다면, 편안한 명상 아사나를 취하고 회음 밑에 작은 방석을 깔아 이 부위에 압력을 준다. 머리와 척추를 똑바로 세운다.

눈을 감고 손을 무릎 위에 놓는다.

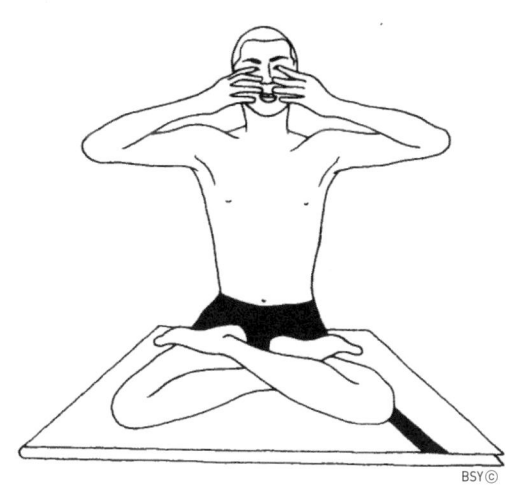

몸과 마음을 완전히 이완시킨다.
팔꿈치를 양옆으로 향하게 한 채 두 손을 얼굴 앞으로 올린다.
두 엄지로 두 귀, 두 검지로 두 눈, 두 중지로 두 콧구멍, 그리고 두 약지와 두 새끼손가락을 입술 위아래에 둠으로써 입을 가린다.
손가락들로 부드럽지만 견고하게 일곱 문을 닫아야 한다.
중지의 압력을 풀고 콧구멍을 연다.
충분한 요가 호흡을 이용해서 천천히 그리고 깊이 들이쉰다.
들숨이 끝날 때 중지로 콧구멍을 막는다.
편안한 만큼 오래 숨을 멈춘다.
머리 뒤 빈두나 머리 가운데 또는 아마도 오른쪽 귀로부터도 울려 퍼질 수 있는 어떤 소리든 듣도록 한다.
처음에는 많은 소리가 들리거나 전혀 아무 소리도 들리지 않을 것이다.
그냥 계속 듣는다.
편안한 만큼 숨을 안에서 멈춘다.
그다음, 중지의 압력을 풀고 천천히 내쉰다. 이것이 1회이다.
한 번 더 들이쉬고 콧구멍을 막고 숨을 멈춘다.
내면의 소리를 듣는다.

편안한 시간이 지나면 콧구멍을 풀고 내쉰다. 수련 시간 동안 이런 식으로 계속한다. 숨을 멈추고 있을 때는 충분한 자각이 내면의 나다 인식으로 쏠려야 한다.

처음에는 혼란스럽게 뒤범벅된 소리들이 들릴 수 있지만, 점점 구체적인 한 소리가 들릴 것이다. 이는 며칠이나 몇 주가 걸릴 수 있지만 인식될 것이다.

뚜렷한 소리가 들리면 그것을 전체적으로 자각한다.

그것은 점점 더 선명해질 것이다. 자각을 그 소리에 고정시킨다. 아주 주의 깊게 듣는다.

민감성이 충분히 계발되면, 배경에 있는 또 다른 소리가 들릴 것이다. 그것은 희미할지 모르지만 인식할 수 있다.

첫번째 소리를 떠나 더 희미한 소리를 자각한다.

이런 식으로, 첫번째 소리를 초월할 것이다. 결국엔 이 두번째 소리가 모든 주의를 압도할 것이다.

다시 수련과 강화된 민감성으로, 진일보한 소리가 출현하기 시작하는 것이 들릴 것이다. 그것은 더 큰 두번째 소리 뒤에서 희미하게 인식될 것이다.

자각을 이 새 소리로 돌린다.

이런 식으로 계속한다. 즉 한 소리를 인식하고 나서 더 미묘한 소리가 들릴 때 그것을 버린다. 더 미묘한 소리를 인식할수록 존재의 심층을 더 깊이 탐구하게 될 것이다.

이 수련을 몇 분 동안 계속한다.

호흡: 장시간 숨을 멈출 수 있다면 이 기법은 더 효과적이다. 이전에 나디 쇼다나 쁘라나야마를 몇 달 동안 규칙적으로 수련해오고 있는 수행자들은 샨무키 무드라가 쉽고 효과적인 내향화 수단임을 알게 될 것이다.

자각: 수련 중에는 자각 지점이 머리 뒤 빈두 지역에 고정되어야 한다. 그렇지만 오른쪽 귀나 머리 중앙과 같은 다른 어떤 지역에서든 뚜렷한 소리가 들리면, 자각이 거기에 고정되어야 한다.

어떤 사람들, 특히 헌신적인 성격을 가진 사람들은 나다를 심장 공간(아나하따 차끄라) 지역에서 듣는 것이 더 쉽다는 것을 알게 될 수도 있다. 중요한 것은 자각 지점이 아니라, 점점 더 미묘해지는 소리에 자각이 고정되어 있어야 한다는 것이다. 나다에의 완전한 몰입은 디아나(명상적인 자각상태)로 이끌어줄 수 있다.

수련 노트: 첫 시도에 미묘한 소리 듣기를 기대하지 마라. 수련이 필요하다. 결국엔 거친 외부 소리들, 그다음엔 점점 미묘해지는 소리들을 쉽사리 초월할 수 있을 것이다. 그 어떤 소리에도 너무 오래 머물지 마라. 그것은 수련 목적이 아니다. 목표는 발견되는 각 소리를 뒤에 남기고 더 깊이 들어가는 것, 모든 소리의 근원에 도달하는 것이다. 여행 중에 현현될 아름다운 소리들에 빠지거나 그것들로 산만해지지 마라.

샨무키 무드라는 브라마리보다 더 진보된 수련이다. 그것은 입으로 내는 윙윙거리는 소리가 선행되지 않기 때문에 약간 더 어려우며 지식(止息)과 결합되어 있다. 샨무키 무드라는, 상당히 조화로운 마음을 가지고 있어 산만함에 휩싸이지 않는 사람들에게 적합하다.

참고: 샨무키 무드라는 '일곱 대문을 닫음'을 뜻한다. 그것은 수련 중에 두 눈, 두 귀, 두 콧구멍, 입을 닫기 때문에 그렇게 불린다. 이것들은 외부를 인식하는 일곱 가지 문이다. 바깥세상으로부터 감각 데이터를 받는 것은 바로 이 문들을 통해서이다. 이 문들이 닫히면 자각을 안으로, 즉 마음속으로 돌리는 것이 용이해진다.

35
통합된 차끄라 각성을 위한 행법들

여덟째 달

지금까지는 개별적인 차끄라 각각을 위한 일련의 행법들을 제시했다. 이 장에서는 차끄라들의 전반적인 각성에 관계된 행법들을 설명할 것이다. 물론 한 차끄라의 각성이 고립되어 일어날 수는 없다. 그것은 다소간 모든 차끄라에 영향을 미치는 것이다. 특정한 차끄라들을 위한 기법들 또한 모든 차끄라에 영향을 줄 것이지만, 다음 기법들은 모든 차끄라를 함께 활성화시켜 마음-몸-차끄라 축 전체에 균형을 줄 수 있도록 체계적으로 도와줄 것이다.

1. 차끄라 명상
2. 음악 차끄라 명상
3. 차뚜르타 쁘라나야마(Chaturtha pranayama)
4. 차끄라 요가 니드라
5. 운마니 무드라(Unmani mudra)
6. 비자 만뜨라 산찰라나(Beeja mantra sanchalana)
7. 차끄라 그리기

수련 프로그램

이 장에 주어진 모든 행법을 할 수 있는 시간은 없을 것이다. 그러므로 한 달 동안 차끄라 명상, 차뚜르타 쁘라나야마, 차끄라 요가 니드라, 운마니 무드라, 비자 만뜨라 산찰라나를 날마다 수련할 것을 권한다.

음악 차끄라 명상과 차끄라 그리기는 시간과 취향이 있으면 할 수 있다. 그것들은 생략해도 꾼달리니를 각성시키는 데 아무런 해가 없다. 각각의 개별적인 차끄라를 위해서는 다음 행법들을 할 수 있다.

1. **아갸**-샴바비 무드라
2. **물라다라**-물라 반다와 나시까그라 무드라
3. **스와디스타나**-바즈롤리/사하졸리
4. **마니뿌라**-웃디야나 반다
5. **아나하따**-아자빠 자빠
6. **비슏디**-잘란다라 반다와 비빠리따 까라니 아사나
7. **빈두**-샨무키 무드라

한 달 뒤에는 무엇보다도 먼저 노련한 요가 교사의 조언을 받거나 인도 비하르 주 뭉게르에 있는 비하르 요가학교(우편번호 811 201)로 편지를 씀으로써 끄리야 요가를 배우기 시작할 수 있다.

행법 1: 차끄라 명상

끄리야 요가와 몇몇 더 진보된 형태의 명상을 수련하기 위해서는 차끄라들에 대한 미묘한 자각을 계발하여 그것들 모두의 위치를 정확히 찾아낼 수 있는 것이 필수적이다. 처음에는 대부분의 사람들이 실제로 그 어떤 감각도 경험하지 못하므로 그것은 단지 상상력의 문제이지만, 자각이 더 미묘해지면서 맥박을 분명히 경험할 것이다.

기법

1단계: 준비
명상 아사나, 되도록 싯다아사나나 싯다 요니 아사나로 편안히 앉는다.

친 무드라(chin mudra)를 하고 두 손을 무릎에 놓는다.
눈을 감고 내내 온몸을 고요하고 안정되게 만든다.
척주는 절대 곧고 반듯해야 하며 허리와 어깨는 충분히 이완되어야 한다.
머리는 척주 꼭대기에 편안하게 있어야 한다.
온몸은 완전히 이완되고 동상처럼 움직임이 없어야 한다.
7,8분 동안 육체에 대한 완전한 자각을 유지한다.

2단계: 아갸 자각

척주를 자각한다.
이제 자각을 아갸 차끄라로 가져온다.
아갸 차끄라는 바로 미간 뒤, 그리고 송과선이 위치해 있는 척주 꼭대기의 뇌 속 한 지점에 자리하고 있다.
이 아갸 차끄라 지역 안에서 맥박을 발견하도록 한다.
이 맥박을 완전히 자각한다.
이제 만뜨라 **옴**을 아갸 차끄라 지역의 맥박에 맞춰 읊조린다.
옴, 옴, 옴, 옴은 아갸 차끄라 맥박과 함께하는 자각 형태가 되어야 한다.
맥박을 21번 센다.
이제 아쉬위니 무드라(항문의 수축과 이완)를 시작한다.
아갸 차끄라에는 관심 갖지 말고 아쉬위니 무드라만 수련한다. 너무 빠르지도 너무 느리지도 않게 중간 속도로 해야 한다.
이렇게 몇 번 해본 뒤에는 아쉬위니를 하는 동안 자동적으로 아갸 중추를 느낄 수 있어야 한다.
그것이 되면 직접 아갸에 집중하기 시작할 수 있다.
그때까지는 아쉬위니 무드라를 약 4분 동안 수련한다.

3단계: 물라다라 자각

이제 자각을 회음 지역과 물라다라 차끄라의 심령적 중추로 가져온다.
물라다라 차끄라의 정확한 심령적 지점을 발견한다.
거기서 미묘한 맥박을 발견하도록 한다.
물라다라 지역에서 맥박의 위치를 아주 정확히 찾아 21번 센다.

이제 눈을 뜨고 나시까그라 드리쉬띠(코끝 응시)를 채택한다.
물라다라 차끄라에는 신경 쓰지 말고 코끝 자각에만 관심을 갖는다.
얼마 뒤에는 물라다라 차끄라에 대한 동시적 자각이 올 것이다.
이 수련을 3분 동안 계속한다.

4단계: 스와디스타나 자각

이제 자각을 꼬리뼈 부위에 있는 스와디스타나 차끄라로 가져온다.
스와디스타나 차끄라의 심령적인 지점을 발견한다.
이 중추의 맥박을 발견하도록 한다.
이 맥박을 21번 센다.
이제 바즈롤리/사하졸리 무드라—배뇨체계를 끌어올렸다가 풀어주는 것—를 한다.
바즈롤리/사하졸리 무드라를 4분 동안 계속한다.

5단계: 마니뿌라 자각

이제 자각을 배꼽 지역으로 가져온다.
물라다라에서 배꼽, 그리고 목구멍에서 배꼽에 이르는 앞쪽 통로의 심령적인 숨을 자각한다.
이 두 가지 숨 모두 충분한 들숨 지점에서 배꼽에 도달해야 한다.
두 세력이 배꼽에서 만나 일치되면, 거기서 숨을 멈추고 배꼽에 있는 세력의 단일한 중심점에 대한 정신적 자각을 가진다.
그다음, 숨을 풀고 이 수련을 나름대로의 자연스러운 리듬으로 계속한다.
4분 동안 계속한다.
이제 자각을 바로 배꼽 뒤 척주 안에 있는 마니뿌라 차끄라로 직접 가져온다.
그 지점과 그곳 맥박을 격리시키도록 한다.
마니뿌라 차끄라에서 맥박을 21번 센다.

6단계: 아나하따 자각

이제 자각을 가슴 중심 수준에 있는 척주의 아나하따 차끄라 지역으로 가져온다.
그 지점을 격리시키고 그 안의 맥박을 발견하도록 한다.

맥박을 21번 센다.

이제 자각을 심장 공간으로 가져온다.

먼저 목구멍에 들어오는 숨을 자각한다.

들어오는 숨으로, 광활한 심장 공간이 팽창하는 것을 느낀다.

심장 공간—자생적인 자연스런 호흡의 리듬으로 수축·팽창하는 것—을 직접 느낀다.

광활한 심장 공간으로 들어올 시각을 자각한다. 그것이 스스로 오게 한다. 2분 동안 계속한다.

7단계: 비슛디 자각

이제 자각을 목의 움푹한 곳으로 가져오고 나서 척주의 비슛디 차끄라로 직접 가져온다.

속으로 '비슛디, 비슛디, 비슛디' 하고 되풀이한다.

비슛디 안의 맥박을 발견하여 그것을 21회 동안 목격하도록 한다.

8단계: 수슘나에서의 차끄라 자각

이제 각 차끄라의 이름이 주어질 때, 수슘나 통로 안으로 자각을 이동시켜 상상의 작은 꽃으로 각 차끄라를 정신적으로 건드린다.

각 차끄라—물라다라, 스와디스타나, 마니뿌라, 아나하따, 비슛디, 아갸; 아갸, 비슛디, 아나하따, 마니뿌라, 스와디스타나, 물라다라—에 대한 자각은 아주 정확해야 한다.

의식이 차끄라들을 통해 수슘나에서 네 번 오르내리도록 인도한다.

9단계: 수련 끝내기

이제 수련을 끝내기 시작한다.

자각을 몸으로 다시 가져오고 옴을 세 번 영창한다.

행법 2: 음악 차끄라 명상

소리는 차끄라들 자각을 계발하는 데 특히 효과적이고 즐길 만한 수단이다. 이것이 바로 나다 요가가 영적 각성에서 그렇게도 강력한 까닭이다. 음악 음계의 7음은 물라다라에서부터 사하스라라까지의 일곱 차끄라의 바이브레이션에 상응하며, 이것은 아주 효과적인 음악 명상기법을 위한 기초이다. 모든 것 중에 가장 좋은 도구는, 소형 오르간으로 보완할 수 있는 인간의 목소리이다. 그렇지만 땀뿌라(tampura)와 따블라(tabla; 인도의 현악기와 북의 일종) 같은 다른 도구도 이용할 수 있다.

라틴 음계	차끄라	산스끄리뜨어 음계	
도(Do)	물라다라(Mooladhara)	사(Sa)	सा
레(Re)	스와디스타나(Swadhisthana)	레(Re)	रे
미(Mi)	마니뿌라(Manipura)	가(Ga)	ग
파(Fa)	아나하따(Anahata)	마(Ma)	म
솔(So)	비슏디(Vishuddhi)	빠(Pa)	प
라(La)	아갸(Ajna)	다(Dha)	ध
시(Ti)	빈두(Bindu)	니(Ni)	नि
도(Do)	사하스라라(Sahasrara)	사(Sa)	सा

기법

1단계: 처음에는 소형 오르간의 음계가 아주 천천히 올라가는 동안 자각을 물라다라에서 시작하여, 한 차끄라에서 다음 것으로 수슘나를 통해 상승시키면서, 각 음이 척주의 해당 차끄라 지역에서 진동하는 것을 느낀다.

사하스라라에 도달하면 수슘나를 통해 음계와 함께 자각을 물라다라로 하강시킨다.

차끄라 위치 찾기가 빠르고 자연스러워짐에 따라 천천히 속도를 높이면서 의식은 음계와 함께 여러 번 수슘나를 오르내린다.

2단계: 이제 목소리를 음과 통합시킨다. 차끄라들의 이름을 아주 정확히 읊조린다. 이름들 자체가 만뜨라이므로 정확한 음과 발음으로 읊조리면 각 중추를 진동시킬 수 있으며, 수슘나 통로와 온몸이 에너지로 진동하기 시작한다. 이 행법은 아주 강력하며 10여 분 동안 계속할 수 있다.

3단계: 이 단계에서 자각은 여전히 음계와 함께 수슘나를 통해 오르내리지만,

목소리는 차끄라를 통해 오르내리면서 연속적인 아-아-아-아-아-아 소리를 만들어낸다. 최종 단계에서는, 높이가 정확히 유지된다면 목소리의 충분한 힘이 풀려 엄청난 에너지가 발생된다.

행법 3: 차뚜르타 쁘라나야마(네번째 쁘라나야마)

차뚜르타 쁘라나야마는 호흡과 만뜨라 그리고 차끄라에 대한 자각을 결합시킨다. 널리 가르쳐지지 않았음에도 그것은 쁘라나야마이자 명상인 강력한 기법이다. 이 행법은 차끄라들에 대한 보다 깊은 자각과 지식으로 이끌어줄 것이다. 그것은 또한 심령적인 척추 통로와 차끄라들에 대한 민감성을 키워주기 때문에 끄리야 요가를 위한 예비 기법이기도 하다.

차뚜르타 쁘라나야마는 '네번째 쁘라나야마' 나 '네번째 상태의 쁘라나야마' 또는 말과 정의가 도달하지 못하는 초월적인 상태를 뜻한다.

기법

1단계: 숨 자각

편안한 명상 자세로 앉는다.
머리와 척추를 바로 세우고 눈을 감는다.
깊이 숨 쉰다.
숨이 더 깊고 미묘해지게 한다.
자각을 숨의 리드미컬한 흐름에 고정시킨다.
여러 번 계속한다.

2단계: 만뜨라 자각

속으로 만뜨라 옴을 숨과 맞춰 한다.
'오' 소리는 들숨과 맞춰야 한다.
'음-음-음-음-음' 소리는 날숨과 맞춰야 한다. 속으로만 해야 한다.
입을 다문 채 코로 호흡한다.
숨과 만뜨라의 흐름을 자각하면서 이런 식으로 계속한다.

3단계: 차끄라 자각

이제 주의를 미간에 고정시킨다.

속으로 '음–음–음–음–음' 하고 읊조리면서 그 중추를 통해 내쉬고 있는 것을 느낀다.

숨, 만뜨라, 심령적 중추에 대한 자각을 계속한다.

주의를 물라다라에 집중시킨다.

들숨과 '음–음–음–음–음' 소리로, 숨과 소리가 척추를 내려가 모든 차끄라—사하스라라, 아갸, 비슛디, 아나하따, 마니뿌라, 스와디스타나, 물라다라—를 관통하는 것을 느낀다.

여러 번 계속한다.

다시 주의를 미간에 고정시킨다.

옴의 정신적인 암송을 숨에 맞춰 계속하되 숨을 자각하지 않는다. 만뜨라와 심령적인 중추만 자각한다.

'오'와 '음–음–음–음–음' 소리를 느낀다.

이런 식으로 가능한 한 오래 계속한다.

행법 4: 차끄라 요가 니드라

요가 니드라는 차끄라들에 대한 자각을 계발하기 위해 아주 효과적으로 이용될 수 있다. 여기에, 심령적 중추들을 통한 자각의 시각화와 순환을 포함하는 요가 니드라/이완 세션의 한 예가 있다. 교사들은 이 행법을 직접 수업에 채택할 수 있다. 개인적인 이용을 위해서는, 다른 사람으로 하여금 리드하게 하거나 테이프를 이용하면 된다.

기법

1단계: 준비

담요를 바닥에 깔고 그 위에 샤바아사나로 눕는다.

옷을 헐렁하게 하여 완전히 편안하게 느껴지도록 한다. 필요할 경우 담요로 몸을 덮어 따뜻하게 하거나 시트를 덮어 벌레의 방해를 막는다.

수련 내내 입을 다물고 눈을 감는다.

반드시 척추를 머리, 목과 일직선상으로 세우고 엉덩이와 어깨는 충분히
이완시킨다.

두 발과 다리를 약간 벌린다.

두 팔은 몸 옆에 두되 닿지 않게 하고 두 손바닥은 위를 향하게 해야 한다.

몸을 조절하여 완전히 편안하게 느껴지도록 한다.

수련 내내 몸을 움직이지 않겠다고 다짐한다.

2단계: 몸의 가라앉음

감은 눈앞에 펼쳐진 공간을 바라본다.

그 공간이 온몸을 에워싸고 있다고 상상한다.

몸이 그 공간 속에 잠겨 있다.

동시에 몸을 자각한다.

그것은 나무에서 떨어지는 나뭇잎처럼 아주 가볍게 느껴진다.

감은 눈앞에 보이는 공간 속으로 몸이 떨어지는 나뭇잎처럼, 천천히 가라
앉고 있다고 상상한다.

몸이 무한한 공간 속으로 천천히 가라앉고 있다.

이 느낌을 자각한다.

이런 식으로 몇 분 동안 계속한다.

3단계: 리드미컬한 숨 자각

호흡을 자각한다.

각 숨으로 배꼽이 오르내리는 것을 자각한다.

들이쉴 때, 배꼽을 통해 공기를 빨아들이고 있다고 느낀다.

내쉴 때, 배꼽에서 공기를 밀어내고 있다고 상상한다.

그것은 리드미컬한 과정이다. 자연스러운 숨을 어떤 식으로든 바꾸지 말고
그냥 자각한다.

4단계: 상깔빠

짧은 긍정문으로 된 상깔빠를 암송한다.

그것은 영적인 열망의 결정체이어야 하며 바꿔서는 안 된다.

입술이 아니라 가슴으로, 느낌을 가지고 그것을 암송한다.

상깔빠를 적어도 세 번 암송한다.

5단계: 시각화-몸 자각

이제 자신의 몸을 시각화하도록 한다.

그것을 밖에서 보고 있다고 상상한다.

인식이 밖에 있으며 몸이 연구 대상이라고 느낀다.

시각화가 어려울 수도 있지만, 걱정하지 말고 그냥 최선을 다한다.

원한다면, 몸 위에 큰 거울이 매달려 있고 몸이 그 속에 비춰져 있다고 상상해도 된다.

투영된 자신의 몸을 바라본다.

온몸을 본다. 발, 무릎, 종아리, 배, 가슴, 두 손, 팔, 어깨, 목, 머리, 입, 코, 귀, 눈, 미간, 얼굴 전체, 온몸…….

각 부분에 대한 자각의 순환을 그 부분의 시각화와 결합시킨다.

이런 식으로 몇 분 동안 계속한다.

6단계: 심령적 중추들-자각의 순환

이제 차끄라들의 위치를 발견해야 한다.

각 심령적 중추에 대한 자각을 계발해야 한다.

척추 기부에서부터 시작하여 자각을 위쪽으로 이동시킨다.

먼저 물라다라를 자각한다. 남성의 몸에서 그것은 항문과 생식기 사이 회음에 자리하고 있으며, 여성의 몸에서는 자궁경부—자궁 입구—에 위치해 있다.

물라다라에서의 감각을 느끼도록 한다. 그것은 고립시키려 하고 있는 아주 특정한 지점이다.

그것을 찾았으면 속으로 '물라다라, 물라다라, 물라다라' 하고 암송한다.

이제 두번째 차끄라, 스와디스타나로 나아간다. 그것은 척추 기부 미저골에 있다.

그 지점에서의 감각을 자각하면서 속으로 '스와디스타나, 스와디스타나, 스와디스타나' 하고 암송한다.

세번째 차끄라는 마니뿌라이다.

그것은 배꼽 선상의 척추에 있다.
이 지점을 느끼면서 속으로 '마니뿌라, 마니뿌라, 마니뿌라' 하고 암송한다.
그다음에, 바로 가슴 중앙 뒤의 척추에 있는 아나하따 차끄라를 자각한다. 그 지점을 정확히 찾아 속으로 '아나하따, 아나하따, 아나하따' 하고 암송한다.
이제 자각을 목의 움푹한 곳 바로 뒤 척추에 위치한 비슛디 차끄라로 가져온다.
그 지짐에서 올라오는 감각을 느끼면서 속으로 '비슛디, 비슛디, 비슛디' 하고 암송한다.
다음 차끄라는 아갸이다.
아갸 차끄라는 미간 바로 뒤에 있는 송과선 지역, 바로 척추 꼭대기에 자리하고 있다.
자각을 그 지역에 고정시키고 속으로 '아갸, 아갸, 아갸' 하고 암송한다.
이제 자각을 머리 뒤 꼭대기 부분에 있는 빈두로 가져온다.
아주 작은 그 점을 가능한 한 정확히 느끼면서 속으로 '빈두, 빈두, 빈두' 하고 암송한다.
마지막으로, 정수리에 있는 사하스라라를 자각하면서 속으로 '사하스라라, 사하스라라, 사하스라라' 하고 암송한다.
이제 이 과정을 되풀이하면서 차끄라들을 통해 역으로—사하스라라, 빈두, 아갸, 비슛디, 아나하따, 마니뿌라, 스와디스타나, 물라다라 순으로—천천히 내려온다.
이것이 차끄라 순환의 완전한 1회이다.
이제 2회를 시작한다. 물라다라, 스와디스타나, 마니뿌라, 아나하따, 비슛디, 아갸, 빈두, 사하스라라; 사하스라라, 빈두, 아갸, 비슛디, 아나하따, 마니뿌라, 스와디스타나, 물라다라.
이로써 2회를 마친 것이다.
3회를 시작하되 이번에는 조금 더 빨리 한다.
주의를 각 지점에 고정시킬 때 그곳에서 미미한 바이브레이션, 아주 작은 맥박을 느끼도록 한다.

원한다면 각 지점을 차례로 확인할 때 속으로 옴을 암송할 수 있다.

적어도 5회, 시간이 허락하는 한 더 많이 한다.

7단계: 심령적 중추들 – 시각화

이제 각 차끄라의 상징들을 시각화하도록 한다.

심령적 상징들에 대한 나름대로의 개인적인 체계나 다음과 같이 전통적인 차끄라 상징들을 이용할 수 있다.

각 차끄라 이름을 말할 때, 그 지점이 엄지로 가볍게 눌려지고 있다고 느끼면서 동시에 그 상징을 시각화한다.

물라다라의 심령적 상징은 짙은 붉은색 네 잎 연꽃이다.

안에는 뱀이 세 번 반 똬리 틀고 있는 뿌연 링감이 있다. 뱀의 머리는 위를 향하고 있다.

능력껏 최선을 다해 이 상징을 시각화하면서 그것을 몸의 그 특정한 위치와 연관시킨다.

그다음에 스와디스타나 차끄라로 나아간다.

그 상징은 바다 위에 별들이 총총한 밤이 그려져 있는 여섯 잎 주홍색 연꽃이다. 주 초점은 초승달이다.

이 상징을 시각화하도록 한다.

마니뿌라 차끄라로 이동한다.

그것은 열 잎 노란 연꽃으로 상징되며 중앙에는 타오르는 불이 있다.

이 상징을 시각화하면서, 그 연꽃이 실제로 마니뿌라 차끄라에서부터 자라고 있다고 상상한다.

열두 잎 파란 연꽃으로 표현되는 아나하따 차끄라로 나아간다.

그 중앙에는 어둠 속에서 타오르는 외로운 불꽃이 있다.

몸에서 정확한 위치를 느끼면서 이 상징을 시각화하도록 한다.

열여섯 잎 자주색 연꽃으로 상징되는 비슛디 차끄라로 이동한다.

가운데에는 순수하고 하얀 넥타 방울이 있다.

몸 안의 이 위치를 시각화한다.

그다음에, 두 잎 은회색 연꽃으로 상징되는 아갸 차끄라로 나아간다.

왼쪽 잎에는 보름달, 오른쪽 잎에는 이글거리는 태양이 있다.

중심에는 검은 링감과 옴 표시가 있다.

이 상징과 그 정확한 위치의 정신적 이미지를 창조한다.

빈두로 나아간다. 그것은 아주 작은 흰색 넥타 방울로 상징된다.

머리 뒤 꼭대기에서 이 상징을 시각화한다.

마지막으로 모든 차끄라의 원천인 사하스라라로 이동한다.

그것은 친 잎 연꽃으로 표현된디. 중앙에는 흰색 링감이 있다.

정수리에서 이 상징을 시각화한다.

이제 이 모든 상징을 역순으로—사하스라라, 빈두, 아갸, 비숫디, 아나하따, 마니뿌라, 스와디스타나, 물라다라 순으로—시각화한다.

이것이 1회의 끝이다.

각 중추를 시각화하는 데 몇 초씩 소비한다.

이용 가능한 시간의 양에 따라 몇 회 더 한다.

8단계: 미간 자각

주의를 미간에 고정시킨다.

이 지점에서 맥박을 느낀다.

그 연속적인 리드미컬한 박동을 자각한다.

만뜨라 옴의 암송을 속으로 이 맥박에 맞춰 한다.

몇 분 동안 계속한다.

9단계: 상깔빠/행법 끝내기

상깔빠를 충분한 강조와 느낌으로 세 번 되풀이한다.

자연스러운 숨을 자각한다.

온몸을 자각한다.

외적인 감각인식을 자각한다.

천천히 몸을 움직이기 시작한다. 자각을 충분히 외부화했으면 천천히 일어나 앉아 눈을 뜬다.

행법 5: 운마니 무드라(무심의 무드라)

운마니 무드라는 빈두로부터 물라다라까지, 척추의 차끄라들에 대한 자각을 계발하기 위한 탁월한 행법이다. 그것은 또한 많은 끄리야 요가 행법들(나다, 빠완과 샵드 산찰라나, 마하 무드라와 마하 베다 무드라)의 필수적인 부분이기도 하므로 이런 기법들을 배워 시도하기 전에 섭렵해야 한다.

운마니라는 말은 '무심' 또는 '무념'을 뜻하며 명상 중에 일어나는 상태를 가리킨다. 그러므로 운마니 무드라는 '무심 또는 무념의 자세'를 의미한다.

기법

허리를 똑바로 세우고 편안한 명상 자세, 되도록 싯다아사나/싯다 요니 아사나 또는 빠드마아사나로 앉는다.
눈을 충분히 뜨되 외부 그 무엇에도 초점을 맞추지 않는다.
숨을 깊이 들이쉬고, 안에서 숨을 멈추고, 자각을 빈두에 집중시킨다.
내쉴 때, 숨이 척추로 내려가는 것을 상상한다.
동시에 자각이 척추를 하강하여 모든 차끄라—아갸, 비슛디, 아나하따, 마니뿌라, 스와디스타나, 물라다라—를 차례차례 통과하게 한다.
자각이 물라다라에 도달할 때까지 눈을 천천히, 그리고 충분히 감아야 한다. 수련 내내 눈을 뜨고 있어야 하지만, 주의는 차끄라와 숨에서 내면화되어 있어야 한다. 즉 눈은 뜨되 안을 보고 있는 것이다. 너무 열심히 애쓰지 말고 과정이 저절로 일어나게 한다.
이것이 1회이다.
깊이 들이쉬고 2회를 시작한다.
11회를 한다.

수련 노트: 육체적으로 이 행법은 매우 쉽다. 그렇지만 일어나고 있는 정신적인 과정에 중점을 두어야 한다. 떠 있을 때 눈은 외부 그 무엇도 새겨서는 안 된다.

행법 6: 비자 만뜨라 산찰라나(씨앗 소리 유도하기)

이 행법은 끄리야 요가 기법들 중 하나이지만, 보통 우리가 가르치는 스무 가지 끄리야 가운데 하나는 아니다. 그것은 각 쉐뜨람과 차끄라의 비자 만뜨라를 차례차례 속으로 암송함과 동시에 각 차끄라를 통해 자각을 움직이는 것과 관계된다.

비자라는 말은 '씨앗'을 뜻하며, 만뜨라는 '신비한 소리'를 의미하고, 산찰라나는 '유도'를 뜻한다. 그러므로 이 행법은 '씨앗 소리의 유도'라고 할 수 있다.

심령적인 통로들

수많은 끄리야 요가 행법들에서뿐만 아니라 다음 끄리야인 비자 만뜨라 산찰라나에서도, 자각을 **아로한**(arohan)과 **아와로한**(awarohan)이라고 하는 심령적인 두 통로들을 통해 이동시키도록 요구될 것이다. 이 통로들의 길은 다음과 같다.

상승 통로인 아로한은 물라다라 차끄라에서부터 음부의 스와디스타나 쉐뜨람으로, 그다음에 복부의 굴곡을 따라 마니뿌라 쉐뜨람으로, 다시 아나하따 쉐뜨람과 목구멍 앞쪽의 비숫디 쉐뜨람으로, 그다음에는 머리 뒤 꼭대기의 빈두로 직선으로 이어진다.

시대마다 전통에 의해 가르쳐져 온, 심령적인 아로한 통로에 해당하는 또 다른 길도 있다. 물라다라와 스와디스타나 쉐뜨람, 그리고 그 이상에서부터 상승할 때, 자각은 비숫디 쉐뜨람에서부터 입천장의 랄라나 차끄라로, 그다음에 코끝, 미간으로, 그리고 머리 꼭대기에 있는 사하스라라를 통해 두개골 굴곡을 따라, 가마가 있는 정수리 뒤의 빈두로 간다. 이 책에서는 아로한 통로를 비숫디 쉐뜨람을 빈두로 직접 연결시키는 것으로 언급할 것이지만, 두 통로를 가지고 실험하여 가장 적합한 것을 이용할 수 있다.

아와로한은 빈두에서 시작하여 아갸 차끄라를 향해 가다가 척추의 수슘나를 통해 내려가 모든 차끄라를 차례로 통과하여 마침내 물라다라에서 끝나는 하강 통로이다.

다음 행법에서는 이 두 가지 심령적인 통로에 익숙해져야 할 것이며, 이는 또한 꾼달리니 끄리야들을 위한 준비로도 유용할 것이다.

비자 만뜨라

각 쉐뜨람과 차끄라를 위한 비자 만뜨라들은 다음과 같다.

1. 물라다라 – **람**(Lam)
2. 스와디스타나 – **밤**(Vam)
3. 마니뿌라 – **람**(Ram)
4. 아나하따 – **얌**(Yam)
5. 비숫디 – **함**(Ham)
6. 아갸 – **옴**(Om)
7. 빈두 – **옴**(Om)

기법

편안한 자세, 되도록 싯다아사나/싯다 요니 아사나로 앉는다.
머리와 척추를 똑바로 세우고 눈을 감는다.
수련 내내 몸을 움직이지 않는다. 끄리야를 속으로 하는 것이다.
주의를 물라다라 차끄라로 가져온다.
만뜨라 **람**(Lam)을 속으로 한 번 암송하고 물라다라 차끄라에서의 바이브레이션을 느끼도록 한다.
그다음에 아로한을 통해 상승한다.
주의를 스와디스타나 쉐뜨람으로 도약시키고 만뜨라 **밤**(Vam)을 암송하면서 그 지점에서의 바이브레이션을 느낀다.
마니뿌라 쉐뜨람으로 도약하면서 만뜨라 **람**(Ram)을 암송한다.
아나하따 쉐뜨람에서 **얌**(Yam),
비숫디 쉐뜨람에서 **함**(Ham),
빈두에서 **옴**(Om)을 암송하고 나서
아와로한을 통해 하강한다.
머리 중심에 있는 아갸에서 **옴**을 암송한다.

척추의 비숫디 차끄라에서 **함**을 암송한다.

아나하따에서 **얌**,

마니뿌라에서 **람**,

스와디스타나에서 **밤**을 암송하고 나서

시작지점인 물라다라로 돌아와 만뜨라 **람**을 암송함으로써 다음 회를 시작한다.

자각은 하나의 중추에서 다음 것으로 도약해야 한다.

9회를 하거나 시간이 있으면 더 한다.

수련 노트: 비자 만뜨라 산찰라나는 끄리야 요가 수행을 위한 탁월한 예비 행법이다. 낮은 음조로 만뜨라를 크게 읊조리면서 그것이 차끄라에서 진동하는 것을 느끼는데 얼마간의 시간, 예컨대 각 쉐뜨람이나 차끄라에서 5분을 소비함으로써 이것을 수련할 수도 있다.

행법 7: 차끄라 그리기

차끄라와 같은 만달라 그리기는 딴뜨라의 중요한 일부이다. 많은 행법들이, 무엇보다도 먼저 정확한 만달라를 만들 것을 요구한다. 차끄라 그리기는 절대적인 자각과 집중으로 해야 하며, 그 측정과 치수는 정확해야 한다. 적어도 한 시간 동안은 방해받지 않게 해서 명상을 할 때처럼 이 수련에 접근하도록 확실히 해야 한다. 일상 명상으로 성상을 아주 세세하게 그리는 그리스 정교회 수도원의 수행처럼, 어떤 티베트 불교 사원들에서는 일상 수행의 부분으로 만달라를 그린다.

필요한 모든 재료—연필, 펜, 지우개, 자, 컴퍼스, 물감 또는 페인트—를 확실히 갖춰, 일단 시작했으면 집중이 방해받지 않도록 한다. 수행하는 방이 있으면 그곳이 만달라를 그리기 가장 좋은 곳이다. 도화지에 차끄라를 그리기 좋은 크기는 가로 세로 약 23센티미터인데, 이 크기는 시각적 표현과 집중 수련에 가장 유용하기 때문이다. 다른 목적을 위해서는 더 크거나 작은 크기의 차끄라를 만들 수 있다.

처음에는 검정 펜만 이용함으로써 단순하지만 미묘한 선과 형태를 수수하게 볼 수 있으며, 마음속에 시각적으로 더 선명해짐에 따라 숨겨진 상징을 발견할 수 있다. 다음 단계는 문헌에 설명된 전통적인 빛깔에 따라 그것을 채색하는 것이다. 이런 식으로 일곱 차끄라 각각의 만달라를 일곱 세션이나 그 이상에 걸쳐 완성할 수 있다.

이 행법은 긴장을 많이 풀어주며 즐길 만하다. 차끄라들을 개인적으로 이해하게 되면서 나름대로의 색과 상징으로 차끄라들에 대한 더 주관적이고 예술적인 인상을 창조하고 싶을 수도 있다. 이는 차끄라들뿐만 아니라 생명 자체도 경험할 수 있는 많은 가능성으로 자각을 팽창시켜준다.

차끄라들은 한두 가지 수준만이 아니라 많은 차원에서 해석해야 한다. 차끄라들을 성공적으로 그리고 색칠한 뒤에는 다음 단계로 나가 3차원 형태로 된 차끄라들을 창조할 수 있다. 이를 위해서는 진흙, 점토, 철사, 섬유유리, 구리, 돌 같은 재료를 얼마든지 이용할 수 있다.

그렇지만 전통적인 그림은 차끄라에 대한 우리 느낌과 경험만큼 주관적이라는 것을 기억해야 한다. 그러므로 나름대로의 경험을 이용해서 보다 깊고 내적인 영적인 면들을 종이나 진흙 또는 돌 등으로 표현한다. 이를 통해서 한때는 혼란스럽고 가물가물한 삶의 그림으로 보였던 것으로부터 생기는 명료한 시각을 찾게 될 것이다.

36
수행 프로그램

꾼달리니 요가 행법들은 체계적으로 채택해야 한다. 다음으로 나아가기 전에 각 차끄라를 위한 행법들을 한 달이나 그 이상 수련해서 완성시킬 것을 권한다. 수행은 아래에 요약된 것처럼 여덟 달 동안 계속될 것이다.

달(Month) 페이지
1. 아갸 차끄라를 위한 행법들 202
    아눌로마 빌로마 쁘라나야마
    뜨라따까
    옴 영창과 함께하는 샴바비 무드라

2. 물라다라 차끄라를 위한 행법들 210
    차끄라 위치 찾기
    물라 반다
    나시까그라 드리쉬띠

3. 스와디스타나 차끄라를 위한 행법들 217
    차끄라와 쉐뜨람 위치 찾기
    아쉬위니 무드라
    바즈롤리/사하졸리 무드라

4. 마니뿌라 차끄라를 위한 행법들 220

    차끄라와 쉐뜨람 위치 찾기
    마니뿌라 정화
    아그니싸르 끄리야
    웃디야나 반다
    나울리
    쁘라나와 아빠나의 합일

5. 아나하따 차끄라를 위한 행법들 229

    차끄라와 쉐뜨람 위치 찾기
    아나하따 정화
    브라마리 쁘라나야마
    아자빠 자빠
    명상 – 심장 공간으로 들어가기

6. 비슛디 차끄라를 위한 행법들 236

    잘란다라 반다
    케차리 무드라
    웃자이 쁘라나야마
    차끄라와 쉐뜨람 위치 찾기와 정화
    비빠리따 까라니 아사나

7. 빈두 비사르가를 위한 행법들 242

    무르차 쁘라나야마
    빈두 자각과 함께하는 바즈롤리/사하졸리
    미묘한 내면의 소리 인식
    샨무키 무드라

8. 통합된 차끄라 각성을 위한 행법들   250

차끄라 명상

음악 차끄라 명상

차뚜르타 쁘라나야마

차끄라 요가 니드라

운마니 무드라

비자 만뜨라 산찰라나

차끄라 그리기

37
끄리야 요가의 꾼달리니 끄리야들

다음 딴뜨라 끄리야들은 여태 발달되어온 사람의 의식을 체계적으로 진화시키기 위한, 아마도 가장 효율적일지 모르는 방법을 제공해준다. 그것들은 주 쉬바가 제자이자 아내인 빠르바띠에게 준 초월적인 수행을 위한 가르침이었다고 한다.

전통적으로 끄리야 요가는 결코 공개적으로 가르쳐지지 않았다. 끄리야들은 언제나 구루에게서 제자에게로 입으로 전해졌다. 이 끄리야들이 시대의 요구에 따라 공표된 것은 불과 얼마전의 일이다.

이 끄리야들은 보통 수행자에게는 다소 수준이 높고 너무 강력하다. 수련에 착수하기 전에 수행자는 책에 수록된 모든 예비 행법들을 철저히 익히고 실질적으로 경험해야 한다. 또한 이 끄리야들을 위해 충분히 준비가 되었는지, 수련하고 있는 동안 생기는 장애들이 병이나 정신적인 불균형 또는 심령적인 혼란을 일으키지 않는지를 알 수 있는 구루의 안내 아래서만 이 끄리야들에 착수할 것을 권한다.

가능하다면, 보다 높은 끄리야 요가 행법들로의 충분한 입문을 위해 한 달 동안 아쉬람으로 오도록 한다.

준비
이 수련 세션 시작 때 열거되는 모든 규칙은, 끄리야 요가를 성공적으로 배워 수련하고자 하는 모든 수행자들에게도 적용된다는 것을 깨달아야 한다.

개별적인 차끄라들을 위해 주어진 기법들(28~34장), 그리고 통합된 차끄라 자각을 위한 기법들(35장)을 수련함으로써 차끄라들과 쉐뜨람의 위치에 대한 민감성을 계발하는 것이 필수적이다. 이 민감성은 육체적·정신적으로 모두 느낄 수 있는 것이어야 한다.

아로한과 **아와로한**으로 알려진 두 심령적 통로의 위치도 알아야 한다. 그것들은 35장의 '비자 만뜨라 산찰라나' 라는 행법에서 설명되었다. 다음 기법들은 스무 가지 끄리야들의 필수적인 부분들이다.

이름	장
비빠리따 까라니 아사나	33
웃자이 쁘라나야마	33
싯다아사나/싯다 요니 아사나	26
운마니 무드라	35
케차리 무드라	33
아자빠 자빠	32
웃탄빠다아사나	26
샴바비 무드라	28
물라 반다	29
나시까그라 드리쉬띠	29
웃디야나 반다	31
잘란다라 반다	33
바드라아사나	26
빠드마아사나	26
샨무키 무드라	34
바즈롤리/사하졸리 무드라	30

이런 행법들은 모두 표시된 장에 충분히 설명되어 있으며, 그것들을 섭렵하는 것은 필수적이다. 무엇보다도 먼저 그것들을 완성하지 않고 끄리야 요가를 배우려 한다면, 실제적인 끄리야 기법들이 따르기 아주 어렵다는 것을 알게

될 것이며 그것들로부터 혜택을 거의 얻지 못할 것이다.

끄리야 학습 양식

모든 끄리야를 한 번에 배우는 것은 가능하지 않다. 그러므로 각 끄리야를 섭렵하는 데 적어도 일주일을 쓰고, 이미 배운 끄리야에 각각의 새로운 것을 점차적으로 추가하면서 각 끄리야를 순서적으로 배울 것을 권한다. 즉 첫 주에는 1번 끄리야인 비빠리따 까라니 무드라를 배워 섭렵한다. 그다음 둘째 주에는 2번 끄리야인 차끄라 아누산다나를 배우면서 1번과 2번 모두 날마다 한다. 셋째 주에는 3번 끄리야인 나다 산찰라나를 배우면서 그것을 이전 두 끄리야들과 함께 날마다 한다. 이런 식으로 모든 끄리야를 20주에 체계적이고 철저히 배울 수 있다. 그렇지만 끄리야들을 완성하려면 여러 달의 규칙적인 수련이 요구될 수 있으며, 꾼달리니 끄리야는 안내를 받으면서 수련해야 한다는 것을 기억하라.

수련 시간

수련 프로그램에 더욱 더 많은 끄리야를 점차적으로 추가함에 따라 일과 수련을 위해 요구되는 시간이 늘어날 것이다. 마침내 모든 끄리야를 섭렵한 뒤에, 요구되는 횟수로 하는 스무 가지 끄리야의 일과 수련은 두 시간 내지 두 시간 반이 걸릴 것이다.

 이만큼의 시간을 날마다 할애할 수 있다면 최대한의 이득을 얻을 것이다. 그렇지만 대부분의 사람들은 아무리 진지하다 할지라도, 이만큼의 시간을 수련에 바치지 못할 것이다. 그러므로 끄리야 요가를 수련하고 싶지만 여가 시간이 모자란 사람들에게는 끄리야당 횟수를 다음과 같이 줄일 것을 권한다.

끄리야 기법	원래 시간(분)	줄인 시간(분)
1. 비빠리따 까라니 무드라	21	11
2. 차끄라 아누산다나	9	9

3. 나다 산찰라나	13	5
4. 빠완 산찰라나	49	11
5. 샵드 산찰라나	59	11
6. 마하 무드라	12	6
7. 마하 베다 무드라	12	6
8. 만두끼 끄리야	1-3	1-3
9. 따단 끄리야	7	7
10. 나우무키 무드라	5	5
11. 샥띠 찰리니	5	5
12. 샴바비	11	5
13. 암릿 빤	9	9
14. 차끄라 베단	59	11
15. 수슘나 다르샨	-	-
16. 쁘라나 아후띠	1	1
17. 웃탄	2-3	2-3
18. 스와루빠 다르샨	2-3	2-3
19. 링가 산찰라나	2-3	2-3
20. 디아나	-	-

줄인 횟수와 함께 모든 끄리야가 들어 있는 이 일과 프로그램은 모두 한 시간 내지 한 시간 반 정도가 걸릴 것이다. 그 혜택은 끄리야당 완전한 횟수를 하는 것보다 약간 덜할 것이지만, 그럼에도 수련에서 많은 결실을 거둘 것이다.

각 끄리야를 배우는 동안에는 원래 횟수대로 해야 한다. 이것은 다음 끄리야를 통합시킬 때 줄어들 수 있는 것이다.

수련 힌트

다음 제안은 끄리야를 섭렵하여 최대한의 혜택을 얻을 수 있도록 도와줄 것이다.
1. 어떤 상황에서도 육체적으로나 정신적으로 긴장하지 않는다. 그렇지 않으면 부정적인 부작용을 경험할 수 있다. 이는 특히 마하 무드라, 마하 베다

무드라, 따단 끄리야(tadan kriya), 나우무키(naumukhi), 샥띠 찰리니(shakti chalini) 같은 끄리야의 경우에 적용된다. 규칙적인 일과 수련은 마음과 몸에 그러한 변화를 점차 가져와, 얼마 뒤에는 끄리야를 거의 노력 없이 수련할 수 있을 것이다.

2. 편안한 만큼만 숨을 멈춘다. 마하 무드라와 마하 베다 무드라 같은 많은 끄리야에서 대부분의 사람들은 긴장이나 질식 없이 한 호흡주기에서 충분한 1회를 마치는 것이 처음에는 어렵다는 것을 알게 될 것이다. 처음에는 각 회의 중간에 중단하거나 각 회의 끝에 잠깐 쉬고 몇 번의 정상적인 호흡을 하는 것이 필요할 수도 있다. 더 오랫동안 숨을 멈추고 들숨과 날숨을 제어할 수 있는 역량이 계발되면서 이 특권은 버릴 수 있다.

3. 안에서 숨을 오랫동안 멈추고 난 뒤에는 내쉬기 전에 살짝 들이쉬는 것이 가장 좋다. 숨을 오랫동안 안에서 멈춰야 하는 마하 무드라, 마하 베다 무드라, 나우무키, 샥띠 찰리니 같은 많은 끄리야에서는 허파가 잠기는 경향이 있다. 이 문제를 극복하여 허파를 풀 수 있는 최선의 길은, 내쉬기 전에 살짝 들이쉬는 것이다. 이는 끄리야를 훨씬 더 하기 쉽게 만들어줄 것이다.

4. 각 끄리야를 배우는 동안, 모든 단계를 하고 있는지, 그리고 그것들이 정확하게 되고 있는지 점검한다.

38
끄리야 요가 행법들

전통적으로 끄리야 요가에는 모두 76가지 꾼달리니 끄리야가 있다. 우리는 진지한 수행자의 일과 수련을 위해 충분한 다음 20가지 주요 행법들을 제시한다. 이 행법들은 다음과 같은 세 그룹으로 나누어진다.

1. 쁘라띠아하라를 유도하는 것들
2. 다라나를 유도하는 것들
3. 디아나를 유도하는 것들

이 세 가지 상태는 사실 일련의 진화과정이라는 것, 즉 의식은 하나에서 다음 것으로 명백한 구분점 없이 흐르므로 이 행법들은 중단 없이 연속적으로 해야 한다는 것을 주목해야 한다. 물론 첫날부터 이 끄리야 수련이 반드시 그러한 고양된 자각 상태로 이끌어주지는 않을 것이지만, 그것들을 위해 준비된 수행자가 정확한 안내 아래 제대로 수련한다면 필시 언젠가는 그렇게 될 것이다. 중단 없는 부단한 자각의 전진이 필수적이 되는 것은 바로 그 단계에서일 것이다. 기억하라. 일주일에 하나의 끄리야를 배워야 한다.

1. **비빠리따 까라니 무드라(도립 무드라)**

   (33장에 설명된) 비빠리따 까라니 아사나를 취한다.
   턱이 가슴에 닿아서는 안 된다.

쁘라띠아하라 행법

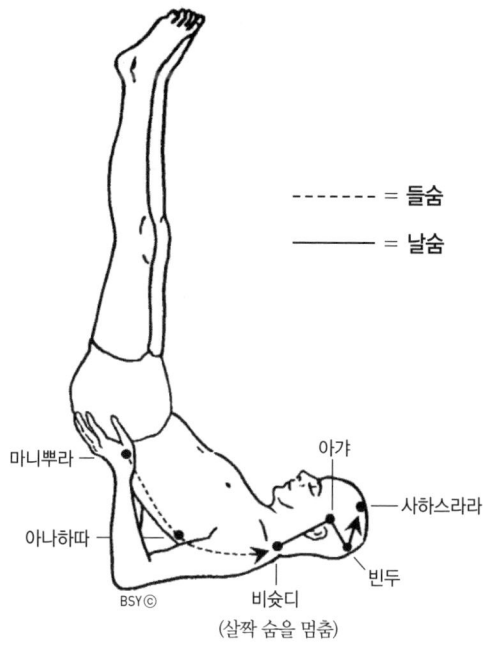

미묘한 웃자이 쁘라나야마를 한다. 다리는 반드시 완전히 수직이 되어야 한다. 눈을 감는다.

웃자이로 들이쉼과 동시에, 마니뿌라에서부터 목구멍의 비슛디까지의 척추 통로를 통해 흐르는 암릿 또는 넥타의 뜨거운 흐름을 느낀다. 넥타는 비슛디에 모일 것이다.

몇 초 동안 숨을 멈추고, 비슛디에 있으면서 시원해지는 넥타를 자각한다.

그다음에 웃자이로 내쉬면서, 비슛디에서부터 아갸, 빈두를 통해 사하스라라로 흐르는 넥타를 감지한다.

그 감각은 숨의 도움으로 주입되고 있는 넥타의 느낌이다.

날숨 뒤에 즉시 자각을 마니뿌라로 되돌리고, 끄리야를 되풀이하여 더 많은 넥타를 비슛디로, 그리고 최종적으로는 사하스라라로 가져온다.

21 호흡(회)을 수련한다.

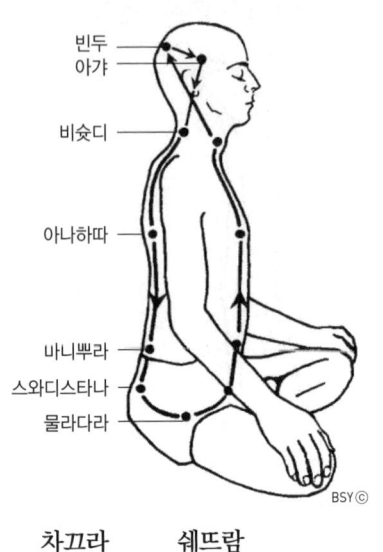

차끄라 　쉐뜨람

2. 차끄라 아누산다나(차끄라의 발견)

싯다아사나/싯다 요니 아사나 또는 빠드마아사나를 취한다.

수련 내내 눈을 감는다.

정상적으로 호흡한다.

이 행법에서는 숨과 의식의 연관이 없다.

자각을 물라다라 차끄라로 가져온다.

의식은 물라다라에서부터 치골에 있는 스와디스타나, 배꼽의 마니뿌라, 가슴 중추인 흉골의 아나하따, 목구멍의 비슛디까지 천천히 앞쪽 아로한 통로를 타고 상승하여 머리 뒤 꼭대기의 빈두로 간다.

위로 올라가면서 이 중추들을 통과할 때 속으로 '물라다라, 스와디스타나, 마니뿌라, 아나하따, 비슛디, 빈두'를 암송한다.

그다음, 자각을 빈두에서부터 물라다라로 척추 아와로한 통로를 따라 미끄러져 내려가게 하면서, 이 중추들을 통과할 때 '아갸, 비슛디, 아나하따, 마니뿌라, 스와디스타나, 물라다라'를 암송한다.

물라다라에서부터 이전처럼 즉시 앞쪽 통로로 상승하기 시작하면서, 스와디스타나로 시작하여 상승할 때 속으로 차끄라 이름들을 암송한다.

횟수가 부단히 진행되는 가운데, 차끄라들을 통해 이 자각의 순환을 계속한다.

차끄라들을 통과할 때 그 위치를 찾기 위해 긴장되는 심각한 노력을 하지 않는다. 빠르게 움직이는 기차에서 경치를 보듯이, 지나면서 그냥 흘끗 보기만 한다.

원한다면 이 끄리야에서의 자각을, 가는 은색 뱀이 몸 안에서 타원형으로 움직이고 있는 것으로 시각화할 수 있다.

9회 수련한다.

3. 나다 산찰라나(소리 의식 유도하기)

싯다아사나/싯다 요니 아사나 또는 빠드마아사나로 앉는다.

완전히 내쉰다.

눈을 뜨고 머리를 앞으로 숙여 긴장을 푼 채 아래로 떨어뜨린다. 턱이 가슴을 세게 눌러서는 안 된다.

자각을 물라다라 차끄라로 가져온다.

속으로 '물라다라, 물라다라, 물라다라' 하고 암송한다.

그다음, 들이쉴 때 의식이 앞쪽 아로한 통로를 통해 빈두로 올라가야 한다.

빈두로 가는 도중에 중추들을 통과할 때 스와디스타나, 마니뿌라, 아나하따, 비슛디를 분명히 자각하면서 속으로 그 이름을 암송한다.

마지막 들숨 동안 자각이 비슛디에서부터 빈두로 움직일 때, 머리가 천천히 올라가 뒤로 약간 기울어져 수평에서 약 20도 위를 보는 자세가 될 것이다. 안에서 숨을, 그리고 빈두에서 자각을 멈춘 채 속으로 '빈두, 빈두, 빈두' 하고 암송한다.

'빈두'라는 말을 암송하고 있을 때 자각의 힘이 커질 것이며, 그것은 폭발하여 **옴**으로 발성될 것이다. 이 **옴**은 우리를 척추 아와로한 통로를 통해 물라다라로 데리고 내려갈 것이다.

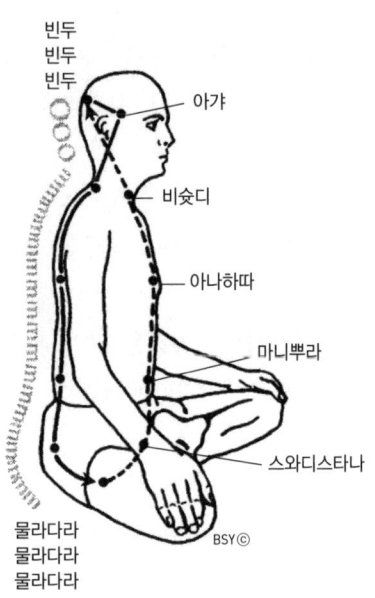

'오' 소리는 폭발하여 아래로 내려가, 물라다라로 접근할 때 거의 진동하는 음—음—음 소리로 절정을 이룰 것이다.

자각이 척추에서 내려가면서 눈이 점점 감겨 운마니 무드라가 될 것이다.

옴 소리와 함께 아와로한 통로를 통해 하강할 때, 아갸, 비슛디, 아나하따, 마니뿌라, 스와디스타나 차끄라도 자각해야 한다. 정신적인 암송이 아닌 것이다. 물라다라에 도달하면 눈을 뜨고 머리를 앞으로 떨어뜨린다.

밖에서 숨을 멈춘 채 속으로 '물라다라, 물라다라, 물라다라'를 암송하고, 차끄라들을 통과할 때 들이쉬면서 차끄라 이름들을 암송하며 앞에서처럼 상승을 시작한다.

13회(호흡)를 다 하고 마지막으로 '물라다라, 물라다라, 물라다라'를 하고 나서 끝낸다.

4. 빠완 산찰라나(숨 의식 유도하기)

눈을 감고 빠드마아사나나 싯다아사나 또는 싯다 요니 아사나로 앉는다.

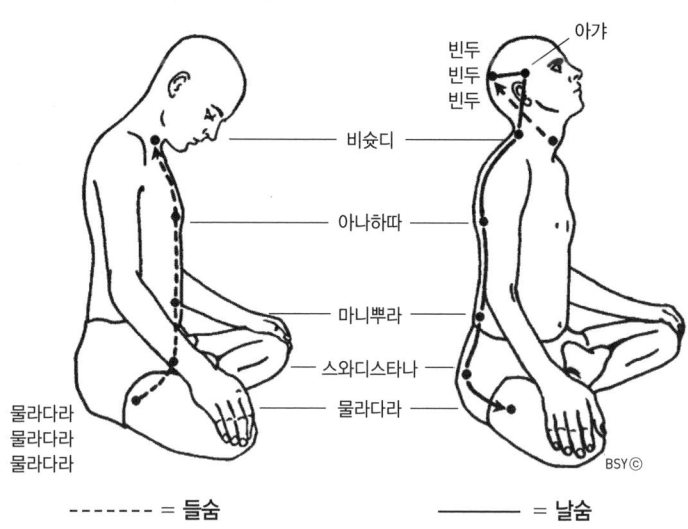

이 끄리야 내내 케차리 무드라와 웃자이 쁘라나야마를 한다.
완전히 내쉬고, 눈을 감고, 나다 산찰라나에서처럼 머리를 앞으로 숙인다.
물라다라 차끄라를 자각하면서 속으로 '물라다라, 물라다라, 물라다라' 하고 암송한다.

그다음, 속으로 '아로한' 하고 한 번 말하고, 미묘한 웃자이 들숨으로 앞쪽 통로를 통해 상승을 시작한다.

상승하면서 차끄라들을 자각하고 지나가면서 속으로 그 이름들을 읊조린다. 자각이 비슛디에서부터 빈두로 움직일 때, 천천히 머리를 들어 나다 산찰라나에서처럼 뒤로 기울인다.

빈두에서 속으로 '빈두, 빈두, 빈두' 하고 암송한다.

그다음에 속으로 '아로한' 하고 말하고 웃자이 날숨으로 척추 통로를 통해 하강하면서, 각 차끄라를 지날 때 속으로 그 이름을 암송한다.

하강할 때 눈이 아주 점차적으로 감겨 운마니 무드라(졸음 자세)가 될 것이다.
물라다라에서 눈이 감길 것이다.

눈을 뜨고 머리를 앞으로 숙인다.

속으로 '물라다라, 물라다라, 물라다라' 하고 암송한다.

다시 이전처럼 웃자이 들숨으로 상승을 시작한다.

49회(또는 완전한 숨)를 한다.

마지막 '물라다라, 물라다라, 물라다라' 뒤에 눈을 뜨고 수련을 끝낸다.

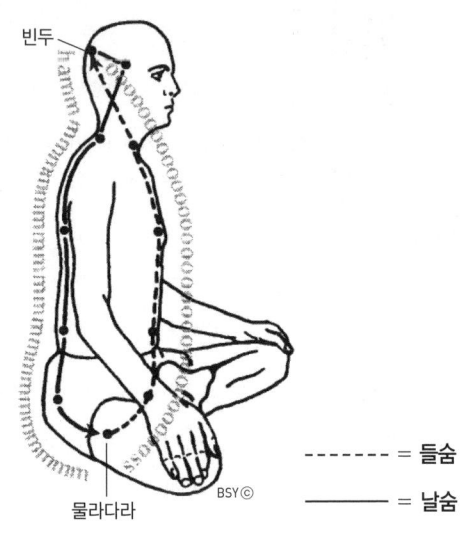

5. 샵드 산찰라나(말 의식 유도하기)

싯다아사나/싯다 요니 아사나 또는 빠드마아사나로 앉는다. 끄리야 내내 케차리 무드라와 웃자이 쁘라나야마를 한다.

완전히 내쉬고, 눈을 뜨고, 머리를 앞으로 숙이고, 몇 초 동안 물라다라 차 끄라를 자각한다.

웃자이로 들이쉬고 앞쪽 통로로 상승한다.

상승하면서 만뜨라 소의 형태를 취하는 숨소리를 자각한다.

동시에 암송 없이 각 쉐뜨람을 자각한다.

비슛디에서부터 빈두로 움직일 때, 머리가 빠완 산찰라나와 나다 산찰라나에서처럼 위로 움직일 것이다.

그다음 안에서 숨을 멈춘 채 빈두를 몇 초 동안 자각한다.

척추 통로로 하강하면서 운마니 무드라를 함과 동시에 자연스러운 날숨소리와 만뜨라 함을 자각한다.

이름 암송 없이 각 차끄라를 자각한다.

물라다라에 도달한 뒤에 눈을 뜨고 머리를 내린다.

들숨 만뜨라 소와 함께 앞쪽 통로를 통해 올라가면서 웃자이 들숨을 시작한다.

이런 식으로 59회(호흡)를 계속한다.

6. 마하 무드라(큰 자세)

싯다아사나 또는 싯다 요니 아사나로 앉아 아래쪽 발뒤꿈치로 물라다라 차끄라를 굳게 누른다.

케차리 무드라를 하고, 완전히 내쉬면서 머리를 앞으로 숙인다.

처음에는 눈을 뜬다.

속으로 '물라다라, 물라다라, 물라다라' 하고 암송한다.

웃자이 들숨으로 앞쪽 통로를 통해 상승하면서, 각 쉐뜨람을 통과할 때 그것들을 자각한다.

비슛디에서 빈두로 갈 때 머리를 들어올린다.

빈두에서 속으로 '빈두, 빈두, 빈두' 하고 암송한다.

숨을 여전히 안에서 멈춘 채 물라 반다와 샴바비 무드라를 한다.

속으로 '샴바비-케차리-물' 하고 읊조리면서 자각을 이 행법들의 중추로 옮긴다.

'샴바비'라고 말할 때는 자각이 미간에 고정되어야 한다.

'케차리'라고 말할 때는 자각이 혀와 입천장에 고정되어야 한다.

'물'이라고 말할 때는 자각이 물라다라 차끄라에 고정되어야 한다.

초보자들은 이 자각 이동을 세 번 되풀이해야 한다.

진보된 수행자들은 자각을 12회까지 순환시킬 수 있다.

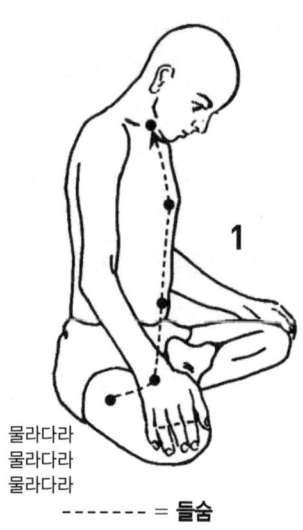
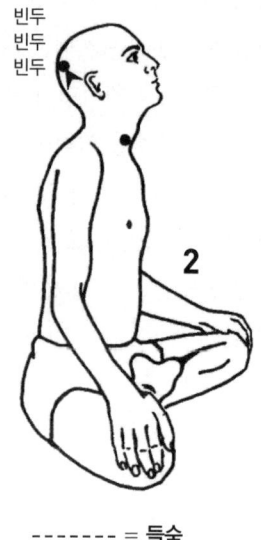

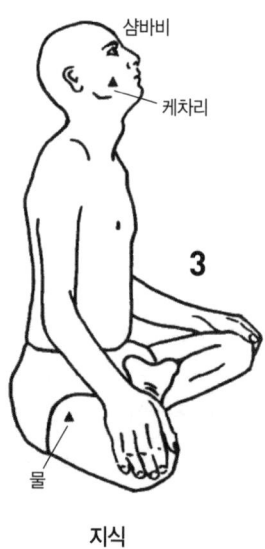
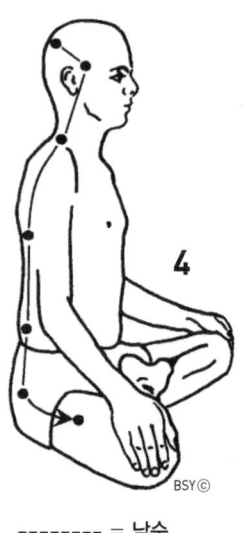

그다음, 먼저 샴바비 무드라, 그리고 물라 반다를 푼다.

자각을 빈두로 다시 가져와 웃자이 날숨과 운마니 무드라로 척추 통로를 따라 물라다라로 내려가면서, 차끄라들을 통과할 때 그것들을 자각한다.

물라다라에 도달하면 머리를 앞으로 숙이고 눈을 뜬다.

그다음에 '물라다라, 물라다라, 물라다라' 하고 암송하면서 앞에서처럼 웃자이 들숨으로 앞쪽 통로를 통해 상승한다.

12회(호흡)를 수련하고 마지막 '물라다라, 물라다라, 물라다라' 뒤에 끝낸다.

대체 행법: 이 끄리야는 웃탄빠다아사나에서도 할 수 있다.

웃탄빠다아사나에서 마하 무드라를 할 때는 약간의 변화를 주어야 한다.

빈두로 상승한 뒤에 '빈두, 빈두, 빈두' 하고 암송한다.

앞으로 숙여 두 손의 손가락으로 뻗은 발의 엄지발가락을 잡아 웃탄빠다아사나를 한다.

뻗은 다리 무릎을 구부려서는 안 된다.

이제 물라 반다와 샴바비 무드라를 한다.

'샴바비-케차리-물'을 3~12회 암송하면서 자각을 이 행법들의 위치로 옮긴다.

샴바비, 물라 반다, 웃탄빠다아사나 순으로 푼다. 허리를 펴고 앉아 두 손을 다시 무릎에 놓는다. 자각을 다시 빈두로 가져오고 나서 웃자이 날숨과 운마니 무드라를 하면서 척추 통로로 하강한다.

오른쪽 다리를 앞으로 뻗고 4회, 왼쪽 다리를 앞으로 뻗고 4회, 그리고 두 다리 모두 앞으로 뻗은 채 4회를 한다.

수련 노트: 이 끄리야는 완벽한 싯다아사나/싯다 요니 아사나 웃탄빠다아사나로 할 수 있다. 둘 다 물라다라에 견고하고 부단한 압력을 가하기 때문에 똑같이 좋다. 싯다아사나/싯다 요니 아사나로 쉽게 앉을 수 있다면, 최상의 방법은 설명된 첫번째 것이다. 싯다아사나/싯다 요니 아사나로 편하게 앉을 수 없을 경우에는 대체 아사나를 이용한다. 끄리야 요가를 하는 동안에는 잠들기가 쉬우므로 이 대체 행법은 졸음을 없애도록 도와주는 부가적

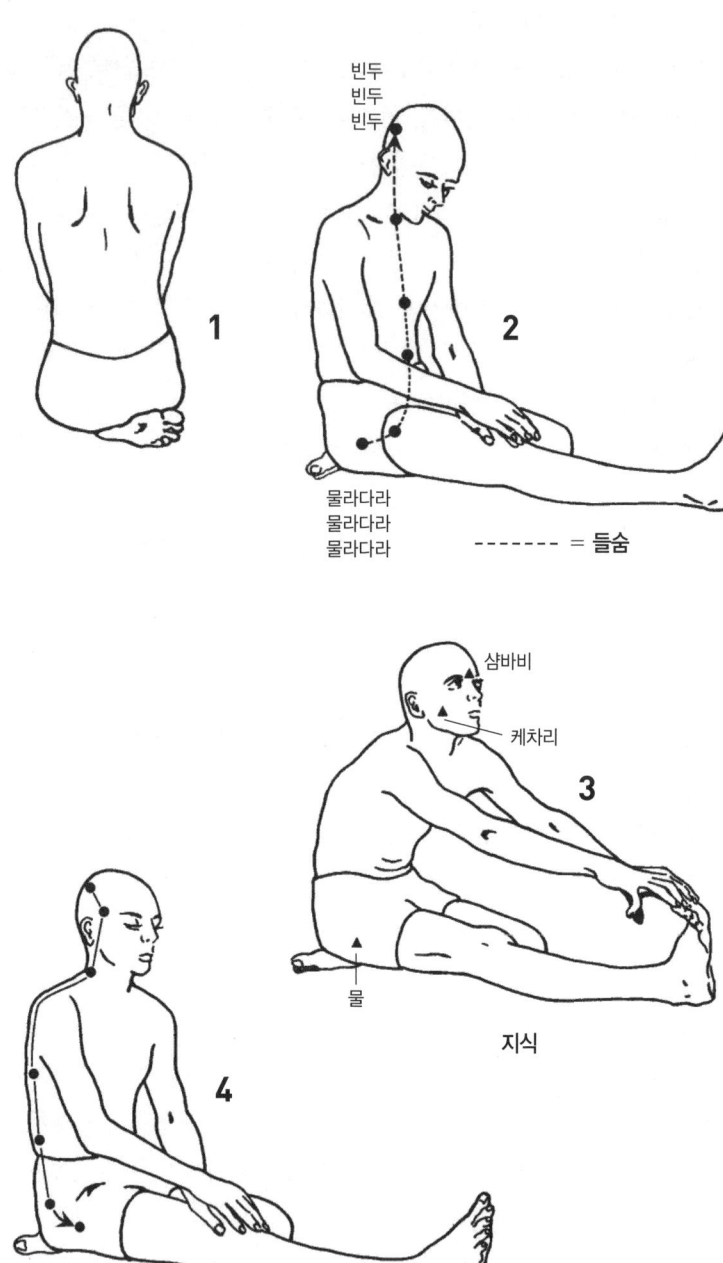

인 이점을 가지고 있다.

차끄라들과 쉐쁘람들의 이름은, 아로한과 아와로한을 오르내리면서 속으로 암송할 수도 있다.

7. 마하 베다 무드라(큰 관통 자세)

싯다아사나나 싯다 요니 아사나로 앉아 아래쪽 발뒤꿈치로 물라다라를 견고하게 누른다.

눈을 뜬 채 케차리 무드라를 하고 완전히 내쉰다. 머리를 앞으로 숙인다.

속으로 '물라다라, 물라다라, 물라다라' 하고 암송한다.

웃자이로 들이쉬고 앞쪽 통로를 따라 빈두로 상승한다.

비슷디에서 빈두로 상승할 때 머리를 들어올린다.

속으로 '빈두, 빈두, 빈두' 하고 암송하고 나서 웃자이 날숨과 운마니 무드라로 척추 통로를 따라 물라다라로 하강한다.

차끄라들을 통과할 때 반드시 그것들을 알아차린다.

그다음, 숨을 밖에서 멈춘 채 잘란다라 반다를 한다. 나시까그라 드리쉬띠, 웃디야나 반다, 물라 반다를 한다.

속으로 '나시까그라-웃디야나-물' 하고 암송하면서 동시에 자각을 차례로 이 행법들의 자리에 둔다.

초보자일 경우에는 이 자각 순환을 3회, 경험이 있을 경우에는 12회까지 반복한다.

나시까그라 드리쉬띠, 물라 반다, 웃디야나 반다, 잘란다라 반다를 풀되 머리를 아래로 유지한다.

자각을 물라다라로 다시 가져온다.

만뜨라 '물라다라, 물라다라, 물라다라'를 속으로 암송한다.

그다음, 다음 회를 위해 웃자이 들숨으로 앞쪽 통로를 통하여 빈두로 상승한다.

12회(호흡)를 수련한다.

대체 행법: 이 끄리야는 마하 무드라에서처럼 웃탄빠다아사나에서도 할 수 있다.

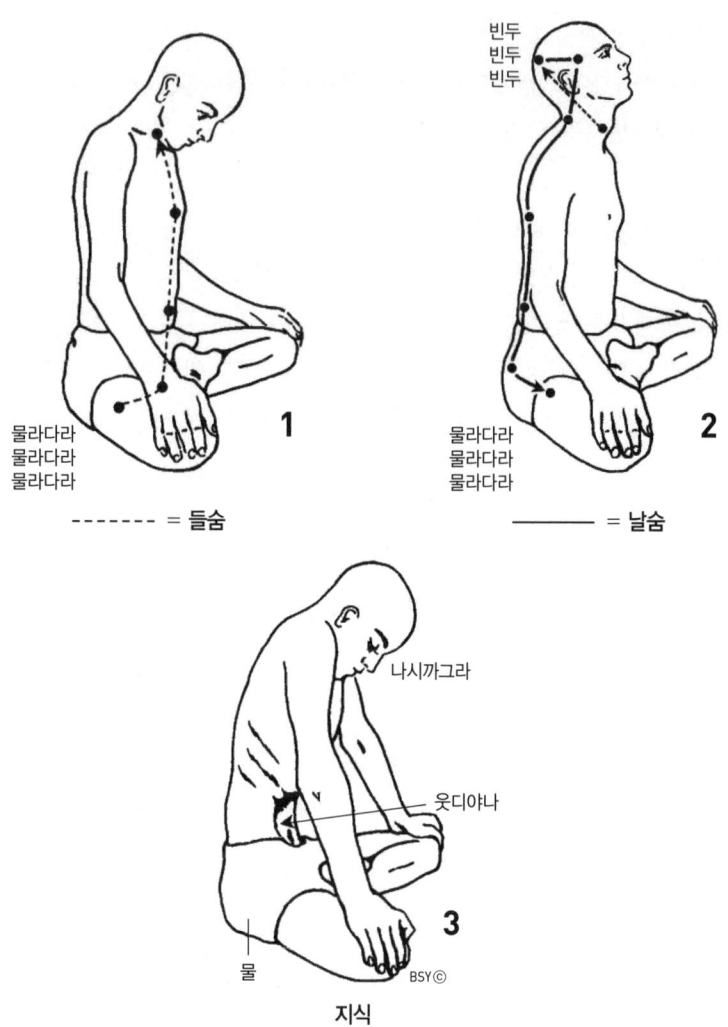

------- = 들숨   ——— = 날숨

지식

두 손을 구부린 무릎 위에 놓고, 완전히 내쉬고, 머리를 앞으로 숙이되 눈을 뜨고 한다.

속으로 '물라다라, 물라다라, 물라다라' 하고 암송한다.

웃자이로 앞쪽 통로를 통해 물라다라에서부터 빈두로 들이쉰다. 비슛디에서 빈두로 이동하는 동안 머리를 들어올린다.

'빈두, 빈두, 빈두' 하고 암송하고 나서, 웃자이로 내쉬어 척추 통로를 내려가면서 운마니 무드라를 하고 도중에 각 차끄라를 자각한다.

밖에서 숨을 멈추고 앞으로 숙여 뻗은 발의 엄지발가락을 잡아 웃탄빠다아사나를 한다.

턱으로 가슴을 눌러 잘란다라 반다를 한다.

여전히 밖에서 숨을 멈추고 나시까그라 드리쉬띠, 웃디야나 반다, 물라 반다를 한다.

속으로 '나시까그라-웃디야나-물'을 암송하면서 자각을 차례로 이 행법들 위치에 둔다.

초보자라면 이 자각 순환을 3회, 경험이 있을 경우에는 12회까지 반복한다.

나시까그라 드리쉬띠, 물라 반다, 웃디야나 반다를 푼다.

두 손을 무릎으로 가져오고 일어나 똑바로 앉는다. 잘란다라를 풀되 머리를 앞으로 숙인다.

자각을 다시 물라다라로 가져온다. 만뜨라 '물라다라, 물라다라, 물라다라'를 암송하고 나서 웃자이 들숨으로 앞쪽 통로를 통해 상승한다.

오른쪽 다리를 뻗은 채 이런 식으로 4회(호흡)를 하고 나서 왼쪽 다리를 뻗은 채 4회, 그리고 마지막으로 두 다리 모두 뻗은 채 4회 한다.

각 자세로 네번째 한 후에 웃자이 들숨으로 한 번에 빈두로 상승한다. 빈두 만뜨라를 암송하고 물라다라로 하강한 다음 그 만뜨라를 암송하고 긴장을 풀고 나서 다리를 바꾼다.

나시까그라, 웃디야나, 물라를 통한 자각의 순환은 물라다라에서 숨을 밖에서 멈춘 채 한다. 처음에는 3회만 하다가 일주일에 1회씩 천천히 늘리다 보면 마침내 12회를 완수할 수 있다.

수련 노트: 반드시 모든 반다를 정확하게, 그리고 바른 순서로 해야 한다. 처음에는 이에 특별한 주의를 기울여야 하지만, 규칙적인 수련으로 반다는 노력 없이, 그리고 끄리야의 바른 단계에 저절로 잠겨 조여질 것이다.

코끝 응시는 반다의 잠금을 단단히 하도록 도와준다.

반드시 나시까그라 드리쉬띠와 반다를 동시에 수련하고, 자각을 중추들을 통해 순환시키는 동안 둘 중 어느 것도 생략하지 않는다. 긴장하지 않는다.

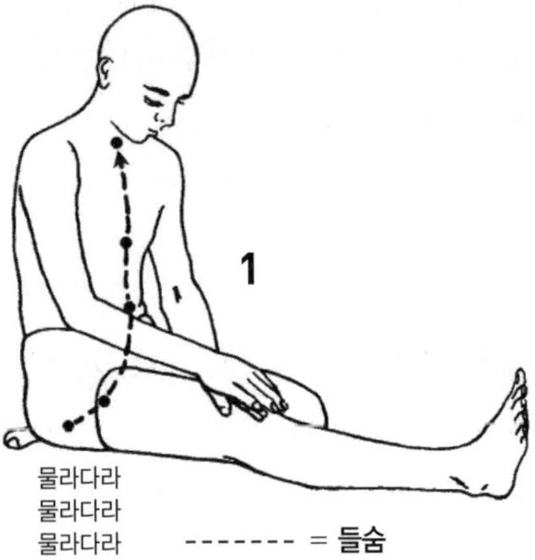

1

물라다라
물라다라
물라다라   ------- = 들숨

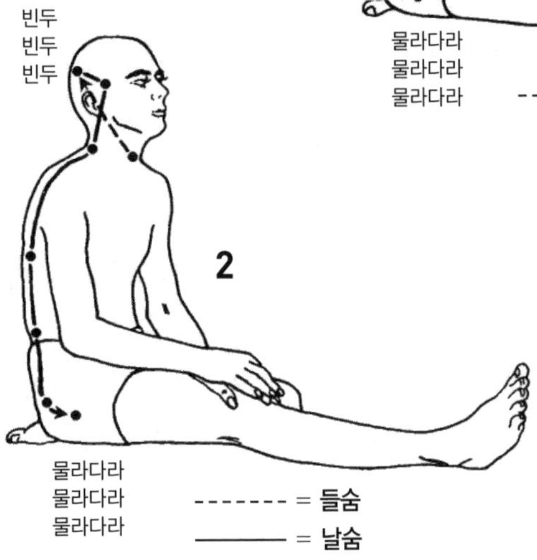

빈두
빈두
빈두

2

물라다라
물라다라   ------- = 들숨
물라다라   ———— = 날숨

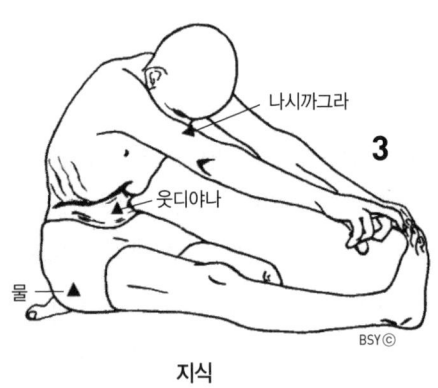

나시까그라
웃디야나
물

3

지식

눈에 통증이나 불편함이 느껴지면 나시까그라 드리쉬띠를 중단하되 반다와 자각의 순환은 계속한다. 안근이 수련에 적응해감에 따라 천천히 나시까그라 시간을 늘린다.

새 회를 시작할 때 '물라다라'를 세 번 암송할 뿐만 아니라 반다를 하기 전에도 '물라다라' 만뜨라를 세 번 암송할 수 있다.

아로한과 아와로한 통로들을 오르내릴 때 차끄라들과 쉐뜨람들의 이름을 속으로 암송할 수 있다.

8. 만두끼 무드라(개구리 자세)

바드라아사나로 앉는다. 눈은 뜨고 있어야 한다. 물라다라 차끄라 아래 지역이 바닥에 닿아야 한다. 필요할 경우, 엉덩이 아래에 방석을 깔아 이 지점에 견고한 압력을 가한다.

두 손을 무릎 위에 두고 나시까그라 드리쉬띠를 한다.

자연스러운 숨이 콧구멍을 드나드는 것을 자각한다.

들숨으로, 숨은 두 콧구멍을 통해 흘러 미간에서 융합한다. 내쉴 때는 두 흐름이 미간에서 갈라져 두 콧구멍을 통해 나간다.

숨은 원뿔 또는 역 V자 모양의 통로를 따른다.

이것을 느낀다.

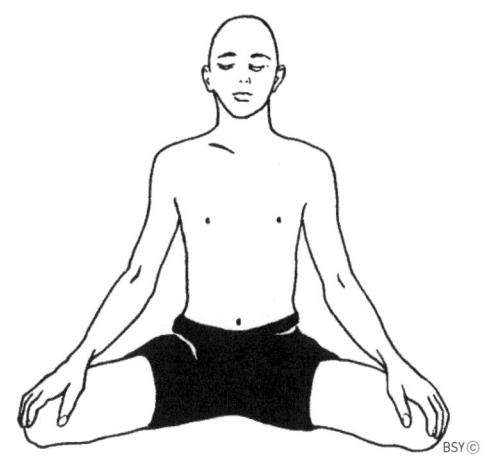

동시에 모든 냄새를 자각한다.

이 끄리야의 취지는 백단향 같은 냄새가 나는 성기체(星氣體) 향기를 맡는 것이다. 눈이 피곤해지면 잠시 감고 나서 나시까그라 드리쉬띠를 계속한다. 도취될 때까지 이 끄리야를 수련한다.

이 끄리야에 완전히 몰입되어 수련을 끝내고 싶지 않을 정도로 너무 많이 하지 않는다.

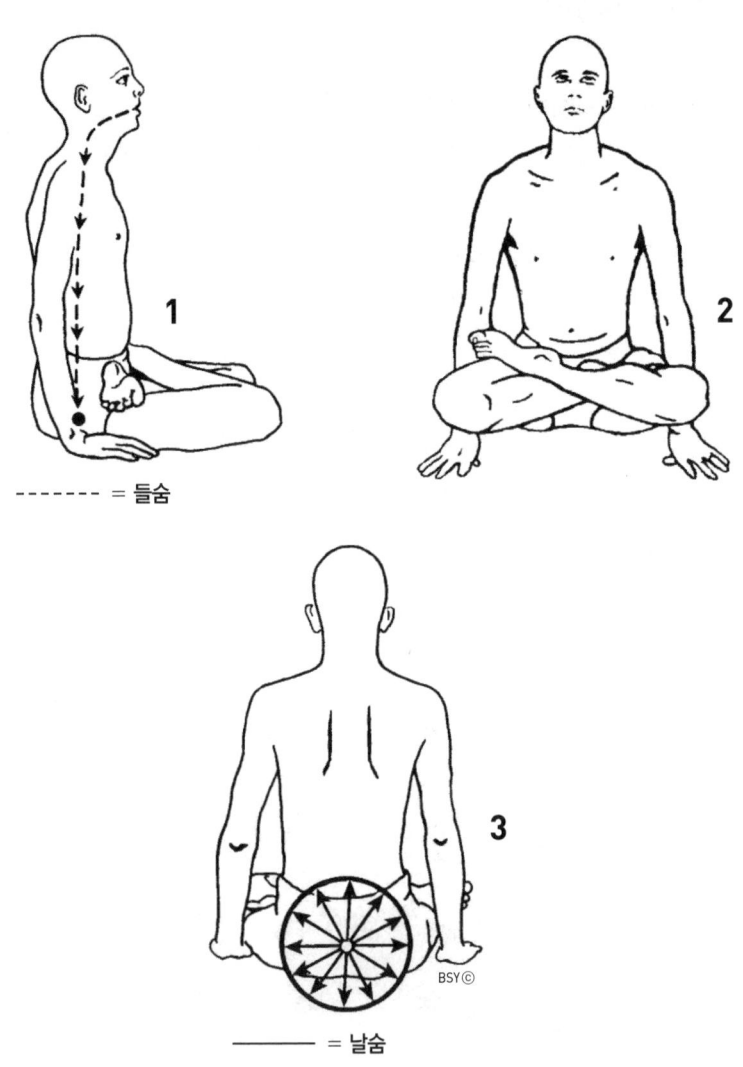

9. 따단 끄리야(꾼달리니 치기)

눈을 뜨고 빠드마아사나로 앉는다.

손가락이 전방을 향하게 한 채 두 손바닥을 엉덩이 옆 바닥에 댄다.

머리를 약간 뒤로 기울이고 샴바비 무드라를 한다.

소리가 들리는 웃자이 쁘라나야마로 입을 통해 들이쉰다.

들이쉴 때, 입과 연결된 관을 통해 숨이 물라다라 차끄라로 내려가고 있는 것을 느낀다.

숨이 물라다라 차끄라에 모일 것이다.

숨을 안에서 멈추고 자각을 물라다라 차끄라에 유지하면서 물라 반다를 한다.

손을 이용해서 몸을 바닥에서 들어올린다.

그다음 몸을 가볍게 떨어뜨려 물라다라를 부드럽게 친다. 이렇게 세 번 친다.

이것을 빠르거나 거칠게 하지 않는다.

세번째 친 뒤, 웃자이 쁘라나야마로 코를 통해 부드럽게 내쉰다.

숨이 물라다라에 있는 숨 창고에서부터 사방으로 흩어지는 것처럼 보일 것이다.

이 끄리야를 모두 일곱 번 한다.

매번 물라다라를 치는 숫자는 3회에서 최대 11회까지 점점 늘릴 수 있다.

10. 나우무키 무드라(아홉 대문 닫기)

싯다아사나/싯다 요니 아사나 또는 빠드마아사나로 앉는다. 내내 눈을 감아야 한다. 필요할 경우, 방석을 이용해서 물라다라를 확실하게 누른다.

케차리 무드라를 하고 머리를 살짝 앞으로 숙인다(잘란다라 반다가 아님).

속으로 '물라다라, 물라다라, 물라다라' 하고 암송한다.

그다음, 웃자이로 들이쉬면서 앞쪽 통로를 통해 빈두로 올라간다.

비슏디에서 빈두로 지날 때 머리를 들어올린다.

엄지로 귀, 검지로 눈, 중지로 콧구멍, 약지로 윗입술, 새끼손가락으로 아랫입술을 가림으로써 샨무키 무드라를 한다(너무 많은 압력을 가하지 않는다).

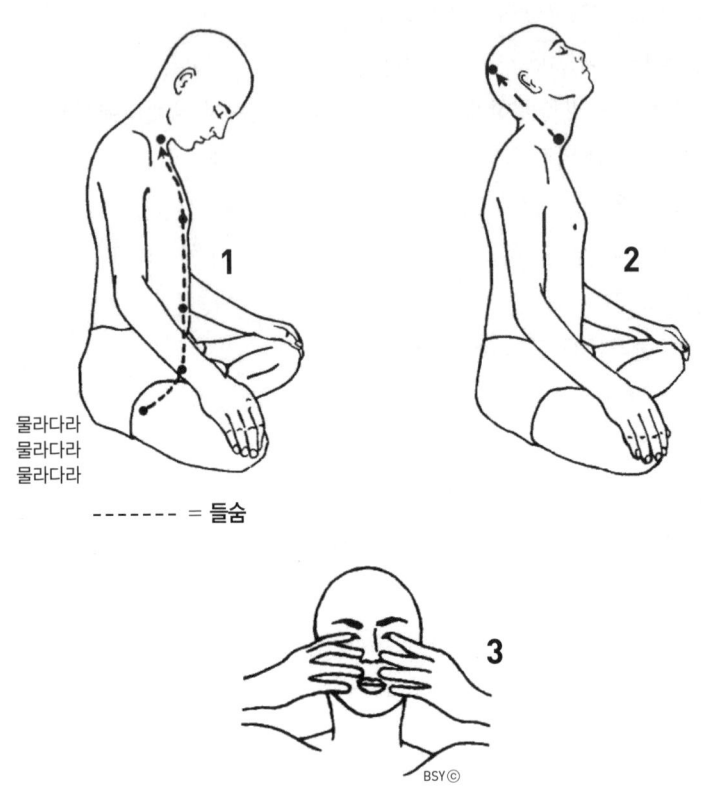

물라반다와 바즈롤리/사하졸리 무드라를 한다.
몸의 아홉 대문(두 눈, 두 귀, 두 콧구멍, 입, 항문, 성기)은 이제 닫혀 있다.
척추 통로와 빈두를 자각한다.
이제 그 자루가 척수에 있고 쇠스랑이 비슛디에서부터 위로 뻗어 있는, 물라다라에 뿌리박혀 있는 빛나는 구리 삼지창(뜨리슐)을 시각화한다. 쇠스랑은 아주 날카롭다.
뜨리슐(trishul)은 스스로 여러 번 살짝 올라가 가운데 쇠스랑으로 빈두를 관통할 것이다.
쇠스랑이 빈두를 관통할 때, '빈두 관통'을 뜻하는 만뜨라 '빈두 베단'을 암송한다.

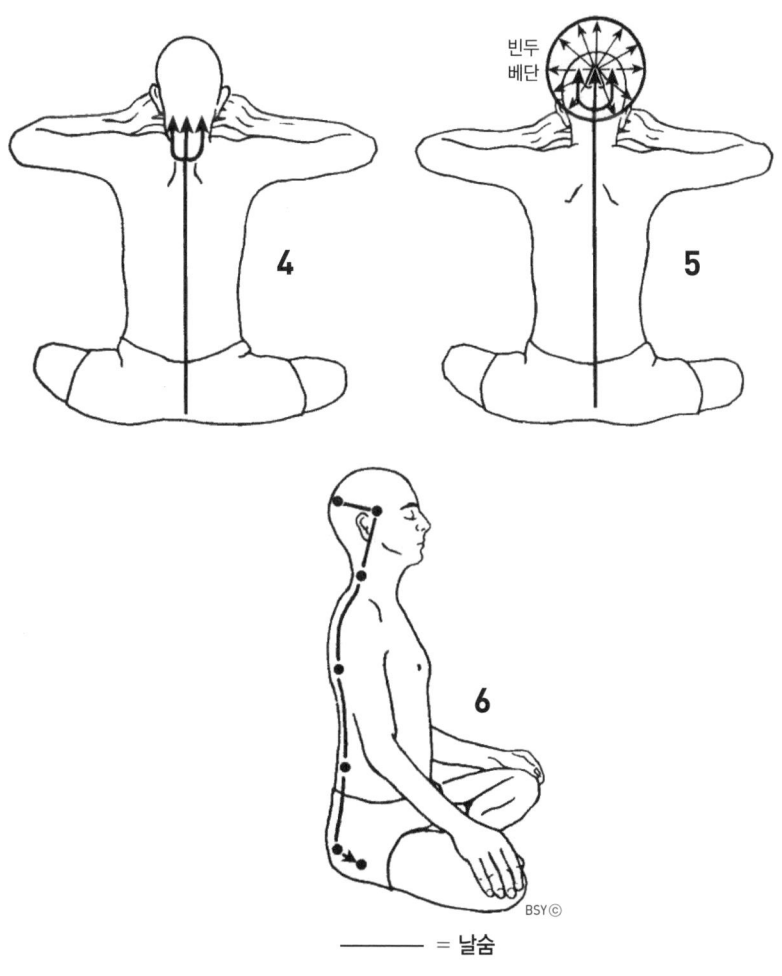

———— = 날숨

얼마 뒤 바즈롤리/사하졸리 무드라와 물라 반다를 푼다. 위쪽 대문들을 열고 두 손을 무릎 위로 가져온다.

옷자이로 내쉬면서 척추 통로를 따라 빈두에서 물라다라로 내려온다. 속으로 '물라다라'를 세 번 암송한다. 그다음, 들이쉬면서 척추 통로를 따라 빈두로 올라가 끄리야를 되풀이한다. 5회(호흡)를 한다. 5회 뒤에 내쉬고 나서 수련을 끝낸다.

수련 노트: 이 끄리야 내내 허리를 완전히 똑바로 펴는 것이 대단히 중요하다. 그렇게 하지 않으면, 빈두 관통을 따르는 감각이 인식되지 않을 수 있다.

바즈롤리/사하졸리 무드라가 정확히 되면, 이 행법 중에 경험되는 감각도 고조될 것이다. 바즈롤리/사하졸리 무드라가 완성되면, 항문 괄약근을 수축시키지 않고 바즈라 나디가 성취될 수 있다. 그 감각은 전류가 바즈라 나디 전체를 통해 뇌로 흐르는 것에 비유될 수 있다. 전기충격 같은 빈두 관통이 실제로 느껴질 때까지 자각을 민감화시키도록 한다.

원한다면 아로한과 아와로한을 통해 오르내릴 때, 속으로 차끄라들과 쉐프람들의 이름을 암송할 수 있다.

Ⅱ. 샥띠 찰리니(생각 세력의 유도)

싯다아사나/싯다 요니 아사나 또는 빠드마아사나로 앉는다.

내내 눈을 감아야 한다.

케차리 무드라를 한다. 완전히 내쉬고, 머리를 앞으로 숙이고, 자각을 물라다라로 가져온다.

속으로 '물라다라, 물라다라, 물라다라' 하고 암송하고 나서 웃자이 들숨으로 앞쪽 통로를 통해 빈두로 상승하면서, 빈두에 접근할 때 머리를 들어올린다.

숨을 안에서 멈추고 나서 귀, 눈, 콧구멍, 입술을 손가락으로 막아 샨무키 무드라를 한다. 숨이 안에서 멈춘 상태에서, 자각이 척추 통로를 따라 물라다라로 하강해서 앞쪽 통로를 통해 끊임없이 빈두로 올라가는 연속적인 순환을 하게 한다.

가는 녹색 뱀이 심령적인 통로들을 통해 움직이는 것을 시각화한다.

이 뱀의 꼬리는 빈두에 있으며 몸은 물라다라를 통해 아래로, 그리고 앞쪽 통로를 따라 위로 뻗쳐 있다.

머리도 빈두에 있으며 입은 꼬리 끝을 물고 있다.

이 뱀을 지켜본다면, 그것은 심령적인 통로들에서 원형으로 움직이기 시작할 것이다. 아니면 그것은 이 통로를 떠나 나름대로의 새로운 통로를 따를

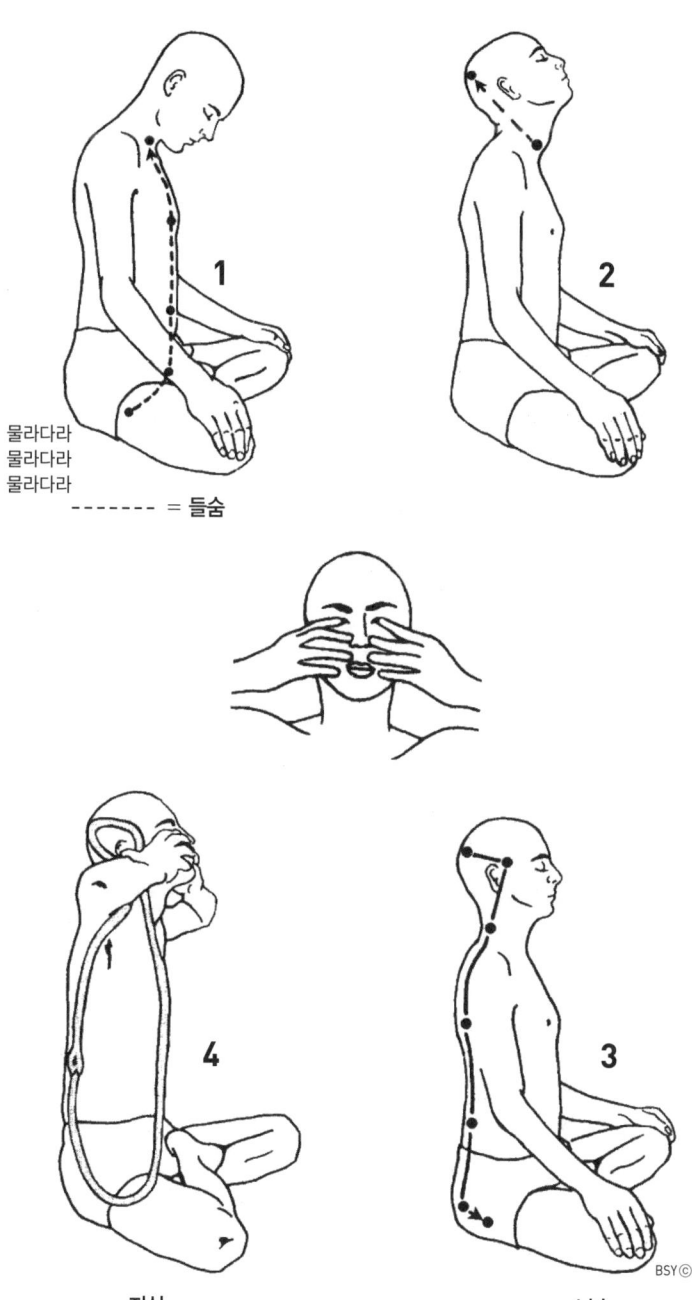

수도 있다.

이 뱀이 무엇을 하든 그냥 지켜본다.

지식(止息)이 고갈되고 있을 때, 샨무키 무드라를 풀고 두 손을 무릎으로 되돌린 다음 자각을 빈두로 가져온다. 그다음에 웃자이 날숨으로 척추를 통해 물라다라로 하강한다. 물라다라에서 머리를 내리고 '물라다라'를 세 번 암송하면서 앞쪽 통로로 상승한다.

이 끄리야를 중단 없이 5회(다섯 호흡 동안) 한다.

수련 노트: 바즈롤리/사하졸리 무드라와 물라 반다는 요니 무드라와 동시에 할 수도 있다.

12. 샴바비(빠르바띠의 연꽃)

싯다아사나/싯다 요니 아사나 또는 빠드마아사나로 앉는다.

눈을 감고 케차리 무드라를 한다.

기다랗고 가는 줄기가 아래로 뻗어 있는 연꽃을 시각화한다. 연꽃의 뿌리는

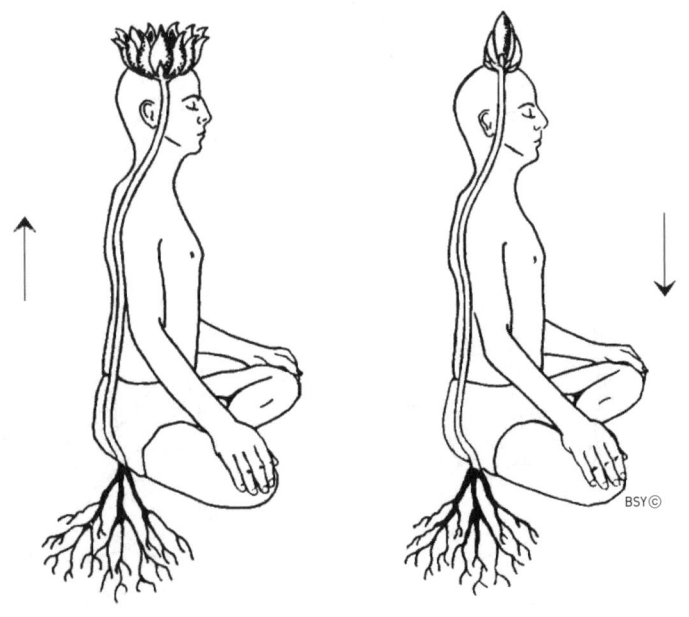

흰색이나 투명한 녹색이다. 그것은 물라다라 차끄라에서부터 뻗어나간다.
가는 녹색 연꽃 줄기는 척추 통로 안에 있다.
꽃은 사하스라라에 있으며 봉오리처럼 닫혀 있다.
봉오리 바닥에는 덜 자란 몇 장의 연녹색 잎이 있다.
꽃의 주요 잎들은 미세한 붉은색 잎맥이 있는 핑크색이다.
이 연꽃을 선명하게 보도록 한다. 그것을 치다까샤에서 시각화하되 몸에서 느낀다.
내쉬고 자각을 물라다라에 있는 연꽃 뿌리로 가져온다.
웃자이 쁘라나야마로 들이쉬고 자각을 천천히 척추 통로 안에 있는 연꽃 줄기 중심을 통해 올린다.
들숨이 끝나면 줄기 꼭대기에 있는 닫힌 봉오리에 도달할 것이다.
상승은 애벌레가 가는 줄기 안에서 기어오르고 있는 것과 같다.
숨을 안에서 멈춘 채 자각을 사하스라라에 유지한다. 우리는 연꽃 안에 있지만 밖에서도 그것을 볼 수 있다.
그것은 아주 천천히 피기 시작할 것이다.
봉오리가 열려 아름다운 연꽃이 되면서, 그 중앙에 있는, 끝이 꽃가루로 장식된 노란 수술이 보일 것이다.
그것은 다시 천천히 오므렸다 거의 즉시 다시 필 것이다.
피고 오므리기를 멈추고 나서 그것은 봉해진 채 있다가, 웃자이 날숨의 파도를 타고 천천히 줄기를 통해 물라다라로 떠내려간다. 몇 초 동안 물라다라에 있으면서, 사방으로 퍼져나가는 뿌리를 시각화한다.
그다음, 다시 한 번 웃자이 들숨으로 줄기를 타고 하강한다.
11회 상승·하강하고 나서 이 끄리야를 끝낸다.

13. 암릿 빤(넥타 들이키기)

싯다아사나/싯다 요니 아사나 또는 빠드마아사나로 앉는다.
내내 눈을 감고 케차리 무드라를 한다. 마니뿌라 차끄라로 자각을 가져온다. 거기에는 감미롭고 따뜻한 액체의 저장소가 있다.

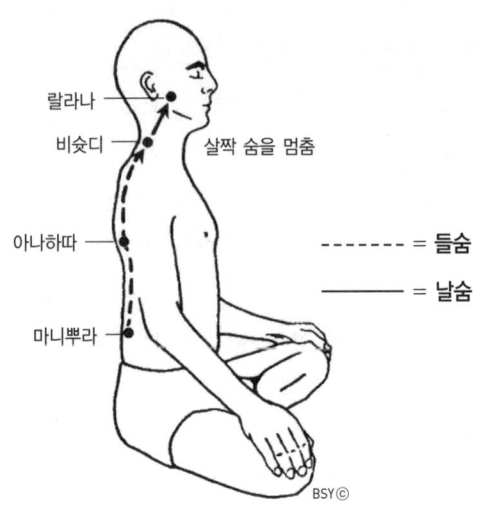

웃자이로 충분히 내쉰다. 웃자이로 들이쉬면서 다량의 이 액체를 숨의 흡입력으로 척추 통로를 통해 비슷디 차끄라로 끌어올린다.

비슷디에서 몇 초 동안 머문다.

마니뿌라에서 끌어올린 넥타는 비슷디에서 얼음처럼 차가워질 것이다.

그다음, 웃자이로 넥타 통로를 통해 (부드러운 입천장 뒤에 있는) 랄라나 차끄라까지 내쉰다. 시원한 넥타를 숨으로 랄라나까지 불어 올린다. 일단 랄라나에 도달하기만 하면 숨은 즉시 스스로 흩어질 것이다. 바로 자각을 마니뿌라 차끄라로 되돌린다.

또 다른 웃자이 들숨으로 액체의 상향 전송을 계속한다.

모두 9회 수련한다.

14. 차끄라 베단(차끄라 관통하기)

싯다아사나/싯다 요니 아사나 또는 빠드마아사나로 앉는다. 내내 눈을 감는다.

케차리 무드라와 웃자이 쁘라나야마를 한다.

들숨과 날숨 사이가 끊이지 않게 호흡한다.

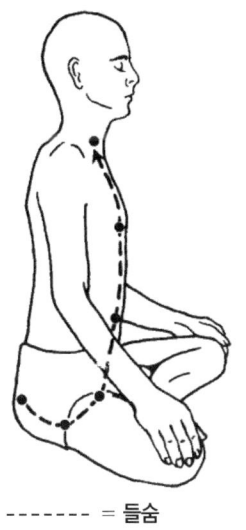
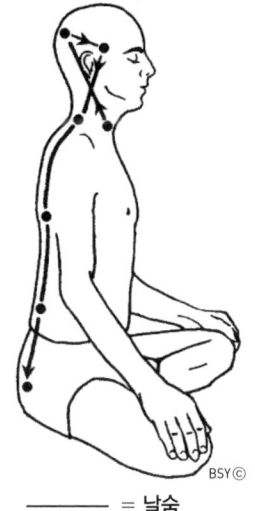

------- = 들숨   ——— = 날숨

내쉬면서 자각을 척추 기부에 있는 스와디스타나로 가져온다.
들이쉬면서 의식을 먼저 물라다라로 보내고 나서 앞쪽 통로로 올린다.
비슛디 쉐프람 수준 정도에서 숨이 달려 나가 즉시 날숨이 시작될 것이다.
비슛디 쉐프람에서 빈두로 내쉬고 나서 척추를 따라 아갸에서 스와디스타나 차끄라로 내려가 1회를 완성한다.
이 끄리야는 사실 59회 동안 해야 하지만, 회를 마치기 전에 내향화가 일어나기 시작할 경우에는 수련을 그만두고 계속 다음 끄리야를 한다.

수련 노트: 원한다면 차끄라와 쉐프람을 속으로 암송할 수도 있다.

15. 수슘나 다르샨(차끄라들의 내적 시각화)
차끄라 시각화를 위해서는 각 차끄라의 표를 참고한다.
싯다아사나/싯다 요니 아사나 또는 빠드마아사나로 앉는다. 눈을 감고 정상적으로 호흡한다.
이 끄리야에서는 뇌와 자각 사이에 관계가 없다.
자각을 물라다라로 가져온다. 연필을 상상하여 그 연필로 물라다라에서 사각형을 그린다.

그 사각형 안에 가능한 한 가장 큰 역 정삼각형을 그린다. 그다음, 그 사각형의 네 모퉁이에 모두 접하는 원을 만든다. 사각형의 각 변에 하나씩 네 잎을 준비한다.

자각을 스와디스타나로 가져온다. 물라다라에 있는 것과 같은 반지름의 원을 거기에 준비한다.

원의 끝 둘레에 여섯 개의 잎, 그리고 원 안의 밑바닥에 초승달을 그린다.

이제 마니뿌라로 온다. 원을 그리고 나서 이 원에 맞는 가능한 한 가장 큰 역삼각형을 만든다. 중심에 불의 공을 그린다. 원 주위에 열 개의 잎을 만든다.

의식을 아나하따로 끌어올린다.

거기에 위를 가리키는 한 삼각형과 다른 역삼각형을 그린다. 그것들은 서로 교차되어 얽혀 있다. 그것들을 열두 잎이 있는 원으로 에워싼다.

그다음에 비슛디로 온다. 원을 그리고 그 안에 넥타 방울 같은 더 작은 원을 넣는다. 그 원 주위에 열여섯 개의 잎을 만든다.

아갸로 올라간다. 원을 만들고 그 안에 산스끄리뜨어 옴(ॐ) 자를 크게 쓴다. 원의 왼쪽과 오른쪽에 큰 잎 하나씩 준비한다.

빈두에 아주 작은 원이 위에 있는 초승달을 그린다.

사하스라라에 도달한다. 거기에 원을 준비하고 그 원 안에 위쪽을 향해 있는 가능한 한 가장 큰 삼각형을 만든다.

그 원 주위에는 1000개의 잎이 있다.

정확한 장소에 있는 모든 차끄라를 한눈에 보도록 한다.

그것들을 모두 함께 보는 것이 아주 어려울 경우에는, 첫날에 두 차끄라만 보고, 모두가 함께 나타날 때까지 날마다 시각화에 하나씩 더 추가한다.

16. 쁘라나 아후띠(신성한 쁘라나 주입하기)

싯다아사나/싯다 요니 아사나 또는 빠드마아사나로 앉는다.

눈을 감고 정상적으로 호흡한다.

신성한 손이 부드럽게 머리에 닿고 있음을 느낀다.

그 손은 미묘한 쁘라나를 몸과 마음속으로 주입하고 있으며 쁘라나는 척추

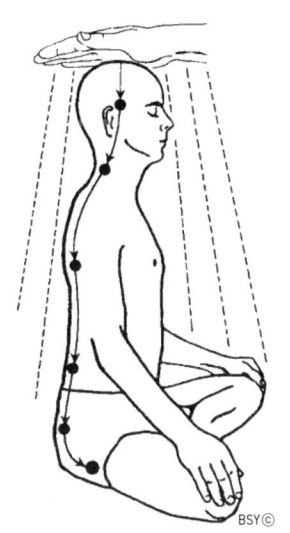

통로를 통해 사하스라라에서 내려오고 있다.

그것을 차가운 열에너지나 전류의 파동 또는 바람이나 액체의 흐름으로 경험할 수도 있다.

그 흐름은 몸을 통해 흐르는 진동이나 충격 또는 급격한 움직임이나 따끔거리는 느낌으로 이어질 것이다.

쁘라나가 물라다라에 도달하면, 쁘라나를 두번째 경험하기를 기다리지 말고 즉시 다음 끄리야로 나아간다.

17. 웃탄(꾼달리니 올리기)

싯다아사나/싯다 요니 아사나 또는 빠드마아사나로 앉는다.

내내 눈을 감고 정상적으로 호흡한다.

자각을 물라다라 차끄라로 가져온다.

그것을 선명하게 시각화하여 모든 세세한 것을 알아차리도록 한다.

뿌연 기체 물질로 만들어진 검은 쉬바링감이 보일 것이다.

링감의 밑동과 위는 잘려나갔으며 그 주위는 붉은색 새끼 뱀이 휘감고 있다.

이 붉은색 새끼 뱀은 스스로 똬리를 풀어 수슘나를 통해 위로 움직일 수 있다.

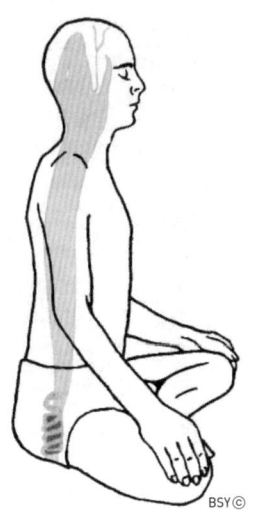

따리를 풀어 상승하기 위해 몸부림칠 때 그것은 쉭쉭거리는 성난 소리를
낸다.
뱀의 꼬리는 쉬바링감 밑둥에 고정되어 있겠지만, 머리와 몸은 위로 움직
였다가 다시 내려올 수 있다.
때로는 쉬바링감과 뱀 모두 몸에서의 자리를 떠날 수 있으므로 그것들을
한동안 아갸나 사하스라라에서 시각화할 수도 있다.
뱀의 머리는 우리 몸처럼 아주 넓지만 코브라는 아니다.
얼마 뒤에 몸이 수축되는 것이 느껴질 수도 있다. 이는 희열감으로 이어질
것이다. 이것이 일어나면 계속 다음 끄리야를 한다.

18. 스와루빠 다르샨(자아의 광경)

싯다아사나/싯다 요니 아사나 또는 빠드마아사나로 앉아 눈을 감는다.
육체를 자각한다.
몸을 전혀 움직이지 말고 이 사실에 대한 완전한 자각을 유지한다.
반드시 바위처럼 완전한 안정을 유지한다.
몸의 안정을 절대 확신할 때, 자연스러운 숨도 자각해야 한다.

부단한 숨의 흐름을 지켜보되 반드시 몸은 안정되어야 한다.

몸이 경직되기 시작할 것이다.

더 경직되면서 자각이 호흡으로 완전히 이동할 것이다. 그렇지만 몸은 스스로 계속 더욱더 경직될 것이다.

몸이 돌처럼 딱딱해져 설사 움직이려 해도 할 수 없을 만큼 되었을 때 다음 끄리야로 나아간다.

19. 링가 산찰라나(아스트랄적인 유도)

눈을 감은 채 경직된 아사나 상태를 여전히 유지한다.

몸의 경직 때문에 호흡이 저절로 웃자이 호흡이 될 것이며 케차리 무드라가 형성될 것이다.

호흡을 완전히 자각한다.

각각의 들숨으로 몸이 팽창하고 있는 것처럼 보이며, 각각의 날숨으로 몸이 수축하고 있는 것처럼 보인다는 것을 알아차리게 될 것이다.

그렇지만 그것은 특이한데, 왜냐하면 육체가 움직이지 않고 있기 때문이

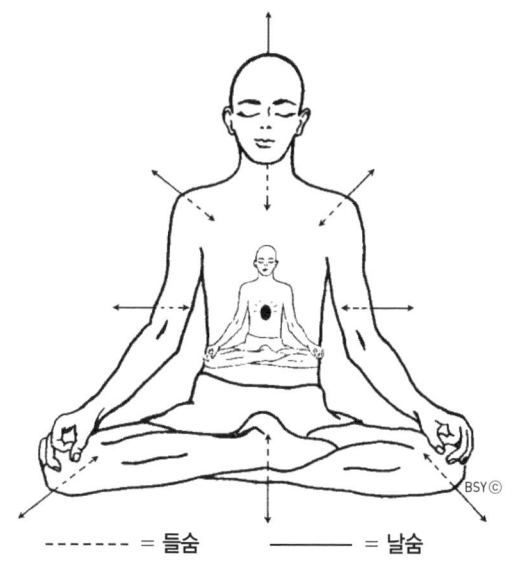

다. 그것은 고요하며 동상처럼 경직되어 있는 것이다.
팽창과 수축을 경험하는 것은 바로 성기체이다.
이 수축과 팽창 과정을 관찰함에 따라서 그것은 점차적으로 더욱더 뚜렷해질 것이다.
얼마 뒤에는 육체에 대한 자각을 상실하기 시작하여 성기체만 직접 관찰하고 있을 것이다.
그렇지만 수축의 정도는 더욱 뚜렷해질 것이다.
마침내는 수축할 때 성기체가 단일한 빛점으로 줄어드는 단계에 도달할 것이다.
이것이 일어나면 끄리야를 즉시 중단하고 다음 것을 계속한다.

디아나 행법

20. 디아나(명상)

단일한 빛점으로서의 성기체를 깨달았으므로 이제 그 빛점을 더 가까이서 보라. 그러면 그것이 황금계란의 형태를 취한다는 것을 알게 될 것이다.
지켜보면 이 황금계란은 팽창하기 시작할 것이다.
황금계란은 강렬하게 빛을 발하며 이글거리고 있다. 그렇지만 그것은 어떤 광선도 발산하지 않는다.
더 커지면서 황금계란은 아스트랄체와 육체 같은 모양을 띠기 시작할 것이다.
그렇지만 이 형태는 물질적인 형태도, 심지어 미묘한 형태도 아니다.
이 형태는 이글거리는 빛이다.
그것은 원인적인 자아이다.

꾼달리니 연구

편집: 스와미 샹까르데바난다 사라스와띠 박사(MBBS*)
Swami Shankardevananda Saraswati

* 전문의가 아닌 일반의 학위(Bachelor of Medicine and Bachelor of Surgery). 편집자는 호주 시드니 대학교에서 이 학위를 취득했다.

39
서론

최근 우리는 모든 시대의 많은 요기들, 성자들, 현자들의 말과 가르침이 현대 과학에 의해 증명되는 것을 이따금씩 보아왔다. 연구의 단편들을 짜맞춰 다음을 보이는 것은 우리의 역할이다.

1. 현대 과학과 요가의 일치
2. 사람에 대한 확장된 개념을 제시하기 위해 여러 조각들을 어떻게 짜맞출 것인가?
3. 요가 정신생리학의 견해로 연구를 설계하고 분석하기 위해 어떤 방향으로 연구를 할 수 있는가?

요가를 연구하기 위한 시도에서 빠지는 커다란 함정들 중 하나는, 요가 자체에 대한 철저한 지식 없이 실험을 설계하는 것이다. 이는 마치 코끼리의 서로 다른 부분을 각자 살피고 나서 그 한계에 근거한 판단을 공언한 여섯 명의 '똑똑한' 봉사들이 코끼리 전체와 그것이 어떻게 생겼는지 결코 이해하지 못하는 것처럼, 전체의 작은 일부만 보는 것과 같다. 요가 수련은 많은 세월을, 그리고 그 기본적인 원리들과 적용 양식을 발견하여 이 수련에서 생기는 경험에 대비할 수 있는 스승의 능숙한 안내를 요구한다.

사람의 전체성

아마도 요가의 두드러진 특징은, 우리가 누구인지에 대한 보다 전체적인 그림을 우리에게 줄 수 있는 능력, 다양한 요소들을 보다 단순하며 보다 정교하고 확장된 관점으로 적용시킬 수 있는 능력일 것이다. 우리 안에는 생명력, 기본적인 정수가 있다는 것을, 가장 정교한 기계로도 측정할 수 없지만 아주 명백하며 우리의 삶, 호흡, 사고, 몸, 마음을 움직이는 그 정수의 실마리가 생명을 꿰뚫고 있음을 볼 수 있다는 것을 요가는 또한 우리에게 가르쳐준다. 이 미묘한 에너지가 신경 속에서 화학적·세포내적인 과정 속에서, 몸의 흐름과 압력 속에서, 육체적인 영역으로 들어가 그것과 상호작용할 때 그 효과를 보고 그 형태와 변화를 측정할 수 있다. 그렇지만 그 에너지 자체는 여전히 과학적으로 정의되지 않는다.

요가 수행을 통해 우리는 모든 물질 근저에 있는 쁘라나 또는 꾼달리니라고 하는 미묘한 에너지를 경험할 수 있다. 이 경험은 그 미묘한 것을 물질과 이른바 물리적인 고체 우주보다 더 생생하고 현실적으로 만들어주는 변환력 있는 것이다. 그것은 우리 관점을 바꾸고, 우리 자각을 확대시키며, 우리 의식, 우리의 보다 높고 큰 자아를 일깨운다. 그것은 우리 모두의 안에 지식과 지복, 그리고 진리로 충만한 영원불멸한 정수가 있다는 사실로 우리를 각성시킨다.

그러한 경험이 존재한다는 바로 그 사실은 우리의 방향과 목적을 바꾼다. 우리가 관능적이고 현세적인 만족이 아니라 보다 높고 큰 운명을 위해 여기에 있다는 것을 우리는 알게 된다. 요가의 이 궁극적인 목표는 우리가 요가를 연구하고 있을 때 언제나 기억해야 한다. 요가가 우리에게 이완을 주고, 우리의 뇌파와 호르몬 분비를 변화시키며, 우리에게 건강을 선사하고, 집중과 더 좋은 기억력을 유발할 수 있다는 것을, 그리고 더 좋은 상호관계를 개발하고, 우리가 하는 모든 것을 즐기며, 균형 잡힌 건강한 방식으로 재미를 느끼면서 자신을 충족시키도록 도와줄 수 있다는 것을 우리는 알고 있기 때문이다. 그렇지만 이런 것들은 모두 자체로 가치 있고 좋음에도 불구하고, 요가의 궁극적인 목표가 아니라, 우리 존재의 진실에 대한 보다 높은 자각과 보다 깊은 지식 추구의 부수적인 효과라는 것을 알아야 한다. 이런 것들 자체를 추구하는 것은 또 다른 함정, 마음의 속임수이다. 그것들은 스스로 존재하는 것이 아니라 완전한 삶의 과정의 산물이기 때문이다. 몸·마음·영·이다·삥갈라·수슘나의 전체적인 계발을 위한 요가의 과정은 이런 것들과 그 이상의 것들을 달성할 수 있는 가장 체계적인 길이다.

요가는 치유의 과학이 아니며 존재의 부정적인 측면을 들여다볼 필요가 없다. 그 가르침은 우리 안에 있는 선과 긍정성 그리고 건강함을 수련하고 강조하라고, 그러면 저절로 건강하고 행복해질 것이라고 우리에게 말한다. 여기에는 이해하기 어려운 것이 없다. 수련, 절제, 좋은 생활 스타일, 이완, 명상, 자기수양을 강조한다면, 우리는 틀림없이 인생에서 가치 있는 것을 성취한다. 이완, 명상, 아사나, 쁘라나야마의 연구는 요가가 몸과 마음에서의 진정한 변화를 일으킨다는 것, 안내 아래 정확하게 할 때만 그것은 우리 삶에 훌륭한 부가물이 될 수 있다는 것을 계속 증명해준다. 그렇지만 그것은 그 이상이라는 것, 자각의 질을 변형시키지 않으면 우리의 모든 성취는 궁극적으로, 그리고 최종적으로 쓸모없다는 것을 기억해야 한다.

요가는 우리에게 마음을 각성시키라고, 우리 자신 안에 있는 에너지를 계발하라고, 그래서 훨씬 더 커다랗고 충만하며 더 전체적인 존재를 달성할 수 있어야 한다고 말한다. 우리 생명에 심령적인 측면이 있다는 것, 그 정신적이며 막연한 것은 결코 상상의 것이 아니라, 개척되고 계발될 수 있으며 우리 생명의 보다 육체적인 측면을 전체적으로 바꾸고 변화시킬 수 있는 에너지, 미묘한 세력에 의해 힘을 받는다는 것을 보여주는 증거가 쌓이고 있다. 자각과 의식이 몸으로부터 독립적일 수 있다는 증거도 있으며, 이는 물리학과 우리 우주에 있는 에너지의 성질에 대한 연구에서 오고 있다.

이 섹션의 목적

이 섹션에서는 의식보다 에너지의 연구에 대해 기술하는 데 더 관심을 두고 있다. 우리는 사물에 대한 자각 측면보다 꾼달리니에 대한 연구에 더 관심이 있다. 우리는 자각이 존재한다는 것을 당연하게 여긴다. 요가의 에너지 측면 연구는, 몸에는 심령적인 차원도 가지고 있는, 육체에 근거한 에너지가 있다는 것을 우리에게 보여준다. 이는 그 궁극적이며 최대한의 형태가 꾼달리니의 형태인 쁘라나에 대한 요가의 설명과 들어맞는다.

누차 우리는 요기들과 성자들의 이야기를 듣고 놀랐으며, 고대의 보편적인 요가의 가르침을 읽음으로써 그것이 오늘날에도 적용된다는 것을 깨닫고 두려웠다. 어떻게 요기들이 처음에 이 과학을 개발했을까 하고 종종 우리는 궁금했다. 명백히 그것은 요가를 수련하지 않고서는 성취하거나 심지어 이해할 수도 없는, 보통사람의 역량 너머에 있는 심오하고 예사롭지 않은 경험에서 온 것이다.

스와미 싸띠아난다 사라스와띠는, 초월적인 고도에 도달하여 우리에게 꾼달리니에 대해 과학적인 용어로 말해주기 위해 돌아온 사람들 중 한 사람이다. 그는 이 책에서처럼 꾼달리니 현상에 대해 이야기했으며, 꾼달리니 요가의 근본적인 사항들을 간결하고 정확하며 심오하되, 쉽게 이해할 수 있으며 체계적인 방식으로 규정했다. 그는 우리에게 몸의 기능에 대한 많은 것을 말해주었는데, 예컨대 오른쪽 콧구멍은 왼쪽 뇌, 그리고 왼쪽 콧구멍은 오른쪽 뇌와 연결되어 있다는 등의 것이다. 이는 1983년에 미국 소크연구소(Salk Institute) 연구가들에 의해 증명되었다(42장 참고). 우리 대부분은 우리의 잠재력을 이용하지 않고 있다는 것과 뇌 안에는 이용되지 않은 잠재적 에너지, 심령적 자각, 전체적인 지식의 영역들이 있다는 것을 자신의 내적인 경험을 통해 그는 알았다. 뇌를 내부로부터 경험하는 것은 실제로 가능하다. 원천은 우리 안에 있다. 그렇지만 우리는 갖가지 중추들과 회로들을 주 스위치들과 주 발전기에 연결하지 않았다. 이것을 할 수 있는 길이 꾼달리니 요가라고 스와미 싸띠아난다는 우리에게 말한다.

연구가들의 일은 쉽게 이해할 수 있는 과학적인 용어로 꾼달리니 경험을 확인하고 표현하기 위한 수단이라고 종종 스와미 싸띠아난다는 말하곤 했으며, 그것을 보여주기 위해 이 가장 중요한 인생의 측면에 종사하고 있는 많은 사람들이 있다. 그들 연구의 많은 부분이 여기에서 단순한 용어들로 요약되어 있다. 이 연구는 보다 넓은 사람의 기능을 기술하기 위한 개척자적인 노력을 보여준다. 의심할 바 없이 미래에는 새로운 기계들과 방법들이 개발되어야 할 것인데, 우리는 지금 요가 연구의 겨우 시작만을 보고 있기 때문이다. 그렇지만 이 연구가들의 노력은 기억될 것이며, 과학적으로 받아들일 수 있는 보다 정교한 연구를 위한 코스를 정해줄 것이다.

한 가지는 확실한데, 과학과 요가는 나란히 같은 방향으로 달려왔으며 이제 사회를 변형시키겠다고 약속하는 집합점을 향해 모이기 시작하고 있다는 것이다. 꾼달리니의 개념과 보다 높은 과학들은 더 널리 알려지고 존중되고 있으며 더욱 더 많은 사람들이 그 수련에 몰두하고 있다. 이 책과 이 섹션은 꾼달리니를 보다 전체적이고 쉽게 이해할 수 있는 방식으로 알 수 있도록 도와주고, 연구가들에게 지침과 관점을 주며, 꾼달리니 경험을 삶에서의 현실로 성취하도록 도와주기 위한 헌납이다.

40
꾼달리니, 허구가 아닌 사실

열쇠로 문을 열듯이, 요기는 꾼달리니로 해탈의 대문을 열어야 한다. 위대한 여신은, ……브라흐마란드라(brahmarandhra)로, 아픔도 고통도 없는 저곳으로 상승할 수 있는 입구를 입으로 막고 잠을 잔다. 꾼달리니는……깐다(kanda) 위에서 잠을 잔다. 그녀는 요기에게 해탈을, 어리석은 자에게 구속을 준다. 꾼달리니를 아는 자는 요가를 안다. 꾼달리니는 뱀처럼 똬리를 틀고 있다고 한다. 그녀를 움직일 수 있게 하는 자는 해탈한다.

-《하타 요가 쁘라디삐까》(3장 105-111절)

끝없는 반복을 통해 따분하고 단조로워지는 감각 경험에 구속되어 있으며, 긴장·문제·근심으로부터 벗어날 수 없는 현재의 제한된 의식 상태를 가지고 있는 현대인은 물질적·영적인 위기에 모두 직면하고 있다. 이 위기는 양날의 검이다. 꾼달리니는 구속시키기도 하고 해탈시키기도 한다. 한편으로 그것은 '나쁜데', 근심과 우울함을 만들어내며 이전에는 없었던 심신의학적인 질병과 고통이라는 역병을 촉진시켰기 때문이다. 다른 한편으로 그것은 '좋으니', 변화하고 성장하도록, 개인적·사회적 수준에서 진화하도록 우리를 밀어붙이고 있는 변장한 은총인 것이다.

우리는 요가와 명상 그리고 영적인 가치들에 대한 관심이 엄청나게 고조되는 것을 목격하고 있다. 요가의 생활스타일과 지식은 재생되었다. 요가와 그 관련 학문은 이제 치유 직업 안에서 귀중한 도구로 인정되며, 심리학과 철학에 지대한 깊이와 높이, 새로운 차원을 더했다. 과학자들은 요가의 불가사의 속으로 더 깊이 탐사하도록, 요가가 이용하는 수단을 조사하도록, 그리고 고대 리쉬들과 요기들의 가르침을 현대의 과학적인 용어로 더 쉽게 이해하고 표현할 수 있게 만들도록 고취되었다. 과학은 사실 새로운 것을 발견하고 있는 것이 아니라 요기들의 고대 지식을 실증하고 있는 것이라는 사실을 우리는 보고 있다.

요가와 그 관련 학문들에 대한 과학적인 조사는 이 지식을, 예컨대 바이오피드백(뇌파계에 의지하여 알파파를 조절, 안정된 정신상태를 얻는 방법), 자율훈련법(autogenic training), 마인드컨트롤 기법들, 심령치유, 그리고 무수한 그 밖의 유사한 절차들 같은, 잠재력을 계발하기 위한 전체적인 새로운 치료 기법세트와 새로운 방법들 속으로 병합시킴으로써 그것을 더 접근 가능하게 만들었다. 새로운 의학 분야들이 존재하게 되었으며, 20세기 초반 프로이트에 의해 시작된 마음의 인정은 마침내 여과되어 일반적으로 수용되게 되었다. 스트레스 의학과 심신의학은 이 에너지, 마음, 몸의 상호작용에 대한 보다 깊은 이해, 요가의 재발견을 통해 개발된 이해의 예들이다.

심령적인 에너지의 육체적 측면인 쁘라나 샥띠와 심령적인 에너지의 정신적 측면인 칫따의 미스터리들을 꿰뚫고자 하는 노력에서, 훌륭하고 저명한 몇몇 개척자들은 과학적인 방법의 준엄한 요구를 존중하면서, 과학적인 용어로 심령적인 에너지의 현상을 설명하고 요기들의 가르침을 증명해주는 확실한 핵심 증거를 축적해 왔다. 육체에 근거하면서 육체적·심령적인 특성들을 모두 가지고 있는 미묘한 에너지가 존재한다는 요가의 지식을 과학은 실증했다. 우리 자각에 힘을 주고 우리의 의식적인 차원들을 변형·팽창시키는 이 에너지는 그저 신화나 관념이 아니다. 그것은 형이상학적인 개념이 아니라 하나의 사실인 것이다. 꾼달리니는 우리 각각의 모든 사람 안에 잠복되어 있는 이 에너지의 가장 강렬한 궁극적 형태로 정의된다.

초심리학

텔레파시, 심령치유, 염력(마음의 힘으로 물질을 움직이는 것), 다우징(과학 장치를 이용하지 않고, 매장된 물, 금속, 보석이나 그 밖의 물질을 탐지해내는 것), 텔레그노시스(telegnosis: 사물의 역사와 관련사항을 심령적으로 읽는 것), 그리고 과학적으로 알 수 없는 그 밖의 사건들 같은 현상들은 국제적인 과학 공동체의 보다 선구적인 구성원들로부터, 에너지와 의식의 관계를 이해할 수 있는 수단으로 진지한 이목을 끌고 있다.

미국, 영국, 독일, 네덜란드, 스칸디나비아, 호주의 과학자들은 다수가 정부의 재정적 지원을 받고 있는 소비에트 연방의 과학자들보다 앞장서왔다. 일부 집단에서 생체전자공학 또는 파라물리학(paraphysics)으로 불리는 이 분야의 연구는 일반적으로 **초심리학**(parapsychology)으로 알려져 있다.

체코슬로바키아에서는 그것을 **사이코트로닉스**(psychotronics)라고 하며, 이 분야의 선도적인 체코 연구가들 중 한 사람이, 비하르 요가학교에 머물던 1970년대 초에 스와미 싸띠아난다와 교제를 시작했던 즈데넥 레즈닥(Zdenek Rejdak) 박사이다. 1976년 일본에서 있었던 국제 종교초심리학협회(International Association for Religion and Parapsychology)의 다섯번째 연례회의 연설에서 레즈닥 박사는 사이코트로닉스를, 그리하여 초심리학의 모든 분야를 다음과 같이 정의했다. "자연의 법칙들에 대한 사람의 이해를 보충·확대하기 위해, 살아 있는 유기체들과 그들의 내·외부적인 환경 사이의 먼 상호작용과 이런 표현들 근저에 있는 역동적인 과정들을 둘 이상의 학문 분야에 걸치는 양식으로 연구하는 학문."

심령적인 에너지

심령적인 에너지는 용적계(voltmeter)로부터 가이거 계수관(Geiger counter), 자력계(magnetometer)에 이르는 모든 범위의 실험실 설비에 영향을 주는 것으로 발견되었다. 하지만 이것이 심령적인 에너지가 전기나 자기 또는 방사능을 띤다는 것을 뜻하지는 않는다. 오히려 그것은 이런 특성들을 포함하면서 그것들 너머에 있는 것처럼 보인다. 심령적인 에너지는 전기적인 활동에 그 기원을 두고 있을지 모르지만 그 에너지의 성질은 전적으로 다르다고 말하는 러시아인들의 의견에 대부분의 연구가들은 동의한다. 그렇지만 쁘라나는 모든 물질에 침투하여 그것들을 조직하며, 모든 에너지를 위한 공통 기반인, 우리 물질 우주의 토대라고 요기들은 말한다. 그들은 쁘라나를 다르고 더 높은 관점에서 본다.

바이오에너지로 가장 널리 알려진 심령적인 에너지가, 요기들이 말하는 것처럼 몸에 근거하며 육체적·정신적인 영역 모두에 영향을 준다는 것도 과학자들에 의해 일반적으로 받아들여진다. 그것은 또한 예일대학의 신경정신병 의사인 레너드 래비츠(Leonard Ravitz) 박사에 의해, 약 3.7미터 거리까지 몸을 에워싸고 있는 세력장(force field)으로 측정되었다.[1] 이는 그것을 작용시키는 육체적인 구조물에 침투하며, 그 구조물과 상호의존적인 미묘한 쁘라나체에 대한 요가의 개념을 지지해주는 것처럼 보인다.

과학적으로 이해할 수 없는 사건들을 시험하는 동안 영매들에 의해 경험되는 생리적 변화들의 모니터로부터 거두어진, 이 가정을 위한 상당한 뒷받침이 있다. 예를 들어 자신의 통상적인 실험 절차의 부분으로서, A. A. 우트콤스키 생리학연구소(A. A. Utkomskii Physiological Institute, 레닌그라드의 한 군사연구소)의 그레나디 세르게예프(Grenady Sergeyev) 박사는 네일라 미하일로바(Neyla Mikhailova)의 무수한 염력 시범 중에 그녀의 뇌파, 심장박동, 맥박의 속도를 읽었다.[2] 미하일로바가 사물을 건드리지 않고 움직이고 있는 동안, 그의 도구들이 그녀의 몸 전체의 엄청난 바이브레이션, 그리고 그녀의 응시 방향으로 고동치는, 그녀의 몸을 에워싸고 있는 세력장을 기록했다. 그녀의 심장과 뇌의 파동도 이 에너지 바이브레이션에 맞춰 고동쳐, 미하일로바가 심령적인 묘기에서 이용한 에너지가 그녀의 온몸과 밀접하게 연결되어 있다는 것을 보여주었다.

보고서에는 다음과 같이 계속 언급되어 있다. "이 시험을 한 뒤에 미하일로바 부인은 완전히 녹초가 되었다. 거의 맥박이 없었다. 그녀는 반시간에 약 1.8킬로그램 가까이 살이 빠졌다. EEG(뇌파도)는 강렬한 감정적 흥분을 보여주었다. 고혈당이 있었으며 내분비계가 동요되었다. 모든 유기체가 마치 엄청난 스트레스 반응을 겪은 것처럼 약화되었다. 그녀는 미각을 상실했으며, 팔과 다리에 통증이 있었고, 몸을 제대로 가누지 못했으며, 현기증을 느꼈다."[3]

한 번은 자신의 능력에 대한 일곱 개의 필름을 만든 뒤에 일시적으로 눈이 멀기도 하였다. 다른 소비에트 조사자들은 텔레파시 신호 수신과 일치하는 뇌파 패턴의 변화를 기록했으며, 미국 조사자들은 텔레파시 상호작용 중에 몸의 혈액량이 변한다는 것을 보여주었다.

심령적 에너지 또는 바이오에너지는 몸에서 생기며, 샘들의 작용으로부터 뇌와 심장에 이르기까지 신진대사의 모든 면을 활성화시키는 같은 에너지라는 이 증거에는 의심이 남지 않는다. 그것은 감정과 감각 뒤에 있는 힘이다. 동시에 쁘라나는 육체적인 구조물과 작용에 근거하며, 그에 영향을 줌에도 불구하고 보다 광범위한 특성을 가지고 있고, 투시와 투청, 그리고 그 밖의 초감각적 인식 형태들과 연관이 있다. 그것은 정신적이거나 심령적인 성분이며 거칠면서 미묘하다.

심령적인 에너지는 그 어떤 명백한 물리적 매개도 없이 물질에 영향을 줄 수 있다. 그 결과가 보임에도 불구하고 작용하고 있는 탐지 불가능한 어떤 에너지가 있다. 그것은 치유에서도 이용될 수 있다. 미국의 수녀인 저스터 스미스(Juster Smith) 박사는 심령적인 에너지가 효소에 영향을 준다는 것을 증명했다.[4] 자외선에 노출되면 손상되어 활동을 감소시키는 소화효소인 트립신이 고강도 자장에 노출되면 활동을 증가시킨다는 것을 그녀는 발견했다. 물에 손상된 트립신 용액이 인정된 심령 치유자의 손에 72분 동안 있으면 그 활동을 증가시켰다.

꾼달리니 요가 수련자가 일정한 쁘라나야마 기법들을 하고 나서, 양파 옆에 60센티미터 정도 떨어져 두 손을 고정된 자세로 하고 15분 동안 앉았을 때, 그 실험식물의 세포분열이, 그리하여 신진대사 에너지가 108퍼센트까지 증가했다는 것을 예거(R. Yaeger)는 보여주었다.[5] 같은 자세로 앉되 쁘라나야마를 하지 않은 대조표준 피실험자는 그 식물에 영향을 주지 않았다.

요가 문헌들과 구술 전통에서 말하는 쁘라나와 꾼달리니에 대한 설명에 맞는 새로운 종류의 심령적인 생리학적 에너지가 있다는 분명한 증거를 우리는 이런 실험들로부터 가지고 있다.

요약

현대 과학은 심령적인 에너지가 실재적이며 물리학에 근거한 현상이라는 것을 확인할 수 있었다. 그것은 알려진 현대 과학의 범주에 들어가지 않음에도 그 영향은 반복적으로 경험·기록될 수 있다. 그 누구도 진정으로 그 존재를 의심하지 않는다. 그것이 무엇이며 어떻게 작용하는가, 몸과 마음과의 그 관계, 진화의 도구로서 그 잠재적인 이용은 헌신적인 요기들의 시각과 경험에서 지침을 찾을 과학자들의 더 이상의 연구를 요구한다.

이를 통해 우리는 마음과 몸의 관계를 더 잘 이해할 수 있을 것이며, 이는 심신의학과 심리학 그리고 그 밖의 중요한 분야들에 대한 연구에 지대한 반향을 일으킬 것이다. 우리 존재의 크고 잊힌 영역인 심령적인 에너지를 계발하고 그에 민감해짐으로부터 오는 저 커다란 기쁨과 좋은 건강을 이해하는 법을 스스로 배울 때, 우리는 우리의 가능성들을 확대시키고, 타고난 잠재력을 계발하며, 영적 진화를 가속시킬 것이다.

41
나디 정의하기

요가와 딴뜨라는 인간의 조건에 대한 실질적인 이해를 위해 가장 완전한 체계들 가운데 하나를 규정한다. 딴뜨라는 이론적인 접근방식인 철학을 공급해준다. 요가는 우리가 우리 자신의 개인적인 경험을 통해 이 철학을 확인해서 보다 높은 지식을 달성할 수 있는 기법들을 제공해준다. 딴뜨라는 그러므로 살아 있는 철학이다. 그것은 진리를 전하지 못하며 대답되기보다는 대답되지 않은 더 많은 질문을 남기는 끝없는 지적 사변의 체계가 아니다. 그것은 또한 우리가 우리 자신을 전체적으로 깨달아 궁극적인 자유와 충족인 합일을 달성할 수 있는 아주 강력한 방법이다.

아마 현대세계에 대한 딴뜨라의 가장 커다란 공헌은 마음을 정의하여 올바른 견해로 옮겨줄 수 있는 것이 아니라, 꾼달리니 각성을 통해 마음 자체를 경험하여 마침내 그것을 초월할 수 있는 기법들을 전해줄 수 있는 능력일 것이다. 예를 들어 현대 의학과 심리학은 딴뜨라에서 말하는 몸, 마음, 영의 근본적인 기본 성분들—삥갈라, 이다, 수슘나—로부터 큰 혜택을 얻을 것이다. 이 에너지 흐름들은 우리의 전체적인 인격체를 구성하며, 우리의 대우주적인 우주의 극성으로부터 쉬바와 샥띠(의식과 에너지)로 파생된다.

우리 몸에 있는 이 세력들의 현현을 이해함에 있어서, 그리고 연구 목적을 위해 나디 존재의 실상을 입증하려 함에 있어서, 우리는 그것들이 우리 육체 안에 있는 측정 가능하며 해부할 수 있는 물리적인 구조물이 아니라, 생명과 의식의 근저에 있으면서 그것들을 움직이는 기본적인 에너지라는 것을 이해해야 한다.

나디의 존재를 입증하거나 반증하려 하기 전에 그것이 무엇인지 정확히 이해하는 것이 중요하다. 일정한 의식 상태들을 성취하면 나디가 요기들이 묘사한 것처럼 뚜렷한 통로, 빛, 색, 소리, 그리고 그 밖의 특징들을 가지고 있는 것으로 심령적인 수준에서 시각화할 수 있는 에너지의 흐름이라는 것을 알 수 있다. 그렇지만 동시에 이 나디들은 모든 신체 작용과 과정의 근저에 있으며 그것들 속에서 비춰볼 수 있다. 나디와 몸, 그리고 마음은 분리되어 있지 않다. 그것들은 같은 하나인 것이다.

생명의 이원성

많은 동양 철학에서 전 우주는 상호 의존적이며 대립적이지만 보완적이고 양극화된 두 가지 커다란 세력인 쉬바와 샥띠로 분리된 것으로 보인다. 우주는 근본적인 극성에 의해 생긴 긴장의 틀 안에 떠서 작용하는, 일종의 상호작용 에너지망으로 매달려 있다. "자연의 과정은 '덜 개연적인' 상태로부터 부단히 생기는 에너지의 현상이다."라고 칼 융은 말했다.[1] 이 명백한 이원주의는 사실 또 다른 의식 수준으로부터 통합된 전체론적인 과정이지만, 우리 자신의 수준에서는 그것을 단편적·제한적·부분적인 관점에서 본다.

우리는 자연에서, 우리 자신 안에서, 그리고 마음 안에서, 보이는 어디에서나 극성을 본다. 대우주에서부터 소우주, 원자에 이르기까지 모든 수준에서는, 두 가지 커다란 원리 또는 세력이 작용하면서 우리 우주를 움직이고 있는 것을 볼 수 있다. 빛과 어둠, 양과 음, 남성과 여성……, 다른 모든 세력들은 이 두 가지 주된 세력의 산물로 보인다. 모든 것이 그렇게 단순하면서도 그렇게 심오할 수 있는 것이 우리에게는 놀라운 것으로 보인다. 그렇지만 깨달은 마음에게 우주와 사람은 바로 그러한 것이다.

모든 생명은 그러므로 우리의 모든 인식과 활동 그리고 경험이 근거하고 있는 두 가지 주된 면을 가지고 있다. 우리의 마음과 몸은, 우리 몸이라는 우주에서 상호작용하며 끝없는 현현을 창조하고 있는 두 가지 주된 형태 또는 양식으로 된 에너지의 산물이다. 예를 들어 우리에게는 우뇌와 좌뇌, 부교감신경계와 교감신경계, 동화작용과 이화작용 물질대사, 의식적·무의식적인 마음이 있다. 우리는 삶과 죽음 사이에 균형 잡혀 있으며 우리의 모든 존재는 이 두 세력 사이에서 균형을 유지하기 위한 몸부림이다.

이다와 삥갈라

요기들은 이 세력들의 존재를 깨닫고 그것들의 관계를 이해했다. 자신들이 나디(이다, 삥갈라, 수슘나)라고 부르는, 그리고 대략 마음·몸·영으로 번역되이 온 세 가지 주된 에너지 흐름을 사람은 가지고 있다고 그들은 말했다. 세번째 흐름은 첫 둘의 균형 잡힌 상호작용의 결과이다. 사람은 처음 두 가지 몸과 마음, 삥갈라와 이다의 영역에서 주로 작용하며, 세번째 면은 요가나 어떤 다른 훈련으로 자극 받을 때까지는 잠복되어 있다고 그들은 또한 말했다.

이다와 삥갈라는 대략 마음과 몸으로 번역된다. 이는 전체적인 개인의 양극화를 논의하고 있는 한 가지 수준에서는 사실이지만, 몸과 마음은 스스로 각각 양극화되어 있다. 그렇지만 나디들은 구조물이 아니라 작용적인 관계들이며 같은 동전의 정말로 다른 면들이라는 것을 이해해야 한다. 구조가 나디들을 다루기 위해 존재해야 하기는 하지만, 요기들은 구조물의 측면에서 나디를 설명하지 않았다. 그들은 삥갈라를 위해서는 생명유지에 필요하며 생명을 주는 에너지인 **쁘라나**, 이다를 위해서는 의식이며 앎인 **칫따**라는 말로 그것들을 설명했다. 나디들의 속성에 대해서는 아래에 요약되어 있다.

삥갈라는 우리 인격체 안에 있는 동석·적극적·남성적·긍정적·양적인 에너지로 정의될 수 있다. 그것은 육체적·정신적인 측면을 가지고 있다. 그 물질적인 특질은 가벼움, 열, 태양, 에너지 축적, 창조적임, 조직함, 집중적임(구심적임), 수축적임 등이다. 프로이트 체계 안에 있는 양적·동적·정신적인 측면은 쾌락 원리인 에로스이며, 융의 체계에서는 의식적인 인격체, 식별력 있는 이성적인 측면이다. 삥갈라는 밖으로 쏠려 있는 정신신체적인 에너지, 행위기관(까르멘드리야)들을 움직이기 위해 몸에 작용하는 마음이라고 말할 수 있다. 그것은 기본적인 생명 에너지이다.

이다는 소극적·수용적·여성적·부정적·음적인 인격체 안에 있는 에너지이다. 육체적인 수준에서 그것은 어두움, 차가움, 달, 에너지 소산, 조직파괴, 균질적임, 팽창적임(원심적임), 이완적임 등이다. 정신적인 수준에서 프로이트는 그것을 죽음의 본능인 타나토스(Thanatos)라고 했으며, 융은 감정적이며 다정다감하고 직관적이며 비식별적인 내면의 무의식적인 여성, 차이가 보이게 하며 통합시키는 배경인 아니마(anima)라고 불렀다. 이는 에너지가 안쪽으로 향해있고 몸이 마음에 작용하는 신체정신적인 남성의 면이다. 이다는 감각기관(갸넨드리야)들을 제어하므로 우리가 살고 있는 세계에 대한 지식과 자각을 준다.

세번째 세력

이해되거나 심지어 감지되지도 않지만 대단히 중요한 또 다른 세력이 자연에는 존재한다. 그것은 대립하고 있는 두 세력이 동등하며 균형 잡혀 있을 때 세번째 세력이 생긴다는 사실이다. 성냥개비로 성냥갑을 그으면 불이 일어난다. 음과 양의 전류를 합치면 기계를 작동시킬 수 있다. 몸과 마음을 결합시키면 수슘나라고 하는 세번째 세력인 영적 에너지가 생긴다. 이것이 요가의 목표 가운데 하나인데, 수슘나가 각성될 때만 이 최대세력인 꾼달리니의 슈퍼파워가 안전하게 상승하여 연료와 동력을 공급해서 우주의식을 일으킬 수 있기 때문이다. 수슘나는 고압 송전선이며, 이다와 삥갈라는 기본적인 필수품들에 동력을 공급하기 위한 내선이다.

칼 융은 자신이 '개체화(individuation)'라고 부른 자아각성의 추진력을 묘사할 때 딴뜨라의 견해를, 갈등으로 시작하여 종합과 통합으로 절정을 이루는 대립 세력 간의 변증법적인 상호작용으로 요약했다. 완벽한 균형이 성취·안정·완성되면, 역설, 대립 세력들의 합일, 함과 하지 않음의 종합, 삶을 인식하고 경험하는 전혀 새로운 방식인 동적인 평화 상태 또한 성취된다. 거의 모든 우리가 이 세번째 영성화된 상태를 깨닫지 못하고 있으며, 대부분의 우리는 한 가지 상태에서 또 다른 상태로 요동한다. 90~180분마다 이다와 삥갈라는 그 우위를 교체시키며, 몇 초나 몇 분 동안만 수슘나는 잠재적인 존재가 된다. 이다와 삥갈라, 생명력과 의식적인 자각을 균형 잡고 조화시켜, 그것들이 아갸 차끄라에서 결합하여 지식과 지복이라는 내면의 빛을 밝히고 진리를 드러내도록 하는 것이 모든 요가 기법의 목표이다.

에너지의 흐름들을 균형 잡기 위해서 요가는 이다나 삥갈라 또는 수슘나를 활성화시키는 다양한 기법들, 즉 아사나, 쁘라나야마, 샤뜨까르마, 명상을 처방한다. 이는 우리가 하나의 구조물을 활성화시키고 있다는 것을 뜻하는 것이 아니라, 요가를 통해 세 가지 가능한 존재 양식들의 근저에 있는 에너지들을 조종할 수 있다는 것을 의미한다.

작용 양식들

나디는 몸의 각각의 모든 부분, 신경 에너지와 혈액 같은 육체적인 흐름의 미묘한 대응물을 통해 움직이는 에너지의 흐름이다. 몸에 있는 수천 개의 모든 나디는, 척수를 나선형으로 휘감고 있는 이다와 삥갈라를 기초로 하고 있다. 이것들은 신체·정신적인 모든 과정을 움직이는 기본적인 두 가지 작용양식이다. 수슘나는 우리를 보다 높은 자각으로 데려가고, 이다와 삥갈라의 작용을 변형시키는 왕도이다.

몸의 각각의 모든 세포, 모든 기관, 뇌와 마음, 모든 것은 육체적인 수준과 미묘한 수준에서 양극화되고 상호 연결되어 있으며, 이것이 모든 부분이 다른 모든 부분을 돕기 위해 작용하면서 우리로 하여금 합의적·균형적·동시발생적으로 생각하고 이야기하고 행동하게 해준다. 몸에는 이것을 제어하는 두 가지 기본적인 체계인 이다와 삥갈라가 있으며, 한 가지 체계의 어떤 성분이든 자극할 경우 우리는 모든 체계를 가동시키게 된다. 이것이 바로 아사나, 쁘라나야마, 명상, 요가 기법들의 모든 설비가 작동하는 방식이며, 이것이 바로 요가가 나디에게 영향을 준다는 말이 의미하는 것이다.

미국의 콜로라도 메디컬센터대학교 정신의학과의 아더 데이크먼(Arthur Deikman)은 사람의 두 가지 주된 존재양식을 현대 심리학의 관점에서 설명하고 있다. 동시에 그는 현대의 정신생리학적인 용어로 이다와 삥갈라 나디를 설명한다. 그는 말한다. "인간이 생물학적·심리학적인 조직 차원, 즉 '행위' 양식과 '수용' 양식을 가지고 있는 성분들의 조직이라는 것을 고려함으로써 시작하자."

"행위 양식은 환경을 조종하기 위해 조직된 상태이다. 가로무늬근 체계와 교감신경계는 지배적인 심리적 매체들이다. 이 단계의 주된 심리적 현현들은 초점 주의, 대상에 근거한 논리, 고조된 경계(境界) 인식, 감각인 것에 대한 외형적인 특징들의 우위이다. 모양과 의미가 빛깔과 결보다 선호되는 것이다. 행위 양식은 필적할 만한 다양한 고통의 회피뿐만 아니라 사회적인 보상과 다양한 상징적·관능적인 쾌락을 달성하고자 하는, 영양에서부터 방어에 미치는 개인적인 목표들을 성취하는 쪽으로 지향된 분투의 상태이다."[2]

데이크먼은 수용 양식인 이다를 환경의 조종이 아니라 환경의 흡입 주위에서 조직된 것으로 설명한다. 감각-인식 체계는 지배적이며 부교감신경 작용은 지배한다. EEG는 알파파가 되는 경향이 있으며, 근육 긴장은 줄어들고, 주의는 흩어지며, 경계는 흐릿해진다. 그것은 하지 않음의 상태이다.

적극적인 양식의 축도는, 택시 운전사가 가장 혼잡한 시간에 운전하는 동안 처할 몸과 마음의 상태이다. 수용적인 양식의 축도는 요가 니드라의 깊은 이완 또는 외형적인 명상의 내향화된 상태이다. 과학적인 연구가들이 진정으로 이해하지 못하지만 요가의 주된 목표인 참된 명상 상태는, 적극적인 것과 수동적인 것이 충분히 균형 잡힌 세번째 양식 또는 수슘나 작용의 예이다. 이 상태에 있는 사람은 동시에 외부적·내부적으로 집중되어 있다. 예를 들어, 우리는 운전하고 있으면서 동시에 완전한 이완 또는 '하지 않음'의 상태에 있어야 한다. 또는 절대적으로 고요하게 앉아 있으면서 샥띠의 동적인 에너지로 충만하여 내부적으로 충분히 깨어 있고 적극적일 것이다. 이는 묘사하기 아주 어려운 상태이다.

우리의 적극적인 양식은 생존을 지키기 위해 설계되었으며, 수동적인 양식은 삶과 존재를 위한 끝없는 몸부림 속에서 휴식과 에너지 회복을 지키기 위해 설계되었다는 것을 우리는 알고 있다. 텔레파시와 심령적인 현상은 일반적으로 이 그림에 들어맞으며, 텔레파시 또한 생존을 보장하기 위해 설계되었다는 것을 가정할 수 있다. 예를 들어, 극심한 스트레스와 시급한 상황 속에서 사람들이 도움을 청하기 위해 가까운 친구들이나 친척들에게 심령적인 기별을 보냈다는 것을 우리는 알고 있다. 그 시급한 상황이, 이전에는 잠재적이던 이 능력에 어떻게든 힘을 주는 것이다. 많은 '원시적인' 사람들도 이런 힘들을 활용하며, '문명화된' 사람들이 그것들을 두고 왜 그렇게 소란을 떠는지 의아해하면서 그것들을 당연히 여긴다.

요가를 수련하여 나디를 정화시키고, 더 강해지고, 더 많이 자각하게 되면, 영적 발전의 부분으로 싯디, 힘이 나타날 수밖에 없다고 요기들은 또한 우리에게 말한다. 비록 이런 것들이 부산물일 뿐 요가 수련의 주목표는 아니라 할지라도 말이다. 이는 왜냐하면, 몸과 마음의 모든 요소들의 보다 동시발생적인 작용을 개발하여, 잠재적이었던 영역들을 각성시키기 때문인 것처럼 보인다.

균형의 필요성

이다와 삥갈라 그리고 그것들의 활동 양식이 대립적임에도 불구하고, 그것들은 보완적이므로 마음의 전체적인 건강과 평화를 위해 균형 잡혀야 한다. 그러나 이 외에도, 균형은 초월과 새로운 양식의 작용으로 가는 문을 열 수 있다.

대부분의 우리는 불균형 상태에서 인생을 보낸다. 우리는 어린 시절로부터 성장하면서 수용적인 상태 속으로 이완되는 것이 어렵다는 것을 알기 때문에 점점 더 긴 시간을 적극적인 양식으로 보내는 경향이 있다. 이는 필시 오늘날 정신신체적인 질병의 발생률이 상승하는 주된 요소일 것이다. 우리의 불균형은 우리의 사회·문화·정치적인 조직뿐만 아니라 모든 활동에 반영된다는 사실을 데이크먼의 연구는 강조한다. 종종 평가절하 되기도 하는 수용적·감정적·직관적인 양식인 이다는 결코 열등하거나 퇴화적인 것이 아니며, 사실 우리의 최고 능력들에 필수적인 요소라는 것을 그는 강조한다.

일반 대중 수준의 사회에서 이다와 삥갈라 같은 개념들을 재도입해야 할 아주 깊고 시급한 필요성이 있다는 것과, 요가와 명상 그리고 비교(秘敎)적인 철학에 대한 최근의 폭발적인 관심이 나디에서의 불균형으로부터 생기는 뿌리 깊은 고통과 긴장의 결과라는 것을 그러한 연구는 제안한다. 또한 우리 자신, 우리 과학·사회·문화에 대한 모든 접근방식이, 보다 전체적인 요가의 관점에서 오는 완전한 재고와 개정을 요구할 것이라는 사실을 지적한다.

지금은 인간 존재의 미묘하고 막연한 면들이, 생생하고 견고하며 쉽게 측정할 수 있는 물질주의적인 측면만큼 중요하다는 것을 우리가 깨달은 시간이다. 우리가 행복, 진정하고 지속적인 안전이나 마음의 평화를 찾지 못한 것은 순전히 기술, 견고한 사실, 우주의 외부적인 뼁갈라 측면에 대한 의존 때문인데, 진정한 행복이나 평화는 우리 안에 있으며 마음—이다—에서 오는 것이요 미묘하기 때문이다. 요가는 우리 삶에서 균형을 일으킬 수 있는 기법들, 미묘한 것을 깨달을 수 있을 뿐만 아니라 강화된 지성, 직관, 창조성의 과학을 통해 생명의 미묘한 측면을 실질적인 현실과 경험으로 만들 수 있는, 그리고 개인들로서, 그리고 사회 안에서 우리 삶의 타당하고 중요한 일부로 만들 수도 있는 기법들을 제공해준다.

42
나디와 뇌 제어하기

인간의 뇌는 창조물 가운데 참으로 경외롭고 놀라운 것 가운데 하나다. 두개골 안에 있는 그것은 120억 개 정도의 세포를 갖고 있으며 이 세포들 각각은 어림잡아 50만 가지의 가능한 상호관계를 가지고 있다. 우리가 모르는 훨씬 더 많은 것이 있을 수도 있는 것이다. 수학적 계산으로 어림잡아보면 뇌에는 우주의 원자보다 더 많은 가능한 상호관계가 있다.

뇌는 거의 무한한 역량을 가지고 있으며, 젤리나 차가운 귀리죽의 경도를 가진, 핑크색을 띤 회색으로 된 2킬로그램 정도의 무정형의 뇌 물질 안에 있다. 흔들리고 진동하는 이 젤리 같은 물질이 어떻게 기억하고, 생각하고, 분석하고, 느끼고, 식별하고, 직관적으로 알고, 결정하고, 창조하고, 몸의 무수한 모든 작용을 지시하면서, 전체를 통합하여 우리로 하여금 행위, 말, 생각을 동시에 할 수 있게 하는가는 우리 각자가 날마다 묵상해야 하는 것이다.

이 창조의 기적에 대한 명상, 그리고 뇌와 마음이 어떻게 작용하는가를 이해하고자 하는 시도는, 꾼달리니 각성의 전체적인 과정에 대한 이해로 이끌어 줄 수 있다. 참으로 꾼달리니가 어떻게 작용하는가에 대한 많은 이론은 뇌에 근거하고 있으며, 이 연구는 꾼달리니 각성을 위한 기초와 나디 그리고 차끄라를 더 잘 이해하도록 우리를 도와줄 수 있다. 그 무제한의 회로 안에 몸을 위한 주 제어체계들을 저장하고 있는 것만큼 수용능력이 있는 뇌는, 나디들과 차끄라들을 위한 물리적인 회로들을 가지고 있음에 틀림없기 때문이다.

뇌는 또한 몸과 마음의 접촉면이기도 하다. 모든 감각정보는 갸넨드리야

(지식의 감지기관)들을 통해 뇌로 움직이고 나서 마음으로 공급되며, 마음속의 모든 결정은 그다음에 행위기관인 까르멘드리야(행위기관)들을 통해 연속적·동시발생적·동적인 과정 속에서 몸으로 옮겨진다. 그리하여 뇌의 작용 안에서 우리는 요기들이 묘사한 나디의 작용을 볼 수 있으며, 연구는 이에 대한 우리 이해를 심화시키고 있다. 요가 기법들은 더 높고 더 좋은 존재 상태를 성취하기 위해서 몸을 자극하기 위해 이 지식을 활용한다.

뇌 속의 나디들

뇌가 요가에 의해 우리에게 전해져 내려온 인간 인격체의 이원적인 나디 모델과 들어맞는다는 것을 신경과학의 중요한 연구는 우리에게 보여주었다. 그칠 새 없는 심한 간질을 치료하기 위한 급속하고 끈질긴 시도 속에서 로저 스페리(Roger Sperry)와 그의 조수들은 환자들의 뇌를, 두 개의 뇌 반구를 연결하고 있는 중간선 구조물인 뇌량(腦梁) 아래로 분할했다. 놀랍게도 간질병 환자들이 발작을 멈추었을 뿐만 아니라, 어떻게 뇌가 작용하는가에 대한 신경생리학적인 이해를 급속히 변화시키고 있으며, 사람에 대한 모든 개념을 혁신시키고 있는 새로운 발견에 그들은 깜짝 놀라게 되었다.

뇌의 오른쪽이 몸의 왼쪽, 그리고 뇌의 왼쪽이 몸의 오른쪽을 제어한다는 것을 우리는 언제나 알고 있었다. 스페리의 발견은 여전히 초기 단계에 있어 더 많은 연구를 요구하고 있지만, 뇌의 각 측면이, 완전히 대립적이되 보완적인 양식의 의식을 처리한다는 것을 우리에게 보여준다. 이 발견은 요가의 견해를 증명하기 때문에 대단히 중요하다.

서로 다른 용어와 접근방식을 이용하고 있는 요기들과 과학자들은 사람이 두 가지 주된 양식의 작용으로 나누어진다는 같은 결론을 찾아냈다. 뇌의 회로는 이다와 삥갈라 나디, 의식(또는 지식)과 행위(또는 육체적 에너지)에 근거하고 있다. 우리는 이다와 삥갈라를 신경계의 세 가지 주된 모든 수준에서 본다.

1. **지각-운동 신경계**(sensory-motor nervous system: SMS): 몸에서의 모든 전기 활동은 두 방향, 즉 뇌로 들어가는 방향(구심성)—이다—과 뇌에서

나오는 방향(원심성)—벵갈라—으로 움직인다. 요기들은 이다에 의해 관장되는 지각신경을 갸녠드리야, 그리고 벵갈라에 의해 관장되는 운동신경을 까르멘드리야라고 불렀다. 이 신경들은 세상에 대한 인식, 그리고 세상에서의 활동에 관계한다.

2. **자율신경계**(autonomic nervous system: ANS): 이것은 바깥쪽으로 향해 있고, 스트레스를 처리하며, 에너지를 활용하고, 벵갈라가 우세한 교감신경계와 안쪽으로 향해 있고, 휴식을 처리하며, 에너지를 보존하고, 이다가 우세한 부교감신경계로 나누어진다. 이 두 가지 체계는 모든 자율적인 신체 과정들, 즉 심장, 혈압, 호흡, 소화, 간, 신장 등을 제어하고 조절한다.

3. **중추신경계**(central nervous system: CNS): 이것은 뇌와 척수로 이루어져 있으며 SMS와 ANS를 위한 통제력을 가지고 있다. 그렇지만 뇌는 이보다 훨씬 더 많은 것을 가지고 있는데, 그것은 훌륭하게 동시 작동되며 잘 조직된 성능으로 정보를 저장·통합해서 우리의 결정을 실행시키는 극도로 복잡하고 거대한 컴퓨터이기 때문이다. 그 작용은 분명코 그 부속들보다 훨씬 더 많다. 뇌의 무한한 회로 안에는 우리가 한 생애에 깨달을 수 있는 것보다 더 많은 잠재력이 있다. 요가 기법들은 규칙적인 수련으로 이 회로들을 체계적으로 밝히고 강화시키는 것이다.

이것이 바로 요기들이 우리에게 말해오고 있는 것이니, 나디와 차끄라들을 위한 회로는 척추를 따라, 그리고 뇌에서 CNS 안에 존재하는 것이다. 갖가지 요가 기법들을 통해 이 회로들을 가볍게 두드리고, 정화시키고, 강화시키며, 재연결할 수 있다면, 몸/마음 복합체를 전체적으로 변형시킬 수 있다. 요가 기법들을 위한 기초는, 다양한 부분의 신경체계와 그것에 연결되는 몸의 부위들의 입력과 출력의 총체적 결과인 것으로서, 실제로 볼 수 있는 나디/차끄라 체계가 육체적인 수준에 있다는 사실에 있다. 이 전체적인 몸/마음 복합체는 세 가지 기본적인 유형의 에너지—이다, 벵갈라, 수슘나—의 힘 위에서 작용한다. 그러므로 왜 그렇게도 많은 요가 기법들이 특정하게 이다/벵갈라 흐름을 균형 잡는 것과 그 파동에 대한 우리의 자각을 증가시키는 것을 목표로 하고 있는지를 이해할 수 있다.

왼쪽 대 오른쪽

스페리, 마이어스(R. Myers), 가자니가(M. Gazzaniga), 보겐(J. Bogen), 그리고 이후의 연구가들에 의한 과학적인 뇌 반구 연구는 뇌의 왼쪽은 보통 언어, 논리, 분석, 시간, 선형적인 작용과 관계된 반면 오른쪽은 작용에 있어 고요하고, 어두우며, 직관적·감정적·공간적·전체론적이며, 그것이 어떻게 아는가는 미스터리이지만, 그 지식을 위해 선형적인 구조적 분석을 요구하지는 않는다는 것을 우리에게 보여주었다. 뇌의 오른쪽은 이다 나디, 그리고 왼쪽은 삥갈라의 육체적인 측면이다. 선(禪)을 신경학적인 발견과 비교하고 있는 연구가인 토머스 후버(Thomas Hoover)는 그 상황을 요약해서 이렇게 말한다. "이야기하는 반구는 알지 못한다. 아는 반구는 이야기하지 않는 것이다."

뇌의 작용에 대한 이 견해를 설명하고 이해하도록 돕기 위해 수많은 대립 개념들이 이용되었다. 그 상황이 그렇게 단순하지는 않으며 각 반구는 통합된 양식으로 작용함에 틀림없지만, 작용 양식들을 분리시킬 수 있는 분명한 경향이 있다.

밝은-어두운, 의식적인-잠재의식적인, 수다스러운-말이 없는, 태양의-달의, 긍정적인-부정적인, 수학-시, 이성적인-신비스러운, 객관적인-주관

좌뇌(삥갈라)	우뇌(이다)
분석	이해
구두(口頭)적인	공간적인
현세적인	'지금 여기'
부분적인	전체론적인
명백한	함축적인
논쟁	경험
지능	직관
논리	감정
사고	느낌
적극적인	수동적인

적인, 디지털-아날로그, 그리고 그 밖의 많은 것들도 이해에 도움이 되도록 덧붙일 수 있다.

분할된 뇌에서의 감정

매사추세츠 월섬에 있는 유니스 케네디 쉬라이버 정신지체센터(Eunice Kennedy Shriver Centre for Mental Retardation)의 행동신경학과장인 신경생물학자 겸 신경심리학자 마르셀 킨스번(Marcel Kinsbourne)의 연구는, 뇌가 두 가지 주된 양식의 감정적 활동을 가지고 있다는 사실을 가리키는 두뇌작용에 관한 견해를 제시한다.[1] 그는 뇌의 두 반쪽이 서로 다른 감정적 상태를 지지한다는 것을 발견했다.

좌반구는 행복과 긍정적인 느낌을 관장하며, 우뇌는 슬픔과 부정적인 느낌을 관장한다는 것을 연구는 보여준다. 비정상적인 상태에서 우뇌 손상이 있는 환자들은 종종 쾌활하고 의기양양하며 자신들의 비정상적인 상태에 무관심하기도 하다. 반면에 좌뇌 손상은 인생에 대한 우울한 견해, 정당화되지 않는 분노, 죄의식, 절망으로 이끌 수 있다. 뇌가 손상된 피실험자들에게서 볼 수 있는 극단까지는 아니라도, 우리 대부분은 정상적인 상황에서도 한 가지 상태에서 또 다른 상태로 요동한다. 균형 잡혀 건강하지 않다면 요동의 경험은 괴로운 것일 수 있다.

좌뇌가 밝고 쾌활한 생각, 그리고 우뇌가 슬프고 침울한 생각과 연관되어 있다는 사실은, 뇌의 이 이중적인 행위가 좋음(삥길라)과 싫음(이다)을 처리하기 위해 설계되어 있다는 결론을 가리킨다고 킨스번은 이론화한다. 우리가 좋아하는 것들은, 대상이나 상황에 초점을 맞추고 나서 접근하는 좌뇌에 의해 처리된다. 이는 적극적인 양식, 외부적으로 향해 있는 삥갈라 나디의 개념과 들어맞는다. 우리는 싫어하는 것들을 피하거나 그로부터 물러나려하면서 이 상황에서의 전반적인 그림에 훨씬 더 많이 관심을 갖는 경향이 있다. 이것은 우뇌에 의해 처리되며 수용적인 양식, 내향화, 이다 나디 개념과 들어맞는다.

우뇌의 필요성

우리가 인간 존재의 필수적인 것들을 잃지 않으려 한다면, 함께 일하며 조화되어야 하는 두 가지 주된 양식 또는 체계를 뇌는 가지고 있다. 나디는 최적의 작용을 위해, 수슘나가 작용하기 위해, 그리고 우리가 인간의 요소들과 잠재력을 최대화하기 위해 균형 잡혀야 한다. 불운한 일이지만 우리 중 거의 누구도 진정으로 균형 잡혀 있지 않으며 우리 대부분, 특히 남자들은 미묘하고 직관적이며 감정적인 이다 측면보다는 순전히 외부적이고 물질주의적이며 기술적인 삥갈라 측면을 향하는 경향이 있다. 나디들 간의 불균형이 사소할 때는 그 영향을 알아채지 못할 수도 있다. 비록 그것이 우리에게 당황스럽고 우리 삶을 비참하게 만들 수 있는 방식으로 우리의 인격, 행동, 관계 등에서 나타날 수밖에 없다 할지라도 말이다. 정상적인 상황에서 일어나는 것은 극단적인 예를 볼 때 더 잘 이해할 수 있다.

하워드 가드너(Howard Gardner)와 그의 동료들은 심하게 손상된 우뇌(이다)를 가진 사람들을 연구해서, 그들이 필수적인 인간의 이해력이 없는 로봇처럼 된다는 것을 알았다.[2] 또한 그는 뇌의 두 반구 모두 함께 작용하고 있을 때만 우리는 이야기의 교훈, 감정을 묘사하는 말들인 은유 수단, 조크의 핵심 문구를 이해할 수 있다는 것을 발견했다.

우뇌가 없으면 이해력을 상실하여 모든 것을 아주 고지식하게 받아들인다. 예를 들어 어떤 사람이 '아이고 속 터져!'라고 말하면, 우뇌가 손상된 사람은 "어떻게 속이 터져?"라고 물을 것이다. 그들은 명백함, 사실은 보되 암시된 것은 이해하지 못한다. 이 사람들은 또한 적절하지 않은 순간에 조크를 말하여 그 문장이 무의미해져서 말만 만들어내는 꼴이 된다. 그들의 문장에는 중요한 점들이 상실되어 있으며 가라앉거나 단조로워져 배경의 부분이 된다. 그냥 의미나 목적이 없는 단어의 흐름만 있는 것이다. 그들은 또한 별난 것을 받아들여, 정상적으로 수용해야 하는 것을 가지고 왈가왈부한다. 그러니 요기들이 이다(수용적인 마음)라고 부르는 우뇌가, 관계, 어떻게 부분들이 전체로서 함께 어울리는가를 인식함에 있어서, 즉 이해력에 있어서 절대로 필요하다는 것이 분명해진다.

우뇌가 정상적인 이해를 위해서만 중요한 것이 아니라 직관과 보다 높은 경험을 위한 열쇠도 쥐고 있다는 것을 보여주는 증거도 있다. 펜실베이니아 의대 정신과 교수인 유진 다퀼리(Eugene D'Aquili)는, 영감의 섬광들로부터 변화된 의식 상태들에 이르기까지, 보다 높은 정신적인 상태들의 근저에 있는 회로들은 우뇌(이다)에 있으며 감정에 의해 힘을 받는다는 것을 분할된 두뇌 연구가 보여준다고 생각한다.[3] 통일된 전체로서의 실재를 보면서 세계와의 단일성의 느낌을 경험케 하는 '직관적인 신 인식'에 대한 신경학적인 서술을 다퀼리는 공식화했다. 그것은, 이떻게든 뇌의 작용을 떠맡는 뇌의 '비지배적인' 오른쪽에 있는 **두정엽**(頭頂葉)의 산물이라고 그는 느끼고 있다. 시간은 고요히 멈추고 있는 것으로 경험되며 우주와 자아의 절대적이며 완전한 합일감이 느껴진다. 둘 다 우뇌 작용의 특징들이며 이 경험은 오래 지속되면서 사람들의 삶을 전체적으로 변형시켜, 새로운 열의와 인생의 관계에 대한 더 건강하고 더 충족적인 관점을 찾게 해준다.

이 연구는 우뇌를 더 많이 알아차리고 계발하지 않으면 보다 높은 의식의 경험을 취할 수 없다는 것을 보여준다. 요기들에 따르면 우뇌와 좌뇌, 이다와 삥갈라는 그러한 경험이 일어나도록 균형 잡혀야 한다.

균형의 필요성

대부분의 우리는 내적인 생물학적 리듬에 따라 요동하면서 90~180분마다 좌뇌에서 우뇌로, 오른쪽 콧구멍에서 왼쪽 콧구멍으로, 적극적인 양식에서 수용적인 양식으로 움직인다. 이 생물학적 리듬은, 그 실제 역할과 의미가 잘 이해되지 않으며 만사가 어떻게 함께 어울리는가에 대한 이해가 아직도 부족함에도 불구하고, 잘 기록된다.

요가의 관점에서 볼 때 이 율동적인, 또는 병의 경우에는 비율동적인 흔들림은, 우리가 불균형적이라는 것과 한 가지 양식, 우리 성질의 한 가지 측면이 부단히 지배적이 되어가고 있다는 것을 나타낸다. 우리는 두 가지 측면 모두가 동등하여 균형 잡혀 있는 보다 바람직한 상태를 거의 경험하지 않는다. 요가에 따르면, 슬픈 반구와 행복한 반구가 일정한 시간 동안 균형 잡혀 있으면, 논리와 직관을 통일시키고, 감정을 변형시키며, 더 커다란 범위의 신경학적인 활동에 힘을 줄 수 있는 새로운 상태가 생긴다.

우리는 평형상태 달성의 필요성을, 그리고 그 결과로서 생기는 상태가 더 좋고 더 유쾌하며 강한 경험이라는 것을 이해해야 한다. 아인슈타인은 뇌의 양쪽을 모두 이용한 타고난 요기의 한 예이다. 빛줄기를 타는 것이 어떤 것일까를 명상하면서 그는 우뇌의 작용을 가리키는 갑작스럽고 강력한 직관의 섬광, 우주의 미스터리들을 꿰뚫는 통찰력을 가졌으며, 좌뇌에 고삐를 채워 과학을 전체적으로 변혁시키고 수백 년 묵은 뉴턴의 패러다임을 바꾼 에너지와 물질의 전환 이론을 세울 수 있었다. "진정한 것은 직관이다. 한 생각이 오고, 나는 나중에 그것을 말로 표현하려 할 수 있다."고 아인슈타인은 말했다. 그는 나디에서의 샤띠의 각성을 경험했을 뿐만 아니라 이 최초 각성이 또한 차끄라의 활성화로 이끌어주었다고 요기들은 말할 것이다. 이 강력한 경험은 그의 삶뿐만 아니라 다른 많은 삶도 변형시키고 풍요롭게 해주었다.

아마도 비분석적인 창조적 천재의 가장 유명한 예는, 1490년에 스프링차와 헬리콥터 외에, 자신의 시대 여러 세기 후에 일반적으로 통용된 다른 많은 것들을 발명한 레오나르도 다 빈치일 것이다. 그의 업적은 훨씬 더 많은 분야에 미치고 있으며, 명백히 그는 우뇌 직관을 이용하여 아이디어를 창조했는데, 왜냐하면 그의 작품 대부분은 기록된 말이 아니라 그림과 시각적 이미지의 형태로 되어 있기 때문이다.

물론 예를 들어, 수학 방정식을 풀거나 공장 생산라인에서 일하거나 경영 정책을 실행하는 동안 좌뇌만을 요구하는 때들도 있다. 그렇지만 우뇌가 이용되지 않을 경우에는 빨리 따분해지며, 그러한 단조로운 반복 활동은 우뇌 역량의 위축, 그리고 질병 상황으로도 이어질 수 있는데, 그러한 생활스타일은 창조성이 결여되어 있으며 우리에게 무의미하기 때문이다. 그것은 우리가 하는 것들에서 의미를 볼 수 있는 우뇌의 역량이 빠져 있다.

직관을 삶 속으로 가져와야 하는 시간은 온다. 비록 이것이 직관을 이용하기 때문에 우리가 또 다른 아인슈타인이 될 것이라는 것을 의미하지는 않을지라도 말이다. 직관은 먹는 것과 숨 쉬는 것만큼 평범하고 필요하다. 삶이 행복하고 창조적이어야 한다면 그것을 행위 속으로 더 많이 가져와야 한다. 대부분의 상황은 사실, 설사 우리가 깨닫지 못한다 할지라도, 올바른 결과를 위해 그것을 요구한다. 심지어 단순한 상황들조차도 직관을 요구하는데, 예컨대 차에서 기어를 바꿔야 할 때를 아는 것, 오븐에서 케이크가 구워진 때를 아는 것, 친구에게 멋진 것을 말해야 할 적시가 언제인지나 나사를 돌리기 위해 얼마나 많은 힘이 필요한가를 아는 것 등이 그런 것들이다. 우리는 우뇌를 이용하는 데 요구되는 것이 무엇인지를 느껴야 한다. 우리에게 이 정보를 줄 수 있는 책이나 사람은 없다. 내면으로부터 샘솟는 비구두적인 직관적 지식이 어떤 것이어야 한다는 것에 대한 선형구조적인 분석은 있을 수 없다. 직관적인 섬광은 시간 차원이 없으며 논리를 부인한다. 1초도 안 되는 시간 안에 전체적인 그림이 마음에 떠오르며, 과학의 미스터리들을 푸는 열쇠가 생기고, 많은 시간 여러 해가 걸리는 영감적인 작품과 연구를 위한 씨앗이 심어질 수 있다.

많은 사람들에게 직관은 알려지지 않았으며 알 수 없는 상품이다. 감각의 둔감함과 만족을 찾지 못함으로 이어지는 오랫동안의 건강치 않은 삶, 방향·목적·의미의 부족, 시종일관된 지각신경의 지나친 자극뿐만 아니라 운동부족, 앉으려 드는 생활스타일, 과식(건강치 않은 삥갈라)에 더해지는 해결되지 않은 채 계속되는 정신적 긴장과 근심(건강치 않은 이다)은 모두가, 뇌의 오른쪽에 있는 직관 장치를 손상시키는 데 공헌하며 왼쪽의 논리적인 추론 역량도 손상시킬 수 있다. 일반 의학과 심리요법의 방법들로는 작용을 복구하고 재수립하는 것이 불가능하지는 않을지라도 매우 어려울 수는 있다. 요가는 나디의 균형을 일으킴으로써 몸/마음 복합체를 다시 균형 잡고, 재통합시키며, 갱생시키고, 원기회복 시킬 수 있는 기법들을 소유하고 있지만, 어떤 사람들에게는 그것조차 너무 늦을 수도 있다.

균형 잡힌 견해

우리 대부분은 잘 기록된 90분간의 휴식(이다)과 활동(삥갈라)의 주기 속에 뇌의 한쪽에서 다른 쪽으로 요동한다. 캐나다 노바스코샤에 있는 달하우지대학의 심리학과 레이몬드 클레인(Raymond Klein)과 로진 아미티지(Roseanne

Armitage)의 연구는 좌우뇌 활동을 수반하는 과업들의 이행이 90~100분 주기로 온다는 것을 발견했다.[4] 90분 동안 피실험자들은 우뇌 과업을 잘 하고 나서 좌뇌 관련 과업으로 바꿔 잘 할 수 있었다. 이는 콧구멍 우위에서의 90분 변동과 상응하며 숨과 뇌, 그리고 그것들의 주기적인 활동 사이에 밀접한 관계가 있다는 요가의 이론과 일치함을 보여준다.

건강하지 않을 경우에는 뇌의 주기가 리듬, 시간, 작용의 질이나 어떤 다른 면에서 비정상이 될 수 있다. 모든 삶이 동요되며, 이 상황은 우리 중 그 어느 누구, 심지어 의학이 이전에 깨달은 것보다 실제로 훨씬 더 많이 일어난다. 요기들은 콧구멍의 공기 흐름을 살핌으로써 두뇌 리듬의 기능장애를 진단했다.

단지 콧구멍과 뇌만이 아니라 눈과 귀, 그리고 모든 신체 기관 사이에는 튼튼한 연결고리가 있다는 것을 요기들은 되풀이하여 주장해왔다. 물론 오늘날 우리는 해부학과 생리학으로부터 이것이 그렇다는 것을 알고 있지만, 요기들은 같은 것을 수천 년 전에 말하고 있었다. 명상 경험에서 그들은, 뇌와 몸의 나머지 속을 드나드는 신경에서의 에너지 흐름을 느낄 수 있었다. 상당한 민감성과 강인함을 계발한 기법들을 만들었기 때문에 그들은 존재의 훨씬 더 미묘한 수준들도 인식할 수 있었다. 이 기법들은 또한 그들로 하여금 나디와 뇌 그리고 모든 신체 과정들에 대한 통제력을 발휘할 수 있게 해주었다.

샴바비 무드라와 뜨라따까는 이다와 삥갈라를 균형 잡음으로써 아갸 차끄라를 각성시키기 위해 고안된 꾼달리니 요가의 가장 강력한 두 가지 기법이다. 이것이 맞는다면, 그리고 요기들에 의해 묘사된 나디가 뇌에 있다면, 그것은 요가 기법들이 뇌 반구들을 균형 잡을 수 있다는 것을 뜻한다. 분할된 뇌로부터의 연구는 이것이 맞는다는 것을 보여주고 있다. 킨스번의 연구로 정상적인 사람들에게서는 모두 우뇌로 전송되는, 시각장(viewing field)의 왼쪽에 나타나는 그림들과 왼쪽 귀의 소리가, 다른 쪽에 나타날 때보다 덜 유쾌하다는 것을 우리는 알고 있다. 우울할 때는 왼쪽을 응시하면서 오른쪽 반구에 영향을 주는 경향이 있는 반면에 행복할 때는 그 반대로 일어난다는 것을 다른 연구는 우리에게 보여준다.[5]

이 연구는 눈의 위치와 반구의 우위 간의 분명한 관계를 나타낸다. 눈이 샴바비 무드라에서는 엇갈린 채, 그리고 뜨라따까에서는 앞을 똑바로 응시한 채 이마 중심에서 안정되게 유지되어 있기 때문에, 샴바비 무드라와 뜨라따까는 뇌의 반구 활동을 균형 잡는다는 것도 그것을 나타낸다. 이런 기법들을 수련할 때조차도 우리는 머리 중심 안에서 아주 강력한 자극과 압력, 아갸 차끄라의 활성화를 느낄 수 있으며, 주관적인 경험은 동시적인 외향화와 내향화의 경험이다. 샴바비는 보다 강력한 기법으로 거의 즉각적인 효과를 유도한다. 자각이 모아진 집중은 두 나디 모두에 동시적으로 영향을 주는 것처럼 보인다.

균형 잡힌 호흡

뇌의 나디들을 제어할 수 있는 요가 능력의 훨씬 더 결론적인 증거는, 콧구멍을 통해 뇌를 제어할 수 있는 능력과 관련하여 출현했다. 미국 소크생화학연구소의 데이비드 쉐너호프 칼사(David Shannahoff-Khalsa)는 단순한 호흡 수련조차도 짧은 시간 동안의 뇌 반구 우위를 마음대로 바꿀 수 있게 해준다는 것을 보여주었다.[6] 이전의 연구가 암시적이고 이론적이었던 반면에 이 연구는, 두뇌활동과 코의 주기 그리고 인격체를 제어할 수 있는 우리 역량 사이의 분명한 관계를 보여준다.

하나의 콧구멍이 지배적인 공기 흐름을 가지면 반대쪽 뇌 반구가 우세하다는 것을 쉐너호프 칼사는 발견했다. 보다 밀집된 콧구멍을 통한 힘 있는 호흡은 덜 우세한 반구를 각성시킨다. 이것은 대단히 중요한 발견이다. EEG 반응은 네 가지 모든 유형의 뇌파(베타, 알파, 세타, 델타)에 대해 코의 공기흐름과 뇌 반구 우위 사이의 관계를 일관되게 보여주었다.

"코는 피질 활동을 변화시키기 위한 도구이다."라고 쉐너호프 칼사는 말한다.[7] 코의 주기는 수면 주기 안에 꿈꿀 때의 급속한 안구 운동(REM: Rapid Eye Movement) 국면, 비렘(non-REM) 국면을 포함시키는 기본적인 휴식/활동 주기와도 관련되지 않을까 하고 그는 생각하는데, 오른쪽 콧구멍/왼쪽 반구의 우위는 증가된 활동의 국면들(삥갈라)과 상응하고, 왼쪽 콧구멍/오른쪽 반구의 우위는 휴식 국면들(이다)과 상응하기 때문이다. 이 연구는 요기들이 우리에게 말해오고 있는 것을 증명해주며, 발견을 되풀이하고 의학과 심리학 그리고 전반적인 삶의 측면에서 파생 효과를 드러내기 위한 더 많은 실험을 요구할 것이다. 그것은 또한 우리가 두드릴 수 있다면, 우리 삶을 변형시킬 수 있는 꿈꿔보지 못한 역량들과 잠재력들이 뇌 안에 묻혀 있다는 것을 보여준다.

과학자들이 사람의 보다 깊은 면들을 탐사하기 위해 외부적인 자극인 경이로운 약들을 찾는 동안, 요가는 나디/차끄라 체계 안에서, 전체적인 인간의 존재 범위에 대한 보다 깊은 이해를 위한 간결하고 정확한 이론적인 틀, 그리고 우리의 내부 환경을 조종하고, 내부 분비물을 자극하며, 균형과 최적의 건강 그리고 보다 높은 자각을 유지할 수 있는 기법들을 제공해준다.

43
나디 존재의 증거

나디라고 하는 에너지 흐름의 심령적인 망이 존재한다는 증거는 꾼달리니 요가의 모든 과학을 과학적으로 수용하기 위해 크게 중요하다. 꾼달리니 요가의 모든 과정은 육체적·정신적인 에너지를 유도하는 나디 체계, 에너지 흐름이 육체 안에 존재한다는 전제 하에 있다.

세 가지 주된 나디(이다, 삥갈라, 수슘나)가 있으며 온몸 곳곳에 퍼져 있는 수많은 나디가 있다고 한다. 이 나디들은 몸에 근거하고 있지만 육체적인 구조물이 아니라 작용적인 것처럼 보인다. 그것들은 동적이며, 살아 있고, 움직이며, 신경과 혈관 그리고 모든 신체기관에 밀접하게 연결된 채 몸과 마음에 힘을 준다. 그것들에 해당하는 알려진 육체적인 구조적 지지체계는 없지만, 요기들은 그것들이 분명히 존재한다고 주장하며, 심지어 몸에 있는 그것들의 통로와 마음에 대한 그것들의 영향을 자세히 묘사하기까지 했다.

요가와 침술의 상응

국제 종교·초심리학회(International Association for Religion and Parapsychology) 회장 모토야마 히로시 박사[1~9]는 차끄라뿐만 아니라 나디와 경락의 존재를 입증하기 위해 시종일관 노력해오고 있다. 그는 철학과 임상심리학 박사학위를 가진 도쿄 교육대 졸업생으로, 1974년 유네스코에 의해 세계 10대 초심리학자 중 한 사람으로 인정받았다. 그는 요가 과학을 명료히 설명하고 이 지식을 과학적으로 밝혀 수용될 수 있게 만들기 위해 나름대로의 장치를 발명하기까지 했다. 그는 말한다.

"지난 2년에 걸쳐 요가의 나디와 차끄라에 대한 수많은 책을 연구함으로써 나는 아사나, 무드라, 쁘라나야마, 다라나가 나디 체계에 대한 지식을 근거로 독창적으로 발전되었다는 것을 확신할 수 있었다."

모토야마는 침술과 요가의 나디 개념이 같은 토대를 가지고 있으며 2000년에 걸쳐 서로에게 영향을 주어왔다고 말한다. 즉 우리는 수천 년 동안 운용되어온 체계들을 다루고 있는 것이다. 이 자체가, 사람들이 그렇게 오랫동안 그 이론을 받아들여 따라올 수 있었던 견고하고 탄탄한 것이 그것들의 바탕에 있음에 틀림없다는 것을 믿을 수 있는 이유이다. 결과를 주지 않는 체계들은 보통 빨리 폐기된다.

침술과 요가의 상응의 일례로서 모토야마는, 침술의 **삼초**(三焦) 개념과 요가 생리학에서 말하는 몸의 다섯 가지 쁘라나가 거의 동일하다는 것을 지적한다. 침술의 하초(배꼽 아래 부위)는 아빠나에 해당하며, 중초는 횡격막과 배꼽 사이의 사마나에 해당하고, 상초는 목구멍과 횡격막 사이의 쁘라나에 해당한다.

요가는 또한 차끄라가 심령적인 에너지를 육체적인 에너지로, 그리고 육체적인 에너지를 심령적인 에너지로 전환시키는 에너지 변환기로 작용한다고 말한다. 그것은 이 에너지를 나디를 통해 몸으로 보급한다. 여러 경락은 차끄라와 나디에 속하는 지역에 있으며, 예컨대 척추의 **독맥**(督脈)은 수슘나 나디와 부합하고, 몸의 앞쪽 중간선을 따라 흐르는 **임맥**(任脈)은 꾼달리니 끄리야에서 이용된다. 여러 경락은 차끄라 위치에서 시작하거나 끝난다.

나디의 증거

나디와 경락의 존재를 입증하기 위해 모토야마가 개발한 기계 중 하나는 AMI(Apparatus for Measuring the Functional Conditions of Meridians and their Corresponding Internal Organs, 경락과 그 상응 내부기관의 작용조건을 측정하기 위한 장치)이다. 이것은 몸의 전류를 측정하기 위해 설계된 도구로, 직류 전압의 전기충격에 대한 반응으로서의 몸의 전류뿐만 아니라 언제나 존재하는 안정된 상태의 전류도 측정한다. 그는 그것을 손톱과 발톱의 기초부위를 따라 나란히 있는 특별한 경혈의 부하를 측정하기 위해 이용한다. 이런 경혈을 **천혈**(泉穴)이라고 하며 심령적인 에너지가 몸을 드나드는 경락의 터미널이라고 한다.

경락과 나디의 존재를 실증하기 위해 고안된 실험에서 모토야마는, 전기자극을 주기 위해 왼팔 뒤와 몸의 앞쪽을 따라 있는 왼쪽 **삼초**를 따라 놓인 일곱 개 경혈 위에 전극을, 그리고 그 지역에서 멀리 떨어진 오른 손바닥 위의 한 지점에 임의의 전극을 대었다. 그리고는 통증을 주는 20볼트 충격을 네번째 손톱 끝에 있는 피실험자의 **삼초** 천혈 또는 시작점에 가했다. 1000분의 몇 초 뒤에 그는 통증에 대한 반응에 따라 교감신경계의 흥분으로 야기된 모든 전극에서의 전반적이고 동등한 육체적인 반응을 기록했다.

또한 그는 나디가 존재한다는 것을 입증하기 위해 아주 온화하고 통증과 감각이 없는 충격을 같은 지점에 가하여 2,3초 뒤에 **삼초**와 연결되어 있다고 고대 이래로 말해지는 특정한 지점들에서만 전기적 반응을 기록했다. 다만 손바닥 전극이나 몸의 다른 어떤 부위에서도 반응은 기록되지 않았다. 배꼽 바로 아래에 있는, 경락의 반대 끝에 있는 전극에서 가장 커다란 반응이 발견된 것은 흥미로운 사실이었다. 그 현상을 설명할 수 있는 생리학적이거나 신경학적인 연관성은 알려지지 않았지만, 요가와 침술의 설명은 이 실험에 의해 확인되었다.

나디와 경락에서의 에너지 움직임이 우리가 신경에서 볼 수 있는 것보다 훨씬 더 느리기 때문에, 경락을 전기적으로 자극하는 것의 효과가 신경학적인 과정이 아니라는 점을 깨닫는 것은 매우 중요하다. 우리가 다루고 있는 에너지는 다른 것, 우리가 여태 이해하지 못한 다른 형태이다. 이 사실은 일본의 지바 의대 나가하마(Nagahama) 박사의 작업으로 실증되었는데, 그는 감각이 경락을 따라 지나가는 데 걸리는 시간이 신경전도(5~80m/초)보다 수백 배 느리다(15~48cm/초)는 것을 보여주었다. 그러므로 다른 전송 채널의 존재를 가정해야 하는데, 나디는 이 설명에 정확히 들어맞는다.

또 다른 실험에서 모토야마는, 색을 변화시킴으로써 온도의 변화에 반응하는 액체 결정체로 이루어진 페인트를 피실험자의 팔에 칠했다. 경락의 천혈을 열로 2~5분 동안 자극했을 때, 일정한 피실험자들의 액체 결정체들은 자극을 받고 있는 경락을 따라 띠 모양으로 색을 변화시켰다. 이것은 위의 연구를 한층 더 지지해줄 뿐만 아니라, 쁘라나의 특징들 중 한 가지가 몸에서 열을 발생시키고 있다는 요가의 또 다른 주장도 실증해준다.

신경생리학 같은 신체 메커니즘에 대한 현대의 지식과는 부합하지 않지만, 실험실에서 기록할 수 있는 육체적인 대응물을 가지고 있는 어떤 종류의 에너지 흐름이 몸에 있다는 사실을 가리키는 몸에서의 미묘한 변화들을 모토야마는 시각적으로 증명하고 측정할 수 있었다. 이 에너지 흐름의 정확한 성질, 미묘한 육체적 구조와 거친 육체적 구조 사이의 연관성들, 쁘라나가 몸에 작용하는 방법은 앞으로 명확하게 밝혀야 할 것들이다.

우리가 알고 있는 것은 우리가 새로운 현상을 다루고 있다는 것, 또한 몸과 마음, 그리고 에너지와 의식의 관계를 이해한다는 측면에서 현 시대의 요구와 지대한 관련을 가지는 아주 중요한 것을 취급하고 있다는 것이다.

나디와 질병

모토야마의 실험들은 또한 그가 측정하고 있는 에너지가 그저 주변적인 현상, 전기·화학적인 공정의 부산물이 아니라 우리 건강에 가장 중요하다는 것을 보여준다. 그는 나디 체계의 전기적 상태 측정을 이용하여 우리 몸뿐만 아니라 개별적인 각 기관의 건강상태에 대해서도 알 수 있는 시스템을 개발했다.

AMI는 고감도를 가졌으므로 활동에서의 사소한 변화를 기록할 수 있다. 그것은 나디 체계의 서로 다른 세 가지 상태를 측정한다. 첫번째는 언제나 우리 몸에 존재하는 것인 기본선 판독 또는 안정 상태 평가이다. 이것은 전반적인 장기적 체질에 대해 말해준다. 둘째, 그것은 우리가 사건들에 어떻게 반응하는가를 말해주는, 아주 온화하고 감각 없는 전기적 자극에 대한 몸의 반응을 측정한다. 그리고 셋째, 그것은 몸과 기본적인 세포조직 저항의 일시적인 작용에 관한 정보를 주는 자극의 여파를 기록한다.

수천 가지의 판독이 기록되었으며, 우리 대부분은 '정상적인' 평가 범위에 부합한다는 것이 발견되었다. 기록된 평가가 보통 이상일 경우에는, 경락이 대부분의 사람들과 상대적으로 지나치게 활동적인 한편, 낮은 평가는 나디의 활동이 부족하다는 것을 나타낸다. 예를 들어, 모토야마가 미국 스탠포드대학에서 연구한 한 남자는 폐암을 가지고 있었다. 정상치 1000 대신 이 사람은, 그 지역에서 에너지가 크게 고갈되었다는 것을 보여주는 겨우 150 평가치를 가지고 있었으며 정말로 많이 아팠다. 일본의 많은 병원에서는 모토야마의 AMI 기계를 이용하여 환자들을 검색하고 있으며 일본의 가나가와 갱생센터 (Kanagawa Rehabilitation Centre)에서는 X-선과 생화학의 결과를 그것과 비교하고 있다. 지금까지의 결과는 아주 호의적이었다.

몸 양쪽에서의 작은 전기 자극에 대한 반응으로 경혈에서의 전기적인 피부저항의 평가치를 측정하고 나서 좌우측의 평가치를 비교함으로써, 판독에 어떤 불균형이 있으면 측정되고 있는 경락과 연결된 기관에 병이 존재한다는 것을 모토야마는 알아냈다. 1.21 이상의 퍼센트 차이는 병을 가리킨다는 것을 그는 발견했다. 예를 들어, 왼쪽의 심장 경락 평가치가 오른쪽보다 1.21배 이상 더 크면 EGG는 비정상적인 리듬을 보일 수 있다. 간과 방광, 그리고 위의 경락에 불균형이 있는 것으로 발견되었지만 복통 증세만을 가지고 있었던 한 환자는 담석이 있는 것으로 X-선 상에 나타났다. 모토야마의 실험실 조수 중 한 사람은, 방광염이 있는 것으로 진단되기 바로 전에 좌우 방광과 신장의 평가치 사이에 큰 차이를 보였다.

요기들도 비정상적으로 높은 판독치를 가지고 있는 것으로 발견되었지만 병이 없었다는 것을 주목하는 것은 흥미로우며, 이는 요가 기법들의 결과인 신경체계의 더 큰 활동범위를 가리킨다고 모토야마는 말한다.

이런 발견은 요기들이 나디에서 흐르고 있는 것으로 경험해온 쁘라나 에너지 또는 기가 실재한다는 것을 나타내기 때문에 매우 중요하다. 나디, 특히 이다와 삥갈라에서의 불균형은 병을 일으킬 것이며, 요가 기법들은 나디에 작용함으로써 이 상황을 교정할 수 있다고 요기들은 말한다. 모토야마의 작업은 이를 실증해준다. 쁘라나는 실재하며, 물리적인 것이고, 측정할 수 있을 뿐만 아니라, 그 균형 잡힌 활동은 우리 건강에 치명적으로 중요하며, 우리는 몸의 다양한 기관에서의 쁘라나 활동을 측정하여 절박하거나 현존하는 질병을 진단하고, 그로써 그것이 너무 커지기 전에 상태를 예방하거나 치료할 수 있다는 사실을 그것은 보여준다.

그러한 연구는 의학에서의 새로운 진단 기법들을 위한 길을 닦고 있다. 우리는 우리 존재의 보다 미묘한 면들을 몸에 대한 현대의 과학적인 이해 속으로 흡수하기 시작하고 있으며, 삶을 개선하고 사회를 향상시키기 위해 병에 맞서 설비에서 이 지식을 활용하고 있다.

나디의 불균형

모토야마의 연구는 육체적·심령적인 특성들을 가지고 있는 에너지 흐름이 몸 안에 있다는 요기들의 주장을 뒷받침해준다. 나디는 본질적으로 콧구멍에서의 숨의 흐름과 관련되어 있다고 요기들은 또한 말한다. 오른쪽 콧구멍의 숨은 뼁갈라(좌뇌)의 작용과 관련되며, 왼쪽 콧구멍의 숨은 이다(우뇌)의 작용과 관련되어 있다. 이 사실은 콧구멍에서의 숨의 흐름을 지켜봄으로써 외부 환경과 관련하여 몸과 마음의 상태에 대해 알 수 있는 과학인 스와라 요가의 기본이다.

나디가 콧구멍과 관련되어 있다는 사실은, 꾼달리니 요가에서 가장 중요하고 기본적인 요소들 가운데 하나인 쁘라나야마 과학의 기본이다. 몸과 마음의 보다 깊고 보다 미묘한 면들을 제어하는 법, 에너지를 방출시켜 그것을, 우리가 에너지를 주고 치유·각성시키고자 하는 몸의 지역들로 보내는 법을 배울 수 있는 것은 바로 숨의 흐름을 조종함으로써 가능하기 때문이다. 숨의 흐름과 콧구멍의 이 관계는 루마니아의 연구에 의해 증명되었다.

루마니아 부쿠레슈티의 이비인후과 전문의인 리거(I. N. Riga) 박사는 코 격막(膈膜)의 뒤틀림과 이탈에 기인한 한쪽 코 장애로 고생하는 거의 400명의 환자들을 연구했다.[10] 89퍼센트의 경우가 왼쪽 콧구멍으로 더 많이 숨 쉬었으며, 만성 부비강염(副鼻腔炎), 중이염과 내이염, 부분적이거나 전체적인 후각·청각·미각 상실, 재발성 인두염, 후두염, 편도선염, 만성 기관지염 같은 일정한 유형의 호흡기 질환에 더 걸리기 쉽다는 것을 그는 발견했다.

왼쪽 콧구멍(이다)으로 숨 쉬는 이런 사람들은 건망증, 지능 약화, 두통, 갑상선항진, 심장병, 위염, 대장염, 위궤양, 간 기능 약화, 변비, 성욕감소·월경불순 같은 생식기 문제처럼 아주 다양한 보다 먼 이상들 중 한 가지나 그 이상으로 고생하기가 더 쉽다는 것도 그는 발견했다.

숨이 오른쪽 콧구멍을 통해 지배적으로 흐르는 환자들은 고혈압에 걸리기 쉬웠다. 코의 기형 교정이 질병상황을 덜어주도록 도와준다는 것을 리거는 발견했다.

리거의 연구는 요가의 나디 이론을 뒷받침해주며, 콧구멍과 그 숨의 흐름이 우리가 이전에 깨달은 것보다 훨씬 더 중요하고, 작용이 알려지지 않은 많은 신경학적·심령적인 관계를 가진다는 것을 나타낸다. 그것은 나디의 불균형이 질병상태와 관련 있다는 것을 보여주는 모토야마의 작업을 뒷받침해주며, 요기들이 말한 것처럼 콧구멍이 몸과 마음을 들여다볼 수 있는 창문이라는 사실, 의학이 많은 질병상황을 진단하는 데 그것을 이용할 수 있다는 사실을 가리킨다.

뿐만 아니라 콧구멍과 쁘라나야마 과학은, 우리 존재의 보다 미묘한 수준들에서 신경계와 심령적인 에너지에 영향을 줌으로써 몸과 마음에 영향을 줄 수 있게 해준다. 콧구멍은 단지 질병을 경감시키는 것보다 더 많은 것을 할 수 있는 스위치이다. 숨의 속도, 정도, 리듬, 길이, 시간을 제어함으로써, 콧구멍에서의 들숨 대 날숨의 비율을 바꿈으로써, 그리고 숨을 멈춤으로써, 고조된 자각과 변화된 의식 상태를 성취하기 위해 신경학적이고 정신적인 과정들을 활성화시키거나 누그러뜨릴 수 있다.

요가는 질병과 걱정으로 고통 받는 오늘날의 세계에서 값을 헤아릴 수 없는 보석인 자기조절의 과학이다. 그것은 내부적인 에너지 흐름에 대한 지식, 그리고 그에 의한 우리 존재의 내적인 과정에 대한 지배력, 자율, 독립성, 현대의 삶의 부단한 요구와 압력에 대처할 수 있는 능력에 대한 자신감을 선사한다. 결국 규칙적이고 진지한 수련과 유능한 스승에 의한 올바른 안내는 나디를 균형 잡아주고 궁극적으로는 꾼달리니를 각성시켜준다.

44
차끄라의 신경생리학

차끄라는 육체적·생리적·행동적·심령적·상징적·신화적·종교적·과학적·진화적·영적인 관점 등과 같은 많은 시각으로 해석할 수 있다. 그것은 인간의 구조 안에 소우주적인 면, 그리고 동시에, 삶에 대한 우리의 인식과 경험을 전체적으로 에워싸는 대우주적인 면을 같이 가지고 있다. 어떤 수준에서 살피든 그것은, 서로에게 덧붙여질 때 인간의 인격체에 대한 전체적인 그림을 구성하는, 계층적이고 맞물려있으며 상호의존적인 만달라 시리즈를 나타낸다.

우리 각자는 차끄라를 기어오르는 일정한 진화 지점에 서 있으며, 이는 우리가 어떻게 세상을 보는가를 결정할 것이다. 예컨대 스와디스타나에서 사는 사람은 세상을 욕망충족의 측면에서, 마니뿌라에서 사는 사람은 권력본능충족의 측면에서, 아나하따에서 사는 사람은 모든 인류에 대한 자비와 사랑의 측면에서 세상을 본다. 차끄라의 진화 정도는 신경체계와 의식상태 안에서의 활동에 상당히 의존한다. 낮은 수준에 있는 사람은 높은 수준에 있는 사람을 이해할 수 없는 반면에, 높은 수준에 있는 사람은 전에 더 낮은 수준에 있어본 적이 있으며, 보다 폭넓은 범위의 경험을 가지고 있고, 중요하게도 인생의 경험들을 다룰 수 있는, 서로 다른 수준들에서 인식할 수 있는, 그리고 인생의 요구를 해석하고 그에 따라 행할 수 있는, 각성되거나 활성화된 더 많은 회로를 가지고 있다.

심지어 같은 차끄라 안에도 서로 다른 진화·균형·활동 수준들이 있어, 마니뿌라에 살고 있는 어떤 사람이 같은 마니뿌라에 있는 다른 사람보다 더 많이 자각하고 있을 수도 있으며, 그의 중추가 더 많이 균형 잡히고 각성되어 있을 수 있다. 그리하여 그는 자신의 힘을 자신의 에고 만족을 위한 파괴적이고 부정적인 방식이 아니라 사람들을 돕기 위한 건설적이고 긍정적인 방식으로 이용할 수 있다. 성인은 일반적으로 어린아이보다 더 진화된 마니뿌라 차끄라를 가지고 있어, 그 아이가 나비의 날개를 떼어내거나 쾌활하게 개미와 곤충을 짓밟는 동안 그를 위험으로부터 보호해준다. 물론 이것은 상대적이며 개인에 따라 다양하다.

차끄라 체계의 각 수준은 다양한 육체적 · 감정적 · 정신적 · 심령적 · 영적인 요소들의 총합이다. 각 차끄라는 그 자신의 신경학적인 망상조직과 내분비선을 가지고 있으며 이것들은 몸의 다양한 기관과 체계들을 이어준다. 이 기관과 체계들은 다시, 각각 감정적 · 정신적 · 심령적인 요소들을 가지고 있는 뇌의 제어 메커니즘에 연결되어 있다. 차끄라는 다양한 존재 수준들 사이의 연결점인 에너지 변환기와 같으며 에너지를 전환시켜 다양한 수준들로 올리거나 내려 보낸다.

그러므로 척수에 있는 각 수준을, 몸의 다른 부분을 제어함과 동시에 신경계와 마음에서의 한 작용수준을 나타내는 것으로 생각할 수 있다. 예를 들어, 아갸는 그 문제에 관해서는 물라다라나 그 어떤 차끄라보다 훨씬 더 복잡한 중추로, 대뇌피질의 가장 진화된 회로들과 관련된 직관적이고 보다 높은 정신적 능력들을 제어하듯이 제어한다. 아갸는 그 상징으로 두 잎 연꽃을 가지고 있으며, 우리는 이것을 그 중심 지점으로서 송과선을 가지고 있는 뇌의 두 반구를 나타내는 것으로 생각할 수 있다. 물라다라는 반면에, 모든 짐승과 파충류 그리고 심지어 새들에게도 공통적인, 뇌의 바닥에 있는 아주 단순하고 원시적인 신경학적 회로들과 관련된 아주 깊고, 강력하며, 원시적이고, 동물적이며, 무의식적인 충동과 본능들을 제어한다.

뇌 안의 차끄라들

테크놀로지, 측정 능력, 외과 기술, 순수한 선구자적 통찰력에서의 환상적인 진보에 의해 촉진된 신경학에서의 발견들은, 사람에 대한 개념들을 혁신시키고 의학과 심리학, 그리고 전반적인 삶에서 새롭고 더 나은 기술 속으로 우리를 밀어붙이겠다고 약속한다. 아인슈타인의 상대성 이론 발견처럼, 이 발견들의 효과가 침투해 내려가 흔하게 이용되기까지는 시간이 걸린다.

뇌는 연구되어야 할 지역이 접근하기 어렵고 미묘하기 때문에, 모든 부위 중에서 연구하기 가장 어려운 것 중에 하나이다. 뇌를 연구함에 있어서는, 고유하며 거의 해결할 수 없는 문제도 있다. 사람은 자기 뇌를 이용하여 그 자신의 뇌를 연구하고 이해한다. 이는 마음으로 마음을 이해하거나, 손으로 같은 손을 잡거나, 눈으로 같은 눈을 보려하는 것과 같다. 우리는 외부 사물이나 사람을 알 수 있는 것처럼 객관적으로 우리 자신을 알 수는 없는데, 우리가 지식 자체이기 때문이다. 이 밖에도 아주 적은 사람들만이 의사들로 하여금 자신들의 두개골을 열어 안을 볼 수 있게 해준다.

신경외과의사들과 요기들은 둘 다 자신들에 대한 진실과 실상을 알고자 하기 때문에 공통적인 기반을 공유한다. 다른 것은 바로 접근방식뿐이다. 뇌의 회로를 기계적이고 외부적으로 능숙하게 다루어 그 비밀을 밝히기 위해, 과학적인 연구가들이 뇌에 객관적으로 접근해서 칼과 메스로 그것을 공격하고 해부하며, 전극으로 그것을 탐사하고, 사진과 엑스레이로 찍으며, 그것에 자극을 주고 약물을 넣는 동안, 요기들은 명상을 통해 직접 경험함으로써 과학적으로 뇌의 비밀을 발견하기로 결심했다. 그들의 발견은 현대 과학의 발견과 일치한다.

요기들은 육체적·심령적인 요소들이 있는 회로들과 중추들이 몸 안에 있다는 것을 발견하여 그것들을 나디와 차끄라라고 불렀다. 우리는 지금 이것을 당연한 것으로 여기지만, 이런 연구가 현대의 현미경과 장비의 도움 없이 수천 년 전에 이루어졌다는 것을 기억해야 한다. 요기들은 놀라울 정도로 완전하고 실질적인 기법 체계들을 이루었을 뿐만 아니라, 오래전 그 당시 척수 안에 상호 연결되어 있으며 계층적 망상조직으로 되어 있는, 몸에 있는 여섯 가지 주요한 으뜸 중추들인 차끄라들이 있다는 발견 위에서 자신들의 기법을 발전시켰다. 또한 이 차끄라들 모두가 순전히 육체적인 구조들과 반드시 상응하지는 않는 에너지 흐름들의 망상조직에 의해 뇌에 연결된 그 나름대로의 분명한 육체적·심리적·행동적인 특징들을 가지고 있다는 것을 관찰했다. 그들은 이 으뜸 차끄라들에 부수적인 2차적인 많은 중추들도 발견했다.

척수의 차끄라들은 일정한 육체적·심령적인 경험들을 끌어내기 위해 주의, 정신적·심령적 에너지, 숨, 몸자세들을 집중시킴으로써 다뤄지는 지점들이라는 것도 발견되었다. 그 기법들은, 몸·감정·마음·심령·영의 가장 기본적이고 생명유지에 필요한 본능과 욕구들을 제어하는 법을 배울 수 있게 해준다.

신경생리학과 해부학을 통한 최근의 발견은, 생명유지에 필요한 신경망과 내분비 기관들이 몸과 척추 그리고 뇌 안에 존재하며, 요기들이 설명한 수준들에 상응한다는 것을 보여준다. 이런 발견들은, 요기들의 체계가 그저 단순한 운동과 이완 이상이라는 그들의 주장을 뒷받침해준다. 그것은 몸, 마음, 신진대사, 인격체를 제어할 수 있는 도구들을 공급해주는 방법이다.

삼위일체의 뇌

미국 국립정신건강협회(National Institute of Mental Health) 뇌 진화행동 연구소의 신경생리학자이자 소장인 폴 맥클린(Paul MacLean) 박사는, 사람의 뇌가 기능적으로 세 가지 주요 부위, 상호 연결된 세 가지 생물학적 컴퓨터로 나누어지며, 그 각각은 자신의 특별한 지성, 주관성, 시간과 공간 감각, 기억, 운동, 그리고 그 밖의 기능들을 가지고 있다는 것을 증명했다.[1] 각각의 뇌는 별도의 진화적 단계에 상응하며 또한 신경해부학적·기능적으로 구별되면서, 뇌의 주요 신경화학물질인 도파민과 세로토닌의 두드러지게 다른 분포율을 가지고 있다. 이런 수준들을 주의 깊게 조사하여 신경과학자들과 요기들의 설명을 비교한다면, 양쪽 다 같은 것을 말하고 있다는 것을 알게 된다(그림 1, 2 참고).

세 가지 수준을 파충류, 포유류, 인간 수준이라고 한다.

1. **파충류 복합체**는 숨골, 그리고 깨어 있는 의식적 상태를 책임지는 부분인 망상활성조직의 부분을 포함하는 곳으로 뇌의 가장 꼭대기에 있는 척수와 뇌의 하부 지역을 포함한다. 이 지역은 심장·혈액순환·호흡의 조절을 포함하는 자아보존과 생식을 위한 기본적인 신경조직을 내포하고 있다. 그것은 짝

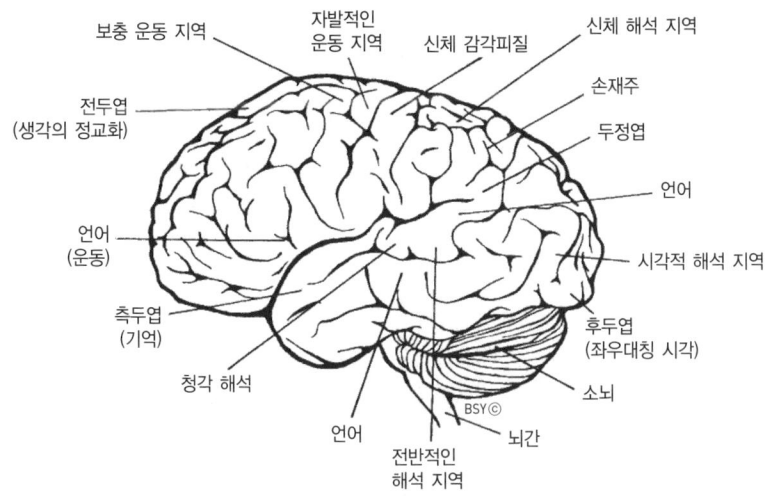

그림 1. 뇌의 바깥 표면

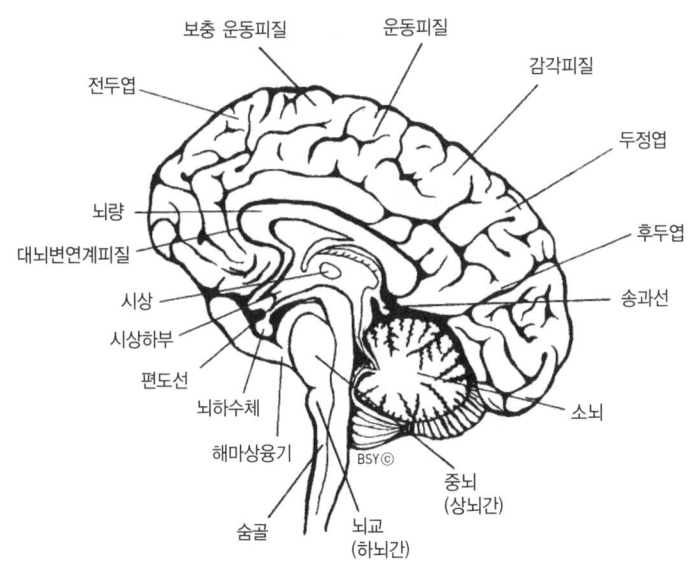

그림 2. 뇌의 안쪽 표면

짓기, 사회적 계급제도, 일상에 대한 고집, 선례와 의례에 대한 복종, 천박한 유행모방 등을 제어한다.

맥클린에 따르면, 파충류 복합체는 공격적인 행동, 세력권 의식, 의례, 사회적 계급제도의 수립에 있어 중요한 역할을 한다. 이 지역은 물라다라와 스와디스타나 차끄라들에 대한 설명과 상응하는데, 이런 중추들은 가장 기본적이고 원시적인 동물적 충동과 본능, 즉 기쁨과 사랑 그리고 자아자각이 없는 어둡고 원시적이며 단조롭고 반복적인 존재 안에서 기본적인 살기, 먹기, 잠자기, 자손 낳기를 유지한다고 요기들이 우리에게 말했기 때문이다. 그것들은 가장 깊은 무의식적 · 잠재의식적인 마음과 관련이 있다.

맥클린과 그의 동료들은 이 지역이 대부분 사람들의 삶을 지배한다는 것을 발견했는데, 이는 물라다라와 스와디스타나의 작용이 더 높은 중추들에 의해 수정된다 할지라도, 대부분의 사람들은 이 두 수준에서 산다는 요기들의 말과 일치한다. 우리는 맹목적인 일상 의례의 한계 안에서 보다 낮은 차끄라들에 의해 제어된 채 그것들을 자극하면서 대부분의 시간을 보낸다.

맥클린은 이것이 신경논리학적으로 사실이라는 것도 보여주었다. 태어난 지 하루나 이틀 지난 햄스터에서 대뇌피질을 제거하고 파충류 복합체와 대뇌변연계만 남겨둔 맥클린은, 햄스터들이 정상적으로 성장하고 출산하는 등 정상적인 모든 형태의 행동을 보인다는 것을 발견했다. 그들은 시각피질 없이도 볼 수 있었다. 또한 그는 파충류 복합체만 남은 새들이 정상적으로 움직이면서 대부분 종류의 커뮤니케이션과 일상생활을 해나간다는 것을 발견했다. 이 연구는 우리의 일상 작용이 이 원시적인 지역들에 의해 제어된다는 것과, 깔끔하게 정돈된 사회적으로 수용되는 생활스타일의 기본적인 문제와 요구들을 처리하기 위해서 훨씬 더 많은 부분의 뇌가 정말로 필요하지는 않다는 것을 보여준다. 우리는 보다 높은 중추들을 거의 자극하지 않으므로 실제로 범사의 요구에 대처하는 것이 어렵다고 생각한다. 이것이 바로 뇌의 10분의 9나 그 이상인 이용되지 않은 내적인 역량을 계발하기 위해서, 그리고 보다 높은 중추들의 계발을 자극하기 위해서 요가를 수련하라고 요기들이 우리에게 말하는 까닭이다.

인간의 온전한 외관 밑에는 본능적이고 비이성적인 원시적 창조물, 동물적이며 금지된 모든 것의 하이드(Mr. Hyde) 혼합물이 숨어 있다고 심리학은 말한다. 프로이트는 이것을 욕망과 열정, 그리고 감정과 우리가 누구인가에 대한 감각의 근저에 있는 에너지를 일으키는 무의식적 지역인 **이드**(id)라고 했고, 요기들은 이것을 물라다라와 스와디스타나라 했다. 또한 요기들은 무의식·잠재의식적인 지역들은 스스로를 지배하는 두 중추를 가지고 있는데, 하나는 회음, 다른 하나는 골반뼈 뒤의 척추에 자리하고 있으면서 성욕과 그에 관련된 모든 행동을 제어한다고 말한다. 심리학자들과 요기들은 모두, 우리 대부분이 이 기본적인 음식(생존)과 쾌락에 대한 충동을 만족시키고 충족시키기 위해 애쓰느라 대부분의 시간을 보낸다고 말한다. 예를 들어, 우리 시간의 많은 부분은 의식주와 쾌락을 구할 수 있는 돈을 벌기 위해 할애된다. 인생에 이보다 훨씬 더 이상의 것이 있다는 점을 우리 대부분은 깨닫지 못한다.

요가를 수련함으로써 우리는 이 중추들을 육체적으로, 그리고 또한 본능과 충동의 수준에서 균형 잡고 제어하며, 그것들의 에너지를 원시적인 강제적 의례로부터 풀어주어, 보다 높은 의식의 각성을 위해 그것을 수슘나를 통해 더 높은 중추들로 올려 보내는 방법을 배운다.

2. **포유류 구조물들**은, 덜 의례적이며 더 자생적인 감정과 기억 그리고 그 밖의 행동을 제어하는 대뇌변연계의 지배를 받는다. 이 체계는 또한 쾌활한 행동, 유쾌함, 경외, 경이, 그리고 사랑 같은 더 인간적인 감정들을 제어하는 것으로 생각된다. 뇌의 이 부분 지역들이 손상되면 모성행동결손과 놀이부재증세가 생긴다는 것을 맥클린은 발견했다.

대뇌변연계 안에는 분노, 경악, 두려움, 응징, 근심, 갈증, 욕망, 쾌락, 고통, 성, 기쁨, 사랑의 느낌들을 위한 행동중추들이 있다. 이 지역은 그리하여 마니뿌라와 아나하따의 작용과 관련된다. 차끄라들과 연관된 배꼽과 심장 뒤의 척수 지역들을 자극하면, 차끄라들과 연관된 육체적·정신적·행동적 수준들에 있는 갖가지 요소들을 작동시키기 위해 에너지를 뇌로 보낼 것이다.

3. **인간 측면**의 뇌는 지성과 특징적인 인간의 인지 작용 가운데 많은 것의 자리로서 가장 최근에 진화된 신피질이다. 놀라운 속도와 정확성으로 다양한 능력이 통합·동시발생되는 것은 바로 여기에서이다. 피질은 사고, 계산, 분석,

식별, 직관, 창조성, 상징이용, 계획, 미래에 대한 기대, 예술적·과학적 표현, 그리고 그 밖의 무수한, 고도로 진화된 인간만의 능력들을 가능하게 만든다.

뇌의 전두엽은 특히 중요하며 가장 최근에 진화된 부분이라는 것을 우리는 알고 있다. 뇌의 이 부분은 다른 구역들과 관련하여 바로 인간의 자아자각 역량과 이 자아자각에 대한 지식(우리는 우리가 알고 있다는 것을 알고 있으며 그것도 알고 있다)을 책임진다고 연구가들은 생각한다.

전두엽이 심하게 손상되었거나 전두엽 절제술을 받은 환자들은 미래를 계획할 수 없으며 연속적인 자아 감각이 결여되어 있다. 그들은 일정한 행위가 미래에 어떤 영향을 줄 것인지를 알지 못한다. 그러한 사람들은 둔하고 느려지며 자신이나 남들 또는 자신들이 말하거나 행동하는 것에 대해 관심을 갖기를 그만둔다. 그들은 상상력이 심각하게 결여되고, 삶에 대한 흥미가 상실된 우호적이며 협조적인 식물이다. 그들은 강렬한 고통을 겪고 있을지도 모르지만 그 사실에 대해 신경 쓰지 않고 있을지도 모른다.

전두엽은 계획과 식별, 미래에 대한 기대, 그리하여 순전히 인간적인 근심의 감정을 책임진다고 한다. 이것은 실제적인 사건과 관련된 두려움과는 다르다. 근심은 미래 사건과 관련된 정신적 사건이다. 그것은 가족단위, 사회, 자비에 관심을 갖는 개인과 종으로서의 생존과 진화를 위해 귀중하다. 뿐만 아니라 그것은 법과 경제·정치 제도의 형성을 유발하고, 예술, 학문, 종교, 윤리 체계, 모든 철학의 발전과 물질·정신적으로 안정된 문화의 발전을 유발하는 세력이다. 우리가 계획할 수 있는 역량을 계발함에 따라, 전두엽은 도구 다루기, 그리기, 쓰기, 그리고 인간의 문화발전을 위한 그 밖의 기본적인 것들을 위해 우리 손을 해방시켰다.

죽음에 대한 지식과 그것이 일으키는 근심은, 인생을 최대한 이용하도록, 그리고 죽음에 대한 생각에 대처할 수 있게 도와주는 종교적이거나 영적인 체계를 발전시키도록 우리에게 박차를 가한다. 그것은 또한 우리를 죽음으로부터 해탈시켜 불멸로 데려가는 요가 과학으로 이끌어주기도 했다.

전두엽은 기대에 관계될 뿐만 아니라 미래를 들여다보는 것에도 실제로 관계된다고 데이비드 로예(David Loye)는 믿고 있다.[2] 예를 들어 자동차가 급속히 다가오고 있을 때, 전뇌는 오른쪽과 왼쪽 반구 요소들을 모두 경각시켜, 동의하는 것이든 동의하지 않는 것이든 뇌의 나머지로부터 오는 모든 정보를 처리하게 하며, 무엇이 가장 쉽게 일어날 것인지를 우리가 식별하고 결정할 수 있게 해준다고 그는 말한다. 뇌의 양쪽을 모두 쓰는 경향이 있는 사람들은 우뇌나 좌뇌 한 쪽이 지배적인 사람들보다 사건의 결과를 더 잘 예측할 수 있다는 것을 그는 두 가지 별도의 연구에서 발견했다. 이는 올바른 작용과 보다 충만한 삶, 그리고 내면의 잠재력 계발을 위해서는 우리 성질의 양쪽 모두 균형 잡혀야 한다는 요가의 견해를 뒷받침해준다.

아갸 차끄라

지적 · 직관적 · 창조적 · 표현적인 이 모든 작용은 아갸와 비슷디 차끄라의 특징이라고 요기들은 말한다. 요가 기법들은 반구들 사이 중간의 송과선에 있는 아갸 차끄라의 자극을 특히 목표로 삼고 있다는 것을 우리는 알고 있다.

요기들은 아갸 차끄라와 그 육체적 중추로서의 송과선이 마스터 컨트롤 차끄라, 구루 차끄라라고 말한다. 또한 생리학은 송과선 바로 앞에 대뇌변연계 꼭대기에 있는 시상이 있다는 것을 알려준다. 시상은 감각과 운동 활동(이다와 삥갈라)의 상호작용, 뇌의 좌우측(이다와 삥갈라)을 포함하는 전두엽전부피질, 감정을 통합 · 표현하고 ANS와 내분비선을 조절하는 시상하부, 움직임을 제어하도록 도와주는 소뇌를 조절하는 주요 중추들 가운데 하나라는 것이 발견되었다. 그것은 감각, 생각, 감정, 행위를 통합시킨다. 또한 통증과 온도와 감촉 정도, 감각기관과 접촉하는 사물의 크기 · 모양 · 특질의 변화와 같은 그 밖의 감각양상들을 인지하는 데 중요하다. 또 다른 흥미로운 사실은, 그것이 움직임의 제어, 그리고 특히 근육과 관절의 압착과 수축 정도에 관계된다는 것이다.

그러므로 송과선/시상 지역은 두 가지 이다 작용인 감각과 감정, 두 가지 삥갈라 작용인 운동과 지능이 만나는 지역인 아갸 차끄라에 대한 설명과 부합한다. 이다와 삥갈라의 아갸에서의 융합은 요가의 정의 가운데 하나라고 요기들은 말한다. 그것은 두 반구와 대뇌변연계 안에 있는, 정상적으로 일어날 것보다 훨씬 더 많은 수의 회로에 어떻게든 연료를 주고 그것들을 활성화시키는 신경계 안에서의 폭발로 이끌어준다. 그것은 마치 우리의 신경계가, 요기들이 수슘나라고 한 고압전선으로 갑자기 충전되는 것과 같다.

또한 요기들은 아갸가 미묘한 것과 심령적인 것에 대한 직관과 인식에도 관계된다고 말한다. 시상 지역이 인식과 운동 활동의 정도를 처리하면서 우리가 생명의 미묘한 것들을 경험하는 것을 가능하게 만들면, 요가 기법들은 우리로 하여금 이 지역에서의 민감성을 계발하여, 모든 감각의 집합지점인 시상에서 발생하는 '초' 감각 또는 공통감각인 물질의 심령적인 특질을 감지하기 위해 정상적인 역량들을 팽창·확대시킬 수 있게 해줄 수 있다.

올바른 견해로 본 차끄라

차끄라는 척수를 따라 있는데, 물라다라는 회음에 있으며 다른 차끄라들은 사람의 진화와 의식의 정점에 있는 사하스라라를 향해 위로 움직인다고 요기들은 말한다. 아갸 차끄라는 사람이 우주와 분리되어 존재한다고 느끼는 가장 높은 중추이다. 합일 또는 우주의식은 사하스라라에서 일어난다. 아갸는 제어 차끄라, 명령이 들리는 구루 중추이다.

뇌에는 숨골에서부터 송과선/시상 지역까지 위쪽으로 뻗어 있는 중추들이 있다고 신경생리학은 지적하는데, 이는 차끄라에 대한 요기들의 고전적인 설명과 상응한다. 뇌 안에서 이 모든 것들은 아갸 차끄라의 지배를 받는다. 아갸 안에는 진화의 층들이 있으며, 척추에서 깨어나면서 각 차끄라는 아갸에서의 의식적인 각성과 활동의 수준에 영향을 준다고 말할 수 있다. 송과선/시상 지역은 전체적인 아갸 차끄라 각성에 의해 가장 많이 각성되고 충분히 활성화된 뇌의 부분을 나타낼 것인 한편, 숨골 지역은 물라다라 차끄라 지역에 상응하는 부분이다. 이는 물라다라와 아갸의 가까운 연관성, 즉 하나의 각성이 이어서 다른 것을 각성시킨다는 것을 설명해줄 것이다.

대부분의 사람들에게서 아갸, 시상/송과선 지역은 잠복되어 있다. 대개 물라다라와 스와디스타나에서 산다는 것은, 아갸가 주로 파충류 뇌인 숨골에서부터 작용한다는 것을 뜻할 것이다. 요가를 통해 중추들을 자극·각성시키면,

우리는 신경계에서의 수준들을 도약시켜 보다 높은 송과선/시상 지역들과 그것들에 동반하는 의식 수준들을 의식적으로 각성시킨다. 이다와 삥갈라가 아갸에서 만나면, 에너지가 물라다라에서 아갸로, 숨골에서 송과선/시상 지역으로 흐른다.

    몇 가지를 들자면, 샴바비 무드라, 뜨라따까, 만뜨라 자빠, 나디 쇼다나, 브라마리 쁘라나야마 같이 아갸 차끄라에서 작용할 수 있는 많은 기법들이 있다. 이런 기법들이 아갸 차끄라를 자극하고 있다는 것은, 어떻게든 그것들이 통합적이며 중앙으로 위치된 송과선/시상 지역을 자극하며, 그로써 보통은 잠복되어 있는 보다 높은 지적/감정적, 논리적/직관적인 작용들을 각성시킨다고 실제로 말하고 있는 것이다. 그것들은 아갸의 보다 높은 요소들을 자극하며 우리 의식을 보다 낮은 파충류 숨골로부터 상승시킨다. 그 기법들은 자극하고 있는 중심 지역에 초점을 맞춤으로써 전체적인 뇌/마음 복합체, 이다와 삥갈라의 작용을 균형 잡으며 꾼달리니의 각성을 위한 단계를 준비한다.

45
차끄라 존재의 증거

꾼달리니 요가는 존재의 모든 수준에서 전체적인 균형과 재통합을 일으키기 위해 신경계와 마음에 영향을 줄 수 있는 기법들을 우리에게 가르쳐준다. 그것은 사람에 대한 확장된 개념이며 창조적인 자각을 계발하는 방법일 뿐만 아니라, 얻은 지식을 경험적인 기법 체계를 통해 이용하게 해주는 방법이다. 그것은 인생과 우리 자신에 대한 새로운 견해를 계발하도록 도와준다. 차끄라들, 그리고 수슘나에서 균형 잡힌 이다와 삥갈라 사이에 뻗쳐져 있는 인격체의 전체성 안에서의 그것들의 상호작용은, 우리 마음과 이해력이 탐사하고 계발할 수 있는 새로운 차원들을 활짝 열어준다.

꾼달리니 요가의 기법들은 끄리야, 아사나·쁘라나야마·무드라·반다의 조합, 나디와 미묘한 공간들을 통한 숨과 의식의 순환, 만뜨라 암송, 심령적인 중추들의 관통을 수반한다. 이것들은 사람의 심령적·육체적 에너지들을 가열시키며 차끄라들을 의식적인 경험과 제어의 수준으로 활성화·각성시킨다. 이 기법들은 또한 한두 가지 중요한 중추를 부드럽게 강조함으로써 모든 차끄라의 균형 있는 정화와 활성화를 일으키기 위해 고안되었다. 아자빠 자빠 같은 기법들은 보다 높은 의식의 불꽃을 점화시키는 심령적인 마찰을 일으키면서 이 목표를 성취한다.

점화를 위한 조건들이 요구되는 온도와 압력에 도달하면, 에너지가 전체적인 인격체를 변형시키면서 몸과 마음 안에서 해탈된다. 이 에너지는 실재하며 실제적인 것임에 틀림없다. 아마도 여태까지는 막연하여 한정할 수 없는 것이었을지 모름에도 불구하고 말이다. 정확한 조건들과 설비 그리고 그 현상에 대한 이해를 가진다면, 그것은 육체적·심령적인 수준에서 측정가능하다. 이 점에 관해서 연구가들은 미지의 인간 심령 심층 속으로 탐험을 선도하기 시작했으며, 서로 다른 존재수준들을 위한 으뜸가는 제어지점들로서의 차끄라들의 존재를 산정·측정하여 과학적으로 입증할 수 있는 기법들과 설비를 고안하고 있다.

차끄라 측정하기

모토야마 히로시 박사는 요가, 그리고 꾼달리니와 차끄라의 현상에 대한 과학적인 연구를 선도하도록 도와왔다. 그는 말한다. "……매혹되어 나도 차끄라가 실제로 존재하는지, 그리고 자율신경계와 내부기관에 대한 그것들의 관계를 결정해보기 위해 약 15년 전에 생리학적인 실험을 시작했다…… 갖가지 조사를 통해 우리는, 개별적인 피실험자들이 각성시켰다고 주장하는 차끄라와 연관된 기관의 생리학적인 작용에 의미심장한 차이들이 있다고 결정할 수 있었다. 그러므로 이 연구는 차끄라가 사실상 존재한다는 결론으로 이끌어주었다."[1]

차끄라 존재를 탐구하면서 모토야마는 그 나름대로의 기계들을 개발했다. 그 가운데 하나가 몸의 전자기장, 그리고 차끄라 자극과 활성화에 기인하여 몸에서 일어나는 변화를 탐지하기 위해 고안된 '차끄라기'이다. 공중전화 박스처럼 보이며, 빛을 통과시키지 않는 납으로 싸여진 방 안에 놓인 그 기계는, 몸에서 발생되고 나서 전기·자기·광학 에너지 변화 같은 다양한 물리적 변수 측면에서 몸으로부터 발산되는 에너지를 탐지하기 위해 고안되었다. 케이지 위와 바닥에는 구리 전극들이 있으며, 사방(좌우전후)에 전극이 있는 미닫이 네모 판은 피실험자의 몸 어떤 부분에든 놓일 수 있도록 골조구조물을 자유롭게 오르내릴 수 있다. 전극 사이에는 전자기장이 설치되어 있으며 몸에서 발산되는 활력에너지는 아주 민감한 이 장에 영향을 준다.

피실험자의 12~20센티미터 앞에는 해당 차끄라의 고전적인 위치 수준으로 구리 전극과 광전지가 놓인다. 그 위치는 개인이 정신에너지를 차끄라 지점에 집중할 때의 변화를 위해 모니터 되며, 측정은 차끄라에 집중할 때와 그 전후 3~5분 동안 이루어진다. 그 강력한 전치(前置)증폭기(무한대에 가까운 임피던스) 때문에 심지어 가장 미묘한 에너지 방출조차도 기록될 수 있다. 기록된 정보는 여러 전치증폭기, 컴퓨터화된 분석기, 오실로스코프(역전류 검출관: 전류, 빛, 음향 따위의 진동상태를 가시곡선으로 나타내거나 기록하는 장치)들로 보내져 고도로 민감한 차트 기록기에서 기록된다. 호흡, 자율신경계(경련적인 피부 저항), 혈액 흐름의 변화(체적변동기록계), 심장(심전계), 피부에서의 미묘한 변화(상시미동)를 모니터하기 위해 다른 설비도 이용되어, 몸에 대한 차끄라 자극의 다른 효과를 측정하고 비교·해석한다.

모토야마는 자신의 설비를 광범위하게 이용하여 몸의 질병을 측정했다.[2] 한 번은 일주일 뒤에 자궁 종양을 제거하기로 되어 있는 여성을 측정했다. 그의 AMI 기계(43장 '나디 존재의 증거' 참고) 상의 측정은 관련 경락에서의 불균형을 보였다. 자궁(스와디스타나 차끄라) 앞에 놓인 '차끄라기'로 측정된 에너지 패턴은 정상보다 훨씬 더 크고 많이 달랐다. 모토야마의 연구는 육체적인 질병과 육체의 해당 부분을 제어한다고 요기들이 전통적으로 말하는 차끄라의 에너지 동요 사이에 분명한 상응관계가 있다는 것을 보여준다.

차끄라에서의 활동

모토야마는 정상적인 피실험자들의 차끄라 활동도 측정하여, 요가를 수련하고 있는 피실험자들과 훈련되지 않은 대조표준 피실험자들을 대상으로 한 판독을 기록하여 비교했다.[3] 아갸 차끄라에 집중하고 있는 훈련되지 않은 피실험자에게는 전극에 의해 기록된 변화가 없다는 것을 그는 발견했다. 기록지의 선들은 집중 동안과 전후에 편평하게 남아 있었다.

얼마 동안 스와디스타나 차끄라 자극을 수련해온 피실험자는 그 중추의 상당한 활성화를 보였는데, 전혀 아무것도 보이지 않은 대조표준 피실험자의 경우보다 훨씬 컸다. 집중 동안과 전후에 활성화를 나타내는 커다란 진폭 파장을 보인 것이다. 그러나 집중 시간 동안에는 변화가 없었는데, 이는 그 중추에 대한 통제력이 부족함을 나타내는 것이다. 이것은 5년 동안 요가를 수련해왔으며, 집중 시간 중에만 아갸 차끄라의 전기적 활동이 눈에 띄는 증가를 보인 또 다른 피실험자와 비교된다. 그 결과는 그가 자신의 아갸 차끄라에 대한 통제력을 계발했다는 것을 보여준다.

'차끄라기' 연구는 여러 요기들과 함께 수행하였다.[4] 아시아 전역에서 요가를 연구했으며, 꾼달리니 각성에 기인한 유체이탈을 경험했다고 주장하는 호주 캔버라대학교 전직교수인 테베시스(A. K. Tebecis) 박사가 '차끄라기'로 실험되었다. 테베시스 박사는 명상하는 동안 아나하따 차끄라에 집중하며 만성 소화불량 증세도 가지고 있다. AMI는 마니뿌라 차끄라 지역의 소화에 관계되는 나디들과 스와디스타나 차끄라 지역과 관련된 나디들의 불안정상태를 보여주었다. '차끄라기'가 마니뿌라와 아나하따를 측정하기 위해 이용될 때, 마니뿌라에서는 변화가 발견되지 않았다. 아나하따 집중은 집중 시간 동안 상당히 강렬한 에너지를 드러냈다.

예사롭지 않은 두 가지 발견이 모토야마에 의해 보고되었다. 한 가지 경우에서는, 마니뿌라에 집중하는 동안 피실험자가 보다 강한 전기적 판독을 일으켰을 뿐만 아니라 심령적인 에너지가 마니뿌라에서 방출되고 있는 주관적인 경험도 가졌다. 이 시간 동안에는 양전위가 사라졌지만, 그녀의 주관적인 감각이 있던 동안에만 그랬으므로 방출의 느낌이 사라지자마자 다시 나타날 것이다.

모토야마는 말한다. "혹자는 프시(psi) 에너지가 양전하를 중화시킨 음전위를 발생시켰다고 생각할지도 모른다. 그렇지만 새로운 심령적 에너지의 창조를 가정하는 것도 가능하다. 사실 R. B.의 마니뿌라 차끄라에서 방출된 프시 에너지는 주변의 육체적 에너지를 실제로 소멸시켰다. 나는 이 입장을 지지하는데, 왜냐하면 양전위가 정확히 중화되었으며 음전위의 출현이 결코 없었기 때문이다."[5]

두번째 경우는 아나하따 차끄라에 집중한 피실험자와 관계된다. 피실험자가 긴장을 풀자 차끄라 지역이 활성화되는 것이 보였다. 그녀는 그때 아나하따 지역에 집중하도록 요구받았으며, 주관적인 프시 에너지 방출 경험을 가지는 어느 때든, 차트에 표시를 남기는 버튼을 누르도록 계획되었다. 이 표시가 나타날 때, 빛이 통과하지 못하는 방에서 발생되고 있는 약한 빛의 존재를 광전지가 알린다는 것이 발견되었다. 그녀의 차끄라 모니터는 높은 잠재력과 주파수의 전기에너지도 탐지했다.

이런 발견들은 아나하따 차끄라에서 작용하고 있는 심령적 에너지가 물리적인 차원의 에너지(빛, 전기 등)를 창조할 수 있을지도 모른다는 것을 의미한다고 모토야마는 말한다. 개발되고 정제된 차끄라 회로에서 그 어떤 에너지가 발생되고 있든, 그것은 육체적인 차원의 에너지를 소멸시키거나 창조할 수 있는 것처럼 보이는데, 이는 심령적인 에너지를 육체적인 에너지로, 그리고 그 반대로도 전환시키는 에너지 변환기로서의 차끄라에 대한 요가의 견해를 뒷받침해준다. 더 이상의 연구가 자신의 발견들을 실증한다면, 현대 물리학의 기본적인 주춧돌 가운데 하나인 에너지 보존의 법칙은 개정되어야 할 것이라고 모토야마는 느끼고 있다.

비록 근원과 실체가 알려지지 않았지만 물질에 영향을 줄 수 있는 심령적인 수준의 에너지에 대한 증명은 요기들에 의해 오랫동안 주장되어 왔다. 그것은 물질을 제어하기 위해 마음이 이용되는 치유와 모든 과학의 기초라고 생각되기도 한다. 물리학자들, 특히 물질의 모든 것을 만들어내며 물질과 순수한 에너지(쁘라나) 중간에 있는 아원자입자와 더불어 일하고 있는 사람들에 의해 지금 더욱더 지지받고 있는 견해, 즉 세계가 마음의 현현이라는 것도 요기들은 말한다.

모토야마는 말한다. "나 자신뿐만 아니라 많은 다른 사람들에 의해서도 이루어지는 프시 에너지의 성질에 대한 계속적인 연구는 물질, 마음과 몸, 인간, 그리고 세계 자체에 대한 우리 견해의 상당한 변화를 이끌어줄 것이다."[6]

심령적인 수준

차끄라 존재의 객관적인 증거는 미국 UCLA의 운동학자 발레리 헌트(Valerie Hunt)와 그녀의 조수들에 의해서도 발견된 것처럼 보인다.[7] 헌트는 영매 '오라 판독자' 로절린 브루예르(Rosalin Bruyere)의 도움을 받아 몸이 깊은 근육마사지(롤핑)로 자극되고 있을 때의 자기장 방출을 연구하기 위해 많은 측정방법을 이용했다. 이것은 롤핑과 명상 뒤에 근전계(筋電計, EMG) 기준선에 증가가 있다는 이전의 관찰에 의해 고무되었다.

헌트와 조수들은 근육활동의 안정된 저전압을 측정하는 근전계와 그 밖의 도구들을 활용했다. 정수리(사하스라라)·미간(아갸)·목구멍(비슛디)·심장(아나하따) 같은 차끄라 위치, 척추 기부, 그리고 발과 무릎의 경혈을 포함한 여덟 곳에 전극이 부착되었다. 전극 부착 지점들은 근육활동이 최소한인 장소에 있었으며, 그러므로 전기 판독은 다른 근원에서 오는 에너지를 나타낼 것이다. 전극은 '오라 판독자'와의 상의로 몸에 배치되었다.

계속 실험을 받고 있는 개인에게는, 보다 깊은 잠재의식적인 긴장을 풀기 위해 고안된 롤핑이 주어졌으므로 이론적으로 차끄라 활동에 영향을 줄 수 있었다. 마사지가 진행되면서 EMG 판독이 양 트랙 테이프 레코더의 한 트랙에 기록되었다. 동시에 또 다른 방에 고립되어 EMG와 피실험자의 보고에 대해서 모르는 브루예르는, 여러 중추들에서의 색 변화의 측면에서 보는 심령적인 활동에 대한 관찰을 두번째 트랙에 기록했다. 피실험자가 경험하고 있는 것이나 EMG 수준에서 진행되고 있는 것에 대한 단서가 영매에 의해 탐지되지 못하도록, 헌트는 별도의 오디오 시스템을 통해 오라 판독자에게 질문할 수 있었다. 동시에 피실험자는 두번째 마이크를 이용해서 테이프에 기록되는 자신의 경험을 언급했으며, 그의 경험과 차끄라 활성화의 증상들, 그리고 EMG 기록 사이의 어떤 유사성이든 기록되었다.

피실험자의 경험처럼, EMG 변화와 기록되고 있는 뚜렷한 파장 형태들이 심령적인 사람에 의해 보고된 색들과 상호 관련 있다는 증거가, 헌트가 앉아 있는 중앙 모니터실에서 빨리 나타났다. 이후 분석은 파장 형태에 의한 것이든 푸리에 주파수 분석에 의한 것이든 혹은 음향기록장치에 의한 것이든, 같은 패턴의 결과를 일관되게 산출했다.

이 데이터의 가능한 해석이 경이적인 것이라는 사실을 헌트는 인정했다. 몸 표면에서 직접 복사에너지를 취하여, 자연적인 상태에서 양적으로 측정해서, 과학적으로 수용되는 데이터 해결 절차에 의해 격리시켰다. 두드러진 파장 형태, 그리고 차끄라에서 방출되고 있는 색에 대한 영매의 묘사 사이의 모든 판독 전체에 걸쳐, 모든 경우에 직접적인 상응관계가 있다고 연구는 결론지었다. 예를 들어, 꼭대기에 단일 피크나 이중 피크가 있는 중간 크기의 예리한 편각이 발생할 때마다 영매는 파란색을 보고한 한편, 빨간색은 안정기(安靜期)로 산재되어 잠깐 지속되는 예리하고 크게 덩어리진 규칙적·불규칙적인 대못 같은 파장에 상응한다. 노란색은 고르지 않은 사인파를 닮은 넓고 순탄한 파장이다.

감정정인 상태들과 색 사이의 관계 또한 정확했다. 감정, 심상, 개인 간의 관계, 연결조직의 탄성과 유연성 상태는, 색과 영매가 보는 오라 상태와 관련된다.

초기 롤핑 세션들에 차끄라들이 고르지 않고, 작으며, 주파수와 진폭이 낮고, 난잡하거나 어두운 원색들로 보인 것은 흥미로운 사실이다. 기법이 계속되면서 차끄라들은 크고 크기가 고르며 색이 엷어진 한편, 파장 형태는 진폭과 주파수가 더 높았다.

닫혀 있던 차끄라들은 열리면서 끊임없이 변화하는 색 효과, 즉 짙은 파란색, 노란색, 붉은 오렌지색, 올리브색을 발생시켰다. 다섯 시간째의 롤핑 때쯤에는 모든 피실험자가 선명한 파란색 오라를 가졌다. 일곱 시간째와 여덟 시간째에는 색이 지배적으로 엷은 혼색, 예컨대 복숭아색, 핑크색, 담청색, 크림색 등으로 되었다. 보다 높은 주파수들은 유쾌한 경험과 연관 있었다.

심령 계발하기

헌트의 연구는 여러 수준에서 중요하다. 그것은 먼저 보다 미묘하지만 육체와 밀접하게 관련 있는 다른 인식 수준들이 실제로 존재한다는 요기들과 영매들의 주장을 뒷받침해준다. 초감각적 인식으로 불려왔음에도 그것은, 물리적인 사건들에 대한 정상적인 인식의 범위를 더 미묘한 것으로 연장한 것처럼 보인다.

요기들에 따르면, 아갸 차끄라와 뇌의 송과선/시상 지역의 개발과 마음의 이완된 집중은, 거친 육체적·정신적 긴장과 흐트러지고 산만한 마음상태 때문에 대부분의 우리가 놓치는 것들을 볼 수 있게 해준다. 심령적인 현상에 대해서는 기적적이거나 비정상적이거나 초정상적인 것이 없다. 우리 대부분은 미묘한 것이 뇌에 등록되도록 충분히 오래 사물을 보지 않을 뿐이다. 우리는 어떤 것을 보고 즉시 산만해지면서, 한 상황에서 보거나 배울 만한 다른 것이 없다고 생각한다. 그러나 시간을 가진다면 훨씬 더 많이 배울 수 있다.

시각은 우리의 주된 정보처리체계이며, 다른 많은 신경학적 체계들과 결합되어 있다는 것을 우리는 알고 있다. 시각체계의 결함은 이제 알레르기, 근심, 불면증, 자세문제, 그리고 모든 육체적·심리적 문제들 같은 다른 문제들과 연결되어 있다.[8] 코네티컷의 시력측정자 앨버트 생크먼(Albert Shankman)은 "시각 관계의 기술은 시각 훈련의 주요한 목적이다. 시각 훈련은 본질적으로 뇌 훈련이다."라고 말했다.[9] 생크먼과 그 밖의 사람들은, 시각적 흐름과 유연성이 보다 융통성 있는 창조적 사고스타일과 연관 있다는 것을 관찰했다.

요가는 예컨대, 꾼달리니 요가의 필수적인 요소인 뜨라따까에서 같은 원리를 따른다. 뜨라따까는 사물을 선입견 없이 응시해서 정보가 뇌에 영향을 주도록 허락하라고, 연관성들이 모일 수 있는 시간, 내적인 지식, 뇌 안에서 처리된 정보가 스스로 충분히 공식화되어 의식적인 수준으로 상승할 수 있는 시간을 허락하라고 우리에게 가르친다. 이것이 바로 요가는 외부적 측면과 내부적 측면, 뇌의 오른쪽과 왼쪽, 이다와 삥갈라를 균형 잡아, 우리 모두의 안에 잠복되어 있지만 존재하는지를 몰라 계발하지 않는 능력들을 각성시킨다는 요기들의 말이 의미하는 것이다.

꾼달리니 요가의 부작용이자 직관, 내면의 시각, 내면의 지식의 각성 부분인 심령적인 시각은 이런 역량들 중 하나이다. 그것이 의미하는 모든 것은, 우리가 이완되어 있으며 선입견 없이 사물을 보기 위한 시간을 가진다는 것이다. 헌트의 연구는 이 능력이 신화가 아니며, 히말라야에 고립되어 여러 해 동안 수행을 하고 있는 요기들에게만 국한되는 것이 아니라 실험실의 한계 안에서도 증명할 수 있다는 것을 입증해준다.

차끄라 증명하기

모토야마와 헌트의 작업은, 명백한 육체적 또는 구조적 경계가 없을지 몰라도 몸의 다른 부분들과 구별지어주는 분명한 작용적 특징들이 있는 소재지들이 몸 안에 있다는 사실을 가리킨다. 그것은 이런 지점들에 대한 요가의 설명이 모토야마의 연구의 경우에는 육체적인 방사, 그리고 헌트의 연구의 경우에는 심령적인 방사와 상응한다는 사실을 증명해준다.

따라서 차끄라 소재지들이 육체적인 요소와 심령적인 요소 둘 다 가지고 있다는 것을 알 수 있다. 이 과학적인 설명은 전체적인 인간 존재를 제어하는 가장 강력한 심령적 세력과 육체적인 세력의 상호작용 지점들인 에너지 소용돌이로서의 차끄라에 대한 요가의 정의와 들어맞는다. 전통적인 차끄라 소재지들은 활성화되면 빛과 색의 방출과 관련되어 있으며, 미묘하며 보통은 잠재의식적인 마음에 저장되어 있는, 통상적인 의식적 역량 너머에 있는 감정·경험들과 관련되어 있다. 심령적인 에너지, 칫따 샥띠를 차끄라에 집중시키거나 그 지배를 받고 있는 몸의 지역들을 예컨대 아사나나 마사지로 교묘하게 다루면, 그 중추의 육체적·심령적인 수준에서 활동을 자극할 수 있다.

신경학적·정신적인 수준들에서의 이 에너지 방출의 기초에 무엇이 있는가, 이 세력들이 우리의 정신생리·행동·경험을 제어하기 위해 어떻게 상호작용하는가는 여전히 훨씬 더 많은 연구를 요구한다. 우리가 아는 것은 차끄라 개념에는 분명한 정신생리학적인 토대가 있다는 것과 그것들이 몸·감정·마음에 영향을 준다는 것, 그리고 측정하여 양을 정할 수 있는 육체적·심령적인 에너지를 모두 생산한다는 것이다. 사람의 몸 안에는 우리의 발견과 각성을 기다리고 있는, 요기들이 차끄라라고 부르는 것이 있다.

46
우주적 자극

우리는 새로운 발견이 이루어질 때마다 경외와 경이로 우리를 계속 경악시키고 고무시키는 광활한 우주의 해변에 서 있다. 하지만 애석하게도 우리는 로켓, 컴퓨터, 원자력에서의 최근의 발전과 그 밖의 과학의 경이들에도 불구하고 우리가 사는 세계를 모른다. 우리 존재의 진실을 밝히고자 하는 절실한 내면의 욕구에도 불구하고, 어떤 이유 때문에 잊고 무시하는 내면의 우주에 대해 우리는 훨씬 더 무지하다.

꾼달리니 개념이 서양에 도입된 이래, 다양한 집단의 과학적·요가적인 마음을 가진 사람들이, 내면의 우주로 가는 로켓선이 되어 우리를 시간과 공간의 속박과 한계로부터 상승시켜 진정한 우리 자신을 경험할 수 있게 해준다고 약속하는 이 현상을 이해·설명하고자 애써왔다. 정말 이상하게도, 이 내면의 경험은 오늘날 많은 분야의 과학자들과 연구가들을 당혹시키는 외적인 미스터리들 가운데 많은 것도 해결해준다고 약속한다.

신경생리학과 명상 연구에서의 최근 발전은, 육체적인 면과 심령적인 면을 통합시키는 꾼달리니에 대한 가능한 설명을 요약했다. 이 연구는 어떻게 명상이 신경계 안에 있는 에너지를 방출시키면서 잠재된 역량들을 열어주고, 육체적인 수준과 의식수준 모두에서 진화를 가속시킬 수 있는지에 관한 이해에 대한 포괄적인 접근방식을 요약한다. 이는 새롭고 더 넓은 관점에서 우주를 인식하고, 더 전체적인 관점에서 사물을 보며, 인생과 우리 자신에 대해 더 많이 이해할 수 있게 해준다.

생리-꾼달리니 신드롬

명상과 꾼달리니 각성 중의 신체 변화를 측정할 수 있는 독창적인 방법을 개발한 한 연구가가 이차크 벤토프이다. 그는 《거친 진자에 살그머니 접근하기 Stalking the Wild Pendulum》에서 의식과 물질에 대한 독창적이면서 아주 요가적이기도 한 이해, 물리학의 관점에서 꾼달리니를 아주 깔끔하게 설명할 수 있는 이해를 내놓았다. 또한 그는 꾼달리니 경험을 생리학적인 측면에서 이해할 수 있는 모델에 대해서도 논의하고 있다.

벤토프는 말한다. "인간의 신경계는 엄청난 진화 잠재역량을 가지고 있다. 이 진화는 명상 기법들에 의해 가속화되거나 의심하지 않는 개인에게서 자생적으로 일어날 수 있다. 두 경우 모두, 일련의 사건들이 유발되면서 때로는 강하며 예사롭지 않기도 한 신체반응과 예사롭지 않은 심리적 상태들을 야기한다. 명상하는 사람들 중 어떤 사람들은 이런 반응들이 어떻게든 명상과 연결되어 있지 않을까 하고 생각할지도 모른다. 그러나 이런 증상들을 자생적으로 갖게 된 다른 사람들은 당황하여······ 의학적인 조언을 찾을지도 모른다. 불운하게도 서양의학은 현재로선 이런 문제들을 처리할 준비가 되어 있지 않다. 이상하게도, 그 증상들의 강도에도 불구하고 육체적인 병상(病狀)은 거의 또는 전혀 발견되지 않는다."[1]

벤토프는 정신과의사들과의 토론을 근거로, 정신병원에 수용된 모든 정신분열증 환자 중 25~30퍼센트나 되는 숫자가 이 범주에 속한다고 어림잡는다. 인간 잠재력의 엄청난 낭비인 것이다. 우리가 전혀 모르며, 삶에서 의식적으로 경험하지 못하고, 그러므로 뭔가가 잘못된다 해도 적절히 대처하기에 무기력한 광활한 인간 심령의 지역이 있다. 증상들은 건강한 이완 상태에서가 아니라 에너지가 몸의 긴장에 도달할 때만 일어난다고 벤토프는 느끼고 있다. 이는 불쾌한 결과를 피하기 위해서는 오랜 기간의 예비 수행으로 각성을 준비해야 한다는 요가의 견해와 일치한다. 우리에게는 일리 있는 측면에서 꾼달리니를 이해시켜줄 양식들이 시급히 필요하다고 벤토프는 말한다. 이 필요성의 결과로 그는 독특하고 훌륭한 명상/꾼달리니 진행과정의 모델을 기술하여, 의사들, 정신병학자들, 심리치료사들이 이 가능성을 자각하고 이 상황을 처리할 수 있는 보다 온화한 방법들을 개발할 수 있게 했다. 사람에 대한 우리의 개념을 확대시키기 위해서는 영적인 지식의 육체적인 기초에 대한 더 많은 지식이 의학계와 과학계에서 요구된다.

뇌의 파장 측정

명상을 수련하기 시작하면서 처음에는 그 진정·이완·안정의 효과를 경험한다. 장기적인 수련, 그리고 특히 보다 활기찬 형태의 명상 수련은, 많은 현대 연구가들이 명상의 주된 목표와 효과로 강조해오고 있는 이 예비적인 변화들 훨씬 너머로 우리를 데려간다. 얼마 뒤에는 실제적인 정신생리학적인 변화가 일어나며, 이 중에는 신경계의 작용 양식에서의 변화가 있다.

이 정신생리학적인 변화를 측정하기 위해 벤토프는, 순환계 곳곳의 혈액 움직임을 수반하는 작은 신체 움직임을 측정하는 기계인 개량된 심전계(心電計)를 이용했다.[2] 그는 기록하고 있다. "피실험자가 두 개의 금속판 사이, 의자에 앉아 있다. 금속판 하나는 머리 위에 그리고 또 하나는 몸에서 5~10센티미터 떨어진 의자 아래에 있다. 축전기의 두 판은 동조된 회로의 부분이다. 피실험자의 움직임은 두 판 사이의 자기장을 조절할 것이다. 호흡에 기인한 가슴의 움직임과 심장 대동맥 체계에서의 혈액의 움직임에 반응하는 몸의 움직임 둘 다 등록시키는 단일 채널 기록기 속으로 신호가 처리되어 공급된다."[3]

척수는 명상 중에 심장과 순환계로의 혈액 움직임에 반응하는 스프링으로 생각될 수 있다고 벤토프는 말한다. 심장은 대동맥이라고 하는 큰 혈관으로 혈액을 펌프질해 보낸다. 대동맥은 상단에서(목의 맨 아래 수준에서) 굽어 있으며 하단에서(하복부에서) 두 갈래져 있다. 대동맥으로 들어갈 때마다 혈액은 머리를 향해 위쪽으로 움직이며, 이는 상체로 자디잔 힘을 올려 보낸다. 혈액은 그때 아래로 움직여 대동맥의 분기점을 치면서 부드럽게 몸을 밀어 내린다. 이 움직임을 마이크로모션이라고 하는데, 심전계 상에 기록되는 움직임은 아주 사소한 양인 0.003~0.009밀리미터 수준뿐이다.

이 부드러운 상·하향 움직임은 온몸, 척추, 두개골을 상하로 진동시키는 경향을 가지고 있다. 이 진동의 자연스러운 리듬은 7사이클/초(7헤르츠)이다.

물론 정상적인 상황에서는 그러한 사소한 마이크로모션이 느껴지지 않지만, 심오한 명상의 깊은 고요함 속에서는 몸이나 생각의 가장 미미하고 가장 미묘한 움직임조차도, 내향화된 의식에게는 확대되어 내향적인 진보를 동요시키는 신경계 안의 파문을 일으킨다.

명상을 위해 가장 중요한 예비 요소는, 아사나를 통해 척수를 곧고 강하게 개발하고 쁘라나야마를 통해 몸, 신경계, 마음의 고요함을 점차적으로 계발하는 것이라고 요기들은 언제나 강조해 왔다. 이는 몸과 숨 그리고 마음의 부동성이 척추, 두개골, 뇌척수액 안에 리드미컬한 파장을 일으키기 위한 단계를 설정하기 때문이라는 것을 벤토프의 모델을 통해 이제 알 수 있다.

피실험자들이 깊은 명상상태에 있을 때 벤토프의 기계는, 진폭이 크고 대략 7사이클/초로 움직이는 거의 순수하고 규칙적인 S자 모양의 사인파를 측정한다. 이것은 명상 전후 기준선 휴식상태의 불규칙한 파장과 대립된다. 깨어 있거나 꿈꾸거나 잠자는 삶의 대부분에서는 정상적으로 일어나지 않는 것이 명상에서는 일어난다. 동시에 우리는, 호흡이 느려지고 조직의 산소 필요성이 줄어드는 대사저하상태로 들어간다. 숨을 멈춤으로써 심전계 상의 사인파를 일으키는 것도 가능하다는 것을 주목해야 한다. 그러나 빠르게 산소가 결핍되므로 균형을 회복하기 위해 과도하게 호흡해야 하는 것이다. 그렇지만 명상에서는 이것이 일어나지 않는다. 모든 수준에서 균형 잡혀 있는 것이다.

진동 회로

명상 중에 심장에 의해 발생되는 몸의 상하 움직임은, 골질과 액체로 된 보호 덮개인 두개골과 뇌척수액 안에 떠 있는 뇌에 영향을 준다. 벤토프에 따르면, 이 상하 마이크로모션은 두개골에서 울려퍼지는 가청음의 가능한 전기 평면파를 만든다. 기계적인 자극은 전기 바이브레이션으로 전환될 수 있다.

가청음의 평면파는 뇌 속 깊숙한 곳에 있는 세번째이자 측면의 공동들에 집중된다. 이 공동은 뇌척수액으로 채워져 있는 작은 동굴 모양이다. 평면파는 정재파(定在波)를 활성화시켜 그 공동들로 밀어 보낸다. 몸이 명상 속에 머무는 동안, 뇌 공동 안에 있는 파장의 주파수는 심장/대동맥 맥박에 갇혀 있을 것이다. 뇌 안의 이 바이브레이션은 요기들이 명상 속에서 듣는 소리를 만들어 낸다고 벤토프는 느꼈다. 명상의 이러한 면을 나다 요가(내면의 소리를 듣고 따르는 것)라고 하며, 이것은 꾼달리니가 오는 것을 전해준다고 한다.

환상(環狀) 회로

벤토프에 따르면 공동의 정재파는 가청주파수와 초가청주파수 범위 안에 있다. 그것은 대뇌피질을 기계적으로 자극하면서 궁극적으로는 각 반구 주위의 폐쇄된 고리 안에서 움직이는 자극으로 이어진다. 측면 공동은 두 개의 대뇌반구를 연결시키는 뇌 부분인 뇌량 바로 아래에 있다. 측면 공동의 지붕은 신속하게 상하로 움직이며, 그로써 뇌량 바로 위에 있는 감각피질을 자극하는 공동에서 기계적인 파장을 일으키는 고막에 팽팽한 피부로 작용한다.

　뇌의 단면도를 봄으로써 이 자극의 효과를 이해할 수 있다(그림 3 참고). 파장은 1번에서 시작되어 22번으로 내려가 다시 1번으로 돌아오면서 환상회로를 창조할 것이다. 출발점으로 돌아오면서 그 흐름은, 대뇌변연계의 모든 부분인 대상회(帶狀回), 측면 시상하부, 해마상융기, 편도선 지역들에서처럼, 측면 공동을 에워싸는 뇌의 다양한 지역에 있는 쾌락 중추들을 자극하며, 이는 샤띠가 각성되는 명상가들에 의해 보고된 지복과 황홀경을 일으킬 수 있다. 감각의 흐름은 약 7사이클/초의 속도로 피질 주위를 움직인다.

　뇌량의 자극은 다시 감각피질을 자극해 발에서 척추, 머리 위로 올라갔다가, 복부와 골반으로 내려오면서 몸에서 움직이는 것의 감각을 일으킬 것이라고 벤토프는 이론화한다. 많은 사람들이 꾼달리니 각성과 연관시키는 것은 바로 이 경험이다.

　척추와 몸에서의 움직임의 경험은 신경계와 나디 체계 안에 있는 샤띠 또는 에너지 각성의 많은 경우에서 보고되어 왔다. 인도, 중국, 아프리카, 아메리카처럼 멀리 떨어진 지역들에서도 증상이 같지는 않을지라도 종종 유사하다. 에너지가 상승하는 것이 느껴지며 이런 감각은 감각피질에서 점차적으로 처리되어야 한다. 빠드마아사나(연꽃자세)나 싯다아사나/싯다 요니 아사나(남성과 여성을 위한 성취자세)로 앉으면, 다리 감각을 단락시켜 물라다라에서나 물

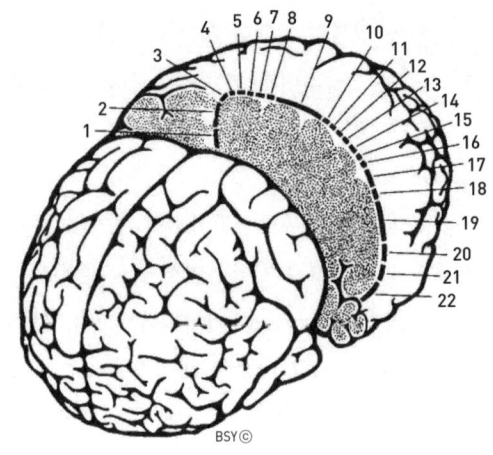

그림 3. 감각피질을 드러내는, 그리고 뒤쪽 중앙 뇌회를 따라 그려진 대로 몸을 가리키는 뇌의 단면도. 이것을 감각 난쟁이(sensory homunculus)—뇌 안에 누워 있는 상징적인 사람—라고 한다(Pennfield and Rassmussen, *The Human Cerebral Cortex*, MacMillan, New York, 1950).

1. 발가락	6. 어깨	11. 약지	16. 이마	21. 혀
2. 발목	7. 팔꿈치	12. 중지	17. 눈꺼풀과 안구	22. 후두
3. 무릎	8. 손목	13. 검지	18. 얼굴	
4. 엉덩이	9. 손	14. 엄지	19. 입술	
5. 몸통	10. 새끼손가락	15. 목	20. 턱	

라다라 가까이에서 시작하는 것으로 움직임을 주관적으로 경험할 수 있다는 것을 이론화할 수도 있다.

정상적인 상황에서는 운동·감각 충동이 보통은 직선으로 움직여, 시상을 통해 뇌로 들어가거나 뇌에서 나온다. 그러나 명상에서 우리는 안으로 향하거나 우리 자신을 외부 자극과 단절시킨다(쁘라띠아하라). 이것도 환상 회로를 발전시키는 경향이 있다.

감각 신호는 아갸 차끄라의 최고작용과 연관시킬 수 있는 송과선 앞에 있는 뇌의 지역인 시상을 통해 피질로 온다는 것을 주목해야 한다. 그리고 꾼달리니가 올라가고 있을 경우에는, 물라다라와의 직접적인 연결 때문에 아갸 차끄라가 자극 받을 수밖에 없다고 한다.

피질을 통한 파장의 움직임은 각성된 꾼달리니의 효과와 내면의 경험의 원인이라고 벤토프는 느꼈다. 우리 관점에서 볼 때 이것은 모든 신체 감각을 초월하는 실제 꾼달리니 경험이 아닐지도 모르지만, 궁극적으로 꾼달리니 경험으로 이끌어주는 쁘라나 샥띠의 각성에 해당할 것이다. 뇌의 점차적인 계발은 환상회로와 갖가지 연관성이 계발되기 전에 여러 해가 걸릴지 모르며, 관계되고 요구되는 모든 회로를 실제로 자극하기 위해서는 충분한 에너지가 발생할 수 있다.

심령적인 회로

뇌에서의 순환 흐름의 결과로서, 맥동하는 자장이 10의 9제곱 분의 1가우스(자기력선속의 밀도를 나타내는 단위. 1가우스는 1제곱센티미터당 1맥스웰인 자기력선속의 밀도) 수준의 각 반구에서 발생된다고 벤토프는 말한다. 뇌의 오른쪽에서는 자기장이 앞에서 뒤로, 북쪽에서 남쪽으로, 그리고 오른쪽에서는 남쪽에서 북쪽으로 뻗어 있다. 이것은 몸 에너지의 이 수준에서 이다와 삥갈라에 해당할 것이다. 이 파장과 환경의 상호작용이, 체계적이고 깊은 요가 수행의 부산물로 종종 느껴지기도 하는 심령적인 경험의 원인일지 모른다고 벤토프는 느낀다. 그는 다음과 같이 자신의 발견에 대해 말하고 있다. "(안테나로 작용하는 머리에 의해 발산되는) 이 자장은 환경 속에서 이미 전기장·자장과 상호작용한다. 머리는 뇌의 여러 공명 주파수 가운데 특별한 하나에 동조된, 전송과 수신을 동시에 하는 안테나로 여길 수 있다. 환경적인 자장은 그리하여 뇌로 다시 공급될 수 있으며 그러므로 그 공명 주파수를 변조할 수 있다. 뇌는 이 변조를 유용한 정보로 해석할 것이다."[4]

명상에서 7사이클/초로 만들어지는 뇌의 리드미컬한 자기 맥박이, 도넛 모양의 자기장이 0.5가우스의 힘을 가지고 있는 지구의 자기 맥박과 거의 같다는 것을 주목하는 것은 흥미롭다. 이 초저주파(ELF: Extra Low Frequency) 파장은 약 7.5사이클/초의 지배적인 주파수를 가지고 있으며, 이것을 슈만 공명(Schumann Resonance)이라고 한다. 또 다른 흥미로운 점은, 7사이클/초의 뇌파 주파수는 알파파와 세타파 사이의 영역이라는 것이다. 이것은 우리가 가장 이완되어 있는, 깨어 있는 상태와 잠자는 상태의 경계선이며, 명상에서 깨어 있을 수 있다면 그것은 뇌를 창조성과 직관에 맞게 맞출 것이다. 그것이 바로 우리가 가장 심령적으로 수용적이 되는 시간이다. 캐나다 로렌시아대학교 정신생리학 연구소의 마이클 퍼싱어(Michael Persinger) 교수는 ELF 파장이 심령적인 현상과 관련된 정보의 전달자로 공헌할 수 있다는 것을 가정한다.[5] 이는 7사이클/초의 뇌자기 맥박이 환경과 공명하여 정보를 전송하거나 수신한다는 벤토프의 이론과 들어맞는다.

다섯 가지 진동체계

이 지점까지 벤토프는 서로에게 동조된 다섯 가지 진동체계가 있다고 말한다.

1. 7사이클/초로 맥동하는, 그리고 환경 자기장, 특히 약 7.5사이클/초로 공명하고 있는 ELF 자기장과 상호작용하는 반대 극성의 **자장**
2. 으로 귀결되는 7사이클/초로 **감각피질에 있는 환상회로**
3. 를 자극하는 가청주파수와 그 이상의 범위에서 뇌의 공동들 **안에 있는 정재파**
4. 를 창조하는 가청평면파(KHz 주파수)를 생산하는 **두개골과 뇌**
5. 를 상하로 가속시키는 7사이클/초의 척추·두개골 진동을 일으키는 **심장-대동맥 체계**

장시간 명상함에 따라 우리는 진보하면서 더욱 더 많은 이 체계들을 잠그기 시작하여 마침내는 뇌의 모든 체계들이 같은 주파수 근처에서 조화하고 공명하기 시작한다. 이는 궁극적으로 뇌 전체를 통일시켜 잠복상태의 잠재력을 열어준다는 것, 요기들이 말하는 새로운 경험의 장으로의 획기적인 도약이 꾼달리니의 폭발적인 방출에 의해 힘을 받는다는 것으로 숙고할 수 있다. 전혀 움직이지 않고 자각한 채 3시간 동안 고요하게 앉을 수 있다면 내면의 에너지를 각성시키고 사마디에 들어갈 것이라고 요기들은 말한다. 벤토프의 모델은 이를 설명해준다.

또 다른 흥미로운 점은, 뇌에서의 이 변화들은 십중팔구 오른쪽 반구에서 시작되는데, 많은 명상수련이 비구두적·감정적·직관적·공간적인 우뇌를 계발하면서 외향적이고 긴장으로 가득 차 있으며, 에너지를 요구하는 일상의 존재에서 논리적·합리적·이성적이며 선형적으로 사고하는 좌뇌의 거의 부단한 우위를 균형 잡기 때문이라고 벤토프는 느끼고 있다. 그가 이 결론에 도달한 것은, 그와 이야기를 나눈 많은 명상가들이 우뇌에 의해 관장되는 몸의 왼쪽에서 경험이 시작된다고 느꼈기 때문이다.[6] 이는 내면의 경험이 우뇌의 활동에 의해 관장된다고 단정하는 다퀼리의 작업과 일치한다.[7]

꾼달리니 점화

낮은 불꽃 위의 통나무는 원래의 불이 사라진 뒤에도 스스로 갑자기 타오르기 쉽다는 것을 우리는 알고 있다. 한계점에 도달하여 내부의 반응이 자생적으로 뒤를 잇는 것이다. 장작을 지피는 것과 유사한 일련의 사건들로 유도하기 위해서는 같은 메커니즘이 신경계에서 일어난다고 여겨진다. 과학자들은 이 모델을 이용하여 일상의 학습 기억, 간질, 조울증의 급격한 기분 변화, 꾼달리니 같은 다양한 현상을 설명하고 있다.

점화 현상은 1969년 캐나다 워털루대학의 고다드(C. V. Goddard)와 그의 조수들에 의해 처음 확인되었다.[8] 동물 뇌의 반복적·정기적인 저강도의 전기 자극이, 특히 감정을 처리하는 뇌의 부분인 대뇌변연계에서의 보다 강한 뇌 활동으로 이끈다는 것을 그들은 관찰했다. 예를 들어, 편도선(대뇌변연계의 부분)을 날마다 한번씩 0.5초 동안 자극하면, 처음에는 아무런 영향이 없지만 2, 3주 뒤에는 경련을 일으킨다. 고다드는 점화가 뇌 흥분성에서 비교적 영구적인 변화를 일으킬 수 있다는 것도 관찰했다. 동물은 첫 점화 기간 뒤에 1년 동안이나 발작을 가질 수 있다.

요크대학의 존 게이토(John Gaito)에 따르면, 한 기간에 걸쳐 전기적 활동의 파열은 인접한 뇌 지역들에 유사한 패턴을 유발한다.[9] 또한 한계는 점차 낮아져 더 적은 전기량이 격동을 유발한다.

연속적인 온화한 전기적 자극은 점화를 유발하지 않고 오히려 적응과 내성을 일으킨다는 것을 이해해야 한다. 자극은 간헐적이어야, 되도록 24시간마다 있어야 효과적이다. 또한 로버트 포스트(Robert Post)는 점화가 코카인이나 대뇌변연계를 자극하는 다른 마취제 같은 약물로 유발될 수도 있다는 것을 발견했다.[10] 그는 이런 자극제를 이용하면 증가된 공격성 같은 행동 변화가 생긴다고 보고했다.

우리가 때때로 신비주의적인 통찰력과 연관되어 있다고 알고 있는 간질과, 차끄라 중 하나에서 미숙하게 각성된 꾼달리니 활동으로 생각될 수 있는 정신병을 위한 모델을 제공해주는 것 외에, 점화는 명상이 어떻게 뇌와 심령에 영향력을 발휘하는가를 설명할 수 있다. 매릴린 퍼거슨(Marilyn Ferguson)에 따르면, "점화 효과와 명상 효과의—특히 극적인 꾼달리니 현상의—유사점들은 흥미롭다. 분명히 대부분의 인간 피실험자는 자신들의 경험을 병리적인 것으로 인식하지 않는다. 그것이 다소 당혹스러울지 몰라도 말이다. 그 효과는 전형적으로 규칙적인 명상의 역사 뒤에, 그리고 비위협적인 환경에서 일어난다. 고전적인 의미에서 발작의 습격은 없으며, 신경계 효과는 결국 긍정적인 것으로 보인다."[11]

하트포드 생활연구소(Hartford Institute of Living)의 버나드 굴룩(Bernard Gluek)은, 만뜨라 명상이 대뇌변연계의 공명효과를 일으킬 수 있다고 생각한다.[12] 만뜨라 암송은 점화와 유사한 가장 분명한 형태의 명상이다. 그러나 벤토프의 모델을 보면, 전혀 움직임이 없으며 내향화를 조성하는 앉기를 수반하는 어떤 형태이든 같은 것을 할 것이다.

벤토프에 따르면, 명상에서 움직임 없이 앉음으로써 이루어진 감각피질의 환상회로는 점화에 가장 순종적인 뇌의 부분인 편도선의 쾌락중추들을 자극할 수 있다. 이는 한 기간에 걸쳐, 중단 없고 점진적인 방식으로 신경계 안의 영구적인 변화로 이끌 것이다. 이것이 명상의 목표이며, 성공을 위해 가장 중요한 요소는 수련의 규칙성과 끈기라고 요가와 내면의 기술·과학의 모든 스승은 우리에게 말한다. 명상에서의 경험이 좋고 나쁘고는 중요하지 않다. 그것은 모두 보다 높은 경험으로 가는 도중의 단계, 꾼달리니 각성을 위한 준비 과정의 부분일 뿐이다.

점화에 대한 두 가지 중요한 점을 주목해야 한다. 첫번째는 그것이 비교적 영구적인 변화를 유도한다는 것이며, 둘째는 그것이 뇌의 활동을 증가시킨다는 것이다. 그것은 에너지 진행과정을 촉진시킨다. 이는 여러 중추에 더 좋은 에너지 원천을 공급함으로써 더 높은 옥타브의 활동을 유도하기 위해, 명상이 나디에게 에너지를 주고 여러 중추로 에너지를 보내서 그 중추들 안에 있는 보다 높은 작용을 각성시킬 수 있게 한다는 이론과 부합한다.

명상과 뇌

꾼달리니를 연구할 때는 수련하고 있는 사람들만큼 많은 각성 방법이 있다는 것, 사실상 사람들보다 더 많은 방법들이 있을 수 있다는 것을 기억해야 한다. 현대의 탐구에 의해 연구된 네 가지 기본적인 방법은 라자 요가, 끄리야 요가, 좌선, 초월명상이다. 기본적으로 이 기법들은 앉기, 호흡자각, 만뜨라 중에 한 가지나 그 이상을 수반한다. 요기들은 통상적으로 명상을 이완 유형이나 집중 유형의 수련으로 나눈다. 그러나 어떤 기법을 선택하든 먼저 이완을 계발하고 나서 내면의 과정이 전개되도록 해야 할 것이다.

명상에 대한 대부분의 뇌 연구는 뇌파에 초점을 맞춰왔는데, 뇌파는 네 가지 주 그룹으로 나누어지며 다음과 같이 일반화될 수 있다.

1. **베타**: 외향화, 집중, 논리 지향적인 생각, 걱정, 긴장
2. **알파**: 이완, 졸음
3. **세타**: 꿈, 창조성
4. **델타**: 깊은 잠

명상가들은 보통 지배적인 알파파와 이따금씩의 세타파로 명상에서 이완을 계발하는데, 이것들은 보다 진보된 명상가들에게서 발생하는, 수면 중에 보이는 것과 다르다는 것을 대부분의 명상 기법들은 보여준다.[13~15] 고혈압 같은 정신신체 질병과 근심 속에서의 명상의 효용 근거인 이 결과는, 필시 이완

기법들에서 나온 것이거나, 아니면 명상가들이 주로 신참자들이었기 때문일 것이다

왕왕 실험실에서 연구가는, 이완 방법으로서의 명상의 주장과 반대로 내닫는 것처럼 보이는 발견과 마주치기도 한다. 이 상황에서 그는 통상적인 이완 과정을 통해 움직이면서 알파와 세타로 가라앉지만, 이 시점에서 놀라운 것이 일어난다. 자신이 내향화되었다는 사실에도 불구하고 그는 다시 베타파를 전개하는데, 이것은 평범한 피실험자의 무질서한 임의의 뇌파에서 보이는 정상적인 작은 진폭과는 달리, 보통은 크고 리드미컬하며 동시발생적인 높은 진폭 파장이다.

이 현상은 끄리야 요가를 연구한 다스(Das)와 개스턴트(Gastant)에 의해 1955년에 처음 드러났다.[16] 그리고 뒤에는 뱅큇(Banquet)에 의해 확인되었는데, 그는 초월명상을 연구하여 세타파 다음에 리드미컬한 베타파가 발생하여 두피 전체 위에 존재했으며, '가장 두드러진 지지적(地誌的) 교체는 전후방 통로들의 동기화(同期化)라는 것' 을 발견했다.[17] 뇌 전체가 동시발생적이고 리드미컬하게, 그리고 통합된 방식으로 맥동하고 있었던 것이다. 이는 깊은 명상이나 초월처럼 주관적으로 경험되었다.

뱅큇은 말한다. "그러므로 명상의 EEG 변화는 피실험자와 외부세계의 상호작용과 무관하며 수련의 특정한 정신적 활동에 의해 일어난다고 추론해야 한다……. 피질, 시상–피질 조정체계, 피질하의 발전기 사이에 있는 환상(環狀)의 개시가 서로 다른 교체들의 원인일 수 있다."[18] 이는 환상회로가 꾼달리니 경험의 원인이라는 벤토프의 이론과 일치한다.

초월명상을 연구하는 레빈(Levine)은, 앞에서부터 뒤까지 걸쳐 있는 각각의 대뇌 반구 안과 두 반구 사이 모두에서 뇌파의 시종일관성과 동기화라는 뱅큇의 발견을 확인했다.[19] 또한 코비(Corby)와 그의 조수들은, 딴뜨라 명상을 이용하면 이완되기보다는 오히려 신경계가 각성된다는 것을 발견했다.[20] 갑작스런 자율신경계 활성화의 에피소드는, 강렬한 집중에서 오는 요가의 황홀경 상태로 접근하는 것으로 명상가에 의해 특징지어졌다. 코비의 피실험자들은 에너지의 돌진, 냉기와 웃음 그리고 변화하는 가지각색의 감정, 초기의 생명

의 섬광, 전체적인 에너지 몰입, 관념작용 대상과 하나가 되고자 하는 갈망, 경험과 그 의미가 합병되고 이해되는 커다란 느낌 등을 경험했다.[21] 코비의 명상가들은 하루에 평균 3시간 이상 명상했으며, 통상적으로 실험실에서 연구되는 것보다 더 진보된 기법들을 이용했다.

실험실의 꾼달리니

(진보된 명상가들은 보통 자신들의 경험에 대해 이야기하지 않거나, 실험실 세팅과 환경이 부정확하거나, 기계가 실제 경험의 세력을 방해하거나 그 세력 아래 폭발할 수도 있기 때문에) 실제 꾼달리니 경험을 실험실에서 기록하는 것은 불가능하지는 않다 해도 어려울 수는 있다. 그러나 그 연구 발견은 벤토프의 발견과 꾼달리니 점화 모델을 뒷받침해주는 경향이 있다.

　신경계의 활성화가 발견되는 명상 연구에는, 뇌의 일반화된 시종일관성과 통합, 그리고/또는 지복에 찬 황홀경 경험이 있었다. 실험실 세팅 안에서 기록된 샥띠 각성의 경험과 그 생리학적인 상관현상들은, 각성이 물라다라 차끄라에서 일어나 아갸 차끄라로 올라가면서, 숨골 가까이 있는 파충류 복합체와 대뇌변연계 안에 있는 깊고, 원시적이며, 동물적이고, 에너지를 주는 회로들에 영향을 준다는 요가 이론과 일치한다. 에너지는 여기서부터 시상으로 흘러 대뇌피질의 모든 지역을 동시에 자극하며, 그로써 뇌의 다른 지역들 안에 있는 잠재되어 이용되지 않은 활동을 점차적으로 각성시키는 환상회로를 창조한다. 에너지가 아갸 차끄라의 중심 지배지역으로 부어지면서 뇌 전체는 단일단위로 맥동하기 시작한다.

　명상이 진보되면서 나디, 차끄라, 뇌 안에 있는 샥띠의 궁극적인 각성을 위한 단계가 설정된다는 것을 이해할 수 있다. 점화가 일어나기 위해 요구되는 한계에 도달하면 폭발이 일어난다. 일단 이 집중된 통합 상태에 도달하기만 하면, 신경학적인 회로들이 떠맡아 자생적으로 자신들을 자극하기 시작하여, 해탈된 에너지가 뇌의 새로운 중추들을 각성시키면서 변형된 자각상태를 창조하며 새롭고 더 높은 에너지 수준에 있게 된다. 샥띠 각성 절차가 시작된 것이다.

　수련을 계속하는 한 이 시점에서부터 지속적인 전개 과정이 계속되는데,

일단 점화가 일어나면 그 효과는 비교적 영구적이기 때문이다. 우리는 더욱더 많은 순수함과 강인함을 계발하여, 최종적인 꾼달리니 각성이 일어날 때까지, 내면의 경험이 더욱더 오랜 시간 동안 일어날 때 그것을 처리할 수 있게 된다.

47
비교문화의 증거

꾼달리니는 초월적인 현상, 시간과 공간의 영역 외부에 있는 현상이다. 꾼달리니 각성 경험이 얼마나 강력한지 이해할 수는 없지만, 우리 삶에 대한 그 영향, 그리고 각성이 사회의 작용과 다양한 문화의 변화 측면에서 미쳐온 영향을 볼 수는 있다. 예를 들어 꾼달리니 각성의 영향은 그리스도, 붓다, 끄리슈나, 라마, 모하메드, 마하비라, 그리고 역사상 그 밖의 여러 위대한 종교적·영적 인물들이 가진 경험의 기초에 있다고 많은 연구가들과 요기들은 말한다.

    연구가들이 그 현상 자체, 그 요소들, 관련 사건들과 효과, 그리고 기계에 영향을 줄 수 있는 그 능력을 계속 과학적으로 탐사하는 동안, 또 다른 유형의 연구가는 사회적 세팅에서, 그리고 인류학적으로 그 현상을 조사하고 있다. 보편적인 현상으로서 우리는 꾼달리니를 모든 문화와 모든 시대 어디서나 볼 수 있다. 존 화이트(John White)는 말한다. "꾼달리니라는 말은 요가 전통에서 오지만, 거의 모든 세계 주요 종교들과 영적인 길들, 그리고 비교(秘敎) 전통들은 한 사람을 신성화하는 데 의미를 갖는 것으로서 꾼달리니 경험과 유사한 것을 본다. 그 말 자체는 그 전통들에서 나타나지 않을지 모르지만, 그럼에도 그 개념은 비록 다른 이름을 가지고 있을지라도 신 같은 지위를 달성하는 열쇠로 알아볼 수 있도록 거기에 있다."[1]

변형된 상태들

꾼달리니는 변형된 의식상태(ASC: Altered State of Consciousness)를 유도한

다. 즉 우리를 정상적으로 접근할 수 있는 것 너머에 있는 내면의 경험 영역들로 데려가는 것이다. 아놀드 루드윅(Arnold M. Ludwig)은 쓰고 있다. "사람의 의식이라는 얇은 판 밑에는 비교적 미지의 정신활동영역, 체계적으로 탐사되거나 적절히 개념화되지 않은 성질과 작용이 있다."[2]

공상, 잠과 꿈, 최면, 감각상실, 정신병, 히스테리성의 분열과 비개인화 상태, 약리학적으로 유발된 정신착란, 무수면(sleeplessness), 금식, 명상 등을 루드윅과 그 밖의 ASC 연구가들은 ASC의 예로 인용한다. 어떤 것이든 ASC를 유발할 수 있다. 어떤 장소나 사건도 의식의 변화를 유발할 수 있다. 그러나 보통 우리는 이른바 뇌의 '정상적인' 작용을 피하기 위해 우리 자신을 유도하거나 매개를 이용해야 한다. 정상적인 의식 상태는 대부분의 깨어 있는 삶을 보내는 의식 상태이다.

그러나 대부분의 사람들이 존재하는 의식 상태는 매우 제한되고 고정되어 있으며, 그 자체가 변화의 두려움, 노이로제, 질병을 유발하는 지체되고 퇴화되었으며 불건강한 상태라고 믿는 많은 사람들이 있다. 내적인 경험의 측면에서 우리는 발달 지체된 난쟁이, 머리를 유리컵에 수없이 들이받고 나서 그 자신의 키보다 수백 배 더 높이 점프하기를 그만두지만, 유리컵이 제거될 때조차도 자신의 타고난 잠재력 훨씬 이하로 줄어든 역량으로 계속 깡충 뛰는 유리컵 속의 벼룩과 같다. 우리는 이전 자아의 가련한 그림자인 벼룩과 같으며, 마음속의 막연한 두려움과 환영, 망령과 기억에 의해 한정된 채 잠재력보다 훨씬 못하다고 요기들은 주장한다. 우리는 우리가 생각하는 것 훨씬 이상이다.

꾼달리니 경험은 인간 진화의 절정에 있다. 그것은 사람이 달성할 수 있는 절대적·최종적 상태, 그가 깨달아 자신의 태초 영광인 궁극적인 ASC와 융합하는 경험이다. 다른 모든 경험은 이것에 미치지 못하며, 보다 부족한 인간 삶의 레퍼토리를 구성하는 도중의 디딤돌일 뿐이다. 진정한 요기나 스와미는 모든 의식 영역의 주인이며, 기술과 섭렵 정도에 따라 원하는 어떤 상태에든 마음대로 드나들 수 있다. 다양한 문화는 이 서로 다른 의식 영역들을 달성하기 위한 방식과 수단들을 개발해 왔으며, 그 각각은 그렇게 할 수 있는 역량에서 다양하다.

오하이오 주립대학의 인류학자 에리카 부르기뇽(Erica Bourguignon)에 따르면, 인간 사회의 90퍼센트는 변형된 의식 상태를 성취하기 위해 어떤 종류의 제도화된 의례를 수행한다.³ 예를 들어, 보다 잘 알려진 사회의 몇 가지만 들자면, 수족(Sioux: 북아메리카 원주민의 한 종족) 전사들의 고립된 시각(solitary-vision) 추구, 남미 샤먼의 환각제 비행, 말레이시아 세노이족의 꿈 신탁, 뉴기니 사모족의 부족춤, 수피 수도사의 소용돌이 춤 등이 있다.

서양에서는 술과 마약, 부활모임, 마음과 논리를 마비시키고 황홀경을 유도하는 메가데시벨(데시벨: 음향 강도의 단위, 가청 범위는 1~130데시벨) 음악이 있는 록 콘서트와 디스코텍, '부족' 춤을 이용한다. 우리가 '원시' 사회에서 그렇게 멀리 있는가? "그것들이 거의 보편적이라는 사실은, 그러한 상태들이 인간에게 매우 중요하다는 것을 의미할 수밖에 없다."고 부르기뇽은 생각한다. 보다 높은 의식 상태를 달성하고자 하는 욕구는 먹거나 자기 위한 욕구만큼 기본적인 것처럼 보인다.

어쨌든 우리는 우리의 의식적인 정상적 의식 수준에서, 우리에게 지대한 잠재력이 있다는 것, 우리가 현재 영위하는 단조롭고 지루한 존재보다 더 만족스러운 지복과 지식 그리고 내적인 경험을 성취할 수 있다는 것을 잊었다. 또 다른 의식수준에 있는 우리의 잠재의식적인 마음 어딘가에서 우리는, 뭔가를 잃어버리고 있다는 것을 알고 있으며 이 앎은 우리를 괴롭힌다. 우리는 그 모든 것으로부터 달아나기를, 휴가(holiday: Holy day에 해당하는 어근에서 파생)를 갖기를 원한다. 이로부터 자신을 충족시키고 보다 높고 좋은 의식 상태를 달성하고자 하는 본능적이고 억누를 수 없는 충동이 생긴다. 비록 그것들 또는 진정한 내적 만족을 성취하기에 종종 실패할지라도 말이다. 알코올 의례는 참된 기쁨과 내면의 지복을 성취하고자 하는 자멸적이고 파괴적인 시도의 한 예이다.

우리 방법은 내적인 충족과 만족 그리고 안전을 달성하기 위해서는 잘못된 것처럼 보인다. 우리는 열쇠를 잃어 더 이상 보다 높고 초월적인 것에 접근할 수 없다. 우리는 에덴동산으로부터 던져졌다. 경험의 레퍼토리를 확대시키고 자신과 실재에 대한 통찰력을 얻을 수 있는 수단과 기법들을 위해, 그렇게도 많은 사람들이 요가와 명상 그리고 초월적인 과학들로 돌아선 것은 바로 이 이유 때문이다.

꾼달리니, 보편적인 현상

사회적·문화적·종교적·지리적·현세적인 경계의 장벽 밖에 존재하는 정신 생리학적인 현상이 있다는 것과 어떤 것이 인도의 요기들과 현자들이 꾼달리니라고 부르는 현상과 비슷한지를 알려주는 보고서는 세계 방방곡곡에 있다.

아프리카 북서 보츠와나에 있는 칼라하리 사막의 !Kung족은 !kia 상태를 달성하기 위해 많은 시간 동안 춤을 춰 은/움을 가열시킨다. 이 초월 상태는 평범성 너머의 의식 상태들과 영원에의 참여가 묘사되어 있는, 꾼달리니에 관한 많은 요가 문헌에 있는 것과 비슷하다. 한 부족일원은 전한다. "그대 춤춰라, 춤춰라, 춤춰라. 그러면 은/움이 그대를 배꼽으로, 등으로 끌어올리며, 그때 그대는 전율하기 시작한다……. 그것은 뜨겁다. 그대 눈은 떠 있지만 그대는 주위를 보지 않는다. 눈을 고요히 멈추고 앞을 똑바로 보라. 그러나 !kia로 들어가면 그대는 모든 것을 보기 때문에 주위를 바라보고 있다."[4]

주디스 쿠퍼(Judith Cooper)는 !Kung에 대해 쓰고 있다. "검은 대륙의 보다 어두운 구석 중 하나에서 칼라하리의 !Kung족은 신들과 접촉하고 있다. 일주일에 이틀이나 사흘 밤을 남자들은 여자들이 영창하는 낭랑한 단조로운 소리에 맞춰 표범처럼 우아하게 불 주위에서 춤을 춘다. 곧 분위기가 장엄해지고 보이지 않는 현존으로 밤공기가 끓어오른다. 치유의 힘인 은/움이 끓기 시작하면서 땀이 감미로운 비처럼 무희의 몸을 굴러 내린다. 초월의 순간은 고통스럽다. 내면의 불이 그들의 배꼽에서 척추로 솟아오를 때, 무희들은 전율하거나 땅바닥에 쓰러지거나 돌처럼 딱딱해진다. 그들 중 어떤 사람들은 춤추며 불속으로 들어갔다가 다시 나오지만, 신처럼 완벽하게 그들의 발은 데지 않았다. 그들은 이제 사물의 정수, 심지어 유해한 귀신들이 병든 간을 먹고 살거나 아들 잉태를 방해하는 다른 사람들의 내면도 들여다볼 수 있다. 치유의 손을 환자에게 대고 그들은 은/움에게 어둠의 세력들을 몰아내라고 명한다."[5]

중국 도교 전통에서는, 생명유지에 필요한 원리인 쁘라나 또는 기가 하단

전에 축적되면 폭발하여 주된 심령적 통로들에서 흐르기 시작하면서, 통증, 가려움, 차가움, 따뜻함, 무중량감, 무거움, 거침, 부드러움, 내면의 빛과 소리, 내적인 움직임의 느낌 등과 같은 비자발적인 움직임과 감각을 일으킨다고 한다. 그것은 육체를 밝게 만들어 심지어 어두운 방을 비추게 할 수도 있다. 열이 척추 기부에서 머리 꼭대기로 움직였다가 얼굴과 목구멍을 경유하여 위까지 내려오는 것을 느꼈다고 인쉬쯔(Yin Shih Tsu)는 전했다.[6]

이런 종류의 보고들은 열과 빛으로나, 일격을 가하기 위해 준비하는 뱀의 쇄도하는 에너지로 척추를 올라가는 것으로 꾼달리니를 묘사하는 요기들의 경험과 정확히 일치한다. 요가 전통의 고전적인 꾼달리니 묘사는 스와미 나라야난다(Narayananda)로부터 온다. "등과 온몸 위로 불타오른다. 꾼달리니가 수슘나로 들어가는 것은 등에서의 통증으로 일어난다⋯⋯. 발가락에서부터 뭔가 기어가는 감각이 느껴지며 때로는 그것이 온몸을 흔들기도 한다. 그 상승은 개미가 천천히 몸을 기어올라 머리를 향해 가는 것처럼 느껴진다. 그 하강은 뱀이 몸을 뒤틀거나 새가 여기저기 깡충깡충 뛰는 것처럼 느껴진다."[7] 이는 또한 아프리카 칼라하리 사막에 사는 !Kung 부족, 이른바 '원시' 인들에 대한 묘사와 아주 흡사하게 들린다.

중세 스페인에서 아빌라의 성 테레사(St. Theresa of Avila)는 초월적인 의식의 소리 현현인 나다의 각성이라고 요기들이 일컫는 자신의 경험을 묘사했다. "머릿속 잡음이 너무 요란해서 나는 그 안에서 무슨 일이 일어나고 있는지 궁금해지기 시작하고 있다⋯⋯. 내 머리가 마치 흘러넘치는 강물로 꽉 차 있는 것 같은 소리가 들리며⋯⋯ 한 무리의 작은 새들이 귀가 아니라 머리 윗부분에서 지저귀고 있는 것처럼 보인다. 거기에 보다 높은 영혼의 부분이 있다고 한다. 나는 이 견해를 오랫동안 지녀왔는데, 영은 대단한 속도로 상승하는 것처럼 보이기 때문이다."[8]

결론

이상은 고전적인 꾼달리니 유형의 경험들이지만, 그것들은 서로 다른 지리적 위치와 역사상 서로 다른 시대에 일어났다. 꾼달리니는 시간·공간과 무관하기 때문이다. 그러나 인도 현자들처럼 꾼달리니 경험을 그렇게 잘 또는 일관되게 기록한 문화는 거의 없다. 인도 문화는 요가 과학이 보존·배양·존중되도록 허락할 만큼 무르익은 것처럼 보인다. 그 결과 하나의 장엄한 철학이 출현하여 많은 책으로 기록되어 왔는데, 그중 몇몇이 시간과 역사의 참해를 뚫고 우리에게 전해 내려왔다. 전 세계 역사의 많은 위대한 남녀들을 고쳐시킨 《바가바드기따》 같은 책들, 《요가 바쉬쉬따 Yoga Vashishta》와 《하타 요가 쁘라디삐까 Hatha Yoga Pradipika》 같은 요가 문헌들, 우빠니샤드와 베단따(Vedanta) 책들의 장엄한 아름다움은 이 위대한 문화 존재의 증거이다. 정교한 의식 지도들, 변화된 의식 상태와 명상 경험의 장엄한 지복으로 들어갈 수 있게 해주는 도표들, 무수한 기법들과 절차들, 말로 다할 수 없는 안내 저작들과 서적들이 출현하여 수천 년에 걸쳐 전해 내려왔다. 다른 어디에서도 꾼달리니 경험이 그 모든 장엄함과 다양함을 지닌 채 그렇게 풍부하고 과학적으로 잘 기록된 적은 없다.

스와미 비베까난다(Vivekananda)는 다음과 같은 말로 꾼달리니에 대한 모든 의문을 보편적인 현상으로 요약한다. "오랜 내적 명상의 힘으로, 엄청난 양의 저장된 에너지가 수슘나를 따라 움직여 차끄라를 칠 때, 그 반작용은 감각 인식의 그 어떤 반응보다 훨씬 더 강렬하다. 보통 초자연적인 힘이나 지혜로 불리는 것이 현현하는 곳에서는, 꾼달리니의 작은 흐름이 수슘나로 가는 길을 찾았음에 틀림없다."

우리는 그때 하나이지만 자신이 발생하는 사회와 문화에 엄청난 충격을 주어온 경험이 존재한다는 것을 안다. 그 경험은 하나이지만 이름은 많다. 요기들은 이것을 샥띠나 꾼달리니의 각성이라고 부르면서, 우리 각자의 안에 잠복되어 있는 이 힘, 새롭고 꿈꿔보지도 않은 경험과 성취의 높이로 우리 자신과 사회를 진화시킬 수 있는 힘을 각성시킬 수 있는, 광대하고 복잡하며 체계적이고 점진적인 과학을 개발해왔다.

48
정신생리학적인 관점에서의 차끄라 분석*

정신생리학

스와미 샹까르데바난다: 차끄라의 정신역학은 무엇입니까?

스와미 비베까난다: 생리학적인 관점에서 보면, 차끄라에는 기분과 마음을 취급하는 면들, 심령적인 수준에서의 경험을 취급하는 면들, 그리고 몸과 마음의 에너지 재편성에 관계되는 면들도 있습니다.

감정과 인식의 측면에서 분할되는 뇌는 서로 다른 차끄라의 면들로 나누어질 수도 있습니다. 생리학·해부학적인 관점에서 볼 때, 차끄라는 몸의 서로 다른 부분들의 입력과 출력의 총합인 것처럼 보입니다. 목구멍(비슛디) 부분은 인식, 특히 목소리를 취급합니다. 이 차끄라의 심령적인 면들 가운데 많은 것은 실제로 텔레파시 소통입니다. 가슴(아나하따)은 주로 사랑의 면, 그리고 상복부(마니뿌라)는 주장과 추진력의 면을 취급합니다. 하복부 또는 상골반부(스와디스타나)는 쾌락의 면을 취급합니다. 가장 낮은 부분(물라다라)은 프로이트와 그 이전의 많은 요기들에 따르면, 안전, 소유, 물질적인 대상을 취급합니다.

마니뿌라 차끄라를 생각해봅시다. 그것은 허기를 취급하며 시상하부에

---

* 1980년, 뭉게르의 비하르 요가학교 스와미들과의 토론

있는 허기 중추들과 직접 연결되어 있습니다. 그것은 쾌락을 취급하는 다음 아래 차끄라인 스와디스타나와 밀접하게 관련되어 있습니다. 허기와 쾌락 중추들은 시상하부 뒤쪽 부분에서 인접해 있습니다. 그것들은 서로 너무 가까워서 그 세포들 일부가 실제로 뒤얽혀 있기 때문에 분리하기가 힘듭니다. 사람들이 성적으로 긴장하고 불만족스러우면 달콤한 것들에 손을 뻗기 시작한다는 것을 주목하는 것은 흥미롭습니다. 배가 고파지고 살을 찌우기 시작하는 등의 일들을 하는 것이지요. 이는 이 두 차끄라의 밀접한 상호 연관성을 보여줍니다.

　이 상호 연관성들에 관련되는 에너지 회로라고 부를 수 있는 것들도 있습니다. 이 에너지들은 위나 아래로 보내질 수 있습니다. 특정한 지역들에 관련된 본능이나 욕망들이 실제로 만족되지 않으면 에너지가 증강되는 경향이 있습니다. 우리는 그것을 주로 스와디스타나, 그리고 부분적으로 물라다라와 마니뿌라에도 연결되어 있는 성적 충동과 특히 관련시켜서 봅니다. 스와디스타나 수준에서 충족되지 않은 성생활은, 에너지를 마니뿌라에서의 힘과 우위에 대한 욕망이나 물라다라에서의 소유에 대한 신경증적인 갈망으로 다시 보내는 경향이 있습니다.

　에너지는 이 차끄라 체계, 그리고 시상하부·대뇌변연계와의 그 모든 연관성으로 구축됩니다. 다른 것들 중에서 대뇌변연계는 감정의 연속성을 발생시키며 감정은 물론 행위에 동기를 줍니다. 예를 들어 경쟁이 있을 경우에는, 태양 신경총과 위장 지역, 그리고 부신을 포함한 관련 기관들 안에 분노가 일어납니다. 그것이 영역이나 음식에 관계된 것일 경우, 부신은 한 사람을 활성화시켜 싸우게 만듭니다. 또한 아드레날린은 간에서 글리코겐을 분쇄함으로써 혈액의 당 내용물을 증가시켜, 설사 동물이 배가 고프고 음식이 부족하다 할지라도 계속 유지시켜 줍니다. 필요할 경우 아드레날린은 혈류에 당을 공급하여 싸움에서 이기고 양식을 얻을 수 있게 해줄 것입니다.

　이 모든 차끄라 회로에 고유한 많은 생리학적 에너지는 이 부류의 에너지인 것처럼 보입니다. 그것이 자체로 에너지라고 믿지는 않습니다. 예컨대 마니뿌라 차끄라의 경우에는 그것이 신경 충동이라고 생각합니다. 물론 그 충동은 혈당에 있는 방해물에 의해 자극을 받고, 혈당은 위장, 그리고 시상하부의 허기 중추들을 활성화시키며, 시상하부는 다시 이런 메커니즘들을 활성화시키지요.

스와미 샹까르데바난다: 국부화된 특정한 에너지가 아니라 그 회로 안에서의 전체적인 신체 작용을 믿으시는군요. 그리고 하나의 회로는 경시되거나 지나치게 활성화되면 지배적이 되는 것이고요.

스와미 비베까난다: 그렇습니다. 그것은 한 사람에게서 계속적으로 잠복되어 있을 수도 있습니다. 마니뿌라 차끄라 자체인 사람들, 추진력과 야망 그리고 정의감으로 가득 찬 사람들을 볼 수 있지 않습니까? 그들은 (스와디스타나로 움직이는) 성적인 사람들이 아니며 (물라다라로 움직이는) 안전 충동도 가지고 있지 않을 수 있습니다. 저는 이것저것 잠깐 손대면서 그것을 그저 재미삼아 하는 많은 비즈니스맨들과 변호사들을 보아왔습니다. 그들은 아주 경쟁적인 사람들일 뿐입니다. 모든 사람이 아내들에게, "그러니까, 저런 사람하고 결혼한다면 정말 괜찮을 거야."라고 말하고는, "와, 저 사람은 스와디스타나(성)나 아나하따(사랑)가 없어. 좋은 남편감은 아니야. 하지만 식구 먹여 살리는 건 잘하지(마니뿌라)."라고 말합니다.

스와미 샹까르데바난다: 사회병질자들과 두려움이 없는 사람들에 대한 연구에서, 그들 사이에 사실 아주 작은 차이가 있다는 것이 발견되었습니다. 제트비행기와 로켓선을 시험해보고 밧줄 없이 산을 오르는 사람들은 근본적으로 사회병질자들과 같은 특징을 가지고 있습니다.

스와미 비베까난다: 어떤 사람의 행동이 사회에 의해 받아들여지면 그는 영웅입니다. 수용되지 않으면 정신병질자이지요. 정부가 승인하면 살인할 수 있다는 옛날 조크가 생각납니다. 이런 사람들은 같은 종류의 충동을 가지고 있기 때문에 흥미로운 것입니다. 그들은 지나치게 적극적인 마니뿌라 차끄라에 의해 몰리는 사람들입니다.

물라다라 차끄라는 주로 안전, 스와디스타나는 주로 쾌락, 마니뿌라는 주로 주장과 용기 그리고 개인적인 힘, 아나하따는 사랑, 비슛디는 외부와의 소통, 그리고 주로 외부환경에 대한 인식 때문에 실제로 어디서든 편하게 느낄 수 있는 능력을 취급합니다. 그것은 비슛디 차끄라에 고유한 의식 상태입니다. 그것이 일정한 지점까지 계발되면, 쓰레기 더미 위에 앉아 있으면서도 만사 오케이일 수 있습니다. 아갸 차끄라는 물론 지능과 직관, 그리고 텔레파시 같은 심령적인 힘을 취급합니다.

서로 다른 차끄라 안에 있는 이런 특질들뿐만 아니라 또 다른 매개변수가 있는데, 그것은 진화 정도입니다. 우리 각자는 체질적으로 서로 다른 정도로 에너지를 받는 회로들을 가지고 있습니다. 어떤 사람은 스와디스타나 차끄라에 에너지를 많이 받을 수도 있습니다. 그 사람은 쾌락에 아주 많이 쏠려 있으며 아마도 마니뿌라나 아나하따의 계발이 덜 되었을 것이지요.

스와미 샹까르데바난다: 그것은 주로 시상하부로부터의 충동에 달려 있는, 대단히 호르몬적인 것일 겁니다.

스와미 비베까난다: 맞습니다. 저는 그것의 체질적인 요소들을 관장하는 것에 대해 아주 많이 생각해본 적이 없습니다. 우리 각자는 서로 다른 차끄라 회로들에서 비율적으로 다르게 에너지를 받습니다. 우리 각자는 서로 다른 현(弦)을 칩니다. 차끄라의 에너지화에는 다른 주파수가 있습니다. 우리 각자 사이에는 개인적인 차이가 있는데, 그것은 차끄라 각각의 현현 특질의 진화 정도가 다르기 때문입니다. 돌아다니면서 늙은 여성들을 마구 때리고 그들의 핸드백을 빼앗는 사회병질자와 우주인은 같은 현을 가지고 있을 수도 있습니다. 그들은 차끄라 각각의 활동 수준이 동일할지 모르지만, 우주인인 사람은 아마 대부분의 차끄라에서 더 높이 진화했을 것입니다. 그래서 이런 것들은 차끄라의 특질—활동의 비율과 진화의 정도—을 정하는 두 가지 중요한 매개변수입니다. 이것들은 각 사람의 인격을 정합니다.

스와미 샹까르데바난다: 에너지를 표현하는 차끄라들과 에너지를 받아들이는 차끄라들이 있다고 말씀하셨지요?

스와미 비베까난다: 아니 제가 말한 것은, 이런 회로들이 해부학적인 형태로 존재한다는 것, 몸의 저 아래에는 여기(뇌)에 뭔가를 유발시킬 뿐만 아니라 여기 위에 있는 것에 의해 유발되기도 하는 전체적인 지역들이 있다는 것

을 우리가 알고 있다는 것입니다. 그리고 예컨대, 시상하부에는 허기 중추와 관능적인 중추가 있다는 것을 우리는 알고 있습니다. 우리는 그것들이 몸의 관련기관들과 직접 연결되어 있다는 것을 알고 있습니다. 허기가 증가됨에 따라서 더 많은 뉴런(신경단위) 활동이 그 회로들 안에서 증강됩니다. 그리고 감정적인 요소가 그 속으로 들어오면, 대뇌변연계의 다른 부분들도 에너지를 발생시키기 시작하기가 아주 쉬울 것입니다. 그러면 우리는 가능한 한 빨리 먹을 수 있는 것을 얻기 위해 여기저기 내달릴 것이지요. 이는 그 회로 안에 증가된 뉴런 활동이 있다는 것을 의미합니다.

사람들은 그 회로들 안에 있는 에너지에 대해 이야기하면서 그것이 에너지라고 확신합니다. 그들은 이 회로들이 에너지를 받는다고 말하는데, 왜냐하면 그것들이 활성화되기 시작하면 가슴이 두근두근하는 것과 몸이 흔들리는 것 등을 느낄 수 있기 때문입니다. 그런데 그것은 전선을 통해 흐르는 전기 같은 에너지일까요, 아니면 사실 전화선을 통해 흐르는 전기 같은 메시지일 뿐일까요? 한 사람이 흔들린다는 단순한 사실은, 그것이 근육으로 전송되고 있는 메시지이며 근육이 모든 흔들림을 만든다는 것을 의미할 수 있습니다.

저는 그것이 뉴런 활동이라고, 즉 신경과 회로가 충동을 전하고 근육이 흔들림과 에너지를 창조한다고 말하는 생리학적인 관점을 선호하는 경향이 있습니다.

스와미 샹까르데바난다: 하지만 뉴런 활동에도 에너지가 있습니다.

스와미 비베까난다: 그러니까, 있습니다만 그 에너지는 뉴런 활동 다음에 발생됩니다. 회로의 1차적인 목적은 충격을 전하는 것입니다. 메시지가 전달되고 그것은 전화가 에너지를 이용하는 것과 같은 식으로 에너지를 전달자로 이용합니다. 우리는 전화선을 가지고 100와트 전구를 켜려고 하지는 않을 것인데, 왜냐하면 거기에는 충분한 에너지가 없기 때문입니다. 전화선은 약 2볼트에서만 작동합니다. 그것은 우선 에너지 전송이 아니라 메시지 전송인 것이지요. 에너지는 2차적인 문제이므로 또 다른 원천에서 오는 것입니다.

어떤 사람들은 천부적으로 이런 회로들 중 일부를 남들보다 훨씬 더 많이 활성화시키고 '에너지화' 하기도 합니다. 마니뿌라 전체에 훨씬 더 많이 열중하는 사람들이 있습니다. 그들은 많이 먹고 큰 근육을 가지고 있습니다. 그들은 마니뿌라 차끄라 자체인 것이지요. 매우 부성적이고 애정이 깊어 어디를 가든 다른 사람들의 느낌을 항상 감지하는 아나하따 사람들이 있습니다. 같은 것이 다른 차끄라들에도 적용됩니다.

차끄라 유형은, 주위에 많은 사람이 있는데 아는 사람이 하나도 없는 파티에서 쉽게 알 수 있습니다. 감정에 아주 많이 치우쳐 있는 사람은 그곳 구석구석을 훑으면서 누가 친절하고 누가 친절하지 않은지 헤아리기 시작할 것입니다. 그것이 바로 그가 환경에서 인식하는 것입니다. 그는 두드러진 아나하따 유형입니다. 지적인 사고방식을 가지고 있는 사람은 주변의 모든 대화를 듣고 아주 지적인 음성이 들리면 그 무리로 끼어들 것입니다. 축구나 그와 같은 것에 대해 이야기하는 무리가 있으면 그는 곧장 지나칠 것입니다. 그는 비슛디/아갸 유형일 것이지요. 그다음엔, 무엇보다 먼저 누가 파워의 장에 있는지를 알아차릴 마니뿌라 유형이 있으며, 그는 그 무리와 교제를 시작할 것입니다. 명백한 파워포지션이 없을 경우, 그것은 보통 밤새 계속됩니다. 때로는 자리를 차지하고 "이제 됐군." 하기도 할 것입니다. 그것은 특별한 의자와 특별한 장소입니다. 이제 우리가 파워에 열중하는 사람이라면 거기 가서 앉습니다.

감정적인 사람은 그 장면을 인식할 때 그곳 전체의 느낌을 인식하고 있으며 스와디스타나 유형은 음식, 성적 만남 등 같은 다른 것들을 보고 있을 것입니다. 우리 각자는 이런 것들에서 선호하는 것이 있으며, 그 선호는 지배하고 있을지 모르는 특정한 회로들의 에너지화나 활성화에 의해 조종되는 것처럼 보입니다. 그리고 어떤 사람들은 균형 있고 융통성 있어 어떤 상황에도 잘 맞을 것입니다. 이런 사람들은 요가 유형입니다.

몸 안에는 이런 특정한 회로들의 붙박이 리듬과 활성화가 있다고 생각합니다. 우리는 서로 다른 많은 의식 수준들을 동시에 따라가는 것이 아닌가 하는 생각이 어쩐지 듭니다. 때때로 우리는 서너 달의 시간이 지나 일어날 것에 대해 전체적으로 경험하는 꿈을 꾸기도 합니다. 그것은 시간이 수평적인 것이 아니라 수직적인 것이라는 의미입니다. 우리의 신경생리학적인 구조 속에 있는 것을 어떻게 설명합니까? 과학적으로 설명하기 어려운 많은 경험이 있습니다. 그것이 반드시, 생리학적인 설명이 설득력이 없다는 것을 뜻하는 것이라고 생각하지는 않습니다.

요즘은 차끄라들의, 그리고 분리된 차끄라들의 일정한 육체적 현현을 측정하는 것이 가능합니다. 아마도, 분명히 어떤 차끄라에 치우쳐 있는 사람의 성격 분기점을 알아내서 그 차끄라의 활성화를 시험할 수 있을 것입니다. 차끄라 주위 에너지는, 그것이 활성화된 장에 의해 방출될 에너지라는 것에서 쉽게 설명할 수 있다고 생각합니다.

스와미 샹까르데바난다: 회로의 측면에서 차끄라 중 어떤 것들, 특히 물라다라와 아갸는 보다 수용적인 특성을 가지고 있는 한편, 스와디스타나와 마니뿌라 같은 차끄라들은 보다 표현적인 것처럼 보입니다.

스와미 비베까난다: 필시 그것은 갸넨드리야, 그리고 까르멘드리야(감각신경과 운동신경)와 연관되어 있을 것입니다.

스와미 샹까르데바난다: 모든 차끄라는 이중 목적을 가지고 있음에 틀림없습니다. 그것들에는 수용적이면서 적극적인 면이 있음에 틀림없는 것이지요. 예를 들어, 아갸는 심령적·직관적인 에너지에 수용적이지만 미묘한 텔레파시 수준에서도 전송합니다. 그 직관을 구두적인 수준에서 표현하고 소통하는 비슛디는 아나하따를 통해 느껴지는 자비를 동시에 표현하며, 마니뿌라와 스와디스타나를 통해 느껴지는 경험들도 표현합니다. 모든 차끄라는 양방향 통로를 가지고 있으며 그것은 이다와 삥갈라 때문입니다.

스와미 비베까난다: 비슛디는 다른 차끄라들의 특질들을 그것들 특질의 매개로서만 표현한다고 생각하는데, 왜냐하면 다른 차끄라들은 다른 방식으로 에너지를 표현하기 때문입니다. 애정 깃든 사람하고 있으면, 특히 가까이 갈 경우에는, 그 사랑이 흘러나오는 것을 느낄 수 있습니다. 그러므로 아나하따는 그런 식으로 표현하고 있지만, 그것과 어울리는 말을 하기 위해 비슛디를 이용할 것이라고 생각합니다.

스와미 샹까르데바난다: 예, 에너지는 다른 차끄라들을 통해 흐르며 그래서 한 차끄라의 활성화는 그것들 모두에게 영향을 주어 그것들을 그 주 배음(倍音: 어떤 진동체가 내는 여러 가지 음 중에서 원음보다 많은 진동수를 가진 부분음)에 따라, 그러나 그 자신의 방식으로 변화시킵니다. 아나하따가 적극적이 된다면 마니뿌라와 스와디스타나 차끄라는 그때 사랑이 우세해질 것입니다. 다른 모든 차끄라들은 그때 아나하따와 동맹자가 될 것입니다.

스와미 비베까난다: 마니뿌라 차끄라는 표현적인 차끄라이므로 우리가 마니뿌라가 높다고 느낄 경우, 그것은 아나하따인 사랑의 경험을 느끼기보다 사랑을 흘려 내보내는 경향이 있을 것입니다.

스와미 샹까르데바난다: 물라다라와 아갸 사이에는 명확한 연관성이 있습니다. 또한 스와디스타나와 비슛디 그리고 빈두 사이에도 연관성, 아주 직접적인 연관성과 비슛디의 하위 차끄라인 랄라나가 있는 것처럼 보입니다. 그다음, 마니뿌라와 아나하따 또한 관련 있는 것처럼 보입니다. 차끄라들 간의 이 밀접한 연관성은 헤브라이 촛대(메노라)의 일곱 개 양초로 상징됩니다. 이는 차끄라들이 어떻게 상호작용하고 있는가의 표현이지만, 사실 그것은 모든 차끄라들이 서로 상호작용하는 훨씬 더 복잡한 그림입니다. 물라다라와 스와디스타나는 따마식한 차끄라, 아나하따는 지배적으로 라자식한 것, 그리고 비슛디와 아갸는 삿뜨윅한 것으로 여길 수 있습니다. 이 짝들은 함께 작용합니다. 예를 들어, 비슛디와 아갸는 수용적인 표현적 융합상에서 연결되어 있으니, 비슛디는 적극적이고 아갸는 수용적입니다.

스와미 비베까난다: 그러나 저는 차끄라 각각에 라자식한 특질과 따마식한 특질이 있는 것으로 보며, 차끄라들은 수직적인 사다리 형태가 아닌 수평적인 것으로 봅니다. 그것들은 모두 라자식한 것으로부터 삿뜨윅한 것에 이르는 특질들을 가지고 있습니다.

스와미 샹까르데바난다: 그것도 사실입니다. 어떤 사람들은 따마식이라는 말에 도덕주의적인 함축성들이 들어 있다고 생각하기도 합니다.

스와미 비베까난다: 진화의 맥락에서, 요기가 경험하는 지복이 오르가즘의 희열과 다릅니까? 그것은 보다 높이 진화된 수준에 있을지 모릅니다. 다른

모든 아이들을 배제하는, 자기 자식에 대한 엄마의 이기적인 사랑이 보다 낮은 수준의 초월적인 사랑 이상의 것일까요?

스와미 샹까르데바난다: 마니뿌라 차끄라 위에서부터는 모든 현세의 영역, 개체성을 버리며, 마니뿌라 수준에 있는 횡격막은 차끄라들에 관한 한 중요한 해부학적 분리 요소일 수 있다고 꾼달리니에 관한 논문에서 칼 융은 말합니다. 개인적인 사랑으로부터 보편적인 사랑을 향한 움직임은 바로 횡격막 위에 있는 지점—아나하따 차끄라—에서 일어납니다.

스와미 비베까난다: 서로 다른 이 의견들은 모두 맞는 것 같습니다. 산은 서로 다른 각도에서는 다르게 보이지만, 위에서 보면 모든 사람들이 같은 산을 보고 있다는 것을 알 수 있습니다. 문제는, 아래로 다시 내려가 모든 개별적인 사람들과 이야기할 때 생깁니다. 산 전체를 보았을 때 경험한 것을 묘사하는 것은 매우 어렵습니다. 이것이 바로 그렇게도 많은 서로 다른 의견과 철학 그리고 종교가 있는 까닭입니다.

물라다라와 스와디스타나 차끄라

스와미 샹까르데바난다: 물라다라 · 스와디스타나 차끄라와 연관된 신경 복합체들에 대해 말씀해주시겠습니까?

스와미 비베까난다: 그러니까, 이러한 부분들 모두에게는, 감각 입력과 자발적인 운동 출력을 취급하는 몸의 신경들이 있으며, 또한 교감신경과 부교감신경으로 나누어지는 자율신경도 있습니다. 그리고 보통, 각각의 부분에게는 송과선, 뇌하수체, 갑상선 같은 적합한 내분비선이 있습니다. 예외는 물라다라인데, 지금까지 의학은 그것과 연관된 내분비선을 찾지 못했습니다. 그러나 이것이 물론 미래에 발견되지 않을 것이라는 의미는 아닙니다.

물라다라의 정신생리학적인 면들을 풀어보도록 합시다. 남성에게서 그것은 실제로 음경 기부, 여성의 경우에는 자궁경부와 연관되어 있습니다. 그래서 그것은 아주 뿌리 깊은 성적 연결고리를 가지고 있는 것이지요.

물라다라 차끄라 만뜨라를 암송하면서 그 지역 어딘가에 집중한다면 어떤 바이브레이션이 일어나는 것이 느껴질 것입니다. 이제 만뜨라는 무엇을 하고 있을까요? 그것은 어떤 생리학적인 기관을 자극하고 있을까요, 아니면 그것은 일종의 신비로운 자극일까요? 그것은 육체적인 기관을 자극하고 있을까요, 아니면 우리가 차끄라라고 부르는 어떤 장소에 나타나는 것처럼 보이는 많은 에너지를 활성화시키고 있을까요? 아마도 이중 마지막 것일 거라고 생각합니다.

스와미 샹까르데바난다: 물라다라 자극점과 실제 경험 장소는 다를 수 있지만, 일반적인 물라다라 차끄라 소재지는 틀림없이 회음에 있을 거라고 저는 믿고 있습니다. 그것은 분명히 그 지역에서 느껴지는 것이지요. 더 높게 느껴진다면 그것은 물라다라 차끄라가 아닙니다. 스와디스타나입니다. 만뜨라가 잘못이거나 보다 수용적이고 반작용적인 다른 것을 바이브레이션이 자극하고 있는 것입니다.

스와미 비베까난다: 이에 대한 생리학적인 근거가 있습니까? 만뜨라 암송이 척수를 자극하고 있다는 것은 꽤 가능합니다. 자극되고 있는 지역에서 틀림없이 그것을 느낄 수 있으며 그것이 거기에만 있지는 않은데, 왜냐하면 몸에서부터 나오고 있는 모든 근육섬유가 자극되기 때문입니다. 그러므로 그 어떤 수준에서 척수를 자극한다 할지라도, 그 어떤 차끄라가 자극된다 할지라도, 이른바 물라다라 차끄라에서부터 근육섬유를 거둘 것입니다. 스와디스타나 차끄라에서도 물라다라 차끄라 섬유가 있을 것입니다. 마니뿌라에서도 스와디스타나로 돌아가는 물라다라 섬유를 스와디스타나와 마니뿌라로 되돌립니다. 그리고 내내 그렇게 올라가는 것이지요. 물라다라 차끄라는 언제나 거기 현장에 있는데, 왜냐하면 그 섬유는 가장 낮은 부분에서 오기 때문입니다.

스와미 샹까르데바난다: 물라다라의 성 에너지와 그 가능한 변형에 대해 생각해 볼까요?

스와미 비베까난다: 고삐 끄리슈나(Gopi Krishna)가 기록한 이 기본적인 성 에너지는 사실, 의식이 아주 민감해질 때 인식될 수 있는 삿뜨윅하거나 미묘한 정수입니다. 이것은 꾼달리니 경험의 정수, 성에너지의 승화, 모든 발

생·퇴화·재생의 원천인 기본적인 생명력입니다. 고삐 끄리슈나는, 자신이 보고 있는 것이 에너지로 전환되면서 스스로를 온몸으로 보급하고 있는 정액이라고 느꼈습니다. 그가 인식하고 있었던 것은, 그가 이야기하고 있었던 기관들에 있는 단순한 신경섬유들에 의해 방출된 에너지를 투시력으로 본 것이었다고 저는 느낍니다. 그렇지만 그는 그것을 정액으로 간주했는데, 왜냐하면 그것이 바로 경전들에 씌어 있는 것이기 때문입니다. 여성들은 무엇을 가져야할까에 대해선 모르겠습니다. 그는 그것에 대해 언급하지 않았으며 경전에 언급되어 있다고도 생각하지 않습니다.

스와미 니스찰라난다: 하타 요가 쁘라디삐까와 어떤 딴뜨라 문헌들은 여성에 대해 이야기하고 있습니다. 그렇지만 일반적으로는 그쪽이 소홀히 되었던 것이지요. 요가에 따르면 남자와 여자의 성에너지는 승화되어 꾼달리니 상승으로 변형됩니다. 시작점은 물라다라입니다. 어떤 이유 때문에, 불교도들은 상승이 물라다라가 아니라 마니뿌라에서 시작된다고 말합니다. 깨달은 붓다가 두 낮은 차끄라를 철저히 피한 것은 어째서일까요? 사실 꾼달리니가 있는 곳에 대한 모든 개념은 경험의 문제입니다. 꾼달리니가 마니뿌라에서 시작된다고 붓다가 실제로 말했다고는 생각하지 않습니다. 그는 진정한 영적 진화가 마니뿌라에서 시작된다는 것을 말하려 했을 것입니다. 꾼달리니는 마니뿌라에 도달할 때만 안정된다고 스와미 싸띠아난다께서는 여러 번 말씀하셨습니다. 그것은 물라다라에서 시작되지만 마니뿌라에서 안정됩니다.

이 명백한 모순은 갸니(jnani)였던 붓다의 철학 때문에 생긴다고 생각하는데, 그는 꾼달리니 요가에는 많이 관여하지 않았습니다. 반면에 후대 불교의 한 분파였던 바즈라야나(vajrayana)는 물라다라에 아주 많은 관심을 가졌습니다. 그러나 물라다라의 작용으로 돌아갑시다.

스와미 샹까르데바난다: 물라다라 차끄라는 두 가지 기본적인 작용양식을 가지고 있는데, 하나는 에너지 고갈이며 다른 것은 에너지 활성화입니다. 그 체계 안에는 아픈 물라다라와 건강한 물라다라가 있습니다. 물라다라 차끄라의 이 서로 다른 상태의 증상이 무엇일까요? 그것은 간단합니다. 우리가 아프거나 건강한 것, 균형 있거나 균형을 잃은 것이지요. 균형을 잃으면 이다가 지나치게 활동하거나 덜 활동하고, 삥갈라가 지나치게 활동하거나 덜 활동하게 됩니다. 우리는 육체적·정신적인 증상들, 두려움, 불안 등을 갖게 될 것입니다. 물라다라를 부인하는 모든 사람은 변비증이 되고 돈을 축적한다고 프로이트는 말했습니다. 모든 구두쇠는 변비증입니다. 이 증상들은 약할 수도 있고 아주 극단적일 수도 있습니다. 충분히 각성된 상태에서 그것들은 우리를 조각조각 찢어발기거나 더 높은 자각으로 데려갈 것입니다. 잘 작용하고 있는 물라다라 차끄라의 기본적인 특질이 무엇일까요?

스와미 비베까난다: 체념입니다.

스와미 샹까르데바난다: 안전과 체념은 물라다라 체계에서 상호 교체될 수 있다고 말할 수 있습니다. 이 차끄라에서는 기본적인 안전이 핵심이라고 할 수 있습니다. 체념은 분명히 안전을 의미하며, 자신 안에서 안전하다면 그 어떤 외부의 안전도 필요하지 않습니다.

스와미 싸띠아다르다: 물라다라의 각성이 일어나면 불안감과 같은 문제는 없습니다.

스와미 비베까난다: 물론 이는 각성된 물라다라의 의식 상태입니다. 에너지화가 낮은 물라다라 차끄라는 일반적으로 낮은 활력, 감정적인 불안, 미래에 대한 두려움을 뜻합니다. 낮은 자긍심도 이와 관계된다고 생각합니다. 그것은 거의 우울증 증후군을 형성합니다. 에너지화가 낮은 스와디스타나 차끄라의 쓸쓸함을 반드시 겪을 필요는 없다 할지라도 말입니다. 물라다라에서 진화가 낮고 충동이 높으면, 할 수 있는 한 많이 모으기 위해 밖으로 나가는 야망적인 사람이 됩니다. 그는 수백만 장자가 되고도 여전히 온갖 것을 축적할 수 있는데, 왜냐하면 여전히 불안을 느끼기 때문입니다. 안전은 의식 상태이지 물리적인 현실이 아닙니다. 물라다라 차끄라가 진화하기 시작하면서 그 사람은 환경과 전혀 무관한 안전을 달성합니다.

산야신들과 공동체 사이에서뿐만 아니라 산야신 공동체 안에서도 다양한 등급의 체념을 볼 수 있습니다.

스와미 싸띠아다르마: 에너지가 물라다라 차끄라에 모이면 차끄라들을 자극하

거나 악화시킵니까? 에너지 정체와 차끄라 활성화의 차이는 무엇입니까?

스와미 비베까난다: 그러니까, 어떤 사람들의 경우엔 물라다라 회로가 때로는 빈약하게 에너지화되기도 한다고 봅니다. 전체 회로 자체가 에너지화가 낮은 것이지요. 이는 우주적인 사건들, 행성들의 위치, 날씨, 그리고 실망·상처·안전위협 같은 심리적 요소들을 포함한 모든 부류의 것들에 따라 사람들 간에 다양하며 사람들 안에서 다양합니다. 그것은 우리 각각의 경우마다 다양합니다. 어떤 사람들은 물라다라에 아주 많이 치우쳐 있기도 합니다. 물라다라의 기본적인 성적인 면에 걸려 있어 돈과 소유에 아주 많이 몰두하는 경우도 있는 것이지요. 에너지화가 낮을 경우 그들은 여전히 이런 것들에 대해 생각하지만 그것에 대해 뭔가를 하지는 않을 것입니다.

우리는 각 차끄라에 고유한 충동을 일으킬 수 있는 일정한 양의 에너지화가 필요하다고 생각합니다. 스와디스타나 차끄라의 기본적인 성적 추구 충동, 마니뿌라의 영역과 우위 충동, 아나하따 차끄라의 양육 충동 같은 것이지요. 기억하십시오. 각 차끄라의 에너지화 양과 진화 정도라는 두 가지 매개변수가 있습니다.

요가 행법들은 차끄라 회로 각각의 안에 고유한 에너지를 균형 잡으며, 방해물(삼스까라)을 없앰으로써 차끄라들의 특질을 동시에 진화시키는 것처럼 보입니다. 그리고 물론, 구루의 은총이 있으면 급행열차를 타고 있는 것입니다.

스와미 싸띠아다르마: 그러면 고인 에너지는 방해 작용을 합니까, 아니면 차끄라를 활성화하기 위해 이용될 수 있습니까? 예를 들어, 어떤 사람이 물라다라에 많은 에너지가 고여 있다면 그것은 에너지 방해물입니까, 아니면 그 고인 에너지가 활용되어 차끄라를 활성화·각성시킬 수 있습니까?

스와미 비베까난다: 심리적인 장애물이 제거되면 차끄라를 활성화시키기 위해 이용될 수 있습니다.

스와미 샹까르데바난다: 저장과 방해 사이에는 차이가 있다고 생각합니다. 에너지를 보유하거나 저장할 수 있는 능력은 의식적으로 생기는 한편, 무의식적이거나 잠재의식적인 방해물은 억압으로 이끕니다.

스와미 비베까난다: 그리고 높게 에너지화된 차끄라의 억압은 감정적인 문제뿐만 아니라 근육긴장, 내부기관의 기능저하 등과 같은 모든 부류의 육체적인 증상을 일으킬 수 있습니다.

스와미 샹까르데바난다: 물라다라 각성의 심리학적인 효과는 무엇입니까?

스와미 비베까난다: 이미 말씀드린 것처럼 체념입니다.

스와미 샹까르데바난다: 분리감, 개인적인 자각의 시작, 다른 것과 분리되었다는 사실 각성⋯⋯.

스와미 니스찰라난다: 최초의 소외 또는 그와 같은 것⋯⋯.

스와미 샹까르데바난다: 물라다라에서의 기본적인 에너지가 근심이나 두려움 또는 불안이라고 생각하십니까?

스와미 비베까난다: 기본적인 감정 말입니까? 그러니까 그것은 회로의 에너지화에 달려 있습니다. 많은 에너지가 없으면 그것은 우울증과 절망이 되는 경향이 있을 것입니다. 그러나 많은 에너지가 있다면 그것은 차끄라의 진화에 달려 있습니다. 그것이 거의 진화되지 않았다면 강한 불안, 근심이 있을 것입니다. 그것이 크게 진화되었다면 단일성과 완전한 안전의 느낌이 있을 것입니다. 일반적으로 물라다라는 대부분의 사람들의 경우 어느 정도 봉쇄되어 있으며 방해물들은 근육긴장으로 나타날 수 있습니다.

　근육긴장은 정신적인 방해물, 삼스까라의 회로의 현현입니다. 이 차끄라 회로들 안에 있는 의식의 질의 진화를 낮추는 것은 바로 삼스까라입니다. 낮은 진화, 근육경련, 자율신경계의 해당 부분에 의해 공급되는 유기체의 부적응은 심령적인 긴장에 기인합니다.

스와미 샹까르데바난다: 이 심령적인 긴장과 인격체의 긴장은 환경 속의 다양한 사건들에 기인합니다.

스와미 비베까난다: 맞습니다. 내면의 무의식적인 갈등이 환경 속의 일정한 사건들과의 갈등이 되는 것이지요. 예를 들어, 어떤 사람이 아주 불안감을 느끼고 있는데 누군가 그에게서 귀중한 소유물을 훔친다면 그는 완전히 미쳐 날뛰게 될 수 있습니다. 이는 같은 부류의 갈등과 불안을 갖고 있지 않은 다른 사람의 반응과 반대됩니다.

어떤 사람이 물라다라에서 수반되는 느낌을 표현하지 못할 경우, 그 느낌은 근육경련 같은 정신신체적인 문제, 혈압, 변비 등 자율신경계 문제로 나타날 수 있으며, 그리고 다른 것으로 나타날지 누가 알겠습니까? 아마 기능적 요로염, 방광염, 대장염, 직장염, 월경불순 등으로 나타날지도 모릅니다.

정신병

스와미 샹까르데바난다: 높게 에너지화된 낮게 진화된 물라다라 문제를 조울병의 원인으로 연관시키시겠습니까?

스와미 비베까난다: 조울병은 이다/삥갈라 문제라고 생각합니다. 거기에는 또 다른 차원이 있는데, 조울병이 있는 사람은 아주 높이 에너지화되고 제어된 차끄라의 모든 현현을 겪을 것이기 때문입니다. 그는 여기저기 쏘다니면서 모든 돈을 도박으로 날리고, 더 많이 얻으려 하고, 모든 부류의 재미있는 성적 행위에 끼어들고, 분주하게 다른 사람들을 여기저기 밀어내고 할 것입니다. 라자식한 면인 것이지요.

스와미 삼붓다난다: 정신분열증이나 망상증이 이다와 삥갈라 불균형과 관련 있다고 하시겠습니까?

스와미 비베까난다: 예, 이다에 막혀 있는 사람들이 있습니다. 이다가 지나치게 활동적인 것이지요. 오른쪽 반구(이다)를 통해 환경의 부정적인 면들을 받아들이는 것이 망상증이라는 것을 연구가 보여준다는 것은 흥미롭습니다. 이것이 바로 망상증에 대한 모든 것입니다. 이다가 많이 발달된, 꽤 높이 진화된 사람들을 포함한 많은 사람들이 약간의 망상증을 가지고 있습니다. 이다는 그것에 대한 부정적인 면을 가지고 있는 것처럼 보입니다. 설사 높은 의식수준에서 그 속으로 들어간다 해도 그것은 약간의 부정적인 인력을 가지고 있는 것처럼 보입니다. 차끄라를 활성화시킬 생각이라면 이다와 삥갈라를 확실하게 균형 잡아야 합니다.

스와미 샹까르데바난다: 그러나 조울병과 정신병 그리고 그 밖의 정신적인 문제들은 물라다라나 아갸와 관련됩니다. 이다와 삥갈라가 융합되는 것은 이 두 지점뿐이기 때문입니다. 그러므로 정신병, 조울병 같은 것들은 물라다라/아갸 회로와 아주 많이 관련되는 것처럼 보일 것입니다. 이다와 삥갈라가 물라다라 차끄라에서 오고 있다면 정신병을 취급하는 메커니즘이 무엇이 되겠습니까?

스와미 비베까난다: 이다와 삥갈라는 대뇌 반구들의 활동에만 관련된다고 생각합니다.

스와미 샹까르데바난다: 하지만 온몸은 반구들에 의해 제어됩니다. 온몸은 에너지를 얻습니다. 동맥과 정맥, 감각신경과 운동신경, 오른쪽 반구와 왼쪽 반구는 모두 이다와 삥갈라 절차의 반영입니다.

스와미 비베까난다: 저는 이다와 삥갈라가 해부학적으로 여기 뇌에 있다고 봅니다. 척추를 교차해 내려가는 것이 아니지요. 서로 교차하고 있는 이다와 삥갈라는 하나의 개념이며 경험의 상징이라고 믿고 있습니다.

스와미 싸띠아다르마: 물라다라 각성은 심령적인 자각의 시작이라고 생각합니다. 그것이 바로, 물라다라 각성으로 사람들이 종종 동요되기도 하는 까닭입니다.

스와미 비베까난다: 그렇습니다. 그들은 환각 등이 생기는 의식인 심령적인 의식 안에 잡힐 수 있습니다.

스와미 샹까르데바난다: 그것은 그들이 전에 경험한 그 무엇보다 훨씬 더 강력합니다.

스와미 비베까난다: 우리는 어쨌든 하루에 두 번 그것을 미끄러져 드나듭니다. 설사 눈 감고 하는 정식 명상 기법들을 수련하고 있지 않다 할지라도 말이지요. 심령적인 수준에서 자각을 유지하고 그것을 요가 니드라와 함께할 수 있다면, 하나의 생각이 그것과 무관한 또 다른 생각으로 이끌고 그것은 멀리 떠나버리는 생각 차단—이른바 생각 이상—이 있는 상태를 경험할 것입니다. 두 가지 역설적인 것들이 함께 존재할 수 있는 역설적인 사고, 환상, 우리에게 이야기를 걸고 있는 목소리들, 뭔가가 보이는 것 등등……

스와미 샹까르데바난다: 그래서 우리는 삥갈라가 막히고 이다가 흐르고 있다고 짐작합니다. 그 모든 것은 물라다라에서부터 이다를 통해 나오고 있습니다. 기본적인 잠재의식적 재료인 것이지요.

스와미 비베까난다: 동시에 심령적인 회수도 있습니다.

스와미 샹까르데바난다: 예, 그래서 그것이 무엇을 의미합니까?

스와미 비베까난다: 심령적인 회수가 있을 경우에는, 설사 우리가 외부와 소통하고 있는 것처럼 보일지라도, 심령적인 관점에서 볼 때는 여전히 안에 있는 것입니다. 역설적인 사고, 의심스러운 느낌, 목소리들, 생각을 몇 초 동안도 한 주제에 모으지 못하는 것, 이 모든 것은 심령적인 내적 수준에서 옵니다.

육체적인 질병

스와미 샹까르데바난다: 물라다라 차끄라 문제와 연관된 육체적인 질병은 어떻습니까? 우리는 이미 변비에 대해 이야기했습니다. 이것은 물론 치질 같은 것들을 일으키지요.

스와미 비베까난다: 모두가 어떤 유형의 축적으로 물라다라 차끄라에 선천적인 것과 관련된 많은 유형—에너지, 감정, 정보—의 변비도 있습니다.

스와미 가우리샹까르: 병은 어떻습니까?

스와미 비베까난다: 이 지역에서의 질병과 관계된 통계는 마니뿌라와 아나하따 지역, 그리고 고혈압·심장병·위궤양 등의 병들과 관련되는 경향이 있습니다. 아래쪽 배설기관과 생식기관의 많은 병이 기능이 부실한 물라다라와 연관 있다고 짐작하고 있습니다.

스와미 샹까르데바난다: 암은요?

스와미 비베까난다: 예, 직장과 방광의 암도……

스와미 샹까르데바난다: 그것과 연관된 무력증도요?

스와미 비베까난다: 그것이 지금 우리가 이야기하고 있는 모든 암인지는 모르겠습니다. 그것들이 부분적으로 연관 있을지 아닐지는 모르겠습니다. 예컨대, 고혈압은 일반화된 상태인 것처럼 보입니다. 그것은 주로 마니뿌라

차끄라 회로와 관련 있습니다. 암도 당연히 차끄라들 중 하나, 아마도 물라다라와 관련된 일반화된 상태일 것입니다.

스와미 빠라마난다: 차끄라와 심장 같은 육체 기관들의 관계가 어느 정도라고 보십니까? 심장이 잘 작용하고 있고 그것이 사랑인 아나하따 차끄라에 영향을 준다면, 그것 또한 그 사람을 관통하는 사랑이 부족해서 육체적으로 그것이 병으로 아나하따 차끄라와 심장으로 나온다는 것을 뜻합니까?

스와미 비베까난다: 예, 두 가지 모든 경우에 그럴 수 있습니다. 어떤 사람이 사랑을 받을 필요가 있는데 그것이 오지 않고 있고/있거나 그 사람이 불균형적인 사랑의 구조를 갖고 있다면, 아나하따 문제가 협심증, 심계항진 같은 심장 문제의 형태로 일어날 수 있습니다.

스와미 빠라마난다: 그것이 모든 차끄라에 적용된다고 생각하십니까? 아픈 사람에게서 특정한 기관이 작용하지 않는다면, 그것이 몸의 그 부분과 관련된 차끄라의 특질들이 결여되었다는 것을 뜻합니까?

스와미 비베까난다: 일반적으로는 그렇지만 다른 문제도 있을 수 있습니다. 예를 들어, 관상동맥의 제한을 일으키는 교감신경계를 활성화시키는 마니뿌라 차끄라의 활성화가 있을 수 있습니다.

서로 다른 차끄라들 간에는 상호작용이 있으며, 이것이 잘 가르치는 요가 수업의 아름다움입니다. 그것은 이 모든 특질들을 균형 잡으며, 균형은 모든 것의 열쇠인 것이지요. 보다 특정한 의학처럼 한 지역에서 해결하려 하지 않고, 요가 요법은 인간의 구조 전체에서 해결합니다.

스와미 묵띠보다난다: 육체기관이 어떻게 차끄라들과 영적 진화에 관계합니까?

스와미 비베까난다: 자궁절제를 생각해봅시다. 그 수술을 안 해도 될 여성이 수술실로 실려가 수술을 받는다고 가정해봅시다. 많은 신경섬유를 위한 종말기관이 절제될 것이며, 그 위축은 신경을 타고 올라가 그것에 관계되는 뇌 중추들을 없앨 것입니다. 이는 관계 중추들에서 변화를 일으키는 기관인 회로 결함의 한 예입니다. 그것이 그녀가 스와디스타나 차끄라의 보다 높은 면들을 깨닫는 것을 더 어렵게 만듭니까?

스와미 샹까르데바난다: 그것은 그 중추의 얼마나 많은 부분을 상실하는가에 달려 있습니다. 예컨대, 만일 그녀가 난소가 아니라 자궁만 잃는다면 모든 호르몬 분비는 유지될 것입니다. 폐경기에 도달하면서 여성들은 자연스러운 자궁절제를 겪을 것입니다.

스와미 비베까난다: 예, 하지만 신경 말단을 잃지는 않습니다. 자궁이 제거되면 신경 말단은 쓸모없기 때문에 위축됩니다. 이것이 분리된 차끄라들에 영향을 줍니까?

스와미 니스찰라난다: 정관절제수술을 받아도 문제될 것이 없다고 스와미 싸띠아난다께서는 말씀하시는데, 그것은 육체일 뿐이기 때문입니다. 스와디스타나에 관한 예를 들자면, 만일 그들이 이미 영적인 길에 있어 어떤 심령적인 자각을 계발했을 경우, 그 수술은 혹 영향이 있다고 해도 분명히 그들에게 많은 영향을 주지는 않을 것이라고 생각합니다. 그들에게 요가 수련의 배경이 없다면, 필시 그 기관의 파괴가 미미하게 진보를 방해할 것인데, 왜냐하면 처음에는 어떤 것을 자극하기 위해 그런 기관들에 의존하기 때문입니다. 특히 하타 요가와 끄리야 요가 행법들에서는 그렇습니다. 박띠나 갸나 요가의 길을 따를 경우에는 물론 그것이 문제가 되지 않습니다.

스와미 샹까르데바난다: 한두 가지의 중추를 잃는다 해도 육체적으로 방해가 되지 않는다고 생각하는데, 많은 다른 중추들이 남아 있기 때문입니다. 뇌 안에는 엄청난 잠재력이 남아 있습니다.

스와미 비베까난다: 요약하자면, 우리는 육체적·감정적·정신적·심령적·영적인 수준에서 작용합니다. 차끄라들은 이 모든 수준에 걸쳐 있습니다. 요가와 딴뜨라의 목적은 이 모든 수준에서 차끄라를 자극하는 것입니다. 그때, 오직 그때만, 우리는 건강한 인간이 될 수 있습니다.

정신적인 문제

스와미 삼붓다난다: 우울증의 원인이 무엇입니까?

스와미 비베까난다: 스와디스타나 회로의 낮은 활성화가 우울증의 주원인이라고 생각합니다.

스와미 샹까르데바난다: 저는 그것이 물라다라의 낮은 활성화에 기인한다고 생각했습니다.

스와미 비베까난다: 그러니까 이 두 차끄라의 특질들이 아주 밀접하군요.

스와미 샹까르데바난다: 그렇다면 물라다라와 스와디스타나의 차이는 무엇일까요?

스와미 비베까난다: 서로 다른 사람들에게서 보이는 다양한 유형의 근심에서는 서로 다른 특질을 볼 수 있습니다. 정신의학에서는 다양한 형태의 근심을 모두 근심이라는 이름 하나로 일컫지만, 그것들은 모두 서로 다른 증후군이며 또한 서로 다른 차끄라 회로들과 관련됩니다. 낮게 에너지화된 물라다라 차끄라를 가진 사람들은 미래에 대해 염려할 뿐만 아니라 현재에 대해서도 불안을 느낍니다. 그들은 여기가 안전한 세상이라고 느끼지 않으며, 그들이 언제나 가지고 있는 의식 상태는 만사가 위험하다는 것입니다.

마흔다섯의 한 여성에게서 제가 인식한 또 다른 유형의 우울증이 있습니다. 그녀의 남편은 그녀가 서른다섯 살 때 그녀를 떠났으며 그녀는 아주 조용한 삶을 영위했습니다. 그러나 그녀는 여전히 스와디스타나의 에너지가 높았습니다. 그녀는 자신이 가지는 근심에 대해 설명하고 있었습니다. 감정이입을 통해 저는 그녀가 설명하고 있는 것을 경험하기 시작했습니다. 그것은 골반에서 진행되고 있는 일종의 진동 바이브레이션이었습니다. 그것은 스와디스타나 차끄라 지역 전체의 진동이었습니다. 특정하게 생식기가 아니라 골반 상부 전체의 진동이었지요. 그것은 정말로 근심의 한 유형이었습니다.

저는 그녀에게 샬라바아사나 등과 같은 일반적인 스와디스타나 행법들을 가르쳐주었습니다. 그녀는 많이 좋아졌습니다. 그 요가 행법들은 그녀의 울적한 감정을 풀어주는 것처럼 보였습니다. 그녀가 그 지역에서 가지고 있었던 것은 바로 성적인 긴장이었으며, 그녀는 그것을 근심으로 인식하고 있었다고 저는 생각합니다. 그녀 또한 그것에 대해 두려움을 가지고 있었는데, 그것이 무엇인지 몰랐기 때문입니다.

잘 알려진 또 다른 경우의 우울증이 있습니다. 바로 심계항진이 수반되는, 속이 조마조마해지는 증세인데, 이것은 교감신경계의 활성화일 뿐입니다. 제가 본 한 경우는, 자기 차로 대단치 않은 사고를 당한 한 택시운전사였습니다. 그는 공포증이 생겨 택시만 탔다하면 조마조마했습니다. 그가 사는 아루바(남미)에서는 택시요금이 최소한이어서 택시운전사들은 정말로 궁했습니다. 이 남자는 자기 대신 택시를 몰아줄 다른 사람을 고용해야 했으므로 돈을 잃고 있었습니다. 그는 6주 동안 일을 하지 못했습니다. 택시에 오를 때마다 속이 끔찍하게 울렁거렸고, 그는 고혈압이 생겼습니다. 그는 아주 정력적인 양자리 태생이었습니다.

저는 "어떻게 해야 할까?" 하고 생각했습니다. 그 모든 에너지를 마니뿌라 차끄라에서 몰아내기 위해 저는 그에게 꾼잘(kunjal)을 가르쳤습니다. 그는 아쉬람에서 그것을 한 번 하고 나서 바로 나가 택시에 올랐습니다. 이 유형의 근심과 우울증은 분명히 마니뿌라 활동과다였습니다.

"그런 일이 일어나면 끔찍하지 않을까? 그것이 일어나면 아마 또 다른 것이 일어날 거야. 그리고 그것이 일어나면 아마도……." 너무 많은 생각을 통해 생기는 또 다른 유형의 근심이 있습니다. 이 문제를 가지고 있는 사람들은 그냥 생각하고 생각하고 또 생각해서, 마침내는 이전 것이, 반드시 증세 안에 들어 있지는 않은 두려움을 그들에게서 일으킵니다. 그것은 브라마리 쁘라나야마를 수련함으로써 처리됩니다. 근심의 진단 안에는 이 네 가지 유형이 있는 것처럼 보입니다. 다른 차끄라들과 관련된 다른 것들이 있을 수도 있지만 아직 그것들은 알아채지 못했습니다.

스와미 니스찰라난다: 아마도 비슛디와 관련된 말더듬, 음성상실 등은 싱하아사나(simhasana, 사자자세)로 치유될 수 있을 것입니다.

스와미 비베까난다: 정확히 목구멍 조임입니다. 그것은 근심의 느낌이라기보다 자신감의 부족과 더 많이 관련되어 있는 것처럼 보입니다. 싱하아사나는 놀라운 효과가 있습니다.

일반 수련부에 있을 때 저는 많은 척추교정을 하곤 했으며, 얼마 뒤에는 척추 문제를 전문으로 했습니다. 저는 그 단계에서 많은 허리를 고쳤습니다. 곧 환자들이 떼를 지어 왔습니다. 목 경부 장애, 편두통, 목 뻣뻣함,

만성 정맥두염의 모든 증세, 그리고 목 경부 긴장에 관련된 다른 모든 증상을 가진 많은 사람들이 왔습니다.

목 경부 문제가 있는 모든 사람들은 달이 찼을 때 오고 있었으며, 허리/천골 문제가 있는 모든 사람들은 달이 새로 시작될 때 오고 있었고, 그 사이에는 다른 모든 사람들이 흩어져 왔습니다. 이것은 차끄라 활성화와 관련되기 때문에 흥미롭습니다. 환자가 저에게 말하기 전에 저는 그가 문제를 가지고 있을 정확한 척추 부분을 꼭 집어낼 수 있었습니다. 달의 위상에 따라 알았던 것이지요. 이 관계는 특히 교정하고 있는 시간이 끝날 때쯤에 명백해졌는데, 왜냐하면 환자들의 증상을 몸으로 익혔기 때문입니다.

스와미 샹까르데바난다: 이는 척추의 모든 부분에 효과가 있는 아사나 세트 전체가 필요하다는 것을 뜻합니다.

스와미 비베까난다: 예, 우리에게는 그것들이 있습니다. 예를 들면, 수리아 나마스까라 같은 것이지요. 호주에서 우리는 물라다라 차끄라를 위해서는 다리 잠그기 자세, 스와디스타나 차끄라를 위해서는 샬라바아사나와 부장가아사나를 이용하곤 했습니다. 이 아사나들은 사실은 마니뿌라 차끄라를 위한 것으로 여겨지지만, 아주 많은 사람들이 너무 경직된 등을 가지고 있어 그것들은 대신 스와디스타나 차끄라를 활성화시킵니다. 그리고 마니뿌라를 위해서는 빠스치못따나아사나와 다누라아사나, 아나하따를 위해서는 숩따 바즈라아사나와 마쯔야아사나, 비슛디를 위해서는 사르방가아사나, 그리고 아갸 차끄라를 위해서는 시르샤아사나와 아쉬와 산찰라아사나(ashwa sanchalasana)를 이용합니다. 할라아사나(halasana)도 비슛디를 활성화시키는데, 굴곡이 바로 목 경부까지 되기 때문입니다. 그렇지만 경추가 경직된 사람들은 위쪽 척추를 구부리는 이런 행법들 가운데 그 무엇도 해서는 안 되는데, 그 부분의 디스크들이 너무 작아 이 아사나들이 무리가 될 수 있기 때문입니다.

스와미 니스찰라난다: 칸다라아사나(khandharasana)는 이 부위에 좋습니다. 많은 체중이 발로 가기 때문에 그것은 그렇게 강하지 않습니다.

스와미 가우리샹까르: 우울증의 주제로 돌아갑시다.

스와미 비베까난다: 우리가 우울증이라고 부르는 것에는 서로 다른 특질들이 있다고 생각합니다. 미래에 대한 두려움도 우울증 증세의 하나이며, 저는 그것이 물라다라 차끄라 문제라고 생각합니다. 그러나 많은 사람들에게서 볼 수 있는 실의, 기쁨 부족, 유머감각 상실은 낮게 에너지화된 스와디스타나에 기인합니다. 낮게 에너지화된 마니뿌라로는 식욕상실과 낮은 감정적 활동이 옵니다.

우울증에는 악순환이 있습니다. 전체 메커니즘, 전체 노르아드레날린/도파민 메커니즘이 느려지는 것처럼 보이는 것이지요. 그것은 호르몬을 수반합니다. 대부분의 항울약은 이 노르아드레날린/도파민 체계에 작용합니다.

스와미 샹까르데바난다: 테스토스테론의 고갈, 과도한 성행위, 아드레날린 고갈, 과도한 두려움과 근심 등은 모두가 침체된 상태로 이끈다고 저도 생각하곤 했습니다.

스와미 비베까난다: 맞습니다. 예컨대, 달이 새로 시작되면 사람들이 보다 낮은 차끄라들의 에너지 상에서 어느 정도 작용하는 경향이 있지 않을까 하고 저도 종종 생각했습니다. 다른 것들도 작용하고 있지만, 많은 에너지를 운반하고 있는 것은 낮은 차끄라들입니다. 사실 정상적인 사람은 달의 그 위상 중 이틀 동안 지속되는 침체된 느낌을 경험합니다. 그다음에 달이 다른 차끄라들을 활성화시키기 시작하고 그 사람은 거기서 나옵니다.

스와미 니스찰라난다: 이 관계는 어떤 사람들이 보름에 미친다는 사실로도 암시됩니다. 그것은 에너지가 올라가 아갸 차끄라에 쌓인다는 것을 뜻합니다. 높은 에너지는 마음에 영향을 줍니다.

스와미 비베까난다: 보름달이 사람들의 정신 상태에 영향을 준다는 것을 의학 전문가들이 부인하는 것은 이상하며, 초승달 때보다 보름달 때 입원율이 더 높지 않다는 것을 보여주는 정신병원의 포괄적인 통계가 있습니다. 이에 저는 사람들이 보름달 때와 초승달 때 입원하게 되는 서로 다른 조건들이 있다고 말합니다. 이는 가장 분명하게 볼 수 있는 것이지요.

스와미 샹까르데바난다: 보름이 오면 문제가 있을 것이라는 사실을 병원에서는 모든 간호원들이 알고 있습니다. 더 많은 도로사고가 있을 것이며, 더 많은 미친 사람들이 들어올 것이고, 사람들이 돌아버릴 것이지요.

스와미 묵띠보다난다: 두려움과 근심, 그리고 공포의 차이는 무엇입니까?

스와미 비베까난다: 두려움은 위협적인 상황에 대한 정상적인 반응입니다. 만일 호랑이가 이 방으로 들어온다면 열에 아홉 사람은 놀랄 것이며 그것은 자연스러운 반응일 것입니다. 근심은 반면에, 보통은 외부 상황에 의해 일어나지 않은, 오랫동안 계속되는 증상들이 모인 것입니다. 반응이 비위협적인 상황에 대한 것이라는 것 외에, 공포는 바로 두려움처럼 즉각적인 반응입니다. 예컨대 복도 100미터 이내에 있는 쥐는 우리 어느 누구에게도 영향을 주지 않을 것이지만, 쥐에 대한 공포증이 있는 사람은 당황할 것입니다.

스와미 샹까르데바난다: 공포는 사실 원래의 대상으로부터 다른 상황으로의 감정전이입니다.

스와미 비베까난다: 그것이 바로 프로이트가 이야기하곤 했던 에고방어 메커니즘입니다. 프로이트는 근심, 심령적인 콤플렉스 등에 대해 이야기하곤 했지만, 속이 조마조마한 증세가 있는 택시 안의 사람은, 어딘가에 있던 옛 삼스까라를 활성화시켰을지 모르는 사고를 당했고, 그것이 택시를 타는 것에 대한 두려움으로 바뀐 것이지요. 그러나 모든 것은 아주 빨리 분명해졌습니다. 그것은 깊이 자리 잡히지 않았던 것이지요. 때때로 저는 이런 것들이 민감한 사람에게서가 아니라 민감한 순간에 강화된다고 믿고 있습니다. 그것들은 작은 근심에서 더 큰 근심으로 악순환의 기반 위에서 강화됩니다. 어디서든 그 악순환을 깨면 모든 것이 바로 녹아내립니다.

스와미 샹까르데바난다: 더 오래 유지될수록 깨기가 더 어려워지는 것이군요.

스와미 비베까난다: 각 차끄라는 이행하기 위한 그 자신의 작업이 있으며, 만일 하나의 중추가 차단되거나 병들면 또 다른 중추가 그 작업을 떠맡습니다. 다른 중추에 의해 이루어지고 있기 때문에 이 작업 또는 작용은 왜곡됩니다. 이는 어떤 사람이 스와디스타나 차끄라에서 억제될 경우에 많이 일어납니다. 마니뿌라가 그 작업을 떠맡을 것이며, 그러면 성적 활동이 바로 실력행사를 할 것이고, 그 부류의 재료는 완전히 왜곡됩니다.

이 왜곡은 또한 마니뿌라 차끄라가 아나하따의 일을 떠맡는 경우에도 일어납니다. 그것은 공상적 사회 개량주의자, 거의 폭력의 위협으로 우리를 강요하여 자신들이 우리를 돕게 만드는 사람들에게서 보입니다.

스와미 샹까르데바난다: 또 다른 예는, 아나하따 중추를 충족시키기 위해 성적인 만남에 연루되는 사람들의 경우로 물론 그들은 그 충족을 얻지 못합니다. 이는 결혼생활의 문제, 그리고 정상적인 작용의 왜곡에 대해 당신이 말씀하셨던 모든 것들로 이끌 수 있습니다.

스와미 비베까난다: 그래서 요가의 목적은 차끄라들의 작용을 균형 잡는 것이며, 동시에 연관된 에너지를 각성시키는 것입니다. 오직 그때만 우리는 우울증이나 정신병 또는 육체적인 문제가 없이 기쁨에 찬 자생적인 인간으로 작용할 수 있습니다. 모든 차끄라를 균형 잡고 각성시킬 때만 인생은 의미 있게 될 수 있습니다.

부록

표 1

차크라	성질	잎의 수	색	육체적 위치	세트람	생리학적 관계	내분비선 관계	다투(Dhatu)
물라다라	뿌리 연꽃	4	짙은 빨강	회음 자궁경부	회음 자궁경부	천골-미저골 신경총	회음부	뼈
스와디스타나	자신의 거처	6	오렌지색	미저골	치골	골반 신경총	고환, 난소	지방
마니뿌라	보석의 도시	10	노란색	배꼽 뒤	배꼽	태양 신경총	부신	살
아나하따	끊어지지 않는 소리의 원천	12	파란색	심장 뒤	가슴 중심	심장 신경총	흉선	피
비슛디	넥타의 중추	16	자주색	목구멍 뒤	목의 움푹한 곳	인두와 후두	갑상선	피부
아갸	명령 중추	2	투명하거나 회색	머리 중심	미간	동굴 모양 신경총	송과선	골수
사하스라라	천 잎 연꽃	1000 (무한)	빨간색이나 다채로움	정수리	정수리	시상하부 뇌하수체 축	뇌하수체	정액 (다른 모든 것 들의 정수)

표 2

차끄라	쁘라나 바유	꼬 샤	땃뜨와	얀뜨라	딴마뜨라	갸넨드리야	까르멘드리야
물라다라	아빠나	안나마야	쁘리트비(흙)	노란 사각형	후각	코	항문
스와디스타나	비야나	쁘라나마야	아빠스(물)	은빛이나 흰색 초승달	미각	혀	성기, 신장, 배뇨체계
마니뿌라	사마나	쁘라나마야	아그니(불)	붉은색 역삼각형	시각	눈	발
아나하따	쁘라나	마노마야	바유(공기)	뿌연 6점 별	촉각	피부	손
비슛디	우다나	위갸나마야	아까샤(에테르)	흰색 원	청각	귀	성대
아갸	다섯 가지 모두	위갸나마야	마나스(마음)	투명하거나 회색 원	마음	마음	마음
사하스라라	모든 것 너머	아난다마야	모든 것 너머	모든 것 너머	모든 것 너머	모든 것 너머	모든 것 너머

표 3

차끄라	비자	로까	데바	데바	동물	요니	링감	그란티
물라다라	람(lam)	부	사비뜨리 또는 다끼니	가네샤	코끼리(아이라바따)	쁘리뿌라	스와얌부	브라흐마
스와디스타나	밤(vam)	부바	사라스와띠 또는 라끼니	비쉬누	악어(마까라)		두므라	
마니뿌라	람(ram)	스와하	락쉬미 또는 라끼니	루드라	숫양			
아나하따	얌(yam)	마하	깔리 또는 까끼니	이샤	영양	쁘리꼬나	바나	비쉬누
비숫디	함(ham)	자나하	샤끼니	사다쉬바	흰 코끼리			
아갸	옴(om)	따빠하	하끼니	빠람쉬바		쁘리꼬나	이따라-기아	루드라
사하스라라		사뜨얌	샤끄	쉬바				죠띠르

표 4

차크라	심령적인 경험	연관된 힘
물라다라	똬리 튼 뱀이 있는 역삼각형	쿤달리니에 대한 충분한 지식과 그것을 각성시킬 수 있는 힘. 공중부양, 몸·호흡·마음 제어; 자신이나 남들을 위해 어떤 냄새든지 일으킬 수 있는 능력; 늘 병으로부터 자유로움, 쾌활하고 기쁨이 충만
스와디스타나	완전한 어둠, 무의식	물에 대한 두려움이 없음, 직관적 지식, 아스트럴계에 대한 지식, 자신과 남들을 위해 요구되는 어떤 것이든 맛볼 수 있는 힘
마니뿌라	밝은 노란색 연꽃	숨겨진 보물 획득, 불에 대한 두려움이 없음, 자신의 몸에 대한 지식, 병으로부터의 자유, 샤하스라라로의 에너지 획수
아나하따	고요한 연못 파란 연꽃; 어두운 동굴 속의 황금빛 불꽃	빠라까야 제어와 남들을 치유할 수 있는 능력, 우주적인 사랑, 영감적인 언어, 시적 재능, 많이 걸식을 맺음, 강렬한 집중과 완전한 감각제어
비슛디	차가운 느낌과 네크타방울	불멸성; 베다에 대한 충분한 지식; 과거·현재·미래에 대한 지식; 먹지 않고 존재할 수 있는 능력; 남들의 생각을 읽을 수 있는 힘
아갸	황금계란과 자생적인 항흥정(옴마니)	다른 사람의 몸에 마음대로 들어갈 수 있음; 모든 것을 알고 볼 수 있게 됨; 모든 싯디 획득; 브라흐만(지고한 의식)과의 통일성 자각
샤하스라라	무한한 잎을 가진 밝은 붉은색이나 다채로운 빛깔의 연꽃에 둘러싸인, 빛을 발하는 링감	사마디, 전체적인 각성, 자아각성

용어해설

가우스   자장 강도의 측정 단위
강가   인도에서 가장 길고 성스런 강인 갠지스
갸나 요가   자아자각의 지식에 직접 관계되는 요가의 길
갸넨드리야   눈, 귀, 피부 같은 지식기관 또는 감각기관
갸니   갸나 요가 수행자
교감신경계   기관의 육체적 활동 유지와 에너지 소비를 책임지는 자율적인 신경체계 구역
구나   쁘라끄리띠의 세 가지 특질 또는 물질—따마스, 라자스, 삿뜨와
구루   문자적으로 '어둠을 몰아내는 사람', 영적 스승
구루 차끄라   아갸 차끄라의 또 다른 이름, 직관의 눈. 이것을 통해 내면의 구루의 인도가 나타난다.
그란티   꾼달리니의 상향 흐름을 방해하는 수슘나 나디에서의 세 가지 심령적인 매듭—브라흐마 그란티, 비쉬누 그란티, 루드라 그란티
까르마   행위, 일, 개인의 행위를 만드는 고유한 잠재의식적 인상
까르마 요가   남들의 복지와 다르마의 이행을 위해 비이기적으로 행해지는 행위
까르멘드리야   발, 손, 성대, 항문, 성기 등과 같은 행위기관
까발라   유대교의 비교(秘敎)적인 신비주의를 취급하고 있는 교재
까이발야   최후의 해탈
깔리   공포와 두려움을 일으키는 샥띠의 형태, 그 헌신자들에게 있는 무지의 파괴자
께발라 꿈바까   자생적인 지식(止息)
꼬샤   덮개 또는 몸

419

꾸르마 나디(거북이 나디) 비슛디 차끄라와 연관. 그 제어는 육체적인 지탱 없이
  살 수 있는 능력을 가져다준다.
꾼잘 따뜻한 소금물을 이용하여 자발적으로 토함으로써 위장을 정화하는 방법
꿈바까 지식(止息)
끼르딴 음악에 맞춰 하는 만뜨라 암송
나다 소리, 특히 내면의 소리
나다 요가 미묘한 소리의 요가
나디 아스트랄체에서의 쁘라나 보급을 위한 심령적 통로
네띠 따뜻한 소금물을 비강통로로 통과시키는 정화기법. 샤뜨까르마의 하나
뇌량(腦梁) 뇌의 두 반구를 연결하는 섬유들
뇌실(腦室) 뇌척수액이 형성되는 뇌의 공동
뇌척수액(CSF: cerebrospinal fluid) 뇌와 척수를 보호하는 액체 완충물
니르바나 깨달음, 사마디. 개인적인 의식과 우주적인 의식의 조화
니브릿띠 마르가 우리의 근원 쪽으로 다시 이끌어주는 길
다라나 집중. 한 가지 사물이나 관념을 떠나지 않고 그것에 대한 정신적인 작용
  과정이 계속되는 것
다르마 의무. 조화로운 삶의 규약. 영적인 길
다뚜 피, 뼈, 골수, 정액, 지방, 근육, 혈청으로 이루어진 몸의 조직층들
대뇌변연계 감정과 행동의 일정한 면들과 연관된 뇌의 구조물 집단
대뇌피질 뇌 표면의 회색물질로 보다 높은 정신적 작용을 책임진다.
대사저하상태 호흡률, 순환율, 분비율 감소 같은 낮아진 신진대사의 상태
대상회(帶狀回) 대뇌변연계의 부분인 뇌회(腦回)
데바따 신성한 힘
데바 남자 신
데비 여신. 샥띠의 현현
도파민 뇌의 흥분체계에 관계하는 화학물질
두르가 힌두교 여신. 샥띠의 인격화로, 호랑이를 타고 있는 것으로 그려지며 개
  인의 야망은 그녀에게 주어진다고 한다.
두므라 링감 뿌연(젖빛) 링감. 물라다라 차끄라에서 현현하는 쉬바의 상징
드와이따 사람과 신이 분리되어 있다고 여기는 이원주의 철학
디아나 명상. 장시간 동안의 강렬한 명상

딕샤　구루에 의한 영적인 삶으로의 입문

따라　자비의 여신

따마스　어둠. 타성. 쁘라끄리띠의 세 가지 구나 중 하나

따마식　따마스의 형용사형

따빠시아　금욕 수련. 불순물을 제거하고 몸과 마음, 감각의 결함과 약점을 극복하기 위해 몸을 제약하는 것

딴뜨라　의식을 확장시키고 그 한계로부터 해탈시키기 위해 특정한 기법들을 이용하는 고대 과학

딴뜨라 샤스뜨라　쉬바와 샥띠의 대화 형식으로 된, 영적인 기법들에 충실한 딴뜨라 전통의 경전. 이 문헌들은 의례, 예배, 규율, 명상, 힘의 달성을 포함하는 삶의 규약을 요약하고 있다.

딴마뜨라　감각활동─시각, 청각, 미각, 촉각, 후각, 그리고 여섯번째 감각기관인 마음이라는 미묘한 기관을 통한 내면의 직관적 인식

땃뜨와　기본적인 성질 또는 특질, 즉 불, 물, 공기, 흙, 에테르

뜨라따까　대상을 꾸준히 응시하는 것을 수반하는 명상 또는 하타 요가 기법

뜨리슐라　삼지창. 주 쉬바가 쥐고 있으며 많은 성스런 사람들과 은자들이 지닌다. 세 갈래는 세 가지 주 나디를 상징한다.

라자식　라자스(라조 구나)의 형용사형

라자 요가　빠딴잘리에 의해 정형화된 요가의 여덟 가지 길. 정신적인 안정으로 시작되어 최고의 사마디 상태로 나아간다.

라조 구나　불안, 활동, 야망으로 특징지어지는 쁘라끄리띠의 구나

락샤사　악마. 부정적이거나 자멸적인 세력

랄라나 차끄라　인두 뒷벽 지역에 있는 사소한 차끄라. 여기에 빈두에서 오는 암릿이 저장되어 비숫디로 방출된다.

로까　존재 또는 의식의 세계나 차원 또는 수준

롤핑(rolfing)　구조적 통합. 몸의 구조들을 재균형 잡기 위한 깊은 마사지

루드라 그란티　(쉬바 그란티라고도 함) 쉬바의 매듭. 아갸 차끄라 안에 있는 심령적 매듭으로, 충분한 꾼달리니 각성이 일어나기 전에 초월해야 하는 싯디나 보다 높은 정신적 속성들에 대한 집착을 상징한다.

리쉬　예지자 또는 현자. 진리를 직접 깨닫는 사람

링감　주 쉬바를 나타내는 상징. 창조의 남성적인 면. 아스트랄체의 상징

마나스 마음의 한 면. 비교, 분류, 추론의 정신능력
마나스 샥띠 정신적 세력
마노마야 꼬샤 정신적 차원. 의식, 잠재의식적인 면들
마디아 술. 불멸의 넥타인 암릿을 마심으로써 생기는 영적 도취를 가리키기도 한다.
마뜨라 측정 단위
마르가 길
마야 환영의 원리
마이투나 문자적으로 '희생', 영적인 목적과의 성적인 합일
마하깔라 거대한 또는 끝없는 시간
마하뜨마 위대한 영혼
만달라 명상을 위해 이용되는 딴뜨라 도해
만뜨라 일정하게 규정된 방식으로 암송하면 육체적이거나 심령적 또는 영적인 힘
  을 가지는 소리나 일련의 소리들
말라 명상수련에서 이용되는 염주
망상증 미망이나 환상으로 특징지어지는 만성적인 정신이상
망상활성화체계(RAS: Reticular Activating System) 특히 수면으로부터의 각성과
  깨어 있는 기민한 의식상태 유지에 관계하는 뇌간의 부분
목샤 생사윤회로부터의 해탈
목 신경총 비슛디 차끄라와 연관된 목의 자율신경망
무드라 육체적인 제스처나 움직임 또는 자세로 종종 표현되는 심령적인 자세로,
  몸의 심령적 에너지 흐름에 영향을 준다.
무니 거룩한 사람, 현자, 선지자
물라 반다 꾼달리니 각성을 위해 물라다라 차끄라를 자극하는 행법. 남성은 회
  음, 여성은 자궁경부를 수축시킴으로써 수련한다.
미저골 신경총 골반 공동 뒤 척추 기부에 있는 작은 신경망으로, 스와디스타나
  차끄라와 관련 있다.
바사나 삶에서의 모든 생각과 행위 뒤의 추진력인 욕망
바유 공기
바이라갸 무집착. 세상의 떠들썩한 사건들 속에서 고요하고 평온한 상태
바이라비 무서운 형상의 쉬바신(바이라바) 숭배자
바잔 헌신적인 노래

바즈라 나디 성에너지의 표현을 뇌와 연결시키고, 정액에 농축되어 있는 것으로 인체 안에 있는 최고 형태의 에너지인 오자스의 흐름과 관계되는 나디

바즈라야나 불교의 한 형태인 밀교를 소승(히나야나)·대승(마하야나) 불교에 대하여 일컫는 말(금강승)이다.

바즈롤리 무드라 바즈라 나디의 수축. 남성에 있어서 요도 괄약근의 수축

박따 박띠 요가의 길을 따르는 사람

박띠 요가 헌신의 요가

반다 몸의 심령적 에너지 흐름을 바꾸는 심리근육적인 에너지 잠금

베다 5000여 년 전에 씌어진 아리안족의 가장 오래된 종교 교재

베단따 베다의 궁극적인 철학

부교감신경계 몸과 마음의 회복과정과 이완에 관계하는 자율적인 신경체계의 구역

붓디 진정한 지혜와 관계되는 보다 높은 지성. 삶과 의식적인 자각의 진보를 위해 사물의 가치를 평가하는 능력

브라흐마 신성한 영, 힌두교 신. 우주의 창조자

브라흐마 그란티 창조의 매듭. 꾼달리니가 수슘나 나디로 들어가 상승하기 위해 풀려야 하는 회음에서의 심리근육적인 매듭. 물질적·관능적인 집착에 의해 유발되는 방해물을 상징한다.

브라흐마 나디 수슘나 나디 안에 있는 가장 미묘한 쁘라나 흐름

브라흐마무후르따 새벽 4시와 6시 사이의 시간. 요가 수행에 가장 적합한 삿뜨윅한 시간이다.

브라흐마차리아 성에너지를 제어하여 꾼달리니 각성 쪽으로 방향을 돌리는 것

브라흐민 성직 계급의 구성원

브루마디아 미간. 아갸 차끄라를 위한 쉐뜨람 또는 접촉점

브릿띠 돌이 고요한 못에 떨어질 때 생기는 원형 파장 패턴에 비유되는, 의식에서 일어나는 변화

비쉬누 힌두교 신. 우주의 보존자

비슛디 차끄라 목구멍 지역에 있는 심령적 중추

비아나 온몸에 스며드는 활력 에너지

비자 만뜨라 씨앗 소리. 황홀경 의식에 그 근원을 두고 있는 기본적인 만뜨라 바이브레이션

빈두 머리 뒤 꼭대기에 있는 심령적인 중추. 전 우주의 토대인 점 또는 물방울,

전체적인 창조의 자리
빠슈　사람의 성질의 본능적이거나 동물적인 면
뿌루샤　의식. 영 또는 순수한 자아
쁘라끄리띠　전체 현상 또는 현현 세계의 기본적인 물질 또는 원리로 세 가지 속성 (뜨리구나)으로 이루어져 있다.
쁘라나　몸 안의 생명력. 일반적으로 바이오에너지. 심장과 허파 지역에서 작용하는 활력에너지. 육체적인 숨의 심령적인 대응물
쁘라나 샥띠　쁘라나 세력 또는 활력
쁘라나마야 꼬샤　에너지 차원. 의식적인 면
쁘라나야마　호흡 과정을 제어함으로써 미묘한 몸의 쁘라나 흐름을 조종·제어하는 요가 행법
쁘라놋타나　차끄라가 순간적으로 각성될 때 수슘나 나디를 통해 뇌의 보다 높은 중추들로 올라가는 추진력. 이 추진력은 일련의 꾼달리니 각성에 대비하여 수슘나 통로를 정화시킨다.
쁘라브릿띠 마르가　우리의 근원으로부터 한층 더 멀어지는, 더욱 더 큰 현현으로 가는 외향적인 팽창의 길
삥갈라　쁘라나 샥띠 또는 활력의 전도체, 통로로 심령적인 몸의 오른쪽에 있음. 하타 요가의 '타'
수행　영적 훈련 또는 수련
사두　영적 수련을 하는 성스런 사람
사다나　영적 수련을 하는 학생
사라스와띠　갠지스 강의 지류. 브라흐마의 배우자인 언변과 학문의 여신 이름이기도 하다.
사마나　배꼽 지역에서 작용하는 활력 에너지
사마디　유한한 존재 위에 있는 존재의 상태. 전지(全知)·편재(遍在)한 존재 상태. 명상의 성취. 명상 대상과 보편적인 의식의 합일 상태
사운다리아 라하리　아디 샹까라차리아의 딴뜨라 기도
사하스라라　정수리에 있는 천 잎 연꽃 또는 차끄라 현현. 최고의 심령적 중추. 그 아래 모든 차끄라를 포함하는 심령적 영역과 영적 영역 사이의 경계
사하졸리　여성들이 수련하는 바즈롤리 무드라 형태. 요도 괄약근 수축
산디아　동틀 때, 정오, 저녁에 행해지는 의례적인 예배

산야사   완전한 체념, 완벽한 헌신

산야신   출가자

삼스까라   과거의 정신적 인상. 원형

삿뜨와   쁘라끄리띠의 세 구나 중 하나. 마음 또는 자연의 순수하거나 평정된 상태

삿뜨윅   삿뜨와의 형용사형

삿상   문자적으로 진실한 모임 또는 교제. 각성된 존재 또는 구루의 영적 지도, 토론, 안내

삿상기   삿상의 구성원

상가   교제, 회합, 면식

상캬   외부의 힘(신)에 관계없이 알려져 있는 모든 것을 분류하는 인도의 고대 과학철학

상깔빠   영적인 결심

상깔빠 샥띠   의지력

샤뜨까르마   하타 요가의 여섯 가지 정화 기법

샤스뜨라   경전

샤이비즘   쉬바 숭배 철학으로 아마 세상에서 가장 오래된 신앙일 것이다.

샥띠   힘. 에너지. 창조의 여성적인 면. 현현된 모든 현상을 통해 표현되는 세력

샨띠   평화

샴바비 무드라   샴부(쉬바)를 본따 명명된 무드라. 두 눈의 초점을 브루마디아에 맞춤

샵드   소리 또는 말. 물질적인 창조적 원리

샹카쁘락샬라나   모든 소화관을 정화시키는 한 방법

소마   암릿. 영적인 각성과 불멸을 위해 고대 인도의 리쉬들이 이용한 식물

송과선   미간 바로 뒤, 중뇌에 있는 작은 솔방울 모양의 내분비선. 아갸 차끄라와 육체적인 상관관계가 있다.

수슘나 나디   가장 중요한 심령적 통로. 척수 안에 있는 중추적 통로에서 흐른다.

쉐뜨람   몸의 앞쪽에 있는 차끄라 접촉 중추 또는 자극점

쉬바링감   쉬바나 의식 또는 아스트랄체의 상징인 달걀 모양의 돌

슈냐, 슈냐따   절대적인 무 또는 공의 상태. 정신적인 진공

슈만 공명(Schuman resonance)   지구의 자기 공명(7사이클/초)

슛디   정화

425

스와디스타나 차끄라 미저골 또는 골반 지역에 해당하는 심령적 중추
스와라 요가 호흡 순환의 과학
스와미 문자적으로 '자기 마음의 주인인 사람'. 구루에 의해 산야사로 입문된 산야신 제자. 인생의 목표로서의 세속적인 경험을 체념한 사람
스와얌부 자기창조적인
시상 대부분의 감각자극을 받아들이고 대부분의 입출력 정보를 통합시키는 뇌의 지역. 통증, 감촉, 온도를 감지하는 중추이기도 하다.
시상하부 온도, 수면, 음식섭취, 성적특징 개발, 내분비 활동을 통합시키는 뇌의 부분
신(deity) 신성의 한 형태, 하위 작용을 가지고 있는 신성한 존재
심령 사람의 전체적인 정신적인 면
심전계 순환계를 통한 혈액의 움직임을 수반하는 몸의 작은 움직임을 측정하는 기계
싯다 달인, 요기. 자연, 물질, 마음에 대한 통제력을 가지고 있는 사람
싯디 완성. 여덟 가지 신비한 힘 가운데 하나. 차끄라 작용의 각성과 연관된 심령적 힘
아갸 차끄라 중뇌에 자리한 심령적인 명령 중추
아그니 불
아까샤 에테르 공간, 즉 치다까샤로 알려진 이마 앞의 내면의 공간, 흐리다야까샤로 알려진 공간, 마하까샤로 알려진 우주공간의 에테르
아나하따 차끄라 심장 영역에 관련된 심령적 중추
아난다마야 꼬샤 지복에 찬 초월적 차원. 개인·집단 무의식
아드와이따 비이원적인. 단일성의 개념
아뜨마 샥띠 영적인 세력
아뜨만 몸과 마음 너머에 있는 순수한 자아
아마롤리 정신적·육체적인 건강을 위해 소변을 내복하거나 외용하는 요가의 딴뜨라 행법
아미그달라 측두엽에 있는 작은 회색물질지역으로 대뇌변연계의 부분
아바따라 신성한 화신
아비디아 무지
아빠나 배꼽 아래에 있는 하체의 활력 에너지

아사나 안정되고 편안한 자세
아쉬람 구루의 인도 아래 살면서 공부하는 요가 공동체
아스트랄체 또는 성기체 미묘한 심령적인 몸. 육체보다 더 미세하다.
아오르따 몸에서 가장 큰 동맥, 산화된 혈액을 심장에서부터 몸 곳곳으로 보급시킨다.
아우샤디 허브나 식물 조제 이용을 통한 영적인 힘의 각성
아자빠 자빠 들숨, 날숨에 맞춰 만뜨라를 암송하는 명상 행법
안나마야 꼬샤 존재의 육체적인 몸 또는 수준. 의식적인 면
암릿 빈두에서 분비되어 랄라나 차끄라에서부터 비슛디 차끄라로 떨어지는 심령적인 넥타. 지복의 도취감을 일으킴
얀뜨라 집중과 명상을 위해 이용되는 상징적 도안. 만뜨라의 시각적 형태
옴 창조의 근간적 소리. 다른 모든 것을 태동시킨 만뜨라
요가 합일. 개별적인 인간 의식과 신성한 원리 또는 우주의식의 합일로 이끌어주는 방법 또는 수련
요가 니드라 심령적인 수면. 세속적인 몸 의식 상태로부터 상승시켜주는 요가 행법
요가 수뜨라 빠딴잘리가 저술한 교재로 사마디 경험에서 절정을 이루는 체계적인 명상의 길, 즉 라자 요가의 여덟 가지 길을 설명한다.
웃다나 목구멍 위에서 작용하는 활력 에너지
웃디야나 반다 문자적으로 '위쪽으로 날아오름'. 복부 근육과 기관을 활용하여 쁘라나를 조절하는 요가 행법
위갸나마야 꼬샤 직관적 또는 성기적(아스트랄) 차원. 잠재의식적 · 무의식적 면
원인적인 몸 깊은 수면과 일정한 유형의 사마디에서 경험하는 몸
의식 보편적 · 개인적 자각의 매체
이다 마나스 샥띠(정신 에너지)를 유도하는 주요 심령적 통로로, 심령적인 몸의 왼쪽에 있다. 하타 요가의 '하'
이따라키아 링감 아갸 차끄라에 있는 쉬바의 상징
ECG(electrocardiogram) 심전도. 심장에 의해 발생되는 전류의 추적
EMG(electromyography) 근전계(筋電計). 근육의 전기적 특성 기록
EEG(electroencephalogram) 뇌전도. 뇌의 신경세포에 의해 발생되는 전류의 기록
이쉬따 데바따 개인적인, 신의 상징이나 형태 또는 광경
인드리야 감각기관

자각 의식적인 앎의 능력

자궁경부 자궁으로 이어지는 원형 입구. 여성의 몸에서 물라다라 차끄라의 자리

자율훈련법 몸과 마음으로 동시에 하는 심리요법. 마음을 통해 신체 작용을 다루는 법을 배우는 것

자빠 의식적인 자각이 자생적인 형태가 될 때까지 만뜨라를 암송하는 것

잘란다라 반다 턱 잠금. 몸통에 있는 쁘라나를 압착하여 심령적인 에너지를 제어하도록 도와준다.

전두엽 운동 지역을 내포하고 있는 뇌의 전방 부분

정신병 현실과의 접촉 상실로 특징지어지는 주된 정신이상

정신분열증 환상, 그리고 생각·감정·행위의 분리로 특징지어지는 심각한 정신/감정적 동요

조울병 심한 기분 변화로 특징지어지는 정신병

죠띠르 링감 사하스라라 차끄라에 있는 쉬바의 상징. 이 링감은 순수한 흰색이며, 각성된 성기적(아스트랄) 의식을 상징한다.

주 쉬바 히말라야 높은 곳에서 명상 속에 머무는 전형적인 은자와 요기. 힌두교 신. 우주의 파괴자

중추적 통로 척수 안에 있는 빈 통로. 미묘한 몸에서 이것은 수슘나 나디의 길이다.

지반묵따 개별적인 영혼

차끄라 문자적으로 '바퀴' 또는 '소용돌이'. 미묘한 몸에 있는 주요 심령적 중추로, 특정한 생리적·심령적인 작용들을 책임진다.

천골 신경총 스와디스타나와 물라다라 차끄라와 연관된 골반 뒷벽에 있는 신경망으로, 배뇨·생식 체계의 작용을 책임진다.

첼라 제자

칫따 마음. 뇌의 의식·잠재의식·무의식적인 수준들

케차리 무드라 혀를 뒤로 넘겨 인두로 넣어 랄라나 차끄라의 암릿 흐름을 자극하면서 비슷디를 활성화시키는 하타 요가와 딴뜨라의 무드라

태양 신경총 복부 지역에 있는 신경 집단의 교차점. 마니뿌라의 육체적 현현

프시(psi) 심령적 현상

하타 요가 특히 신체 정화를 위한 행법들을 취급하는 요가체계

해마상융기 대뇌변연계의 부분인, 측면 공동 바닥의 솟은 부분

핵분열 원자를 쪼갬으로써 물질로부터 에너지를 추출하는 공정

후두개(後頭蓋) 삼키는 과정과 숨 쉬는 과정을 통합시키는 목구멍 뒤에 있는 연골 조직판

흐리다야까샤 심장 안에서 시각화되는 에테르 공간. 심장 공간

히란야가르바 황금계란. 의식의 자궁, 정수리에 있는 지고한 자각의 자리. 사하스라라 차끄라로 알려져 있다.

참고문헌

40. 꾼달리니, 허구가 아닌 사실
1. Ostrander, S. & Schroeder, L., *PSI-Psychic Discoveries Behind the Iron Curtain*, Abacus, London, 1977, pp. 88-89.
2. Ibid, pp. 88-99.
3. Ibid, p. 398.
4. Ibid, p. 237.
5. Yaeger, R., 'The Effect of Kundalini Yoga on Onion Root Cells Mitosis', Un-published paper, California State College, 1979. Quoted in *Kundalini, Evolution and Enlightenment*, White, J. (Ed.), AnchorDoubleday, New York, 1979, pp. 266-267.

41. 나디 정의하기
1. Jung, G.G., 'Mysterium Coniunctionis', *Collected Works*, Bollingen Series, Princeton University Press, 14: xvi-xvii.
2. Deikman, A.J., 'Bimodal Consciousness', *Archives of Gen. Psychiat.*, 25: 481-9, Dec. 1971.

42. 나디와 뇌 제어하기
1. Kinsbourne, M., 'Sad Hemisphere, Happy Hemisphere', *Psychology Today*, May 1981.
2. Gardener, H., 'How the Split Brain Gets a Joke', *Psychology Today*, Feb. 1981.
3. Black, M., 'Brain Flash: The Physiology of Inspiration', *Science Digest*, August, 1982.

4. Ingber, D., 'Brain Breathing', *Science Digest*, June 1981.
5. Kinsbourne, op. cit.
6. Breathing Cycles Linked to Hemisphere Dominance', *Brain Mind Bulletin*, 8 (3), Jan. 3, 1983.
7. Ibid.

43. 나디 존재의 증거
1. Motoyama, H., 'Chakra, Nadi of Yoga and Meridians, Points of Acupuncture', *Instit. Of Religious Psych.*, Oct. 1972.
2. Motoyama, H., 'The Mechanism Through Which Paranormal Phenomena Take Place', *Religion & Parapsych.*, 1975, 2.
3. Motoyama, H., 'Do Meridians Exist, and What are They Like', Research for *Religion & Parapsych.*, 1 (1), Feb. 1975.
4. Motoyama, H., 'A Psychophysiological Study of Yoga', *Institute for Rel. Psych.*, 1976, 6.
5. Motoyama, H., 'An Electrophysiological Study of Prana (Ki)', *Res. for Rel. & Parapsych.*, 4 (1), Nov. 1978.
6. Motoyama, H., 'Yoga and Oriental Medicine', *Res. for Rel. & Parapsych.* 5 (1), March, 1979.
7. Motoyama, H., 'Electrophysiological and Preliminary Biochemical Studies of Skin Properties in Relation to the Acupuncture Meridian', *Res. for Rel. & Parapsych.*, 6 (2), June, 1980.
8. Motoyama, H., 'A Biophysical Elucidation of the Meridian and Ki-Energy', *Res. for Rel. & Parapsych.*, 7 (1), August, 1981.
9. Motoyama, H., 'The Meridian Exercises', *Res. for Rel. & Parapsych.*, 8 (1), Oct. 1982.
10. Riga, I.N., 'Neuro-Reflex Syndrome of Unilateral Nasal Obstruction', *Revue D' Oto-Neuro-Ophthalmologic*, 29 (6): 1-11, 1957.

44. 차끄라의 신경생리학
1. MacLean, P., *A Triune Concept of the Brain and Behaviour*, Toronto Press, Toronto, 1973.
2. Loye, D., 'Foresight Saga', *Omni*, Sept. 1982.

45. 차끄라 존재의 증거
1. Motoyama, H., 'A Psychophysiological Study of Yoga', *Instit. for Religious*

Psychol., Tokyo, 1976, 6.
2. Motoyama, H., 'The Mechanism through Which Paranormal Phenomena Take Place', *Instit. for Religion & Parapsych.*, Tokyo, 1975, 2.
3. Motoyama, H., 'An Electrophysiological Study of Prana (Ki)', *Res. Religion & Parapsych.*, 4 (1), 1978.
4. Motoyama, H. *Theories of the Chakras: Bridge to Higher Consciousness*, Quest, Illinois, 1981, pp. 271-279.
5. Ibid, p. 275.
6. Ibid, p. 275.
7. Electronic Evidence of Auras, Chakras in UCLA Study,' *Brain Mind Bulletin*, 3 (9), March 20, 1978.
8. Vision Training Provides Window to Brain Changes', *Brain Mind Bulletin*, 7 (13), Oct. 25, 1982.
9. Ibid.

46. 우주적 자극

1. Bentov, I., *Stalking the Wild Pendulum*, Fontana, Great Britain, 1979, p. 174.
2. Bentov, I., 'Micromotion of the Body as a Factor in the Development of the Nervous System', Appendix A in *Kundalini-Psychosis or Transcendence?* By Lee Sannella, San Francisco, 1976, pp. 71-92.
3. Ibid, p. 73.
4. Ibid, p. 73.
5. Satyamurti, S., 'Pranic Mind Field', *Yoga*, 15(6); 29-37, June, 1977.
6. Bentov, I., op. cit., p. 180.
7. Black, M., 'Brain Flash: The Physiology of Inspiration', *Science Digest*, August, 1982.
8. Post, R.M., 'Kindling: A Useful Analogy for Brain Reaction', *Psychology Today*, August, 1980, p. 92.
9. Gaito, J., *Psychological Bulletin*, 83: 1097-1109.
10. Post, op. cit.
11. Ferguson, M., 'Kindling and Kundalini Effects', *Brain Mind Bulletin*, 2 (7), Feb, 21, 1977.
12. Ibid.
13. Wallace. R.K. And Benson, H., 'The Physiology of Meditation', *Scient. Am.* 226 (2): 84-90, Feb, 1972.

14. Anand, B.K., Chhina, G.S., Singh, B. 'Some Aspects of EEG Studies In Yoga', *EEG & Clin, Neurophys.*, 13: 452-256, 1961.
15. Kasamatsu, A. & Hirai, T., 'An EEG Study of the Zen Meditation', *Folia Psychiat. Et Neurologica Japonica*, 20 (4): 315-336, 1966.
16. Das, N. & Gastaut, H., 'Variations de l'activite electrique du cerveau, du coeur, et des muscles squelettiques au course de la meditation et de l'extase yoguie.' *EEG & Clin, Neurophys.* Sup. 6, 211-219, 1955.
17. Banquet, J.P., 'Spectral Analysis of the EEF in Meditation', *EEG & Clin Neurophys.*, 35: 143-151, 1973.
18. Ibid, p. 150.
19. Levine, H., Herbert, J.R., Haynes, C.T., Strobel, U., 'EEG Coherence during the TM Technique'. In *Sci. Res. on the T.M. Program, Collected Papers*, Vol. I, (Ed) D. W. Orme-Johnson & J.T. Farrow. Pp. 187-207, Meru Press: Germany.
20. Corby, J.C., Roth, W.T., Zarcone, V.P., Kopell, B.S., 'Psychophysiological Correlates of the Practice of Tantric Yoga Meditation', *Arch. Gen. Psychiatry*, 35: 571-577, May, 1978.
21. Corby, J.C., 'Reply to Dr Elson', *Arch. Gen. Psychiatry*, 36: 606. 1979.

47. 비교문화의 증거

1. White, J. (ed.), Kundalini, *Evolution and Enlightenment*, Archer, New York, 1979, p. 17.
2. Ludwig, A.M., 'Altered States of Consciousness', in *Altered States of Consciousness*, Tart, C.T. (ed), Doubleday Anchor, New York, 1972, pp. 11-22.
3. Hooper, J., 'Mind Tripping', *Omni*, Oct. 1982.
4. Katz, R., 'Education for Transcendence: Lessons from the !Kung Zhu Jwasi', *F Transp. Psychol.*, Nov. 2, 1973.
5. Hooper, op. cit.
6. Luk, C., *The Secrets of Chinese Meditation*, Samuel Weiser Inc., New York, 1972.
7. Narayananda, Swami, *The Primal Power in Man*, Prasad & Co., Rishikesh, India, 1960.
8. Interior Castle, (tr. & ed.) E. Allison Peers, Doubleday & Co., New York, 1961, pp. 77-78.

행법 찾아보기

ㄱ 끄리야 요가 행법들 276

ㄴ 나다 산찰라나(소리 의식 유도하기) 279
    나시까그라 드리쉬띠(코끝 응시) 215
    나우무키 무드라(아홉 대문 닫기) 293
    나울리(복부 마사지) 224

ㄷ 디아나(명상) 306
    따단 끄리야(꾼달리니 치기) 293
    뜨라따까(집중된 응시) 205

ㄹ 링가 산찰라나(아스트랄적인 유도) 305

ㅁ 마니뿌라 정화 222
    마니뿌라 차끄라와 쉐뜨람 위치 찾기 221
    마니뿌라 차끄라 행법들 220
    마하 무드라(큰 자세) 283
    마하 베다 무드라(큰 관통 자세) 287
    만두끼 무드라(개구리 자세) 291
    명상 – 심장 공간에 들어가기 233
    무르차 쁘라나야마(기절 호흡) 243
    물라다라 차끄라 위치 찾기 211

물라다라 차끄라 행법들 210
물라 반다(회음 수축) 213
미묘한 내면의 소리 인식 245

ㅂ 바드라아사나(자비로운 자세) 199
바즈롤리 무드라(천둥번개 무드라) 219
(빈두 자각과 함께하는) 바즈롤리/사하졸리 무드라 244
브라마리 쁘라나야마(윙윙거리는 벌 호흡) 231
비빠리따 까라니 무드라(도립 무드라) 276
비빠리따 까라니 아사나(도립 자세) 240
비슛디 차끄라와 쉐뜨람 위치 찾기, 그리고 정화 239
비슛디 차끄라 행법들 236
비자 만뜨라 산찰라나(씨앗 소리 유도하기) 264
빈두 비사르가 행법들 242
빠드마아사나(연꽃 자세) 197
빠완 산찰라나(숨 의식 유도하기) 280
쁘라나 숫디(정화 호흡) 204
쁘라나 아후띠(신성한 쁘라나 주입하기) 302
쁘라나와 아빠나의 합일 227

ㅅ 사하졸리 무드라(자생적인 심령적 무드라) 219
샥띠 찰리니(생각 세력의 유도) 296
샨무키 무드라(일곱 대문 닫기) 246
샴바비(빠르바띠의 연꽃) 298
(옴 영창과 함께하는) 샴바비 무드라 207
샵드 산찰라나(말 의식 유도하기) 282
수슘나 다르샨(차끄라들의 내적 시각화) 301
스와나 쁘라나야마(헐떡거리기 호흡) 222
스와디스타나 쉐뜨람 위치 찾기 218
스와디스타나 차끄라 행법들 217
스와루빠 다르샨(자아의 광경) 304
싯다아사나(남성을 위한 성취 자세) 194

싯다 요니 아사나(여성을 위한 성취 자세) ·················· 197

- **ㅇ** 아고차리 무드라(나시까그라 드리쉬띠) ·················· 216
  아그니싸르 끄리야(소화열 활성화시키기) ·················· 223
  아갸 차끄라 행법들 ·· 202
  아나하따 정화 ·· 231
  아나하따 차끄라와 쉐뜨람 위치 찾기 ···························· 230
  아나하따 차끄라 행법들 ·· 229
  아눌로마 빌로마 쁘라나야마(들숨과 날숨) ·················· 204
  아쉬위니 무드라(말 무드라) ·· 218
  아자빠 자빠 명상 ·· 232
  암릿 빤(넥타 들이키기) ·· 299
  웃디야나 반다(복부 수축) ·· 223
  웃자이 쁘라나야마(심령적인 호흡) ································ 238
  운마니 무드라(무심의 자세) ·· 263
  웃탄(꾼달리니 올리기) ·· 303
  웃탄빠다아사나(뻗은 다리 자세) ···································· 199
  음악 차끄라 명상 ·· 254

- **ㅈ** 잘란다라 반다(목구멍 잠금) ·· 237

- **ㅊ** 차끄라 그리기 ·· 266
  차끄라 명상 ·· 251
  차끄라 베단(차끄라 관통하기) ······································ 300
  차끄라 아누산다나(차끄라의 발견) ································ 278
  차끄라 요가 니드라 ·· 257
  차뚜르타 쁘라나야마(네번째 쁘라나야마) ···················· 256

- **ㅋ** 케차리 무드라(혀 잠금) ·· 238

스와미 싸띠아난다 사라스와띠의 삶

스와미 싸띠아난다 사라스와띠는 1923년 알모라(인도 웃따란짤 주)에서 농부 집안에 태어났다. 그의 조상들은 전사들이었으며, 부친을 포함한 많은 일가친척들이 군대와 경찰에서 복무했다.

그러나 여섯 살 때 영적인 경험을 갖기 시작했기 때문에 스리 스와미지(Sri Swamiji: Sri와 ji는 모두 존칭어)가 다른 성향을 가지는 것은 자명해졌다. 그때 자각이 자생적으로 몸을 떠나 그는 바닥에 움직임 없이 누워 있는 자신을 보았다. 많은 성자들과 사두들이 그에게 은총을 주어, 그가 매우 계발된 자각을 가지고 있다는 것을 부모들에게 재확인시켜주었다. 자각이 육체로부터 분리되는 이 경험은 계속되었으며, 그것은 아난다마이 마(Anandamayi Ma) 같은 당시의 많은 성자들에게 그를 이끌어주었다. 스리 스와미지는 또한 딴뜨라 바이라비(bhairavi: 무서운 형상의 쉬바신을 바이라바라고 하며, 바이라비는 그 숭배자를 말한다)인 수크만 기리(Sukhman Giri)도 만났는데, 그는 스와미지에게 샥띠빠뜨(Shaktipat: 영적인 힘의 한 형태를 전하거나 제자를 각성시키기 위한 구루의 행위)를 주면서, 영적인 경험을 안정시키기 위해 구루를 찾으라고 지시했다.

1943년 스무 살의 나이에 그는 집을 떠나 구루를 찾아 나섰다. 이 추구는 마침내 리쉬께쉬에 있는 스와미 시바난다 사라스와띠에게로 그를 이끌어주었으며, 스와미 시바난다는 1947년 9월 12일에 갠지스 강둑에서 그를 다쉬나미 산야사 종(宗)으로 입문시켜 그에게 스와미 싸띠아난다 사라스와띠라는 이름을 주었다.

리쉬께쉬에서의 그 초창기에 스리 스와미지는 구루 세바(guru seva, 구루에 대한 헌신)에 몰두했다. 당시 아쉬람은 아직 보잘것없었으며 심지어 건물이나 화장실 같은 기본적인 시설도 없었다. 작은 아쉬람을 둘러싸고 있는 숲에는 뱀, 전갈, 모기, 원숭이 그리고 심지어 호랑이까지 출몰했다. 아쉬람 일은 무척 힘들었다. 스리 스와미지는 갠지스에서 아쉬람까지 물동이를 나르고, 아쉬람을 건설하기 위한 물을 저장하기 위해 높은 산 개울에서부터 수 킬로미터 떨어진 아쉬람까지 물길을 내면서 노동자처럼 고생했다.

리쉬께쉬는 당시 작은 고장이었으므로 아쉬람에 필요한 모든 것들을 멀리서부터 걸어서 가져와야 했다. 더욱이 비쉬와나트 사원에서의 일상 예배를 포함한 갖가지 의무가 있었으며, 예배를 위해 스리 스와미지는 깊은 숲속에 가서 바엘(3엽의 향기 나는 잎을 가진 낙엽성 식물) 잎을 줍곤 했다. 누군가 아프기라도 하면 돌봐줄 치료시설과 사람도 없었으며, 아쉬람에는 음식과 부엌이 없었기 때문에 모든 산야신은 밖에 나가 시주를 구해야 했다.

살면서 구루에게 봉사했던 그 영광스러운 시간에 대해, 그것은 그냥 스와미 시바난다의 말씀을 듣고 그와 이야기하며 그를 보는 것 자체를 요가로 느끼게 해준, 완전한 친교와 구루 땃뜨와(guru tattwa, 구루 원리)에 대한 순종의 시기였다고 스리 스와미지는 말한다. 구루의 모든 말씀 대부분이 진리로 들렸으니, 이 헌신과 니쉬까마 세바(무집착의 봉사)의 정신을 통해 그는 영적인 삶의 비밀들에 대한 깨달은 이해를 얻어 요가, 딴뜨라, 베단따, 상캬, 꾼달리니 요가에서 권위자가 되었다. 스와미 시바난다는 스와미 싸띠아난다를 두고, "그렇게 이른 나이에 그렇게 강렬한 바이라갸(무집착)를 보이는 사람은 거의 없을 것이다. 스와미 싸띠아난다는 나치께따(Nachiketa: 카타 우빠니샤드에 나오는 인물로, 죽음의 왕 야마의 제안—장수, 금은보화, 왕국과 권력—을 뿌리치고 영원한 것을 추구했다) 바이라갸로 가득 차 있다."라고 말했다.

사진 같은 기억력과 예리한 지능을 가져 구루에게서 다재다능한 천재 소리를 들었음에도 불구하고, 스와미 싸띠아난다의 배움은 책과 아쉬람의 공부에서 온 것이 아니었다. 그의 지식은 스와미 시바난다에 대한 지칠 줄 모르는 봉사, 그리고 지속적인 신앙과 사랑을 통해 내면으로부터 드러난 것이었다. "열심히 노력하게. 그러면 정화될 것이야. 빛은 찾을 필요가 없네. 빛은 자네 안으로부터 드러날 것이네."라고 스와미 시바난다는 그에게 말했다.

구루 세바로 12년을 보낸 뒤 1956년에 스와미 싸띠아난다는 방랑자(빠리브라자까)가 되었다. 그가 떠나기 전 스와미 시바난다는 그에게 끄리야 요가를 가르치면서, "방방곡곡에 요가를 전파하라"는 사명을 주었다.

떠돌이 산야신으로서 스와미 싸띠아난다는 도보, 자동차, 기차로, 그리고 때로는 낙타를 타면서까지 인도, 아프가니스탄, 미얀마, 네팔, 티베트, 스리랑카, 아시아 대륙 전체를 널리 여행했다. 체류 중에 그는 사회 모든 계층 사람들을 만났으며, 요가 기법들을 전파하기 위한 방법에 대한 아이디어를 구상하기 시작했다. 그의 공식적인 교육과 영적인 전통은 베단따에 속한 것이었지만, 요가를 전파하는 과업이 그의 기치가 되었다.

그의 사명은 요가의 범지구적 우애를 창조하기 위한 목표로 국제요가동호운동을 창시한 1956년에 그 앞에 계시되었다. 비하르 뭉게르에서 사명이 계시되었기 때문에 그는 뭉게르에 비하르 요가학교를 설립했다. 오래지 않아 그의 가르침은 전 세계로 신속히 뻗어가고 있었다. 1963년부터 1983년까지 스와미 싸띠아난다는 세상 구석구석, 모든 계급·신조·종교·국적의 사람들에게 요가를 전했다. 그는 모든 대륙에서 수백만 구도자들을 인도했으며 여러 나라들에 센터와 아쉬람을 설립했다.

그는 호주, 뉴질랜드, 일본, 중국, 필리핀, 홍콩, 말레이시아, 태국, 싱가포르, 미국, 영국, 아일랜드, 프랑스, 이태리, 독일, 스위스, 덴마크, 스웨덴, 유고슬라비아, 폴란드, 헝가리, 불가리아, 슬로베니아, 러시아, 체코슬로바키아, 그리스, 사우디아라비아, 쿠웨이트, 바레인, 두바이, 이라크, 이란, 파키스탄, 아프가니스탄, 콜롬비아, 브라질, 우루과이, 칠레, 아르헨티나, 산토도밍고, 푸에르토리코, 수단, 이집트, 나이로비, 가나, 모리셔스, 알래스카, 아이슬란드를 방문했다. 우리는 스리 스와미지가 세상 구석구석에 요가의 깃발을 내걸었다고 서슴없이 말할 수 있을 것이다.

어디에서도 그는 반대나 저항 또는 비난에 처하지 않았다. 그의 방식은 독특했다. 모든 종교와 경전에 정통한 그는 그것들의 지혜를, 모든 신앙의 사람들을 자신에게 이끈 자연스러운 재능과 결합시켰다. 그의 가르침은 요가에만 국한되지 않고 수천 년의 지혜를 망라했다.

스리 스와미지는 물질과 창조에 대한 현대의 과학적인 분석을 포함, 모든 철학의 어머니인 딴뜨라의 지식, 장엄한 베단따의 진리들, 우빠니샤드와 뿌라나(Puranas; 신들, 영웅들, 위대한 왕들의 삶과 행위에 대해 서술하고 있는 고대 인도의 종교-역사적인 이야기와 신화들), 불교, 자이나교, 시크교, 조로아스터교, 이슬람교, 기독교에 빛을 가져왔다. 그는 고대 딴뜨라와 요가의 체계들을 정밀하고 정확하며 체계적으로 해석하고 설명하면서 지금까지 알려지지 않은 행법들을 드러냈다.

스리 스와미지의 발표는 고상하고 신선했기 때문에 그는 요가 분야에서의 개척자였다고 할 수 있다. 아자빠 자빠, 안따르 모우나(antar mouna: 문자적으로 '내면의 침묵'을 뜻하는 명상 기법), 빠완묵따아사나, 끄리야 요가, 쁘라나 비디아(쁘라나 과학)는 모든 사람의 육체적·정신적·감정적·영적인 발전을 위해, 귀중하고 여태까지 접근할 수 없었던 이 과학을 탐사할 수 있게 해주는 방법론적이고 단순한 방식으로 그가 소개한 행법들의 일부일 뿐이다.

요가 니드라는 딴뜨라의 니아사(nyasa: 몸의 각 부분을 만뜨라로 신성화하는 딴뜨라 행법) 체계에 대한 스리 스와미지의 해석이었다. 이 지식에 대한 깊은 통찰력으로 그는 예배를 위한 하나의 필요조건으로 남아 있지 않고 각각의 모든 개인을 위해 실질적인 유용성을 이 니아사 행법에 부여하는 방식으로 그것의 잠재력을 깨달을 수 있었다. 요가 니드라는 고대 체계들에 대한 그의 날카로운 통찰력의 한 예일 뿐이다.

스리 스와미지의 견해는 고무적일 뿐만 아니라 깊이 있고 날카롭기도 했다. 그러나 그의 언어와 설명은 언제나 이해하기에 간단하고 쉬웠다. 이 기간 중에 그는 요가와 딴뜨라에 대한 80권 이상의 책을 저술했는데, 그것들은 그 신빙성 때문에 전 세계 학교와 대학에서 교재로 받아들여지고 있다. 이 책들은 이태리어, 독일어, 스페인어, 러시아어, 유고슬라비아어, 중국어, 프랑스어, 그리스어, 이란어 그리고 세계 대부분의 다른 저명한 언어들로 번역되어 왔다.

사람들은 그의 생각을 따랐으며 모든 신앙과 국적의 구도자들이 그에게 몰려들었다. 그는 수많은 사람을 만뜨라와 산야사로 입문시켜 그들에게 신성한 삶을 살 수 있는 씨앗을 뿌렸다. 그는 요가의 빛을 전파하는 데 엄청난 정열과 에너지를 보였으며, 20년이라는 짧은 기간에 구루의 명을 이행했다.

1983년에는 비하르 요가학교가 잘 설립되어 요가와 영적인 과학들을 배울 수 있는 명망 있고 믿을 만한 중심지로 세계적으로 인정받았다. 그뿐만 아니라 요가는 은자들과 고행자들의 동굴에서 나와 사회의 주류 속으로 들어갔다. 병원, 교도소, 학교, 대학, 비즈니스계, 운동계와 패션계, 군대, 이 모든 곳에서 요가는 인기 있었다. 변호사들, 기술자들, 의사들, 비즈니스 거물들, 교수들 같은 전문직업인들은 요가를 삶 속으로 병합시키고 있었다. 대중들도 마찬가지였다. 요가가 귀에 익은 말이 된 것이다.

이제 성취의 절정에서, 구루의 소망을 이행한 스와미 싸띠아난다는 자신이 창조한 모든 것을 버리고 후계자 스와미 니란자나난다를 지명하여 그 일을 계속하게 했다.

1988년에 스리 스와미지는 제자들, 시설들, 기관들을 버리고 뭉게르를 떠나, 개인적인 소유물이나 자신이 세운 아쉬람들과 기관들의 도움 없이, 탁발자로서 인도의 싯다 티르타(siddha teertha: 영적 달인이 사다나를 한 고대의 장소)들을 순례하면서 결코 다시 돌아오지 않았다.

자신의 이쉬따 데바따(개인적인 신의 상징)인 주 므리띠운자야(Mrityunjaya: 쉬바의 한 측면, 죽음의 정복자)의 죠띠르 링가가 있는 뜨라얌바께쉬와르(Trayambakeshwar)에서 그는 옷을 버리고 아바두따(의식이 언제나 신과 융합되어 있는 최고의 영적 수준에 있는 사람)로 살았으며, 이 시간 동안 미래의 거처와 사다나가 그에게 계시되었다.

뜨라얌바께쉬와르(마하라쉬뜨라 주)의 니일 빠르바뜨 근처 고다바리 강 근원에서 계시된 이쉬따 데바따의 명에 따라 스와미 싸띠아난다는 1989년에 싸띠(Sati)의 화장터로 왔으며, 자르칸드의 데오가르에 있는 바바 바이디아나트 담(Baba Baidyanath Dham) 근교 리키아(Rikhia)에 거처를 잡았다.

스와미 싸띠아난다는 1989년 9월 이래 리키아에 거주해오고 있다. 이 기간 중에 그는 빤차그니(Panchagni: 불 가운데 앉아 사다나를 하는 베다의 수행법)

와 아쉬돗따르 샤뜨 락쉬(1080만) 만뜨라 뿌라스차라나(mantra purascharana: 뿌라스짜라나는 신의 이름 암송) 같은 길고 고된 사다나를 했다. 여기서 그는 자신들의 회중(會衆)과 사명만을 위해 일하지 않고 보편적인 시각을 가지는 빠라마함사(Paramahamsa)들의 생활스타일로 들어갔다. 그는 어떤 기관과도 교류하지 않으며, 딕샤(diksha) 우빠데쉬(upadesh: 스승이 제자에게 주는 말로 할 수 없는 가르침)를 주거나 다끄쉬나(dakshina: 성직자의 봉사에 대한 대가로 주는 보상)를 받지도 않고 격리되어 사다나를 하면서, 오직 드문 경우에만, 자신을 한 번 보기를 언제나 갈망하고 있는 헌신자들에게 다르샨(darshan: 거룩한 대상이나 사람을 바라보는 것)을 주기 위해 나온다.

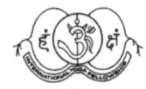

국제요가동호운동
INTERNATIONAL YOGA FELLOWSHIP MOVEMENT (IYFM)

국제요가동호운동(IYFM)은 전 세계에 요가 전통을 전파하기 위해 1956년에 스와미 싸띠아난다에 의해 인도 마디아 쁘라데쉬 주 라즈난드가온에 창립된 자선·철학 운동이다. 그것은 전 세계 가맹 센터를 통해 싸띠아난다의 가르침을 전하는 매체를 형성한다. 스와미 니란자나난다가 국제요가동호운동의 초대 빠라마차리아(최고 스승)이다.

　　IYFM은 지도와 체계화된 요가훈련 프로그램을 제공하며, 가맹된 모든 요가 교사·센터·아쉬람들을 위한 교습 기준을 정한다. 모든 산야신(출가) 제자들, 요가 교사들, 영적인 구도자들, 독지가들의 인도주의적인 노력을 강화·통합하기 위한 요가헌장(Yoga Charter)이 1993년 세계요가컨벤션(World Yoga Convention)에서 도입되었다. 이 요가헌장에 가입하는 사람은 요가에 관련된 광범위한 갖가지 프로젝트에 적극적으로 참여함으로써 세상에 헌신하는 선의와 평화의 사자가 된다.

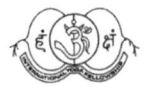

비하르 요가학교
BIHAR SCHOOL OF YOGA (BSY)

비하르 요가학교(BSY)는, 국적에 관계없이 모든 사람들에게 요가를 전하고 고대 요가 과학으로의 대중적인 회귀를 위한 초점을 제공하기 위해 스와미 싸띠아난다에 의해 1963년에 인도 비하르 주 뭉게르에 창립된 자선·교육 기관이다. 비하르 요가학교의 주 후견인은 스와미 니란자나난다이다. 전신인 시바난다 아쉬람이 뭉게르 지역 센터이며, 1981년에 설립된 새 학교인 강가 다르샨은, 갠지스 강의 전경을 갖춘, 역사적으로 유명한 구릉지역에 자리하고 있다.

　　요가 건강관리, 교사 훈련, 사다나, 끄리야 요가 그리고 그 밖의 전문화된 코스들이 연중 내내 개설되어 있다. BSY는 산야사 훈련과 여성·외국인 산야신 입문으로 유명하다.

　　BSY는 전 세계에서 요가 컨벤션, 세미나, 강의를 이끌기 위한 훈련된 산야신들과 교사들을 제공해주며 포괄적인 학술도서관과 과학적인 연구센터도 갖추고 있다.

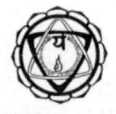

시바난다 마트
SIVANANDA MATH (SM)

시바난다 마트는 스와미 싸띠아난다가 자신의 구루인 리쉬께쉬의 스와미 시바난다 사라스와띠를 기려 1984년에 뭉게르에 창립한 사회·자선 기관이다. 본부는 현재 인도 비하르 주 자르칸드에 있는 데오가르 지구의 리키아에 있으며 스와미 니란자나난다가 주 후견인이다.

시바난나 마트는 사회의 낙후된 지역, 특히 시골 지역사회의 성장을 촉진시키는 것을 목표로 장학금, 의복, 농업용 가축과 식량 지급, 관정(관 우물)과 주택 건설, 논밭의 경작과 급수 시 농민지원 등의 활동을 한다. 리키아 단지는 또한 부락민들에게 지구촌 정보를 제공하기 위해 파라볼라 안테나 시스템도 갖추고 있다.

의학적인 치료와 조언, 교육을 제공하기 위해 진료소가 설립되어 있으며 가축병 치료 봉사도 제공된다. 모든 봉사는 카스트와 신조에 관계없이 모든 사람에게 무료로, 그리고 보편적으로 제공된다.

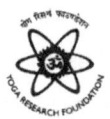

요가연구재단
YOGA RESEARCH FOUNDATION (YRF)

요가연구재단(YRF)은 스와미 싸띠아난다에 의해 1984년에 뭉게르에 설립된 과학적인 연구지향기관이며 스와미 니란자나난다가 재단의 주 후견인이다.

YRF는 과학적인 토대 안에서 서로 다른 요가분파들의 수행법들에 대한 정확한 평가를 제공하고 요가를 인류 발전을 위한 필수적인 과학으로 확립하는 것을 목표로 삼고 있다. 현재 재단은 기초연구와 임상연구 분야의 프로젝트에 종사하고 있으며, 예컨대 군대, 죄수들, 어린이들을 대상으로 하는 다양한 사회적 프로젝트에서 숙련 향상에 대한 요가의 효과도 연구하고 있다. 이런 프로젝트들은 전 세계 가맹 센터들에서 행해지고 있다.

YRF의 미래 계획에는 육체적 건강, 정신적 복지, 영적 상승을 위해, 잘 알려지지 않은 요가의 다른 면들을 문헌·경전·의학·과학적으로 연구하는 것이 포함되어 있다.

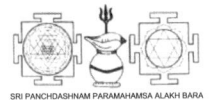

스리 빤츠다쉬남 빠라마함사 알라크 바라
SRI PANCHDASHNAM PARAMAHAMSA ALAKH BARA (PPAB)

스리 빤츠다쉬남 빠라마함사 알라크 바라는 1990년 스와미 싸띠아난다에 의해 비하르 주 자르칸드에 있는 데오가르의 리키아에 설립되었으며, 산야사의 최고 전통, 즉 바이라갸(무열정), 띠아가(체념), 따빠시아(금욕)를 유지·전파하는 것을 목표로 하는 비영리 자선·교육 기관이다. 그것은 베다 시대의 리쉬들과 무니들에 의해 채택된 따뽀완(tapovan: 사다나 장소) 생활 스타일을 보급하며 산야신, 은자, 고행자, 따빠스비(tapasvi: 사다나와 명상을 강렬하게 수련하는 사람), 빠라마함사들만을 위한 것이다. 알라크 바라는 요가 지도나 종교 또는 종교적 개념에 대한 설교와 같은 그 어떤 활동도 하지 않는다. 알라크 바라를 위해 규정된 지침은 사다나, 따빠시아(금욕), 스와디아야(自學), 아뜨마 친딴(atma chintan: 보다 높은 자아에 대해 생각하는 것) 같은 고전적인 베다 전통에 근거를 두고 있다.

현재 알라크 바라에서 영구적으로 거주하는 스와미 싸띠아난다는, 빤차그니 비디아와 그 밖의 베다 수행법들을 행하여 미래의 빠라마함사들이 전통을 유지할 수 있는 길을 닦았다.

비하르 요가 바라띠
BIHAR YOGA BHARATI (BYB)

비하르 요가 바라띠(BYB)는 고급 요가학을 위한 교육·자선 기관으로, 1994년에 스와미 니란자나난다에 의해 창립되었으며 스와미 시바난다와 스와미 싸띠아난다의 선견의 절정이다. BYB는 전적으로 요가지도에만 전념하는 세계 최초의 공인기관이다. 요가학의 수료증과 학위를 줄 수 있는 준비를 갖추고 포괄적인 요가 교육을 제공하고 있으며, 요가 철학, 요가 생리학, 요가 심리학, 응용 요가학, 요가 생태학 분야들을 통해, 오늘날의 요구에 따라 철저하게 과학적인 요가 교육을 제공하고 있다.

4개월에서 2년까지의 상주 코스가 구루꿀(gurukul: guru는 '스승', kul은 '영역'을 뜻하며, gurukul은 학생들과 선생이 자연 속에서 함께 거주할 수 있는 설비를 갖춘 고대 힌두교 학교의 한 유형)한 환경 속에 진행되므로, 요가교육과 더불어 인류를 위한 봉사·헌신·자비의 정신도 학생들이 흡수할 수 있다.

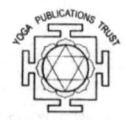

요가출판위원회
YOGA PUBLICATION TRUST (YPT)

요가출판위원회(YPT)는 2000년에 스와미 니란자나난다에 의해 설립되었으며, 책, 잡지, 오디오 · 비디오카세트, 다중매체를 통해 국내외적으로 요가와 그 관련 지식, 즉 (고대와 현대) 심리학, 생태학, 의학, 베다 · 우빠니샤드 · 딴뜨라 철학, (동서양) 철학, 신비주의와 영성의 전파 · 증진에 전념하는 기관이다.

   YPT는 요가 철학, 요가 심리학, 응용 요가학 분야의 교재, 연구자료, 수련교재, 그리고 영원한 요가의 지식 · 생활스타일 · 수행으로 인류의 상승을 목표로 삼는 저명한 영적 인물들과 저자들의 영감적인 이야기를 출판하는 것을 우선적인 관심사로 삼고 있다.